新生物学丛书

T 细胞受体概论

The T Cell Receptor FactsBook

〔美〕M. P. 勒弗拉克　G. 勒弗拉克　编著

李　懿　张剑冰 等　编译

科 学 出 版 社

北　京

图字：01-2018-4464号

内 容 简 介

人类T细胞受体（TCR）通过识别递呈到细胞表面的抗原肽与人类白细胞抗原的复合物，帮助机体识别“自我”或“非我”，是免疫体系的核心组成部分。本书系统地介绍了TCR的结构和生物性质、TCR的合成及其在染色体上的定位。同时，为了方便读者查阅，本书根据IMGT相关信息总结出TCR基因列表，每章节列出一个或一组TCR等位基因的基因名称、序列及V基因的二级结构珠状图。

本书适合免疫学初学者和从事病原微生物与宿主相互作用研究、疫苗研发、肿瘤免疫治疗及药物研发等免疫学专业的人员阅读。

图书在版编目（CIP）数据

T细胞受体概论 /（美）M. P. 勒弗拉克（Marie-Paule Lefranc），（美）G. 勒弗拉克（Gerard Lefranc）编著；李懿等编译. —北京：科学出版社，2018. 6

（新生物学丛书）

书名原文：The T Cell Receptor FactsBook

ISBN 978-7-03-057708-5

Ⅰ. ①T… Ⅱ. ①M… ②G… ③李… Ⅲ. ①肿瘤免疫疗法 Ⅳ. ①R730. 51

中国版本图书馆CIP数据核字（2018）第123479号

责任编辑：罗 静 田明霞 / 责任校对：郑金红

责任印制：张 伟 / 封面设计：刘新新

科学出版社 出版

北京东黄城根北街16号

邮政编码：100717

http://www.sciencep.com

北京虎彩文化传播有限公司 印刷

科学出版社发行 各地新华书店经销

*

2018年6月第 一 版 开本：787×1092 1/16

2021年1月第三次印刷 印张：25 3/4

字数：600 000

定价：180.00元

（如有印装质量问题，我社负责调换）

The T Cell Receptor FactsBook，1st edition
Marie-Paule Lefranc，Gerard Lefranc
ISBN: 9780124413528

Authorized Chinese translation published by China Science Publishing & Media Ltd.（Science Press）.

《T 细胞受体概论》（李懿　张剑冰 等　编译）
ISBN: 9787030577085

This edition of *The T Cell Receptor FactsBook by Marie-Paule Lefranc and Gerard Lefranc* is published by arrangement with **ELSEVIER LTD**. Of The Boulevard，Langford Lane，Kidlington，OXFORD，OX5 1GB，UK.
本书英文版 *The T Cell Receptor FactsBook*，第一版，编者 *Marie-Paule Lefranc*，*Gerard Lefranc*，由 **ELSEVIER LTD.** 出版，地址：The Boulevard，Langford Lane，Kidlington，OXFORD，OX5 1GB，英国。

本书编译人员

主 编 译： 李　懿　张剑冰

编　　委（按姓氏拼音排序）：

陈　琳　樊　辉　黄　姣　吴显辉

郑红俊　钟　时

插　　图： 冯春明

参加单位： 广州市香雪制药股份有限公司

广东香雪精准医疗技术有限公司

译者序

哺乳动物细胞的免疫系统由互相关联又相对独立的细胞免疫和体液免疫两大分支构成，二者协同作用识别“非我”抗原并清除表达这些抗原的细胞和病毒等。T 细胞受体（T cell receptor，TCR）和抗体是这两个系统中抗原识别的分子基础。

抗体分子首先被开发成药物，自 1986 年第一个抗体药 OKT3 上市至今，抗体药已经从一个小的药物分支成长为制药业的参天大树，在 2016 年十大销售药物中有 7 个是抗体药物或 Fc 融合蛋白。

从药物开发的角度，TCR 对靶点的识别比抗体有更大优势，因为到目前为止，只有识别细胞表面和分泌到细胞外的抗原的抗体才被开发成了生物药、免疫治疗活细胞药物等，TCR 可以靶定所有不同部位的抗原，包括细胞内、细胞膜表面和分泌出细胞的抗原，而很多已知的肿瘤特异性抗原是胞内表达的。尽管如此，目前开发基于 TCR 的药物却大大落后于抗体，这是由于相较于抗体，TCR 分子在成药性方面有比较大的挑战。

近 10 年来肿瘤免疫治疗的兴起使得 TCR 比以往更受重视。无论是最早在肿瘤免疫治疗中获得突破的肿瘤浸润淋巴细胞治疗，还是阻断免疫检查点的抗体药物对实体瘤的治疗，或者是用嵌合抗原受体（chimeric antigen receptor，CAR）改造了的 T 细胞（CAR-T）治疗，以及基于 TCR 的细胞治疗 TCR-T 和 TCR 蛋白药物等，其核心都是 T 细胞对肿瘤细胞的杀伤。

在免疫系统激活的过程中，TCR 和抗原肽 - 主要组织相容性复合物的结合是形成免疫突触的结构中心，也是启动免疫反应的第一信号。因此对 TCR 的理解直接影响我们对整个免疫系统的理解。

国际免疫遗传学数据库（IMGT）的创始人 Marie-Paule Lefranc 和 Gerard Lefranc 于 2001 年出版了 *The T Cell Receptor Factsbook*，该书介绍了 TCR 结构和生物学特性、TCR 的合成途径及其在染色体上的定位，还列出了每一个 TCR 基因的相关信息。我们认为应该将这本系统介绍 TCR 的权威著作介绍给国内同仁。10 多年来，尽管 TCR 基因和它们的位置信息并无改变，但对 TCR 结构和功能的研究有了长足的进步，因此我们重写了该书的第二章 T 细胞结构和生物学特性，其他章节基本保持原样。

本书的编译者是就职于广州市香雪制药股份有限公司生命科学研究中心（XLifeSc）暨广东香雪精准医疗技术有限公司的科学家，感谢所有编译者在工作之余的努力，才有了这本书的面世。本书如有不妥之处，敬请广大读者指正。

编译者

2018 年 1 月

目　　录

Ⅳ 人类T细胞受体TRD基因

1 绪　论

1.1 本书的适用范围

本书的主要目的是提供用于构建人类T细胞受体库的人类胚系T细胞受体基因，包括168个基因和271个等位基因的条目，共393条序列（第Ⅱ部分）。在这些条目之前有4个介绍性章节（第Ⅰ部分），其中第1章定义了基于国际免疫遗传学数据库（IMGT）科学图表[1]和IMGT-肿瘤学概念[2]的数据的内容和数据的选择标准；第2章是人类T细胞受体结构和生物学属性的简要介绍；第3章对人类T细胞受体链合成的分子机制进行了总结；第4章，作为IMGT的一个重要贡献，提供了人类T细胞受体胚系基因库的完整描述。

1.2 数据选择

这些T细胞受体基因包括所有位于4个主要基因座且至少拥有一个功能性或可读框（open reading frame，ORF）等位基因的人类T细胞受体的恒定基因、胚系可变基因、多样性基因和连接基因。所选资料来自IMGT，即由M.-P. Lefranc（法国蒙彼利埃第二大学，法国国家科学研究中心）于1989年建立于蒙彼利埃的国际免疫遗传学数据库[1，3~5]（http://imgt.cines.fr），更多资料来自于IMGT/LIGM-DB数据库和IMGT库[6]。单项记录的选择标准的定义请见IMGT科学图表[1]（http://imgt.cines.fr）和IMGT-肿瘤学中的“鉴定”与“分类”概念[2]，其中一些概念简要概括如下。

1.2.1 鉴定概念

“鉴定”的概念使科学家可根据基本生物学和免疫遗传特征识别T细胞受体序列[2]，具体如下。

1.2.1.1 分子类型

有3种情况：基因组DNA、cDNA和蛋白质。

1.2.1.2 基因类型

T细胞受体合成中包含编码抗原结合位点的4类基因：胚系可变（V）基因、多样性（D）基因、连接（J）基因及编码具有效应属性部分多肽链的恒定（C）基因。

1.2.1.3 构型

构型定义基因的状态："胚系"或"重排"的 V、D 和 J 基因构型。这一概念特别重要，因为它只适用于免疫球蛋白和 T 细胞受体 V、D 和 J 基因。注意 C 基因未直接重排，因此未定义其构型。

1.2.1.4 链型

链型描述 T 细胞受体基因编码的多肽链的性质。根据 C 基因序列特征它们可以被定义为 4 个主要类型：TCR-α、TCR-β、TCR-γ 和 TCR-δ。

1.2.1.5 功能性

功能性的定义以序列分析为基础。例如，功能性（针对胚系 V、D、J 和 C 基因）及生产性（针对重排 V-J-C 和 V-D-J-C 序列）意味着编码区拥有不含终止密码子的可读框，且剪接位点中没有已被发现的缺陷和（或）重组信号和（或）调控元件。根据已被发现的缺陷的程度，可将功能性定义为 ORF、伪基因或退化（针对胚系 V、D、J 和 C 基因）[7]。完整定义见 http://imgt.cines.fr 的 IMGT 科学图表。

1.2.2 分类概念

"分类"的概念（图 1-1）可用来整理免疫遗传知识，方便 T 细胞受体（TR）基因的命名和分类[2]。

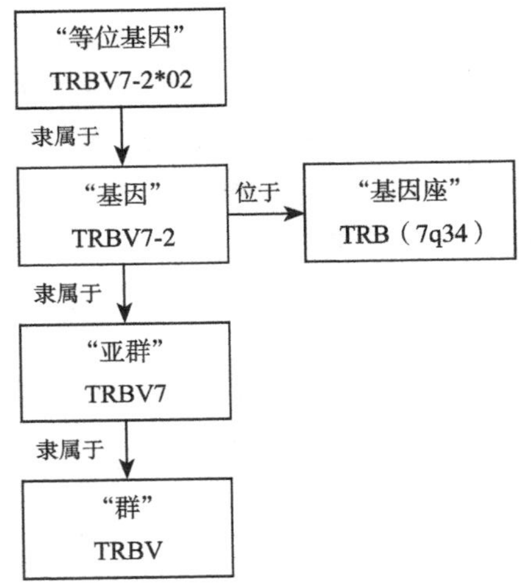

图 1-1　IMGT- 肿瘤中的"分类"概念

1.2.2.1 基因座

基因座是在给定物种中有序定位于相同染色体位置上的一组 T 细胞受体基因。人类基因组包括4类主要T细胞受体基因座：TRA（14q11.2）、TRB（7q34）、TRG（7p14）和TRD（14q11.2），最后一个基因座混杂于TRA基因座内。T细胞受体基因在有别于主要TCR基因座的其他染色体位置上也有发现，然而这些基因座里的TCR基因被称为孤儿基因，不具备功能性。

1.2.2.2 群

群是一组共有相同“基因类型”（V、D、J或C）并潜在参与相同“链型”肽合成的基因。引申开来，群包括相关伪基因和孤儿基因。

1.2.2.3 亚群

亚群是一组属于相同群的基因，在给定物种中亚群在核苷酸水平上（在V、D和J的胚系构型中）至少有75%相同。

1.2.2.4 基因

基因是指可被潜在转录和（或）翻译的DNA序列（有时该定义包括5′端、3′端的调控元件和内含子）。“基因”概念的实例为基因名称。引申开来，孤儿基因和伪基因也是“基因”。对于每个基因来说，IMGT已定义一个参照序列[1]。对V、D和J基因来说，参照序列对应胚系基因实体。参照序列的选择规则见IMGT科学图表。

1.2.2.5 等位基因

一个等位基因是一个基因多型性变种中的一个。等位基因以标准化的方式对T细胞受体基因的4个“核心”编码区，胚系V区、D区、J区和C区进行描述，这些等位基因与被指定为*01的参照序列比对（请参见IMGT科学图表对于突变的IMGT的说明，以及对于序列多态性的IMGT等位基因命名法）。

由于T细胞受体V区通常不会发生体细胞高频突变，如果一个胚系基因尚未被分离到，那么其重排后的基因组DNA或cDNA仍会被用于TCR等位基因的比对。注意，TRV区的CDR3-IMGT中的核苷酸突变和氨基酸变化在描述等位基因多型性时未考虑。

1.3 资料说明

单独基因条目的描述基于IMGT-ONCOLOGY中描述的概念，对V区来讲，这意味着需要设置IMGT唯一编号[7~9]。

“描述”概念

“描述”是指对T细胞受体序列的组织及其组成，以及它们独特的保守模体的一个标准化了的叙述。本书提供了一个IMGT标签的列表，并建立了用图形展示的T细胞受体基因的原型（图1-2）。例如，一个原型V基因代表一个在胚系构型中基因组V基因，而V-J基因代表一个α链或一个γ链中构型重排后的基因组V和J基因，一个V-D-J基因代表一个β链或一个δ链中构型重排后的V、D和J基因（图1-2）。

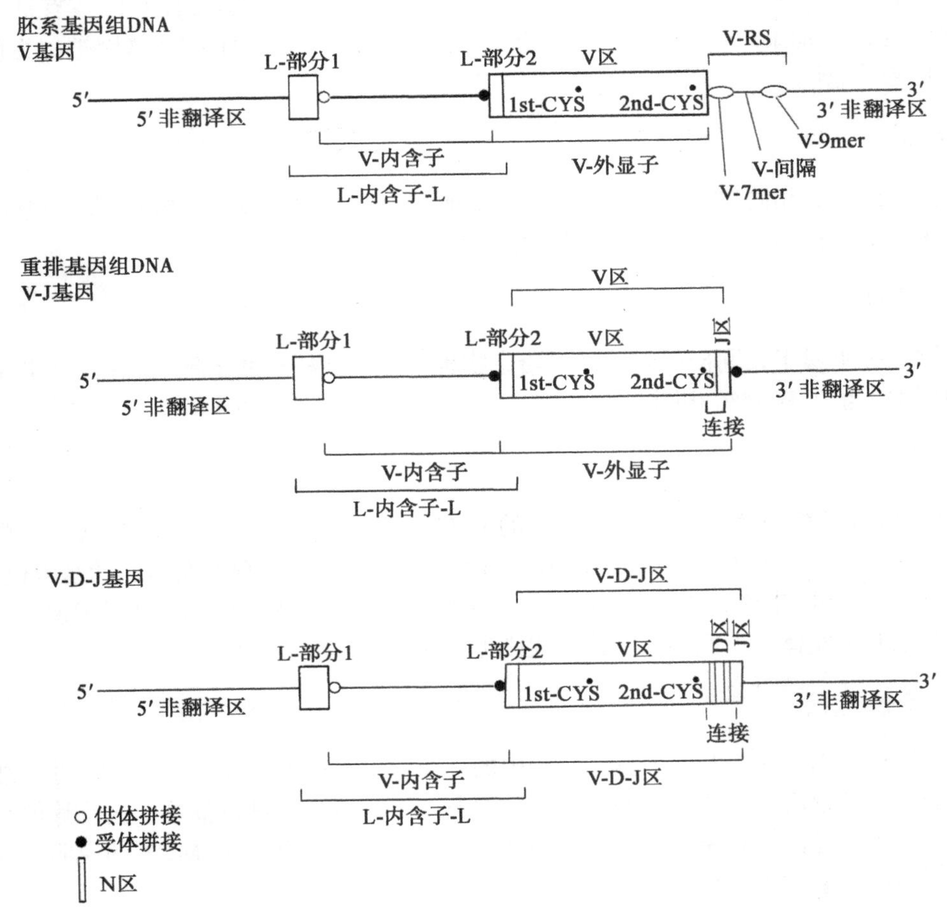

图1-2　胚系（V基因）或重排（T细胞受体α链或γ链的V-J基因，T细胞受体β链或δ链的V-D-J基因）了的基因构型的原型。标签（大写字母）用于在IMGT中描述序列（http://imgt.cines.fr）

1.4　V区IMGT唯一编号

IMGT唯一编号[7~9]源于可变区结构的高度保守性。该编号在比对了5000多条序列后建立，且考虑并结合了骨架区（framework，FR）和互补决定区（complementarity determining region，CDR）的定义[10]、X射线衍射研究的结构数据[11]，以及高变区环的特征描述[12]。利用IMGT唯一编号，本书确定了FR-IMGT和CDR-IMGT区的边界，并确立了IMGT编号和其他编号之间的相关性[9]。

IMGT唯一编号有许多优点。

1）无论何种抗原受体（免疫球蛋白或T细胞受体）、链型（T细胞受体的α链、β链、

γ 链、δ 链）或物种，都可以轻松比对变异区的编码序列。

2）IMGT 唯一编号中，保守氨基酸都具有相同的位置，如半胱氨酸 23、色氨酸 41、亮氨酸 89、半胱氨酸 104。骨架区的疏水氨基酸也在保守性位置中被发现。

3）该唯一编号可以重新定义 FR 和 CDR 的范围。FR-IMGT 和 CDR-IMGT 长度成为描绘群、亚群和（或）基因变异区的关键信息。

4）无需序列比对就可比较不同序列中相同位置上的骨架氨基酸（和密码子）。这也适用于具有相同长度的 CDR-IMGT 氨基酸。

5）为描述 T 细胞受体可变区等位基因多型性，IMGT 唯一编号使一个标准化的对突变的描述成为可能 [4, 7]。

6）IMGT 唯一编号被用于 IMGT/V-QUEST 比对工具（http://imgt.cines.fr）基于 IMGT 标准分析 T 细胞受体可变区（胚系或重排了的）所获得的结果。在 IMGT/V-QUEST 中，当一个可变区的重排了的序列和 IMGT 参照序列库中成套的 V 区、D 区与 J 区等位基因进行比较后，和输入序列最同源的 V 区，以及如果适用的话，D 区（相对于 β 链和 δ 链）和 J 区会被显示出来。比对了的 V 区序列会按照 IMGT 唯一编号被展示出来，FR-IMGT 和 CDR-IMGT 也会被定界。

7）通过简化序列间的比较和对等位基因及其突变的描述，IMGT 唯一编号在分析所有物种的 T 细胞受体序列方面向前迈了一大步，而且，它加深了对可变区结构域结构构型的了解，也打开了 V-set 序列进化有趣的视野，因为这个编号系统被成功地用于所有免疫球蛋白超家族的序列分析，包括脊椎动物中的非重排序列（CD4，非洲蟾蜍 CTX 等）和无脊椎动物中的非重排序列（果蝇 Amalgam、果蝇 Fasciclin II 等）。

编号之间的相关性

表 1-1 显示了 T 细胞受体变异区的 IMGT 唯一 Lefranc 编号 [7~9] 和不同的 Kabat 编号 [1] 之间的相关性。

表 1-1 V 区编号之间的相关性

	TRBV 人类 TRBV6-5					TRAV 人类 TRAV8-6					TRDV 人类 TRDV2					TRGV 人类 TRGV3				
FR1-IMGT	**1**	1	aat	ASN	N	**1**	0	agc	ALA	A	**1**	0	gcc	ALA	A	**1**	1	tct	SER	S
	2	2	gct	ALA	A	**2**	1	cag	GLN	Q	**2**	1	att	ILE	I	**2**	0	tcc	SER	S
	3	3	ggt	GLY	G	**3**	2	tct	SER	S	**3**	2	gag	GLU	E	**3**	1	aac	ASN	N
	4	4	gtc	VAL	V	**4**	3	gtg	VAL	V	**4**	3	ttg	LEU	L	**4**	2	ttg	LEU	L
	5	5	act	THR	T	**5**	4	acc	THR	T	**5**	4	gtg	VAL	V	**5**	3	gaa	GLU	E
	6	6	cag	GLN	Q	**6**	5	cag	GLN	Q	**6**	5	cct	PRO	P	**6**	4	ggg	GLY	G
	7	7	acc	THR	T	**7**	6	ctt	LEU	L	**7**	6	gaa	GLU	E	**7**	5	aga	ARG	R
	8	8	cca	PRO	P	**8**	7	gac	ASP	D	**8**	7	cac	HIS	H	**8**	6	acg	THR	T
	9	9	aaa	LYS	K	**9**	8	agc	SER	S	**9**	8	caa	GLN	Q	**9**	7	aag	LYS	K
	10	10	ttc	PHE	F	**10**	9	caa	GLN	Q	**10**	9	aca	THR	T	**10**	8	tca	SER	S

续表

	TRBV 人类 TRBV6-5					TRAV 人类 TRAV8-6					TRDV 人类 TRDV2					TRGV 人类 TRGV3				
FR1-IMGT	**11**	11	cag	GLN	Q	**11**	10	gtc	VAL	V	**11**	10	gtg	VAL	V	**11**	9	gtc	VAL	V
	12	12	gtc	VAL	V	**12**	11	cct	PRO	P	**12**	11	cct	PRO	P	**12**	10	acc	THR	T
	13	13	ctg	LEU	L	**13**	12	gtc	VAL	V	**13**	12	gtg	VAL	V	**13**	11	agg	ARG	R
	14	14	aag	LYS	K	**14**	13	ttt	PHE	F	**14**	13	tca	SER	S	**14**	12	cag	GLN	Q
	15	15	aca	THR	T	**15**	14	gaa	GLU	E	**15**	14	ata	ILE	I	**15**	13	act	THR	T
	16	16	gga	GLY	G	**16**	15	gaa	GLU	E	**16**	15	ggg	GLY	G	**16**	14	ggg	GLY	G
	17	17	cag	GLN	Q	**17**	16	gcc	ALA	A	**17**	16	gtc	VAL	V	**17**	15	tca	SER	S
	18	18	agc	SER	S	**18**	17	cct	PRO	P	**18**	17	cct	PRO	P	**18**	16	tct	SER	S
	19	19	atg	MET	M	**19**	18	gtg	VAL	V	**19**	18	gcc	ALA	A	**19**	17	gct	ALA	A
	20	20	aca	THR	T	**20**	19	gag	GLU	E	**20**	19	acc	THR	T	**20**	18	gaa	GLU	E
	21	21	ctg	LEU	L	**21**	20	ctg	LEU	L	**21**	20	ctc	LEU	L	**21**	19	atc	ILE	I
	22	22	cag	GLN	Q	**22**	21	agg	ARG	R	**22**	21	agg	ARG	R	**22**	20	act	THR	T
	23	23	tgt	**CYS**	**C**	**23**	22	tgc	**CYS**	**C**	**23**	22	tgc	**CYS**	**C**	**23**	21	tgc	**CYS**	**C**
	24	24	gcc	ALA	A	**24**	23	aac	ASN	N	**24**	23	tcc	SER	S	**24**	22	gat	ASP	D
	25	25	cag	GLN	Q	**25**	24	tac	TYR	Y	**25**	24	atg	MET	M	**25**	23	ctt	LEU	L
	26	26	gat	ASP	D	**26**	25	tca	SER	S	**26**	25	aaa	LYS	K	**26**	24	act	THR	T
CDR1-IMGT	**27**	27	atg	MET	M	**27**	26	tcg	SER	S	**27**	26	gga	GLY	G	**27**	25	gta	VAL	V
	28	28	aac	ASN	N	**28**	27	tct	SER	S	**28**	27	gaa	GLU	E	**28**	26	aca	THR	T
	29	29	cat	HIS	H	**29**	28	gtt	VAL	V	**29**	28	gcg	ALA	A	**29**	27	aat	ASN	N
	30	30	gaa	GLU	E	**30**	29	tca	SER	S	**30**	29	atc	ILE	I	**30**	28	acc	THR	T
	31	31	tac	TYR	Y	**31**	30	gtg	VAL	V	**31**	30	ggt	GLY	G	**31**	29	ttc	PHE	F
	32	*	---	---	-	**32**	*31	tat	TYR	Y	**32**	31	aac	ASN	N	**32**	30	tac	TYR	Y
	33		---	---	-	**33**	*	---	---	-	**33**	32	tac	TYR	Y	**33**	31	---	---	-
	34		---	---	-	**34**	*	---	---	-	**34**	33	tat	TYR	Y	**34**	32	---	---	-
	35		---	---	-	**35**		---	---	-	**35**		---	---	-	**35**		---	---	-
	36		---	---	-	**36**		---	---	-	**36**		---	---	-	**36**		---	---	-
	37		---	---	-	**37**		---	---	-	**37**		---	---	-	**37**		---	---	-
	38		---	---	-	**38**		---	---	-	**38**		---	---	-	**38**		---	---	-
FR2-IMGT	**39**	32	atg	MET	M	**39**	32	ctc	LEU	L	**39**	34	atc	ILE	I	**39**	33	atc	ILE	I
	40	33	tcc	SER	S	**40**	33	ttc	PHE	F	**40**	34A	aac	ASN	N	**40**	34	cac	HIS	H
	41	34	tgg	**TRP**	**W**	**41**	34	tgg	**TRP**	**W**	**41**	35	tgg	**TRP**	**W**	**41**	35	tgg	**TRP**	**W**
	42	35	tat	TYR	Y	**42**	35	tat	TYR	Y	**42**	36	tac	TYR	Y	**42**	36	tac	TYR	Y
	43	36	cga	ARG	R	**43**	36	gtg	VAL	V	**43**	37	agg	ARG	R	**43**	37	cta	LEU	L

续表

	TRBV 人类 TRBV6-5					TRAV 人类 TRAV8-6					TRDV 人类 TRDV2					TRGV 人类 TRGV3				
FR2-IMGT	**44**	37	caa	GLN	Q	**44**	37	caa	GLN	Q	**44**	38	aag	LYS	K	**44**	38	cac	HIS	H
	45	38	gac	ASP	D	**45**	38	tac	TYR	Y	**45**	39	acc	THR	T	**45**	39	cag	GLN	Q
	46	39	cca	PRO	P	**46**	39	ccc	PRO	P	**46**	40	caa	GLN	Q	**46**	40	gag	GLU	E
	47	40	ggc	GLY	G	**47**	40	aac	ASN	N	**47**	41	ggt	GLY	G	**47**	41	ggg	GLY	G
	48	41	atg	MET	M	**48**	41	caa	GLN	Q	**48**	42	aac	ASN	N	**48**	42	aag	LYS	K
	49	42	ggg	GLY	G	**49**	42	gga	GLY	G	**49**	43	aca	THR	T	**49**	43	gcc	ALA	A
	50	43	ctg	LEU	L	**50**	43	ctc	LEU	L	**50**	44	atc	ILE	I	**50**	44	cca	PRO	P
	51	44	agg	ARG	R	**51**	44	cag	GLN	Q	**51**	45	act	THR	T	**51**	45	cag	GLN	Q
	52	45	ctg	LEU	L	**52**	45	ctt	LEU	L	**52**	46	ttc	PHE	F	**52**	46	cgt	ARG	R
	53	46	att	ILE	I	**53**	46	ctc	LEU	L	**53**	47	ata	ILE	I	**53**	47	ctt	LEU	L
	54	47	cat	HIS	H	**54**	47	ctg	LEU	L	**54**	48	tac	TYR	Y	**54**	48	ctg	LEU	L
	55	48	tac	TYR	Y	**55**	48	aag	LYS	K	**55**	49	cga	ARG	R	**55**	49	tac	TYR	Y
CDR2-IMGT	**56**	49	tca	SER	S	**56**	*49	tat	TYR	Y	**56**	50	gaa	GLU	E	**56**	50	tat	TYR	Y
	57	50	gtt	VAL	V	**57**	*50	tta	LEU	L	**57**	51	aag	LYS	K	**57**	51	gac	ASP	D
	58	51	ggt	GLY	G	**58**	*51	tca	SER	S	**58**	52	gac	ASP	D	**58**	52	gtc	VAL	V
	59	52	gct	ALA	A	**59**	*52	gga	GLY	G	**59**	*	---	---	-	**59**	53	tcc	SER	S
	60	53	ggt	GLY	G	**60**		---	---	-	**60**		---	---	-	**60**	54	acc	THR	T
	61	54	atc	ILE	I	**61**		---	---	-	**61**		---	---	-	**61**	55	gca	ALA	A
	62		---	---	-	**62**		---	---	-	**62**		---	---	-	**62**	56	agg	ARG	R
	63		---	---	-	**63**		---	---	-	**63**		---	---	-	**63**	*57	gat	ASP	D
	64		---	---	-	**64**		---	---	-	**64**		---	---	-	**64**		---	---	-
	65		---	---	-	**65**		---	---	-	**65**		---	---	-	**65**		---	---	-
FR3-IMGT	**66**	55	act	THR	T	**66**	*53	tcc	SER	Y	**66**	*53	atc	ILE	E	**66**	*58	gtg	VAL	V
	67	56	gac	ASP	D	**67**	*54	acc	THR	L	**67**	*54	tat	TYR	K	**67**	*59	ttg	LEU	L
	68	57	caa	GLN	Q	**68**	*55	ctg	LEU	S	**68**	*55	ggc	GLY	D	**68**	*60	gaa	GLU	E
	69	58	gga	GLY	G	**69**	*56	gtt	VAL	G	**69**	*56	cct	PRO	P	**69**	*61	tca	SER	S
	70	59	gaa	GLU	E	**70**	*57	gaa	GLU	E	**70**	*57	ggt	GLY	G	**70**	*62	gga	GLY	G
	71	60	gtc	VAL	V	**71**	*58	agc	SER	S	**71**	*57A	ttc	PHE	F	**71**	*63	ctc	LEU	L
	72	61	ccc	PRO	P	**72**	*59	atc	ILE	I	**72**	*57B	aaa	LYS	K	**72**	*64	agt	SER	S
	73	*62	---	---	-	**73**	*	---	---	-	**73**	*57C	---	---	-	**73**	*64A	cca	PRO	P
	74	*63	aat	ASN	N	**74**	*60	aac	ASN	N	**74**	58	gac	ASP	D	**74**	*65	gga	GLY	G
	75	*64	ggc	GLY	G	**75**	61	ggt	GLY	G	**75**	59	aat	ASN	N	**75**	*66	aag	LYS	K
	76	65	tac	TYR	Y	**76**	62	ttt	PHE	F	**76**	60	ttc	PHE	F	**76**	*67	tat	TYR	Y

续表

	TRBV 人类 TRBV6-5					TRAV 人类 TRAV8-6					TRDV 人类 TRDV2					TRGV 人类 TRGV3				
FR3-IMGT	**77**	66	aat	ASN	N	**77**	63	gag	GLU	E	**77**	61	caa	GLN	Q	**77**	*68	tat	TYR	Y
	78	67	gtc	VAL	V	**78**	64	gct	ALA	A	**78**	62	ggt	GLY	G	**78**	*69	act	THR	T
	79	68	tcc	SER	S	**79**	65	gaa	GLU	E	**79**	63	gac	ASP	D	**79**	*70	cat	HIS	H
	80	69	aga	ARG	R	**80**	66	ttt	PHE	F	**80**	64	att	ILE	I	**80**	*71	aca	THR	T
	81	70	tca	SER	S	**81**	67	aac	ASN	N	**81**	65	gat	ASP	D	**81**	*72	ccc	PRO	P
	82		---	---	-	**82**	68	aag	LYS	K	**82**	66	att	ILE	I	**82**	*	---	---	-
	83	71	acc	THR	T	**83**	69	agt	SER	S	**83**	67	gca	ALA	A	**83**	73	agg	ARG	R
	84	72	aca	THR	T	**84**	70	caa	GLN	Q	**84**	68	aag	LYS	K	**84**	74	agg	ARG	R
	85	73	gag	GLU	E	**85**	71	act	THR	T	**85**	69	aac	ASN	N	**85**	75	tgg	TRP	W
	86	74	gat	ASP	D	**86**	72	tcc	SER	S	**86**	70	ctg	LEU	L	**86**	76	agc	SER	S
	87	75	ttc	PHE	F	**87**	73	ttc	PHE	F	**87**	71	gct	ALA	A	**87**	77	tgg	TRP	W
	88	76	ccg	PRO	P	**88**	74	cac	HIS	H	**88**	72	gta	VAL	V	**88**	78	ata	ILE	I
	89	77	ctc	LEU	L	**89**	75	ttg	LEU	L	**89**	73	ctt	LEU	L	**89**	79	ttg	LEU	L
	90	78	agg	ARG	R	**90**	76	agg	ARG	R	**90**	74	aag	LYS	K	**90**	80	aga	ARG	R
	91	79	ctg	LEU	L	**91**	77	aaa	LYS	K	**91**	75	ata	ILE	I	**91**	81	ctg	LEU	L
	92	80	ctg	LEU	L	**92**	78	ccc	PRO	P	**92**	76	ctt	LEU	L	**92**	82	caa	GLN	Q
	93	81	tcg	SER	S	**93**	79	tca	SER	S	**93**	77	gca	ALA	A	**93**	83	aat	ASN	N
	94	82	gct	ALA	A	**94**	80	gtc	VAL	V	**94**	78	cca	PRO	P	**94**	84	cta	LEU	L
	95	83	gct	ALA	A	**95**	81	cat	HIS	H	**95**	79	tca	SER	S	**95**	85	att	ILE	I
	96	84	ccc	PRO	P	**96**	82	ata	ILE	I	**96**	80	gag	GLU	E	**96**	86	gaa	GLU	E
	97	85	tcc	SER	S	**97**	83	agc	SER	S	**97**	81	aga	ARG	R	**97**	87	aat	ASN	N
	98	86	cag	GLN	Q	**98**	84	gac	ASP	D	**98**	82	gat	ASP	D	**98**	88	gat	ASP	D
	99	87	aca	THR	T	**99**	85	acg	THR	T	**99**	83	gaa	GLU	E	**99**	89	tct	SER	S
	100	88	tct	SER	S	**100**	86	gct	ALA	A	**100**	84	ggg	GLY	G	**100**	90	ggg	GLY	G
	101	89	gtg	VAL	V	**101**	87	gag	GLU	E	**101**	85	tct	SER	S	**101**	91	gtc	VAL	V
	102	90	tac	TYR	Y	**102**	88	tac	TYR	Y	**102**	86	tac	TYR	Y	**102**	92	tat	TYR	Y
	103	91	ttc	PHE	F	**103**	89	ttc	PHE	F	**103**	87	tac	TYR	Y	**103**	93	tac	TYR	Y
CDR3-IMGT	**104**	92	tgt	**CYS**	**C**	**104**	90	tgt	**CYS**	**C**	**104**	88	tgt	**CYS**	**C**	**104**	94	tgt	**CYS**	**C**
	105	93	gcc	ALA	A	**105**	91	gct	ALA	A	**105**	89	gcc	ALA	A	**105**	95	gcc	ALA	A
	106	94	agc	SER	S	**106**	92	gtg	VAL	V	**106**	90	tgt	CYS	C	**106**	96	acc	THR	T
	107	95	agt	SER	S	**107**	93	agt	SER	S	**107**	91	gac	ASP	D	**107**	97	tgg	TRP	W
	108	96	tat	TYR	Y						**108**	92	acc	THR	T	**108**	98	gac	ASP	D
	109	97	---	---	-											**109**	99	agg	ARG	R

对于每个V区群，位于左边的是用粗体显示的胚系序列与IMGT唯一Lefranc编号[7~9]，其右侧是相应的Kabat编号[13]。

缺失氨基酸（以虚线显示）的位置被显示于CDR-IMGT的3′端。星号（*）表示该位置无法从一种编号自动转换为另一种编号。

第一个半胱氨酸23、保守性色氨酸41和第二个半胱氨酸104用粗体显示。

1.5 数据整理

1.5.1 命名法

本书给出了IMGT基因名称（基因符号）和IMGT全称。分类概念（图1-1）是用于建立T细胞受体基因的唯一命名法[14~23]。以一个四字母词根指定“群”，如T细胞受体α基因的TRAV、TRAJ和TRAC，T细胞受体β基因的TRBV、TRBD、TRBJ和TRBC，T细胞受体γ基因的TRGV、TRGJ和TRGC，以及T细胞受体δ基因的TRDV、TRDD、TRDJ和TRDC。

基因名称来源于四字母词根，如有需要，通过添加编号和（或）字母以区别一个基因，尽可能使用单个编号或字母。IMGT命名法于1999年经国际人类基因组组织（Human Genome Organisation，HUGO）命名委员会（http://www.gene.ucl.ac.uk/nomenclature）批准。

1.5.2 定义和功能性

定义包括关于基因功能及必要等位基因的信息，同时包括最终结构或生物学特性。

1.5.3 核苷酸和氨基酸序列

本书展示了指定的不同等位基因所有已知胚系序列与等位基因*01的比对，并显示等位基因*01的翻译和其他等位基因的核苷酸突变，以及相应的氨基酸变化。

虚线表示相同核苷酸，点表示根据IMGT编号的差异。

V区、D区、J区和C区的等位基因名称由IMGT基因名称附加星号和两位数字构成。用编号*01表示被选为等位基因多型性参照的V区、D区、J区和C区；如果需要，其他等位基因基于不同出版物和（或）资料确认的时间的次序被指定递增编号（*02，*03，…）。

注意，编号为*01并不意味着已经有其他已知等位基因；它只表示任何新发现的多型性序列均会与等位基因*01对比。

本书给出了每个等位基因的IMGT编号。尽管IMGT编号与EMBL/GenBank/DDBJ通用数据库中的相同，但IMGT/LIGM-DB扁平文件的内容与IMGT所添加的专家标注不同。IMGT资料可在IMGT/LIGM-DB序列数据库、IMGT库和SRS站点获得（IMGT主页：http://imgt.cines.fr）。在每个群条目下列出了该群的参考文献，在括号间以数字指示。

1.5.4 骨架区和互补决定区

对于V基因条目，本书显示了骨架区（FR）和互补决定区（CDR）的长度（氨基酸数量），FR 和 CDR 的断点以 IMGT 唯一编号为基础[7~9]。

1.5.5 珠状图（Colliers de Perles）

IMGT- 珠状图[1, 4, 5, 9]为具有 FR-IMGT 和 CDR-IMGT 划界的 T 细胞受体变异区的二维图示。珠状图二维图示可以提供可变蛋白域中 β- 折叠和变异区环氨基酸的位置信息，可以使对 V 区结构构型重要的氨基酸快速可视化。

通常使用单字母缩写表示氨基酸。疏水氨基酸（亲水指数大于 50%）和在被分析了的 T 细胞受体序列中某一给定位置超过 50% 的概率为色氨酸（W）的氨基酸用深灰色表示，所有脯氨酸（P）用浅灰色表示。属于 FR-IMGT 但用来界定 CDR-IMGT 边界的氨基酸用方块表示，阴影圆圈或方块表示该位置没有氨基酸。

箭头表示 β- 折叠方向及其三维结构中的不同名称。如果没有实验数据支持，应谨慎使用该信息。

对于给定胚系 V 基因，基因名称后的括号中显示 3 个 CDR-IMGT 的长度并以句点分隔。例如，TRGV9[8.7.5] 是指胚系 TRGV9 基因中，CDR1-IMGT、CDR2-IMGT 和 CDR3-IMGT 长度分别为 8 个、7 个和 5 个氨基酸。

1.6 基因组数据库编号

所有 IMGT 人类 T 细胞受体基因[14~23]已被输入加拿大多伦多基因组数据库 GDB（http://www.gdb.org）、美国国家生物技术信息中心（NCBI）的 LocusLink（http://www.ncbi.nlm.nih.gov/LocusLink）中，并提供编号。IMGT、GDB 和 LocusLink 的基因条目的链接可以从 IMGT 库（http://imgt.cines.fr）→人类免疫球蛋白及 T 细胞受体基因列表→ T 细胞受体获得。本书还在 OMIM（在线人类孟德尔遗传数据库，MIM）有记录时给予引用。

参 考 文 献

[1] Lefranc MP，Giudicelli V，Ginestoux C，et al. IMGT，the international ImMunoGeneTics database. Nucleic Acids Research，1999，27（1）：209-212.

[2] Giudicelli V，Lefranc MP. Ontology for immunogenetics：the IMGT-ONTOLOGY. Bioinformatics，1999，15（12）：1047-1054.

[3] Giudicelli V，Chaume D，Bodmer J，et al. IMGT，the international ImMunoGeneTics database. Nucleic Acids Research，1997，25（1）：206-211.

[4] Lefranc MP，Giudicelli V，Busin C，et al. IMGT，the international ImMunoGeneTics database. Nucleic Acids Research，1998，26（1）：297-303.

[5] Ruiz M，Giudicelli V，Ginestoux C，et al. IMGT，the international ImMunoGeneTics database. Nucleic Acids Research，2000，28（1）：219-221.

[6] Lefranc MP. BIOforum International，2000，4：98-100.

[7] Lefranc MP. IMGT（ImMunoGeneTics）locus on focus. A new section of Experimental and Clinical Immunogenetics. Experimental and Clinical Immunogenetics，1998，15（1）：1-7.

[8] Lefranc MP. Unique database numbering system for immunogenetic analysis. Immunology Today，1997，18（11）：509.

[9] Lefranc MP. The Immunologist，1999，7：132-136.

[10] Kabat EA. Sequences of Proteins of Immunological Interest. Public Health Service，NIH，Washington DC，1987.

[11] Satow Y，Cohen GH，Padlan EA，et al. Phosphocholine binding immunoglobulin Fab McPC603. An X-ray diffraction study at 2.7 Å. Journal of Molecular Biology，1986，190（4）：593-604.

[12] Chothia C，Lesk AM. Canonical structures for the hypervariable regions of immunoglobulins. Journal of Molecular Biology，1987，196（4）：901-917.

[13] Kabat EA. Sequences of Proteins of Immunological Interest. NIH Publication 91-3242 Washington DC，1991.

[14] Folch G，Lefranc MP. The human T cell receptor beta variable（TRBV）genes. Experimental and Clinical Immunogenetics，2000，17（1）：42-54.

[15] Folch G，Lefranc MP. The human T cell receptor beta diversity（TRBD）and beta joining（TRBJ）genes. Experimental and Clinical Immunogenetics，2000，17（2）：107-114.

[16] Folch G，Scaviner D，Contet V，et al. Protein displays of the human T cell receptor alpha，beta，gamma and delta variable and joining regions. Experimental and Clinical Immunogenetics，2000，17（4）：205-215.

[17] Lefranc MP. The Immunologist，1999，8：72-79.

[18] Lefranc MP. Research in Immunology，1990，141：692-695.

[19] Lefranc MP. In Curr Protocols Immunol A101-A103. New York，USA：John Wiley and Sons，2000.

[20] Lefranc MP，Chuchana P，Dariavach P，et al. Molecular mapping of the human T cell receptor gamma（TRG）genes and linkage of the variable and constant regions. European Journal of Immunology，1989，19（6）：989-994.

[21] Lefranc MP，Rabbitts TH. A nomenclature to fit the organization of the human T-cell receptor gamma and delta genes. Research in Immunology，1990，141（7）：615-618.

[22] Scaviner D，Lefranc MP. The human T cell receptor alpha joining（TRAJ）genes. Experimental and Clinical Immunogenetics，2000，17（2）：97-106.

[23] Scaviner D，Lefranc MP. The human T cell receptor alpha variable（TRAV）genes. Experimental and Clinical Immunogenetics，2000，17（2）：83-96.

2 T细胞受体结构和生物学特性

2.1 导言

免疫球蛋白（Ig）和T淋巴细胞（简称T细胞）介导的免疫反应是高等生物预防致病感染的两大防线。T细胞受体（TCR）与免疫球蛋白相比较，有几个方面的差别：①结构不一样，免疫球蛋白由两条重链和两条轻链一起折叠形成，轻链-重链、重链-重链之间通过链间二硫键相连，完整的结构具有两个相同的抗原识别位点（图2-1A）。TCR为异二聚体，在结构上仅仅类似于抗体的Fab片段，只有一个抗原识别位点（图2-1B）。②作用位置不同，免疫球蛋白既可以表达在B淋巴细胞（简称B细胞）的膜表面，也可以作为分泌型免疫球蛋白，而TCR只能表达在T细胞的膜表面。③识别不同的抗原类型，免疫球蛋白能识别可溶性抗原和天然抗原（intact antigen）。而TCR主要识别通过抗原递呈细胞（APC）加工后，通过表面的组织相容性蛋白（MHC）递呈到细胞膜表面的抗原多肽。

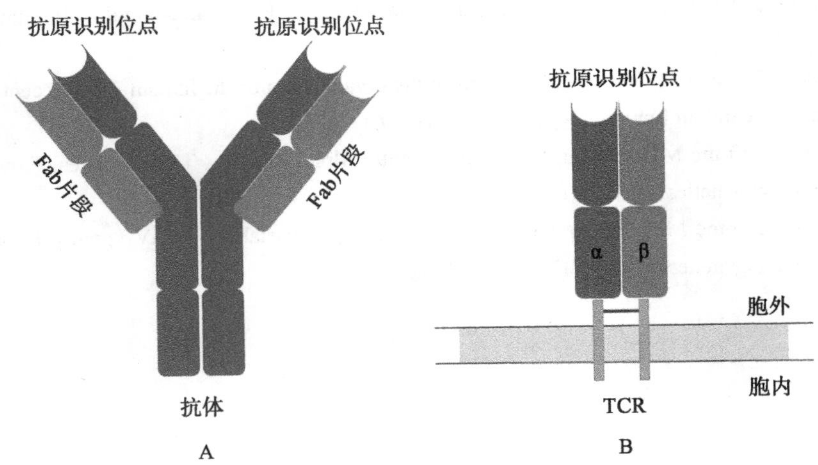

图2-1　抗体、TCR的结构示意图。A. 抗体结构示意图，具有两个相同的抗原识别位点。B. αβ TCR结构示意图，细胞外部分通过二硫键相连，形成异二聚体。类似抗体的Fab片段，但是只有一个抗原识别位点

2.2 T 细胞

αβ T 细胞主要有 CD4 T 细胞（$CD3^+/CD4^+/CD8^-$）和 CD8 T 细胞（$CD3^+/CD4^-/CD8^+$），作为辅助受体的 CD4 和 CD8 分子，分别能特异性识别 MHC II 类和 MHC I 类抗原递呈分子，因此分为两类 αβ T 细胞。这两类 αβ T 细胞占人类成熟外周 T 细胞的 90% ~ 99%，均由 α、β 两条链编码。$CD4^+$ T 细胞大约占 αβ T 细胞的 60%，$CD4^+$ T 细胞大部分为辅助性 T 细胞，主要识别通过 MHC II 类分子展示的多肽，这一类多肽一般源自微生物等外源性抗原。$CD8^+$ T 细胞大约占 αβ T 细胞的 30%，大部分为杀伤性 T 细胞，主要识别经过内源性处理、被 MHC I 类分子递呈的肽类，主要功能是查找并杀伤受感染的细胞或癌细胞[1~3]。TCR 只能识别组织相容性蛋白（MHC）递呈的细胞内抗原多肽，这也称为 MHC 限制性识别。

除了 αβ TCR，还存在少量的 γδ T 细胞，占外周血 T 细胞的 2% ~ 5%[4]。γδ T 细胞由 γ、δ 两条链编码，也与 CD3 信号分子相关联。γδ TCR 可识别糖类、核苷酸、含磷抗原或者半抗原[5~7]。与 αβ T 细胞不一样，γδ T 细胞也能识别非 MHC 分子限制性递呈的抗原，甚至部分 γδ T 细胞可以直接识别抗原[8]。根据 γδ T 细胞表达的 Vγ 和 Vδ 功能区的不同而将其分为两个主要亚群：① Vγ1 T 细胞，其 TCR 的可变区由 Vγ1 编码的细胞亚群主要存在于黏膜相关淋巴组织和上皮组织中，可通过 NKG2D 受体直接识别并杀伤靶细胞，是抵御消化道、呼吸道和食管等黏膜相关淋巴组织恶性病变的第一道防线[8]；② Vγ9Vδ2 T 细胞，其 TCR 的可变区由 Vγ9 和 Vδ2 编码的细胞亚群称为 Vγ9Vδ2 T 细胞，占外周血 γδ T 细胞的大多数。

αβ T 细胞和 γδ T 细胞有两种效应功能：识别肿瘤细胞产生的细胞因子，或者细胞被微生物感染后所产生的细胞因子[9, 10]。T 细胞识别细胞膜表面的 pMHC 分子后，在 TCR 大分子机器的辅助下，激活 T 细胞并且杀伤被微生物感染的细胞或者肿瘤细胞。αβ T 细胞和 γδ T 细胞杀伤被感染的细胞主要有两条途径：①通过颗粒酶 / 穿孔素途径介导细胞毒性[11~13]；②通过 Fas/Fas 配体相互作用诱导细胞凋亡[14, 15]。

2.3 MHC 分子的结构与功能

代表性的 MHC 分子主要分为两类：MHC I 和 MHC II，每一种类型都包含很多不同的亚型。

人源 MHC I 主要分为 HLA-A、HLA-B 和 HLA-C，与 β2M 一起形成异二聚体蛋白。如图 2-2A 所示，MHC I 的 α- 亚基由 α1- 结构域、α2- 结构域和 IgC1（也称为 α3- 结构域）3 个结构域构成，通过 α1- 结构域、α2- 结构域折叠形成抗原多肽结合位点。MHC I 类分子对结合短肽的 N 端、C 端有较为明显的氨基酸偏好，并且识别的短肽长度比较短，通常是 8 ~ 10 个氨基酸（表 2-1）。结合了抗原多肽后，MHC I 的 α1- 螺旋和 α2- 螺旋与抗原多肽共同形成 αβ TCR 的结合面。

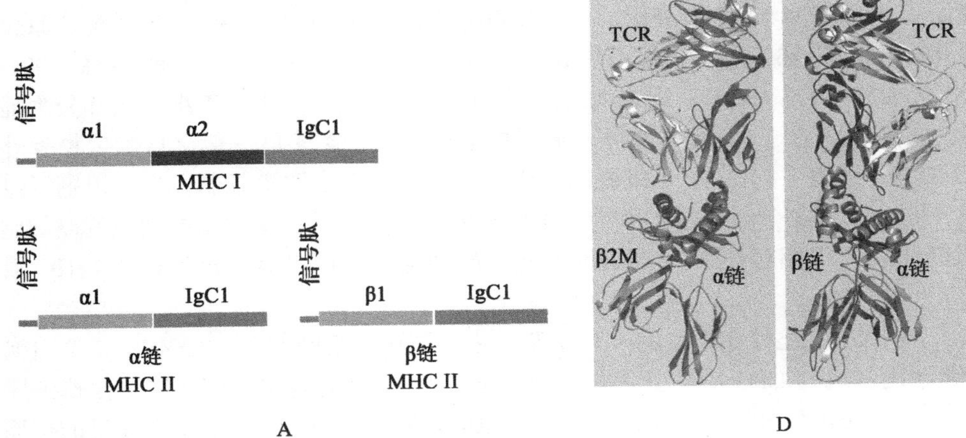
信号肽
α1
α2
IgC1
MHC I
信号肽
α1
IgC1
α链
MHC II
信号肽
β1
IgC1
β链
MHC II
A
TCR
β2M
α链
TCR
β链
α链
D

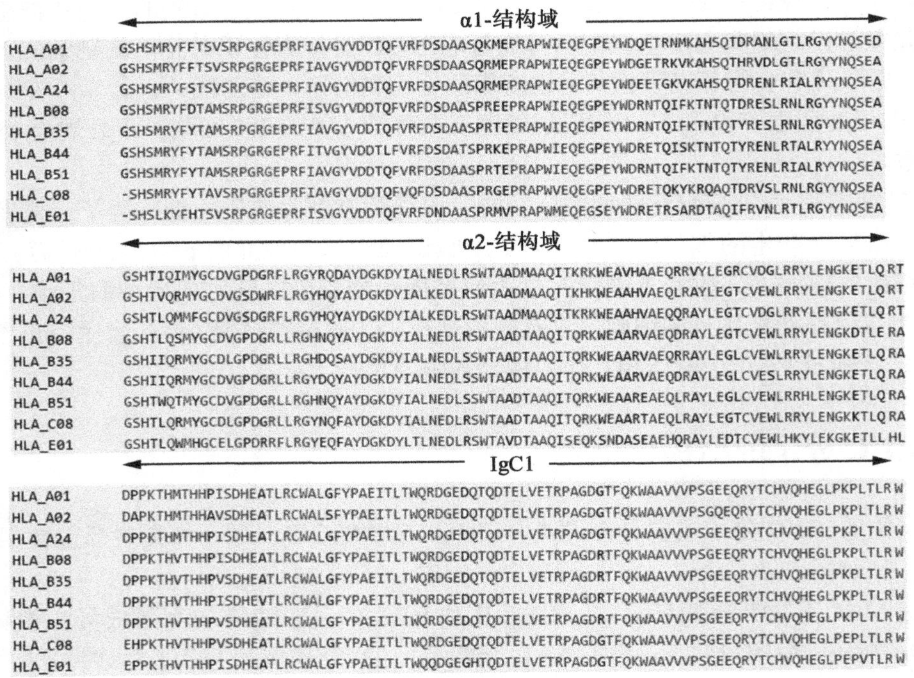
α1-结构域
HLA_A01
HLA_A02
HLA_A24
HLA_B08
HLA_B35
HLA_B44
HLA_B51
HLA_C08
HLA_E01
α2-结构域
HLA_A01
HLA_A02
HLA_A24
HLA_B08
HLA_B35
HLA_B44
HLA_B51
HLA_C08
HLA_E01
IgC1
HLA_A01
HLA_A02
HLA_A24
HLA_B08
HLA_B35
HLA_B44
HLA_B51
HLA_C08
HLA_E01

B

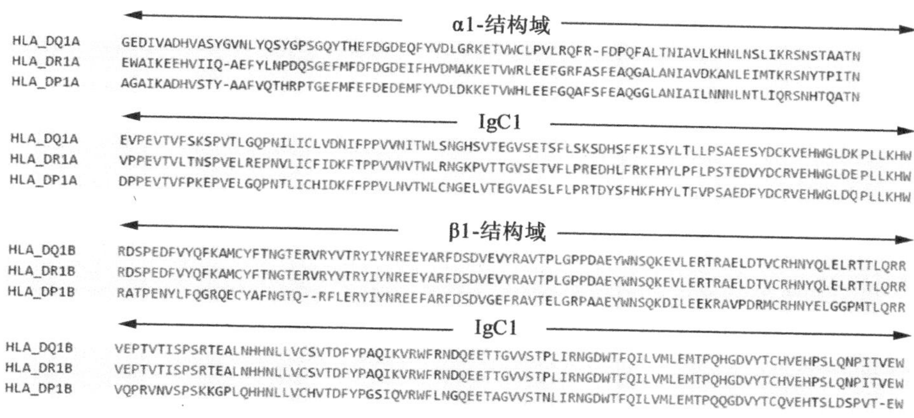

C

图 2-2 MHC I 类和 MHC II 类分子的结构域定义，序列比对信息和 αβ TCR-pMHC 复合物结构。A. MHC I 和 MHC II 类分子的结构域。MHC I 类分子 α 链的 α1- 结构域、α2- 结构域直接参与抗原多肽、TCR 相互作用。MHC II 类分子，α 链的 α1- 结构域、β 链的 β1- 结构域一起组成抗原多肽的结合位点，共同参与 TCR 的结合。B. MHC I 类分子的序列比对，参与抗原多肽结合的 α1- 结构域和 α2- 结构域序列相对多变，而 IgC1 结构域相对保守。C. MHC II 类分子的序列比对，参与抗原多肽结合的 α1- 结构域和 β1- 结构域序列相对多变，而 IgC1 结构域相对保守。D. TCR-pMHC I（左）和 TCR-pMHC II（右）晶体结构复合物（彩图请扫封底二维码）

表 2-1 代表性 αβ TCR 与 pMHC I 类分子的晶体结构复合物

MHC I	TCR	TRAV	TRBV	多肽	K_D（μmol/L）	PDB_ID	参考文献
HLA-A*01	MAG-IC3[1]	TRAV21	TRBV5-1	MAGE A3（**EVD**PIGHLY）	0.0071	5BRZ	[27]
HLA-A*02	A6	TRAV12-2	TRBV6-5	HTLV-1（**LLF**GYPVYV）	1.8	1AO7	[28]
HLA-A*02				Tel1p（**MLW**GYLQYV）	5.4	3H9S	[29]
HLA-A*02				Synthetic（**LGY**GFVNYI）	140.0	3PWP	[30]
HLA-A*02	B7	TRAV29/DV5	TRBV6-5	HTLV-1（**LLF**GYPVYV）	1.2	1BD2	[31]
HLA-A*02	AHIII 12.2	TRAV12D-2	TRBV13-3	Self（**ALW**GFFPVL）	9.3	1LP9	[32]
HLA-A*02	RA14	TRAV24	TRBV6-5	HCMV（**NLV**PMVATV）	27.7	3GSN	[33]
HLA-A*02	1G4	TRAV21	TRBV6-5	CTAG（**SLL**MWITQC）	13.3	2BNQ	[34，35]
HLA-A*02	DMF5	TRAV12-2	TRBV6-4	MART-1（**AAG**IGILTV）	40.0	3QDJ/4L3E	[36，37]
HLA-A*02	DMF4	TRAV35	TRBV10-3	MART-1（**AAG**IGILTV）	170.0	3QEQ	[36]
HLA-A*02	HCV 1406	TRAV38-2/DV8	TRBV25-1	NS3（**KLV**ALVINAV）	ND	4ZEZ	ND
HLA-A*02	1E6	TRAV12-3	TRBV12-4	Self（**YQF**GPDFPIA）	7.4	5C07	[38]

续表

MHC I	TCR	TRAV	TRBV	多肽	K_D（μmol/L）	PDB_ID	参考文献
HLA-A*02	C7	TRAV24	TRBV7-2	HCMV（**NLV**PMVATV）	5.1	5D2L	[39]
HLA-A*02	C25	TRAV26-2	TRBV7-6	HCMV（**NLV**PMVATV）	4.7	5D2N	
HLA-A*02	PF8	TRAV35	TRBV27	Flu（**GIL**GFVFTL）	ND	5E6I	ND
HLA-A*02	JM22	TRAV27	TRBV19	Influ（**GIL**GFVFTL）	5.2	1OGA/5HHO	[40，41]
HLA-A*02	LS01	TRAV38	TRBV19	Influ（**GIL**GFVFTL）	32.0	5ISZ	[42]
HLA-A*02	AS01	TRAV5	TRBV20	EBV（**GLC**TLVAML）	8.1	3O4L	[43]
HLA-A*02	MEL5	TRAV12-2	TRBV30	hTERT（**ILA**KFLHWL）	18.0	3HG1	[44]
HLA-A*24	C1-28	TRAV8-3	TRBV4-1	HIV-1（**RFP**LTFGWCF）	37.5	3VXM	[45]
HLA-A*24	H27-14	TRAV21	TRBV7-9	HIV-1（**RYP**LTFGWCF）	9.7	3VXR	[45]
HLA-A*24	T36-5	TRAV12-2	TRBV27	HIV-1（**RYP**LTFGWCF）	48.7	3VXU	[45]
HLA-B*08	LC13	TRAV26-2	TRBV7-8	EBV（**FLR**GRAYGL）	13.2	1MI5	[46]
HLA-B*08	CF34	TRAV14/DV4	TRBV11-2	EBV（**FLR**GRAYGL）	8.9	3FFC	[47]
HLA-B*08	RL42	TRAV12-1	TRBV6-2	EBV（**FLR**GRAYGL）	31.0	3SJV	[48]
HLA B*08	DD31	TRAV9-2	TRBV11-2	HCV（**HSK**KKCDEL）	2.5	4QRP	[49]
HLA-B*35	SB27	TRAV19	TRBV6-1	EBV（**LPE**PLPQGQLTAY）	9.9	2AK4	[50]
HLA B*35	CA5	TRAV19	TRBV6-1	EBV（**LPE**PLPQGQLTAY）	3.8	4JRX	[51]
HLA B*35	SB47	TRAV39	TRBV5-6	EBV（**LPE**PLPQGQLTAY）	29.3	4JRY	[51]
HLA-B*35	TK3	TRAV20	TRBV9	EBV（**HPV**GEADYFEY）	2.2	4PRI	[52，53]
HLA-B*35	ELS4	TRAV1-2	TRBV10-3	EBV（**EPL**PQGQLTAY）	ND	2NX5	[54]
HLA-B*44	DM1	TRAV26-1	TRBV7-9	EBV（**EEN**LLDFVRF）	1.0	3DXA	[55]
HLA B*44	LC13	TRAV26-2	TRBV7-8	Mimotope（**EEY**LKAWTF）	1.2	3KPR	[56]
HLA-B*51	3B	TRAV17	TRBV7-3	HIV（**TAF**TIPSI）	81.8	4MJI	[57]
HLA-B*57	AGA	TRAV5	TRBV19	HIV（**KAF**SPEVIPMF）	ND	2YPL	ND
HLA-E*01	KK50.4	TRAV26-1	TRBV14	EMV（**VMA**PRTLIL）	30.2	2ESV	[58]

注：以前三位粗体的氨基酸命名抗原多肽；"ND"表示无数据或无文献

1 该 TCR-pMHC 的亲和力，是亲和力优化后的数据

通过序列比对，不同的 MHC I 类分子，甚至不同的 HLA 亚型，α1- 结构域和 α2- 结构域的氨基酸序列都较为多变，这是由其识别不同抗原多肽序列的功能所决定的。α3- 结构域并不参与多肽的识别，其主要与 β2M 链相互作用（图 2-2B，D），并且 β2M 也不直接参与抗原多肽、TCR 的结合（图 2-2D），所以较为保守。

人源 MHC II 主要分为 HLA-DR、HLA-DQ 和 HLA-DP，MHC II 类分子也由 α 链和 β 链折叠形成异二聚体，α 链由 α1- 结构域和 IgC1（也称为 α2- 结构域）折叠形成，β 链由 β1- 结构域和 IgC1（也称为 β2- 结构域）折叠形成。α1- 结构域和 β1- 结构域共同折叠形成多肽的结合位点，α2- 结构域和 β2- 结构域不直接参与多肽的识别。相比 MHC I 类分子，MHC II 类

分子识别的多肽更长，一般都大于 11 个氨基酸，且序列也更加多变（表 2-2）。同理，MHC Ⅱ类分子中，α1- 结构域和 β1- 结构域氨基酸序列较为多变，IgC1 较为保守（图 2-2C，D）。

表 2-2 代表性 αβ TCR 与 pMHC Ⅱ类分子的晶体结构复合物

MHC Ⅱ	TCR	TRAV	TRBV	多肽	K_D（μmol/L）	PDB_ID	参考文献
HLA-DP2	AV22	TRAV9-2	TRBV5-1	Be^{2+}-M2（**QAF**WIDLFETI）	6.0	4P4K	[59]
HLA-DQ1	Hy.1B11	TRAV13-1	TRBV7-3	MBP（**ENP**VVHFFKNIVTP）	14.3	3PL6	[60]
HLA-DQ1	Hy.1B11	TRAV13-1	TRBV7-3	PMM（**DRL**LMLFAKDVVSRN）	154.0	4GRL	[61]
HLA-DQ1	Hy.1B11	TRAV13-1	TRBV7-3	UL15（**RQL**VHFVRDFAQL）	124.0	4MAY	[61]
HLA-DQ1	JR5.1	TRAV26-1	TRBV7-2	Gliadin-α2（**APQ**PELPYPQPGS）	79.4	4OZF	[62]
HLA-DQ1	D2	TRAV26-1	TRBV7-2	Gliadin-α2（**APQ**PELPYPQPGS）	15.8	4OZG	[62]
HLA-DQ1	S16	TRAV26-1	TRBV7-2	Gliadin-α2（**APQ**PELPYPQPGS）	24.8	4OZH	[62]
HLA-DQ1	S2	TRAV4	TRBV20-1	Gliadin-α1（**QPF**PQPELPYPGS）	70.0	4OZI	[62]
HLA-DQ8	S13	TRAV26-2	TRBV9	Gliadin-α1（**APS**GEGSFQPSQENPQGS）	1.0	4Z7U	[63，64]
HLA-DQ8	L3-12	TRAV26-2	TRBV9	Gliadin-α1（**APS**GEGSFQPSQENPQGS）	7.0	4Z7V	[63，64]
HLA-DQ8	T316	TRAV8-3	TRBV6-1	Gliadin-α1（**APS**GEGSFQPSQENPQGS）	2.1	4Z7W	[63]
HLA-DQ8	SP3.4	TRAV26-2	TRBV9	Gliadin-α1（**SGE**GSFQPSQEN）	11.4	4GG6	[64]
HLA-DQ8	Bel502	TRAV20	TRBV9	Gliadin-α1（**APS**GEGSFQPSQENPQ）	2.8	5KS9	[65]
HLA-DQ8.5	Bel602	TRAV20	TRBV9	Gliadin-γ1（**QPQ**QSFPEQEA）	4.7	5KSA	[65]
HLA-DQ8.5	T15	TRAV20	TRBV9	Gliadin-γ1（**GPQ**QSFPEQEA）	2.0	5KSB	[65]
HLA-DR1	E8	TRAV22	TRBV6-6	Triosephosphate isomerase（**GEL**IGTLNAAKVPAD）	ND	2IAN	[66]
HLA-DR1	G4	TRAV22	TRBV5-8	Triosephosphate isomerase（**GEL**IGTLNAAKVPAD）	ND	4E41	[67]
HLA-DR1	HA1.7	TRAV8-4	TRBV28	Influ（**PKY**VKQNTLKLAT）	37.0	1FYT	[68，69]
HLA-DR1	Ob.1A12	TRAV17	TRBV20-1	*E.coli* protein（**DFA**RVHFISALH）	ND	2WBJ	[70]
HLA-DR2a	3A6	TRAV9-2	TRBV5-1	MBP（**VHF**FKNIVTPRTPG）	ND	1ZGL	[71]
HLA-DR2b	Ob.1A12	TRAV17	TRBV20-1	MBP（**ENP**VVHFFKNIVTP）	38.0	1YMM	[72]
HLA-DR4	MS2-3C8	TRAV26-2	TRBV20-1	MBP（**FSW**GAEGQRPGF）	5.0	3O6F	[73]

注：以前三位粗体的氨基酸命名抗原多肽

2.4　αβ TCR-pMHC 相互作用

αβ TCR-pMHC 晶体结构复合物是认识 TCR-pMHC 相互作用的基础，现在已有 30 多个不同的 αβ TCR-pMHC 晶体结构复合物发表（表 2-1）。如图 2-3A 所示的代表性晶体结构复合物，αβ TCR 位于 pMHC I 长轴的正上方，近似位于 pMHC I 结合面的对角线上，Vα 位于 pMHC I 的 α2- 结构域折叠而成的 α2- 螺旋上方，Vβ 位于 pMHC I 的 α1- 结构域折叠而成的 α1- 螺旋上方（图 2-3A）。从表 2-2 所列出的 αβ TCR 与 pMHC II 晶体结构复合物可知，其结合模式类似于 pMHC I 型的复合物，如图 2-3B 所示，αβ TCR 位于 pMHC II 与多肽结合面的长轴正上方，也大体位于 pMHC II 结合面的对角线上。αβ TCR 的 Vβ 主要与 HLA-DP1A、HLA-DQ1A 和 HLA-DR1A 的 α1- 螺旋相互作用，而 Vα 主要位于 HLA-DP1B、HLA-DQ1B 和 HLA-DR1B 的上方，与 β1- 螺旋相互作用（图 2-3B）。

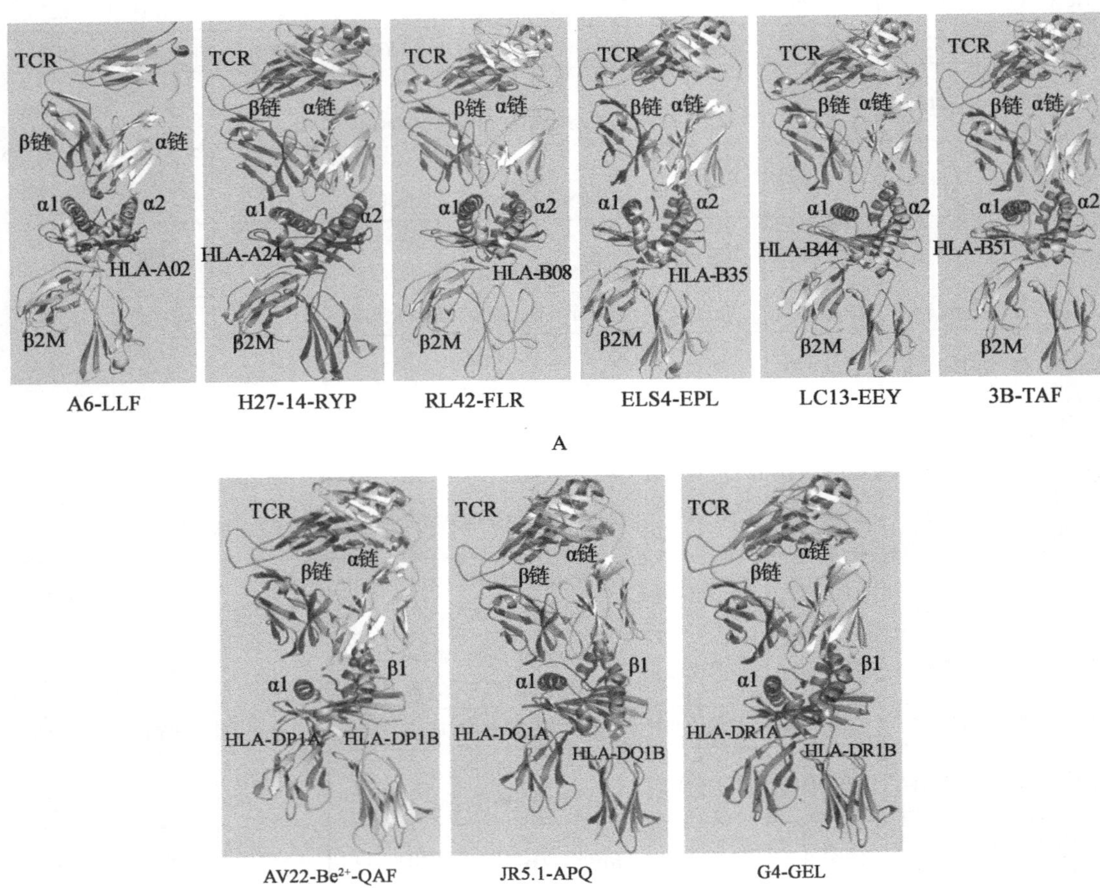

图 2-3　代表性的 αβ TCR 与 pMHC 晶体结构复合物。抗原多肽名称前三个氨基酸、抗原多肽的命名、TCR 的名称见表 2-1、表 2-2。A. 代表性的 αβ TCR 与 pMHC I 晶体结构复合物。B. 代表性的 αβ TCR 与 pMHC II 晶体结构复合物（彩图请扫封底二维码）

Germline 编码的 CDR1 和 CDR2 主要与 MHC 相互作用，不同的 Vα 和不同的 Vβ 组合后，对 HLA 的偏好作用产生重要影响，而 CDR3 被认为主要结合、识别抗原多肽。但这也不是绝对的，CDR1 和 CDR2 也常常参与抗原多肽的结合，尤其是 CDR1 的部分氨基酸位于抗原多肽的正上方。尽管 CDR3 主要位于抗原多肽的上方，但也经常参与到 MHC 的相互作用中来，如 CDR3α 经常与 HLA-A0201 的 Arg65 形成离子型的氢键。TCR 与 pMHC 之间的结合面缺少形状互补的结构，同时 pMHC 的结合面缺少显著的构象变化，所以在形成复合体时，主要的构象变化发生在 TCR 的 CDR 上，尤其是 CDR3α 和 CDR3β。从这个角度也可以解释 TCR 与 pMHC 的亲和力比较低。

TCR 与 pMHC 之间的亲和力，主要通过 SPR 技术测定，测定亲和力时，pMHC 固定在芯片表面，采用不同浓度的 TCR 作为流动相，测定的亲和力 K_D 值就类比于自由相的 TCR 与自由相的 pMHC 的亲和力。如表 2-1 和表 2-2 所示，αβ TCR-pMHC 之间的亲和力一般为 1 ~ 200μmol/L[16~18]，相比抗原 - 抗体之间的亲和力，弱 2 ~ 3 个数量级。在 T 细胞的激活过程中，αβ TCR 与 pMHC 的相互作用强度起着非常重要的作用。当 αβ TCR-pMHC 之间的亲和力在 1 ~ 10μmol/L 的阈值时，可以激活 T 细胞并杀伤靶细胞。当亲和力低于 10μmol/L 时，T 细胞一般不被激活[19]。针对外来抗原多肽，如病毒的多肽，αβ TCR-pMHC 的亲和力一般都为 1 ~ 10μmol/L。在 T 细胞的成熟过程中，由于经历了胸腺的筛选，T 细胞对自身抗原的亲和力较低，而肿瘤抗原大多属于自身抗原，其亲和力一般比较低，难以激活自身的 T 细胞[20]。

T 细胞受体（TCR）嵌合型 T 细胞（TCR-T）的免疫细胞治疗技术，就是采用亲和力优化的方法，提高 TCR 针对自身肿瘤特异性抗原 pMHC 的亲和力，并控制其亲和力处于 0.5 ~ 10μmol/L[21]。工程改造过的 TCR，通过病毒感染 T 细胞后，可以诱导 T 细胞特异性地杀伤肿瘤细胞。针对展示了 MART-1[22，23]、gp100[23]、NY-ESO-1[24，25] 和 MAGE-A3[26] 等蛋白质的多肽 pMHC 抗原，工程改造后的高亲和力 TCR，都在临床试验中展示出不同程度的疗效。

2.5　γδ TCR 的晶体结构研究

与 αβ TCR 相比，γδ TCR 及蛋白复合体的晶体结构并不多。如图 2-4A 所示，γδ TCR 的晶体结构与 αβ TCR（图 2-3）并无显著差别。Vδ1 DP10.7 与 CD1d- 硫脂的复合物晶体结构显示，Vγ 并不与 CD1d、硫脂直接作用，而 Vδ 的每一个 CDR 都参与了相互作用，其中 CDR1δ、CDR2δ 直接与 CD1d 的 α2- 螺旋相互作用，CDR3δ 广泛参与 α1- 螺旋、硫脂的磺酸基团和其他部位的相互作用（图 2-4B）[74]。与之相比的晶体结构有 γδ TCR G8-T22 复合物，但是 T22 并没有结合任何抗原分子。从结构来看，Vγ 的 CDR1γ、CDR2γ 并不参与 T22 的相互作用，CDR3γ 也仅与 α1- 螺旋有少量接触。Vδ 的 CDR1δ、CDR2δ、HV4δ 都仅与 T22 有少量接触，主要参与 T22 相互作用的是 CDR3δ，并且部分影响了 α2- 螺旋的结构，从这里也可以推断出 CDR3δ 对 T22 结合的重要性（图 2-4C）[75]。

γδ TCR 所展示的结合模式与图 2-3 所示的 αβ TCR-pMHC 复合物存在比较大的差异。

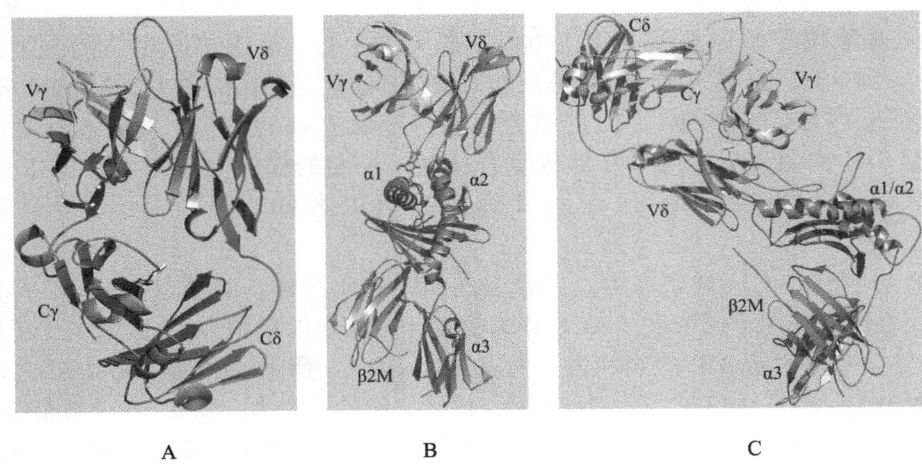

图 2-4 γδ TCR 的晶体结构。A. Vγ9Vδ2 γδ TCR 晶体结构（1HXM）[76]；B. Vδ1 DP10.7-CD1d- 硫脂复合物（4MNG）[74]；C. Vδ1 TCR G8-T22 复合物（1YPZ）[75]（彩图请扫封底二维码）

2.6 TCR-pMHC 偏好性相互作用

在胸腺中，TCR 经历正向筛选后，产生多样性的 TCR 库，必须要能够识别自身 MHC 分子展示的多肽，从而具有 MHC 的偏好特性（英文中有 MHC bias、restricted、limited、immunodominant 等多种表述，这里直接采用 MHC bias 翻译过来）。接下来的负向筛选清除没有功能或者能够产生自身免疫、尤其是高亲和力识别自身 pMHC 的 T 细胞。经过两步筛选产生的 Naive T 细胞库，具备识别外源性多肽形成的 pMHC 抗原并且诱导免疫反应的功能。

目前已知的 TCR-pMHC 偏好性相互作用主要分为 3 种类型[77]。第一种类型：MHC 的偏好性主要由 TCR 的 Vα 链或者 Vβ 链决定，而 CDR3 并不具有保守性，也就是说主要受到 Germline 的影响（图 2-5A）。第二种类型：MHC 的偏好性不仅由 Vα 链或者 Vβ 链的 Germline 决定，CDR3 的部分保守性序列也参与了 MHC 的相互作用（图 2-5B）。第三种类型：TCR 的某一条 Vα 链或者 Vβ 链的 Germline 不变，而另外一条链存在多种选择（图 2-5C）。在这种情况下，CDR3 都相同或者存在 1 ~ 2 个氨基酸的差别，这样的 CDR3 称为公共 CDR3。大多数情况下，很多类型都是混合以上两种类型的 MHC 限制规则，如类型 2 或者 3 混合出现[78]。

TRBV27	N-Dβ-N	Jβ
CSVS	GTGN	EKLF
CASS	LIE	YSNQPQY
CASS	LIGVVGVW	PQY
CASS	SDL	QPDPQY

A

TRBV4	N-Dβ-N	Jβ
CAS	SDWG	YAEQFFG
CAS	SLWG	NTGQLYFG
CAS	RDWG	AETLYFG
CAS	SYWG	SAETLYFG

B

TRBV7-6	N-Dβ-N	Jβ
CAS	SGQA	YEQYFG
CAS	SGQA	YEQYFG
CAS	SGQA	YEQYFG
CAS	SGQA	YEQYFG

C

图 2-5　3 种代表性的 MHC 偏好种类。A. 类型 1，Vβ 链的 Germline 是一样的，CDR3 不一样[79]；B. 类型 2，Vβ 链的 Germline 一样，CDR3 有部分氨基酸保守[80]；C. 类型 3，Vβ 链完全一样[81, 82]

2.7　TCR 的异体反应

经过正向、负向筛选后的 T 细胞，原则上具备识别自身多肽 - 自身 MHC、不会诱导免疫反应，同时具备识别外源多肽 - 自身 MHC 并且诱导产生免疫反应的功能。异体反应（alloreactivity）是指 T 细胞能够识别在胸腺发育过程中没有出现过的多肽 - 异体 MHC 的复合物。在临床上，主要表现为器官移植排斥和移植物抗宿主病。

异体反应有其存在的分子基础，一种观点认为 MHC 分子决定异体反应[83]。MHC 分子本身具备非常高的多态性，在人类的基因组中表达上万种不同的 MHC 等位基因，而作为个体，最多可以表达 6 个不同的 MHC I 类和 6 个不同的 MHC II 类等位基因。在 T 细胞成熟的过程中，胸腺中的正向筛选保留了能够识别自体 MHC 分子、不诱导免疫反应的 T 细胞，但没有排除 T 细胞识别上千种自身不表达的 MHC 分子，并诱导免疫反应。另外一种观点认为，TCR 与自体 MHC 或者异体 MHC 分子的结合模式非常相似，而真正影响异体反应的是异体的多肽序列[56]。

2.8　TCR 的交叉反应

老鼠的 TCR 基因片段重组，可以产生约 10^{15} 个不同克隆，老鼠体内的 T 细胞数目大约是 10^{8} 个[84~86]，而人的 TCR 基因片段更多，理论上可以产生更多的 T 细胞克隆，实际上人体中大约包含 10^{12} 个 T 细胞。假设 MHC I 类分子识别 9 个氨基酸长度的多肽，就有多达 20^{9} 个不同的多肽序列，远远超过老鼠体内的 10^{8} 个 T 细胞克隆，因此每个单克隆 T 细胞必须具备识别多种不同 pMHC 分子的能力。同样的现象也存在于人体内。每个 TCR 具备识别不同 pMHC 的能力，称为 T 细胞的交叉反应（cross-reactivity）[87]。

2.9 TCR-CD3 复合体

αβ TCR 并没有细胞内的信号传递结构域（图 2-1B），结合 pMHC 之后，依赖于 CD3 信号分子把识别信号传递到细胞内。CD3 信号分子主要有 4 种不同的亚基：ε 亚基、γ 亚基、δ 亚基、ζ 亚基（及其剪接异构体 η 亚基）。CD3ε、CD3γ 和 CD3δ 的氨基酸序列都包含 N 端信号肽、IgG-like 结构域、跨膜区和 ITAM 结构域，其中 CD3δε 和 CD3γε 异二聚体的 IgG-like 结构域表达在细胞膜的表面。而 CD3ζ 没有 IgG-like 结构域，但是包含 3 个 ITAM 结构域（图 2-6A），以同源二聚体形式存在。3 个 CD3 的二聚体分子，通过非共价键与 TCR 形成复合体，每个 TCR-CD3 的复合体由异二聚体 CD3δε、异二聚体 CD3γε、二聚体 CD3ζζ 和 αβ TCR 以 1：1：1：1 的比例构成，形成八聚体大分子复合物 [88]，共包含 10 个 ITAM 结构域（图 2-6B），向细胞内传递 TCR 识别 pMHC 的信号。

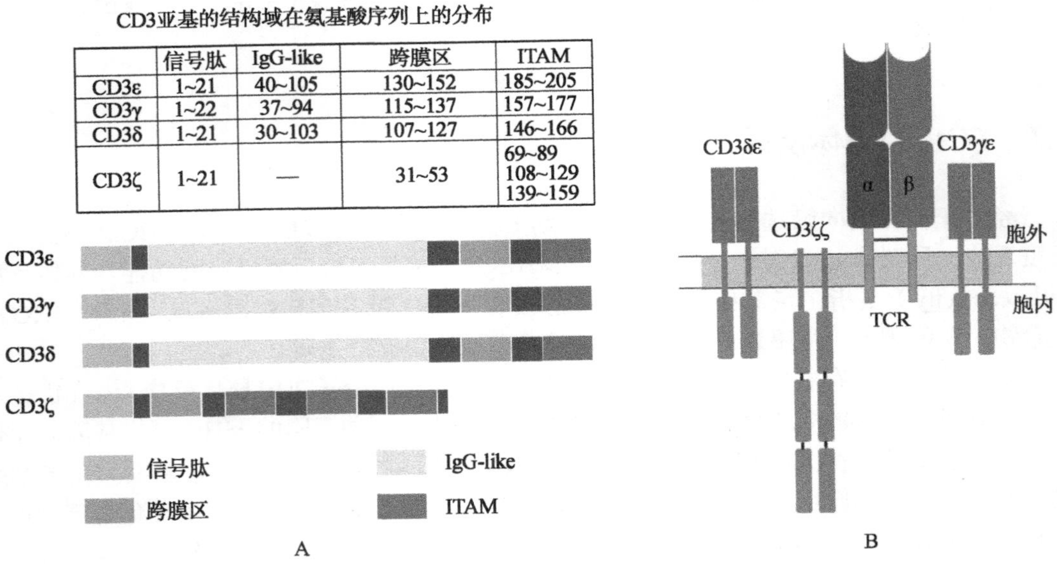

CD3亚基的结构域在氨基酸序列上的分布

	信号肽	IgG-like	跨膜区	ITAM
CD3ε	1~21	40~105	130~152	185~205
CD3γ	1~22	37~94	115~137	157~177
CD3δ	1~21	30~103	107~127	146~166
CD3ζ	1~21	—	31~53	69~89 108~129 139~159

图 2-6　TCR-CD3 分子的结构示意图。A. 4 种不同 CD3 亚基的结构域，CD3ε、CD3γ 和 CD3δ 都包含信号肽、IgG-like、跨膜区和 ITAM 4 种结构域。CD3ζ 仅仅包含信号肽、跨膜区和 ITAM 3 种结构域，但是有 3 个重复的 ITAM 结构域。B. TCR-CD3 分子在细胞膜上的示意图，CD3 的 4 种亚基形成 CD3γε、CD3δε 两种异二聚体和 CD3ζζ 同源二聚体。IgG-like 结构域在胞外折叠形成异二聚体，ITAM 结构域位于胞内（彩图请扫封底二维码）

αβ TCR 除了与 pMHC 分子直接相互作用外，pMHC-TCR-CD3 复合物通过关联辅助受体 CD8 或者 CD4 分子，进一步稳定 pMHC 的相互作用。同时 CD8 和 CD4 在胞内的结构域结合 Lck 酪氨酸激酶 [89~91]，整个蛋白复合体形成 TCR 大分子机器共同作用，并触发细胞内信号通路。首先，ITAM 的酪氨酸被 Lck 酪氨酸激酶磷酸化 [92, 93]，另外一个 Syk 酪氨酸激酶家族的蛋白 ZAP-70[94]，其有两个 SH2 结构域和一个 Syk 酪氨酸激酶结构域，通过两个 SH2 结构域识别 ITAM 上被磷酸化的酪氨酸[95, 96]。通过 Lck 和 Syk 酪氨酸激酶的磷酸化作用，就足够激活下游的信号通路[97, 98]。

2.9.1 αβ TCR-CD3 复合体的跨膜区相互作用

如上文所述，αβ TCR-CD3 蛋白复合体主要由 1∶1∶1∶1 的 αβ TCR、CD3γε、CD3δε 和 CD3ζζ 二聚体蛋白构成[88, 99]。与 αβ TCR 一样，CD3γε 和 CD3δε 主要通过细胞外的 IgG-like 结构域之间的相互作用、细胞膜外的连接区和跨膜 α- 螺旋一起介导形成异二聚体。但是 αβ TCR 的胞外可溶结构域与 CD3γε、CD3δε 的胞外可溶 IgG-like 结构域之间的亲和力比较低，通过体外的方法难以检测出来。目前的观点认为，TCR-CD3 蛋白复合体的组装主要通过跨膜区的 α- 螺旋结构[100]。

如图 2-7A 所示，αβ TCR 的跨膜序列，α 链的跨膜区有一个 Arg、一个 Lys，β 链有

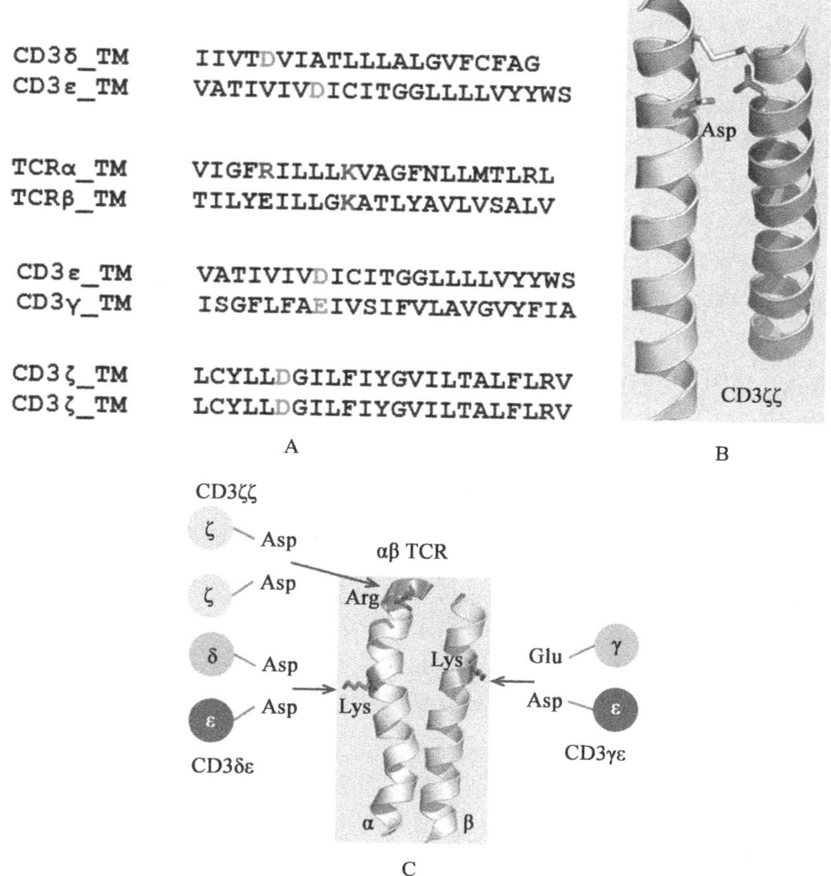

图 2-7 TCR-CD3 复合体的跨膜序列和相互作用示意图。A. αβ TCR、CD3δε、CD3γε 和 CD3ζζ 的跨膜区氨基酸序列。B. CD3ζζ 的跨膜结构（PDB：2HAC），带负电荷的 Asp 基本上暴露在细胞膜的疏水环境中。C. αβ TCR 跨膜螺旋结构中，带正电荷的 Lys、Arg 与 CD3δε、CD3γε 和 CD3ζζ 中带负电荷的氨基酸 Asp（D）、Glu（E）相互作用示意图（彩图请扫封底二维码）

一个 Lys。CD3γ 的跨膜区有一个 Glu，CD3δ、CD3ε 和 CD3ζ 各有一个 Asp。根据结构预测、CD3ζζ 跨膜螺旋的核磁共振（NMR）结构 [101]，这些带电荷的氨基酸都暴露在细胞膜中。考虑到细胞膜的疏水性特征，电荷基团单独暴露存在是不稳定性因素，因此带有互补电荷的跨膜螺旋之间存在相互作用 [99, 102]。这些相互作用的网络，α 链跨膜螺旋上的 Lys、Arg 分别与 CD3δε、CD3ζζ 相互作用，而 β 链跨膜螺旋上的 Lys 与 CD3γε 相互作用，在细胞膜中形成八聚体 [100, 103]。

2.9.2 αβ TCR-CD3 复合体的胞外区相互作用

αβ TCR 缺少细胞内的信号转导序列，其信号转导主要通过 CD3δε、CD3γε 和 CD3ζζ 来实现。除了跨膜结构域存在相互作用外，CD3δε 和 CD3γε 的胞外结构都与 αβ TCR 的胞外结构存在相互作用。CD3ζ 细胞外只有 9 个氨基酸长度的序列，不太可能与 TCR 的 Cα 或者 Cβ 区有显著的相互作用。在过去 30 年中，关于 αβ TCR 的胞外区与 CD3δε、CD3γε 胞外区相互作用的工作积累了大量的数据，这些实验观察大体可以用两种模型来概括：One-sided 模型 [104~106] 和 Two-sided 模型 [107~109]（图 2-8A）。

在 One-sided 模型中，CD3δε 和 CD3γε 位于 αβ TCR 的同一侧，主要和 TCR 的 C 区相互作用。这里又有两种可能（图 2-8B）：① CD3δε 与 α 链的 Cα 区相互作用、CD3γε 与 β 链的 Cβ 区相互作用 [105]；② CD3δε 和 CD3γε 都与 β 链的 Cβ 区相互作用，但是并不排斥 CD3δε 与 α 链的 Cα 区相互作用 [104]。

在 Two-sided 模型中，CD3δε 和 CD3γε 位于 αβ TCR 两边，其中 CD3δε 与 TCR 的 α 链相互作用，主要作用位点在 Cα 区，而 CD3γε 与 TCR 的 β 链相互作用，主要作用位点集中在 Cβ 区（图 2-8C）[107, 109]。胞外的相互作用、结合跨膜区的 α- 螺旋进一步组装后，共同把 αβ TCR-pMHC 的信号传递到细胞内。

2.9.3 辅助受体 CD4 和 CD8 的结构与相互作用

仅有 CD3-TCR-pMHC 相互作用，并不足以有效激活 T 细胞，还需要辅助受体 CD4 和 CD8 的参与 [110, 111]。CD4 和 CD8 分别表达在辅助性 T 细胞（helper T cell）和杀伤性 T 细胞（cytotoxic T cell）表面，通过 CD4-pMHC II 和 CD8-pMHC I 相互作用，产生两个方面的效果：① CD4/CD8 分别结合了 MHC II/I 类分子后，有助于稳定 TCR-pMHC 的弱相互作用 [112~114]；② CD4/CD8 的胞内部分与 Lck 相互作用，在 TCR 结合 MHC 分子后，把 Lck 招募到 TCR 复合体附近，促进 TCR 信号的初始化 [89~91]。

辅助受体 CD8 主要由 α、β 两个亚基组成，α- 亚基包含 N 端的信号肽、IgV 结构域、跨膜区和胞内的 Lck 结合区，β- 亚基胞内区比较短，没有 Lck 结合区，仅包含信号肽、IgV 胞外结构域和跨膜区（图 2-9A）。其 IgV 结构域可以形成同源二聚体 CD8αα，也可以形成异二聚体 CD8αβ，CD8αα 和 CD8αβ 都可以与 pMHC I 分子相互作用，但是结合模式有所差别。人源的 CD8αα 和 HLA-A*0201 相互作用，主要的结合位点是 α3- 结构域；CD8αα 也与 α2 和 β2M 链相互作用 [115, 116]；CD8αα 与 HLA-A*2402 的相互作用模式与 CD8αα 和 HLA-A*0201 的作用模式基本一致 [117]。老鼠的 CD8αα 与 $H\text{-}2K^b$ 也展示了相似的结合模式，同源二聚体 CD8αα 与重链的 α3- 结构域、α2- 结构域相互作用，同时

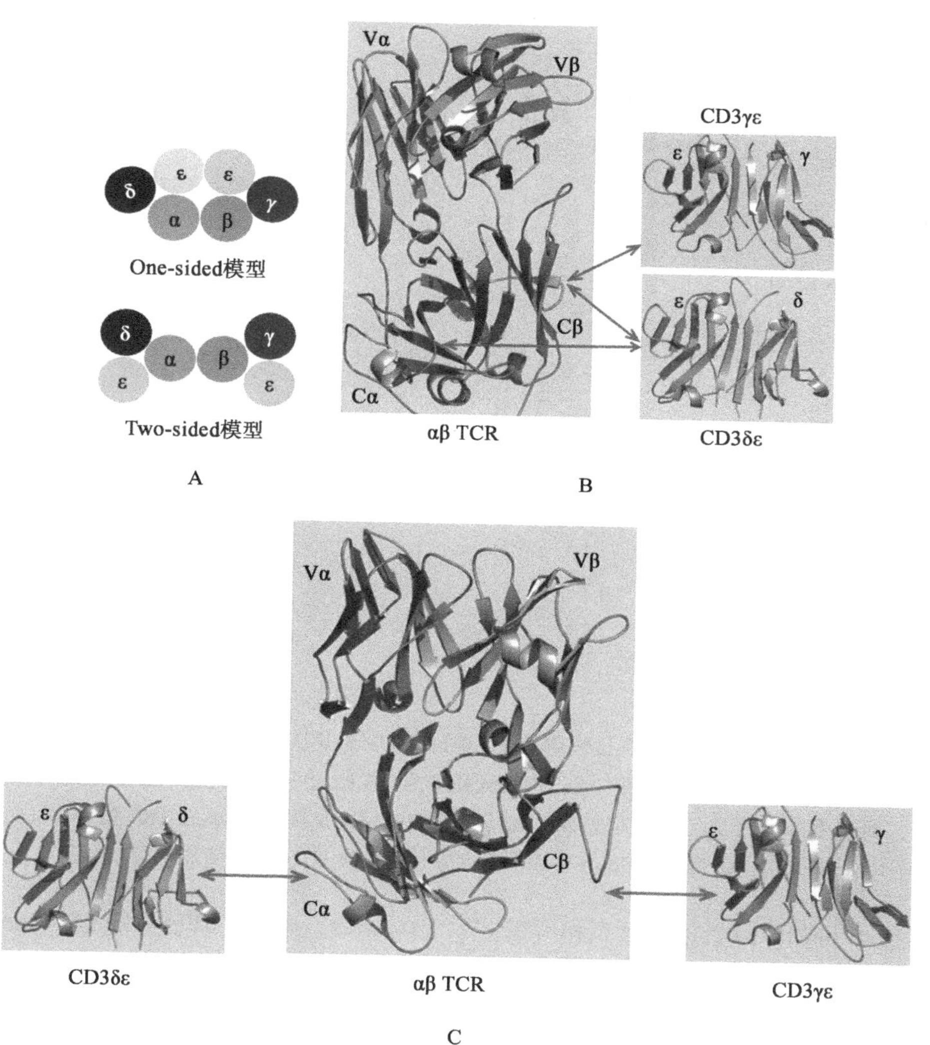

图 2-8　CD3δε 和 CD3γε 的胞外区与 αβ TCR 的胞外区相互作用模型。A. One-sided 和 Two-sided 模型定义；B. One-sided 模型的相互作用，CD3δε 和 CD3γε 位于 TCR 的同一侧，CD3δε、CD3γε 主要与 Cβ 区相互作用，但是并不排斥 CD3δε 也与 Cα 区相互作用；C. Two-sided 模型的相互作用，CD3δε 和 CD3γε 位于 TCR 的两侧，CD3δε 与 α 链的 Cα 区相互作用，CD3γε 与 β 链的 Cβ 区相互作用（彩图请扫封底二维码）

也结合 β2M[118]（图 2-9B）。老鼠的 CD8αβ 异二聚体与 H-2D^d 的结合模式也是类似的[119]（图 2-9C）。但是在具体的结合位点上，还是存在较大差异[115, 116, 118]，CD8αβ 都与 H-2D^d 的 α3- 结构域相互作用，而 α2- 结构域、β2M 链都不参与到相互作用中来。

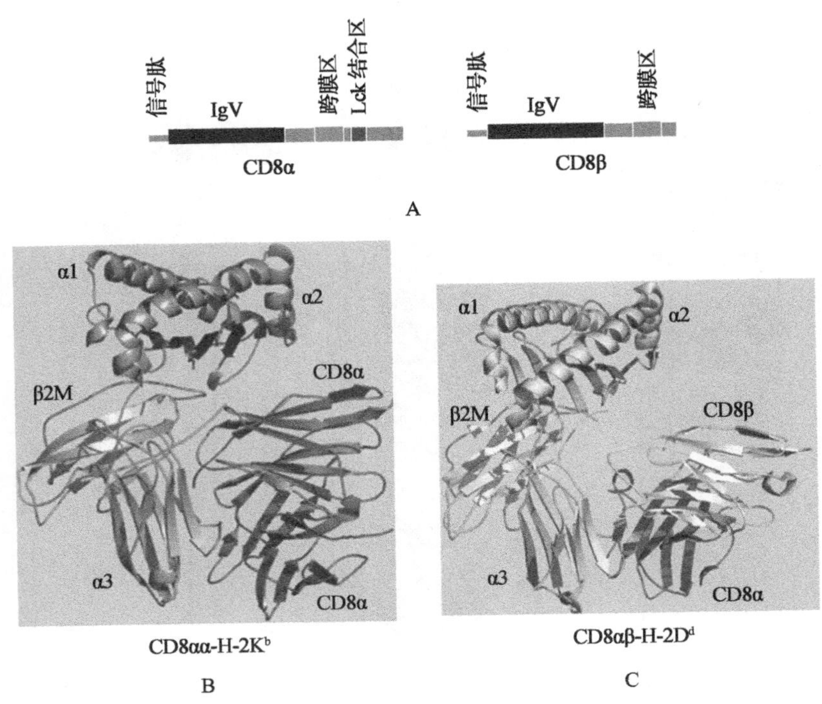

图 2-9　CD8 的结构和相互作用。A. CD8α、CD8β 亚基的结构域，CD8α 亚基包括信号肽、IgV 胞外结构域、跨膜区和胞内与 Lck 相互作用的结构域；CD8β 亚基包括信号肽、IgV 胞外结构域和跨膜区。B. 鼠源 CD8αα-H-2K^b 复合体（1BQH）[118]。C. 鼠源 CD8αβ-H-2D^d 复合体（3DMM）[119]（彩图请扫封底二维码）

CD8 分子与 MHC I 类的结合亲和力在 10 ~ 150μmol/L。通过整理已有的 CD8-pMHC I 类分子的亲和力，可以得出以下结论[120]：人源 CD8αα-pMHC I 亲和力处于 100 ~ 1000μmol/L，平均亲和力为 145μmol/L。鼠源 CD8αα-pMHC I 亲和力处于 1 ~ 210μmol/L，平均亲和力为 69μmol/L。鼠源 CD8αβ-pMHC I 亲和力处于 10 ~ 150μmol/L，平均亲和力为 49μmol/L。与 CD8αβ TCR-pMHC I 相比，CD8αα-pMHC I 的亲和力要弱一些（表 2-1）。

CD4 分子被认为以单体形式存在，由胞外区的 IgV、IgC1、IgC2、IgC3 结构域，跨膜区和胞内 Lck 结合区构成（图 2-10A），主要通过 IgV 区与 MHC II 类分子相互作用，而 IgC1 ~ 3 结构域并不直接参与相互作用。由于 CD4 与 MHC II 类分子的结合亲和力特别弱，人源 CD4 与鼠源 MHC II 分子结合亲和力 K_D 值约为 200μmol/L[121]。人源 CD4 与人源 MHC II 分子结合亲和力更弱，K_D 值＞ 2500μmol/L[122]。亲和力太低，导致很难获得 CD4-MHC II 类分子的晶体结构复合物。采用亲和力优化的方法，改变 CD4 与 MHC II 相互作用的氨基酸类型，获得结合亲和力 K_D 值约为 10μmol/L 的 CD4 突变体。将

CD4突变体用于共结晶，成功获得了CD4-HLA-DR1的晶体结构复合物[123]，同样的策略进一步获得了TCR-HLA-DR4-CD4晶体结构复合物[124]。晶体结构显示，CD4主要通过IgV结构域和HLA-DR1-DR4的α2-结构域、β2-结构域相互作用，而不和α1-结构域、β1-结构域相互作用（图2-10B）。进一步通过比对人源、鼠源的MHC II类分子，其与CD4结合的结构域序列保守性非常高，尤其是直接参与CD4的相互作用位置，除了少数几个氨基酸外，基本上保持不变。这些不一样的氨基酸，其侧链性质基本一致（图2-10C）[123]。

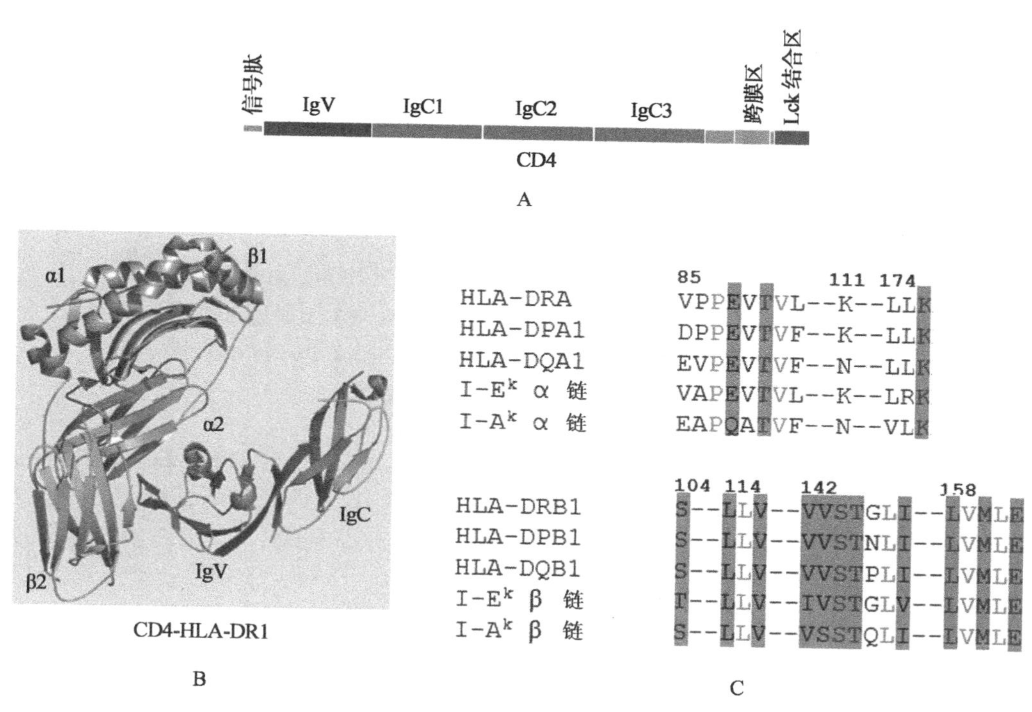

图2-10 CD4的结构与pMHC II相互作用。A. CD4的结构，包括信号肽，IgV、IgC1、IgC2、IgC3结构域，跨膜区和胞内Lck结合区。B. 亲和力优化后的CD4与HLA-DR1晶体结构复合物（3S4S），通过IgV结构域，与HLA-DR1的α2、β2-结构域相互作用。C. CD4与MHC II的结合结构域比对结果，红色氨基酸在人源、鼠源的MHC II类分子中严格保守，蓝色背景的氨基酸直接参与CD4的相互作用，从氨基酸类型来看，也非常保守（彩图请扫封底二维码）

CD8或者CD4与Lck结合对pMHC诱导T细胞的激活至关重要，通过相互作用，Lck被招募到TCR蛋白复合体附近并进一步磷酸化CD3ζ[89~91]。CD8α和CD4都是通过其胞内的Lck结合区与Lck相互作用，该相互作用需要有Zn^{2+}的参与[125, 126]。结构研究显示，CD8α通过其胞内的序列与Lck的N端序列，在Zn^{2+}的参与下，通过配位键的作用形成异二聚体（图2-11A）。采用同样的机理，CD4也与Lck形成异二聚体（图2-11B）。CD4和CD8α的Lck结合区，除了CxC序列有相似性外，其他序列都不保守（图2-11C）[127]。

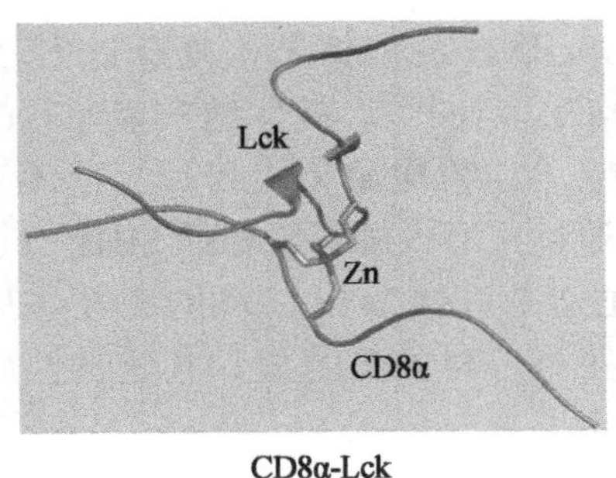

CD8α-Lck

A

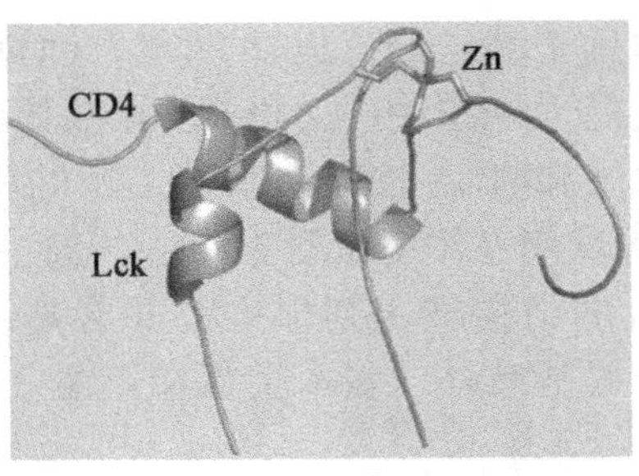

CD4-Lck

B

```
CD8α: RNRRRVCKCPRPVVKSGDK
Lck:  SHPEDDWLENIDVCENCHYPIVPLD

CD4:  RQAERLSQIKRLLSEKKTCQCPHRF
Lck:  SHPEDDWLENIDVCENCHYPIVPLD
```

C

图 2-11 辅助受体 CD8 和 CD4 与 Lck 的相互作用。A. CD8α 与 Lck 通过 Zn^{2+} 配位键，形成异二聚体。B. CD4 与 Lck 通过 Zn^{2+} 配位键，形成异二聚体。C. 除 CxC 序列保守之外，CD8α 与 CD4 序列差别很大，不具有保守性（彩图请扫封底二维码）

综合上文的介绍，TCR 在结合了 pMHC 分子之后，进一步与 CD3δε、CD3δε 和 CD3ζζ 进行组装，形成较大的分子复合体。在 CD4/CD8-Lck 的参与下，把胞外的信号进一步传递到细胞内 [128，129]。尽管该过程的细节还有待进一步研究，但 CD3-TCR 被认为是主要的信号传递平台 [129~131]。

2.10 小结

通过总结已有的研究结果，从蛋白质结构、蛋白质 - 蛋白质相互作用的视角，介绍了 TCR-pMHC 的相互作用及其功能特点。TCR 识别 pMHC 后，CD3-TCR-pMHC 复合体通过相互作用形成大分子机器，进行跨膜信号传递，并在辅助受体 CD4/CD8-Lck 的作用下，把信号从胞外高效率地传递到胞内。

参考文献

[1] Wong P，Pamer EG. CD8 T cell responses to infectious pathogens. Annual Review of Immunology，2003，21：29-70.

[2] Boon T，Cerottini JC，van den Eynde B，et al. Tumor antigens recognized by T lymphocytes. Annual Review of Immunology，1994，12：337-365.

[3] Pardoll D. Does the immune system see tumors as foreign or self？ Annual Review of Immunology，2003，21：807-839.

[4] Acuto O，Hussey RE，Fitzgerald KA，et al. The human T cell receptor：appearance in ontogeny and biochemical relationship of alpha and beta subunits on IL-2 dependent clones and T cell tumors. Cell，1983，34（3）：717-726.

[5] Allison TJ，Garboczi DN. Structure of gammadelta T cell receptors and their recognition of non-peptide antigens. Mol Immunol，2002，38（14）：1051-1061.

[6] de Libero G，Mori L. Recognition of lipid antigens by T cells. Nat Rev Immunol，2005，5（6）：485-496.

[7] Singhal A，Mori L，de Libero G. T cell recognition of non-peptidic antigens in infectious diseases. Indian J Med Res，2013，138（5）：620-631.

[8] Chien YH，Konigshofer Y. Antigen recognition by gammadelta T cells. Immunol Rev，2007，215：46-58.

[9] Halle S，Halle O，Forster R. Mechanisms and dynamics of T cell-mediated cytotoxicity *in vivo*. Trends Immunol，2017，38（60）：432-443.

[10] Barry M，Bleackley RC. Cytotoxic T lymphocytes：all roads lead to death. Nat Rev Immunol，2002，2（6）：401-409.

[11] Young JD，Liu CC，Persechini PM，et al. Perforin-dependent and -independent pathways of cytotoxicity mediated by lymphocytes. Immunol Rev，1988，103：161-202.

[12] Cullen SP，Martin SJ. Mechanisms of granule-dependent killing. Cell Death Differ，2008，15（2）：251-262.

[13] Trapani JA，Smyth MJ. Functional significance of the perforin/granzyme cell death pathway. Nat Rev Immunol，2002，2（10）：735-747.

[14] Berke G. Killing mechanisms of cytotoxic lymphocytes. Curr Opin Hematol，1997，4（1）：32-40.

[15] Shresta S，Pham CT，Thomas DA，et al. How do cytotoxic lymphocytes kill their targets ? Curr Opin Immunol，1998，10（5）：581-587.

[16] Stone JD，Chervin AS，Kranz DM. T-cell receptor binding affinities and kinetics：impact on T-cell activity and specificity. Immunology，2009，126（2）：165-176.

[17] Davis MM，Boniface JJ，Reich Z，et al. Ligand recognition by alpha beta T cell receptors. Annual Review of Immunology，1998，16：523-544.

[18] Cole DK，Pumphrey NJ，Boulter JM，et al. Human TCR-binding affinity is governed by MHC class restriction. Journal of Immunology，2007，178（9）：5727-5734.

[19] Zhong S，Malecek K，Johnson LA，et al. T-cell receptor affinity and avidity defines antitumor response and autoimmunity in T-cell immunotherapy. Proceedings of the National Academy of Sciences of the United States of America，2013，110（17）：6973-6978.

[20] Aleksic M，Liddy N，Molloy PE，et al. Different affinity windows for virus and cancer-specific T-cell receptors：implications for therapeutic strategies. Eur J Immunol，2012，42（12）：3174-3179.

[21] Robbins PF，Li YF，El-Gamil M，et al. Single and dual amino acid substitutions in TCR CDRs can enhance antigen-specific T cell functions. Journal of Immunology（Baltimore，Md：1950），2008，180（9）：6116-6131.

[22] Morgan RA，Dudley ME，Wunderlich JR，et al. Cancer regression in patients after transfer of genetically engineered lymphocytes. Science，2006，314（5796）：126-129.

[23] Johnson LA，Morgan RA，Dudley ME，et al. Gene therapy with human and mouse T-cell receptors mediates cancer regression and targets normal tissues expressing cognate antigen. Blood，2009，114（3）：535-546.

[24] Robbins PF, Kassim SH, Tran TL, et al. A pilot trial using lymphocytes genetically engineered with an NY-ESO-1-reactive T-cell receptor: long-term follow-up and correlates with response. Clin Cancer Res, 2015, 21 (5): 1019-1027.

[25] Rapoport AP, Stadtmauer EA, Binder-Scholl GK, et al. NY-ESO-1-specific TCR-engineered T cells mediate sustained antigen-specific antitumor effects in myeloma. Nat Med, 2015, 21 (8): 914-921.

[26] Morgan RA, Chinnasamy N, Abate-Daga D, et al. Cancer regression and neurological toxicity following anti-MAGE-A3 TCR gene therapy. J Immunother, 2013, 36 (2): 133-151.

[27] Raman MC, Rizkallah PJ, Simmons R, et al. Direct molecular mimicry enables off-target cardiovascular toxicity by an enhanced affinity TCR designed for cancer immunotherapy. Sci Rep, 2016, 6: 18851.

[28] Garboczi DN, Ghosh P, Utz U, et al. Structure of the complex between human T-cell receptor, viral peptide and HLA-A2. Nature, 1996, 384 (6605): 134-141.

[29] Borbulevych OY, Piepenbrink KH, Gloor BE, et al. T cell receptor cross-reactivity directed by antigen-dependent tuning of peptide-MHC molecular flexibility. Immunity, 2009, 31 (6): 885-896.

[30] Borbulevych OY, Piepenbrink KH, Baker BM. Conformational melding permits a conserved binding geometry in TCR recognition of foreign and self molecular mimics. Journal of Immunology, 2011, 186 (5): 2950-2958.

[31] Ding YH, Smith KJ, Garboczi DN, et al. Two human T cell receptors bind in a similar diagonal mode to the HLA-A2/Tax peptide complex using different TCR amino acids. Immunity, 1998, 8 (4): 403-411.

[32] Buslepp J, Wang H, Biddison WE, et al. A correlation between TCR Valpha docking on MHC and CD8 dependence: implications for T cell selection. Immunity, 2003, 19 (4): 595-606.

[33] Gras S, Saulquin X, Reiser JB, et al. Structural bases for the affinity-driven selection of a public TCR against a dominant human cytomegalovirus epitope. Journal of Immunology, 2009, 183 (1): 430-437.

[34] Chen JL, Stewart-Jones G, Bossi G, et al. Structural and kinetic basis for heightened immunogenicity of T cell vaccines. J Exp Med, 2005, 201 (8): 1243-1255.

[35] Sami M, Rizkallah PJ, Dunn S, et al. Crystal structures of high affinity human T-cell receptors bound to peptide major histocompatibility complex reveal native diagonal binding geometry. Protein Eng Des Sel, 2007, 20 (8): 397-403.

[36] Borbulevych OY, Santhanagopolan SM, Hossain M, et al. TCRs used in cancer gene therapy cross-react with MART-1/Melan-A tumor antigens via distinct mechanisms. Journal of Immunology, 2011, 187 (5): 2453-2463.

[37] Pierce BG, Hellman LM, Hossain M, et al. Computational design of the affinity and specificity of a therapeutic T cell receptor. PLoS Comput Biol, 2014, 10 (2): e1003478.

[38] Cole DK, Bulek AM, Dolton G, et al. Hotspot autoimmune T cell receptor binding underlies pathogen and insulin peptide cross-reactivity. J Clin Invest, 2016, 126 (6): 2191-2204.

[39] Yang X, Gao M, Chen G, et al. Structural basis for clonal diversity of the public T cell response to a dominant human cytomegalovirus epitope. J Biol Chem, 2015, 290 (48): 29106-29119.

[40] Valkenburg SA, Josephs TM, Clemens EB, et al. Molecular basis for universal HLA-A*0201-restricted $CD8^+$ T-cell immunity against influenza viruses. Proceedings of the National Academy of Sciences of the United States of America, 2016, 113 (16): 4440-4445.

[41] Stewart-Jones GB, McMichael AJ, Bell JI, et al. A structural basis for immunodominant human T cell receptor recognition. Nat Immunol, 2003, 4 (7): 657-663.

[42] Song I, Gil A, Mishra R, et al. Broad TCR repertoire and diverse structural solutions for recognition of an immunodominant CD8$^+$ T cell epitope. Nat Struct Mol Biol, 2017, 24 (4): 395-406.

[43] Miles JJ, Bulek AM, Cole DK, et al. Genetic and structural basis for selection of a ubiquitous T cell receptor deployed in Epstein-Barr virus infection. PLoS Pathog, 2010, 6 (11): e1001198.

[44] Cole DK, Yuan F, Rizkallah PJ, et al. Germ line-governed recognition of a cancer epitope by an immunodominant human T-cell receptor. J Biol Chem, 2009, 284 (40): 27281-27289.

[45] Shimizu A, Kawana-Tachikawa A, Yamagata A, et al. Structure of TCR and antigen complexes at an immunodominant CTL epitope in HIV-1 infection. Sci Rep, 2013, 3: 3097.

[46] Kjer-Nielsen L, Clements CS, Purcell AW, et al. A structural basis for the selection of dominant alphabeta T cell receptors in antiviral immunity. Immunity, 2003, 18 (1): 53-64.

[47] Gras S, Burrows SR, Kjer-Nielsen L, et al. The shaping of T cell receptor recognition by self-tolerance. Immunity, 2009, 30 (2): 193-203.

[48] Gras S, Wilmann PG, Chen Z, et al. A structural basis for varied alphabeta TCR usage against an immunodominant EBV antigen restricted to a HLA-B8 molecule. Journal of Immunology, 2012, 188 (1): 311-321.

[49] Nivarthi UK, Gras S, Kjer-Nielsen L, et al. An extensive antigenic footprint underpins immunodominant TCR adaptability against a hypervariable viral determinant. Journal of Immunology, 2014, 193 (11): 5402-5413.

[50] Tynan FE, Burrows SR, Buckle AM, et al. T cell receptor recognition of a 'super-bulged' major histocompatibility complex class I-bound peptide. Nat Immunol, 2005, 6 (11): 1114-1122.

[51] Liu YC, Miles JJ, Neller MA, et al. Highly divergent T-cell receptor binding modes underlie specific recognition of a bulged viral peptide bound to a human leukocyte antigen class I molecule. J Biol Chem, 2013, 288 (22): 15442-15454.

[52] Liu YC, Chen Z, Neller MA, et al. A molecular basis for the interplay between T cells, viral mutants, and human leukocyte antigen micropolymorphism. J Biol Chem, 2014, 289 (24): 16688-16698.

[53] Gras S, Chen Z, Miles JJ, et al. Allelic polymorphism in the T cell receptor and its impact on immune responses. J Exp Med, 2010, 207 (7): 1555-1567.

[54] Tynan FE, Reid HH, Kjer-Nielsen L, et al. A T cell receptor flattens a bulged antigenic peptide presented by a major histocompatibility complex class I molecule. Nat Immunol, 2007, 8 (3): 268-276.

[55] Archbold JK, Macdonald WA, Gras S, et al. Natural micropolymorphism in human leukocyte antigens provides a basis for genetic control of antigen recognition. J Exp Med, 2009, 206 (1): 209-219.

[56] Macdonald WA, Chen Z, Gras S, et al. T cell allorecognition via molecular mimicry. Immunity, 2009, 31 (6): 897-908.

[57] Motozono C, Kuse N, Sun X, et al. Molecular basis of a dominant T cell response to an HIV reverse transcriptase 8-mer epitope presented by the protective allele HLA-B*51: 01. Journal of Immunology, 2014, 192 (7): 3428-3434.

[58] Hoare HL, Sullivan LC, Pietra G, et al. Structural basis for a major histocompatibility complex class Ib-restricted T cell response. Nat Immunol, 2006, 7 (3): 256-264.

[59] Clayton GM, Wang Y, Crawford F, et al. Structural basis of chronic beryllium disease: linking allergic hypersensitivity and autoimmunity. Cell, 2014, 158 (1): 132-142.

[60] Sethi DK, Schubert DA, Anders AK, et al. A highly tilted binding mode by a self-reactive T cell receptor

results in altered engagement of peptide and MHC. J Exp Med，2011，208（1）：91-102.

[61] Sethi DK，Gordo S，Schubert DA，et al. Crossreactivity of a human autoimmune TCR is dominated by a single TCR loop. Nat Commun，2013，4：2623.

[62] Petersen J，Montserrat V，Mujico JR，et al. T-cell receptor recognition of HLA-DQ2-gliadin complexes associated with celiac disease. Nat Struct Mol Biol，2014，21（5）：480-488.

[63] Petersen J，van Bergen J，Loh KL，et al. Determinants of gliadin-specific T cell selection in celiac disease. Journal of Immunology，2015，194（12）：6112-6122.

[64] Broughton SE，Petersen J，Theodossis A，et al. Biased T cell receptor usage directed against human leukocyte antigen DQ8-restricted gliadin peptides is associated with celiac disease. Immunity，2012，37（4）：611-621.

[65] Petersen J，Kooy-Winkelaar Y，Loh KL，et al. Diverse T cell receptor gene usage in HLA-DQ8-associated celiac disease converges into a consensus binding solution. Structure，2016，24（10）：1643-1657.

[66] Deng L，Langley RJ，Brown PH，et al. Structural basis for the recognition of mutant self by a tumor-specific，MHC class II-restricted T cell receptor. Nat Immunol，2007，8（4）：398-408.

[67] Deng L，Langley RJ，Wang Q，et al. Structural insights into the editing of germ-line-encoded interactions between T-cell receptor and MHC class II by Valpha CDR3. Proceedings of the National Academy of Sciences of the United States of America，2012，109（37）：14960-14965.

[68] Hennecke J，Carfi A，Wiley DC. Structure of a covalently stabilized complex of a human alphabeta T-cell receptor，influenza HA peptide and MHC class II molecule，HLA-DR1. EMBO J，2000，19（21）：5611-5624.

[69] Cole DK，Gallagher K，Lemercier B，et al. Modification of the carboxy-terminal flanking region of a universal influenza epitope alters CD4（+）T-cell repertoire selection. Nat Commun，2012，3：665.

[70] Harkiolaki M，Holmes SL，Svendsen P，et al. T cell-mediated autoimmune disease due to low-affinity crossreactivity to common microbial peptides. Immunity，2009，30（3）：348-357.

[71] Li Y，Huang Y，Lue J，et al. Structure of a human autoimmune TCR bound to a myelin basic protein self-peptide and a multiple sclerosis-associated MHC class II molecule. EMBO J，2005，24（17）：2968-2979.

[72] Hahn M，Nicholson MJ，Pyrdol J，et al. Unconventional topology of self peptide-major histocompatibility complex binding by a human autoimmune T cell receptor. Nat Immunol，2005，6（5）：490-496.

[73] Yin Y，Li Y，Kerzic MC，et al. Structure of a TCR with high affinity for self-antigen reveals basis for escape from negative selection. EMBO J，2011，30（6）：1137-1148.

[74] Luoma AM，Castro CD，Mayassi T，et al. Crystal structure of Vdelta1 T cell receptor in complex with CD1d-sulfatide shows MHC-like recognition of a self-lipid by human gammadelta T cells. Immunity，2013，39（6）：1032-1042.

[75] Adams EJ，Chien YH，Garcia KC. Structure of a gammadelta T cell receptor in complex with the nonclassical MHC T22. Science，2005，308（5719）：227-231.

[76] Allison TJ，Winter CC，Fournie JJ，et al. Structure of a human gammadelta T-cell antigen receptor. Nature，2001，411（6839）：820-824.

[77] Turner SJ，Doherty PC，McCluskey J，et al. Structural determinants of T-cell receptor bias in immunity. Nat Rev Immunol，2006，6（12）：883-894.

[78] Miles JJ, Douek DC, Price DA. Bias in the alphabeta T-cell repertoire: implications for disease pathogenesis and vaccination. Immunol Cell Biol, 2011, 89 (3): 375-387.

[79] Price DA, West SM, Betts MR, et al. T cell receptor recognition motifs govern immune escape patterns in acute SIV infection. Immunity, 2004, 21 (6): 793-803.

[80] Cose SC, Kelly JM, Carbone FR. Characterization of diverse primary herpes simplex virus type 1 gB-specific cytotoxic T-cell response showing a preferential V beta bias. J Virol, 1995, 69 (9): 5849-5852.

[81] Argaet VP, Schmidt CW, Burrows SR, et al. Dominant selection of an invariant T cell antigen receptor in response to persistent infection by Epstein-Barr virus. J Exp Med, 1994, 180 (6): 2335-2340.

[82] Callan MF, Annels N, Steven N, et al. T cell selection during the evolution of CD8+ T cell memory *in vivo*. Eur J Immunol, 1998, 28 (12): 4382-4390.

[83] Colf LA, Bankovich AJ, Hanick NA, et al. How a single T cell receptor recognizes both self and foreign MHC. Cell, 2007, 129 (1): 135-146.

[84] Mason D. A very high level of crossreactivity is an essential feature of the T-cell receptor. Immunol Today, 1998, 19 (9): 395-404.

[85] Borghans JA, de Boer RJ. Crossreactivity of the T-cell receptor. Immunol Today, 1998, 19 (9): 428-429.

[86] Sewell AK. Why must T cells be cross-reactive? Nat Rev Immunol, 2012, 12 (9): 669-677.

[87] Wucherpfennig KW. T cell receptor crossreactivity as a general property of T cell recognition. Mol Immunol, 2004, 40 (14-15): 1009-1017.

[88] Call ME, Pyrdol J, Wucherpfennig KW. Stoichiometry of the T-cell receptor-CD3 complex and key intermediates assembled in the endoplasmic reticulum. EMBO J, 2004, 23 (12): 2348-2357.

[89] Rudd CE, Trevillyan JM, Dasgupta JD, et al. The CD4 receptor is complexed in detergent lysates to a protein-tyrosine kinase (pp58) from human T lymphocytes. Proceedings of the National Academy of Sciences of the United States of America, 1988, 85 (14): 5190-5194.

[90] Veillette A, Bookman MA, Horak EM, et al. The CD4 and CD8 T cell surface antigens are associated with the internal membrane tyrosine-protein kinase p56lck. Cell, 1988, 55 (2): 301-308.

[91] Artyomov MN, Lis M, Devadas S, et al. CD4 and CD8 binding to MHC molecules primarily acts to enhance Lck delivery. Proceedings of the National Academy of Sciences of the United States of America, 2010, 107 (39): 16916-16921.

[92] Samelson LE, Patel MD, Weissman AM, et al. Antigen activation of murine T cells induces tyrosine phosphorylation of a polypeptide associated with the T cell antigen receptor. Cell, 1986, 46 (7): 1083-1090.

[93] June CH, Fletcher MC, Ledbetter JA, et al. Inhibition of tyrosine phosphorylation prevents T-cell receptor-mediated signal transduction. Proceedings of the National Academy of Sciences of the United States of America, 1990, 87 (19): 7722-7726.

[94] Chan AC, Iwashima M, Turck CW, et al. ZAP-70: a 70 kd protein-tyrosine kinase that associates with the TCR zeta chain. Cell, 1992, 71 (4): 649-662.

[95] Au-Yeung BB, Deindl S, Hsu LY, et al. The structure, regulation, and function of ZAP-70. Immunol Rev, 2009, 228 (1): 41-57.

[96] Wang H, Kadlecek TA, Au-Yeung BB, et al. ZAP-70: an essential kinase in T-cell signaling. Cold Spring Harb Perspect Biol, 2010, 2 (5): a002279.

[97] Rudolph MG，Stanfield RL，Wilson IA. How TCRs bind MHCs，peptides，and coreceptors. Annual Review of Immunology，2006，24：419-466.

[98] Love PE，Hayes SM. ITAM-mediated signaling by the T-cell antigen receptor. Cold Spring Harb Perspect Biol，2010，2（6）：a002485.

[99] Call ME，Wucherpfennig KW. The T cell receptor：critical role of the membrane environment in receptor assembly and function. Annual Review of Immunology，2005，23：101-125.

[100] Wucherpfennig KW，Gagnon E，Call MJ，et al. Structural biology of the T-cell receptor：insights into receptor assembly，ligand recognition，and initiation of signaling. Cold Spring Harb Perspect Biol，2010，2（4）：a005140.

[101] Call ME，Schnell JR，Xu C，et al. The structure of the zetazeta transmembrane dimer reveals features essential for its assembly with the T cell receptor. Cell，2006，127（2）：355-368.

[102] Engelman DM. Electrostatic fasteners hold the T cell receptor-CD3 complex together. Mol Cell，2003，11（1）：5-6.

[103] Call ME，Pyrdol J，Wiedmann M，et al. The organizing principle in the formation of the T cell receptor-CD3 complex. Cell，2002，111（7）：967-979.

[104] He Y，Rangarajan S，Kerzic M，et al. Identification of the Docking Site for CD3 on the T Cell Receptor beta Chain by Solution NMR. J Biol Chem，2015，290（32）：19796-19805.

[105] Kuhns MS，Girvin AT，Klein LO，et al. Evidence for a functional sidedness to the alphabetaTCR. Proceedings of the National Academy of Sciences of the United States of America，2010，107（11）：5094-5099.

[106] Kuhns MS，Davis MM. Disruption of extracellular interactions impairs T cell receptor-CD3 complex stability and signaling. Immunity，2007，26（3）：357-369.

[107] Sun ZY，Kim ST，Kim IC，et al. Solution structure of the CD3 epsilondelta ectodomain and comparison with CD3 epsilongamma as a basis for modeling T cell receptor topology and signaling. Proceedings of the National Academy of Sciences of the United States of America，2004，101（48）：16867-16872.

[108] Birnbaum ME，Berry R，Hsiao YS，et al. Molecular architecture of the alphabeta T cell receptor-CD3 complex. Proceedings of the National Academy of Sciences of the United States of America，2014，111（49）：17576-17581.

[109] Natarajan A，Nadarajah V，Felsovalyi K，et al. Structural Model of the Extracellular Assembly of the TCR-CD3 Complex. Cell Rep，2016，14（12）：2833-2845.

[110] Janeway CA Jr. The T cell receptor as a multicomponent signalling machine：CD4/CD8 coreceptors and CD45 in T cell activation. Annual review of immunology，1992，10：645-674.

[111] Zamoyska R. CD4 and CD8：modulators of T-cell receptor recognition of antigen and of immune responses? Curr Opin Immunol，1998，10（1）：82-87.

[112] Koretzky GA. Multiple roles of CD4 and CD8 in T cell activation. Journal of Immunology（Baltimore，Md：1950），2010，185（5）：2643-2644.

[113] Hampl J，Chien YH，Davis MM. CD4 augments the response of a T cell to agonist but not to antagonist ligands. Immunity，1997，7（3）：379-385.

[114] Luescher IF，Vivier E，Layer A，et al. CD8 modulation of T-cell antigen receptor-ligand interactions on living cytotoxic T lymphocytes. Nature，1995，373（6512）：353-356.

[115] Gao GF，Tormo J，Gerth UC，et al. Crystal structure of the complex between human CD8alpha（alpha）

and HLA-A2. Nature，1997，387（6633）：630-634.

[116] Leahy DJ，Axel R，Hendrickson WA. Crystal structure of a soluble form of the human T cell coreceptor CD8 at 2.6 A resolution. Cell，1992，68（6）：1145-1162.

[117] Shi Y，Qi J，Iwamoto A，et al. Plasticity of human CD8alphaalpha binding to peptide-HLA-A*2402. Mol Immunol，2011，48（15-16）：2198-2202.

[118] Kern PS，Teng MK，Smolyar A，et al. Structural basis of CD8 coreceptor function revealed by crystallographic analysis of a murine CD8alphaalpha ectodomain fragment in complex with H-2Kb. Immunity，1998，9（4）：519-530.

[119] Wang R，Natarajan K，Margulies DH. Structural basis of the CD8 alpha beta/MHC class I interaction：focused recognition orients CD8 beta to a T cell proximal position. Journal of Immunology，2009，183（4）：2554-2564.

[120] Cole DK，Laugel B，Clement M，et al. The molecular determinants of CD8 co-receptor function. Immunology，2012，137（2）：139-148.

[121] Xiong Y，Kern P，Chang H，et al. T Cell Receptor Binding to a pMHCII Ligand Is Kinetically Distinct from and Independent of CD4. J Biol Chem，2001，276（8）：5659-5667.

[122] Davis SJ，Ikemizu S，Evans EJ，et al. The nature of molecular recognition by T cells. Nat Immunol，2003，4（3）：217-224.

[123] Wang XX，Li Y，Yin Y，et al. Affinity maturation of human CD4 by yeast surface display and crystal structure of a CD4-HLA-DR1 complex. Proceedings of the National Academy of Sciences of the United States of America，2011，108（38）：15960-15965.

[124] Yin Y，Wang XX，Mariuzza RA. Crystal structure of a complete ternary complex of T-cell receptor，peptide-MHC，and CD4. Proceedings of the National Academy of Sciences of the United States of America，2012，109（14）：5405-5410.

[125] Lin RS，Rodriguez C，Veillette A，et al. Zinc is essential for binding of p56（lck）to CD4 and CD8alpha. J Biol Chem，1998，273（49）：32878-32882.

[126] Huse M，Eck MJ，Harrison SC. A Zn^{2+} ion links the cytoplasmic tail of CD4 and the N-terminal region of Lck. J Biol Chem，1998，273（30）：18729-18733.

[127] Kim PW，Sun ZY，Blacklow SC，et al. A zinc clasp structure tethers Lck to T cell coreceptors CD4 and CD8. Science，2003，301（5640）：1725-1728.

[128] Smith-Garvin JE，Koretzky GA，Jordan MS. T cell activation. Annual Review of Immunology，2009，27：591-619.

[129] Kuhns MS，Davis MM. TCR signaling emerges from the sum of many parts. Front Immunol，2012，3：159.

[130] Alarcon B，Gil D，Delgado P，et al. Initiation of TCR signaling：regulation within CD3 dimers. Immunol Rev，2003，191：38-46.

[131] Guy CS，Vignali DA. Organization of proximal signal initiation at the TCR：CD3 complex. Immunol Rev，2009，232（1）：7-21.

3 T 细胞受体链的合成

T 细胞受体链的合成发生在 T 细胞于胸腺内分化期间。胸腺对于表达 αβ T 细胞和 γδ T 细胞受体的外周 T 细胞池的初步建立不可或缺。人类胸腺发育发生在胎儿发育的早期阶段，7 ~ 8 周孕龄时干细胞分化开始形成胸腺组织，至 14 ~ 16 周有成熟的 T 细胞离开胸腺定植于外周免疫系统 [1，2]。人类从出生至青春期前，胸腺逐渐在器官大小和 T 细胞的迁出量上达到最大，此后大小、结构及功能随着年龄的增长而逐渐退化 [3]，在进入成人期后（直至 60 ~ 70 岁），胸腺内仍然可产生成熟 T 细胞 [4]，最新资料显示，中年（40 岁）之后，胸腺的部分功能由外周淋巴组织协助维持 [5]。胸腺发育相关基因的突变或缺失往往引起不同程度的 T 细胞相关免疫能力下降、功能缺陷和自体免疫性疾病等，典型的先天无胸腺婴儿（完全 DiGeorge 综合征）体内甚至几乎没有功能性外周 T 细胞 [6~9]。

与免疫球蛋白类似 [10]，T 细胞受体链的恒定区（C 区）由恒定（C）基因编码，可变结构域（α 链或 γ 链的 V-J 区，β 链或 δ 链的 V-D-J 区）由连接起来的非连续 DNA 基因编码：α 链和 γ 链的 V-J 区通过连接一个可变区（V）基因和一个连接（J）基因而成，β 链和 δ 链的 V-D-J 区通过连接一个 V 基因、一个多样化（D）基因和一个 J 基因而成（图 3-1）。与免疫球蛋白一样，TCR 也由 3 个高变区或互补决定区（CDR）决定其在三维结构中对抗原的识别和结合。CDR1 和 CDR2 在 V 基因内编码，CDR3 在 α 链和 γ 链的 V-J 连接处及 β 链和 δ 链的 V-D-J 连接处编码。这些体细胞 V-J 和 V-D-J 重排发生在胸腺中淋巴细胞发育期间（图 3-2）。重排有时间次序，依次为 TRD、TRG、TRB 和 TRA 基因座 [11，12]。

3.1 T 细胞受体链的合成

3.1.1 TRA 和 TRG 基因座中的体细胞 V-J 重排

在 T 细胞受体 α 链或 γ 链的合成（图 3-3）中，首先一个 V 基因与一个 J 基因相连接，删除其间的 DNA 片段（此为 V-J 重排）。重排后的 V-J 基因、选择的 J 基因与 C 基因之间的 DNA 和 C 基因均被转录；初级转录物通过剪接（此为 RNA 成熟过程）形成成熟的信使 RNA（messenger RNA，mRNA）；mRNA 被核糖体翻译成多肽链；多肽链进入内质网（endoplasmic reticulum，ER）后信号肽被切除，最终形成成熟 T 细胞受体 α 链或 γ 链。

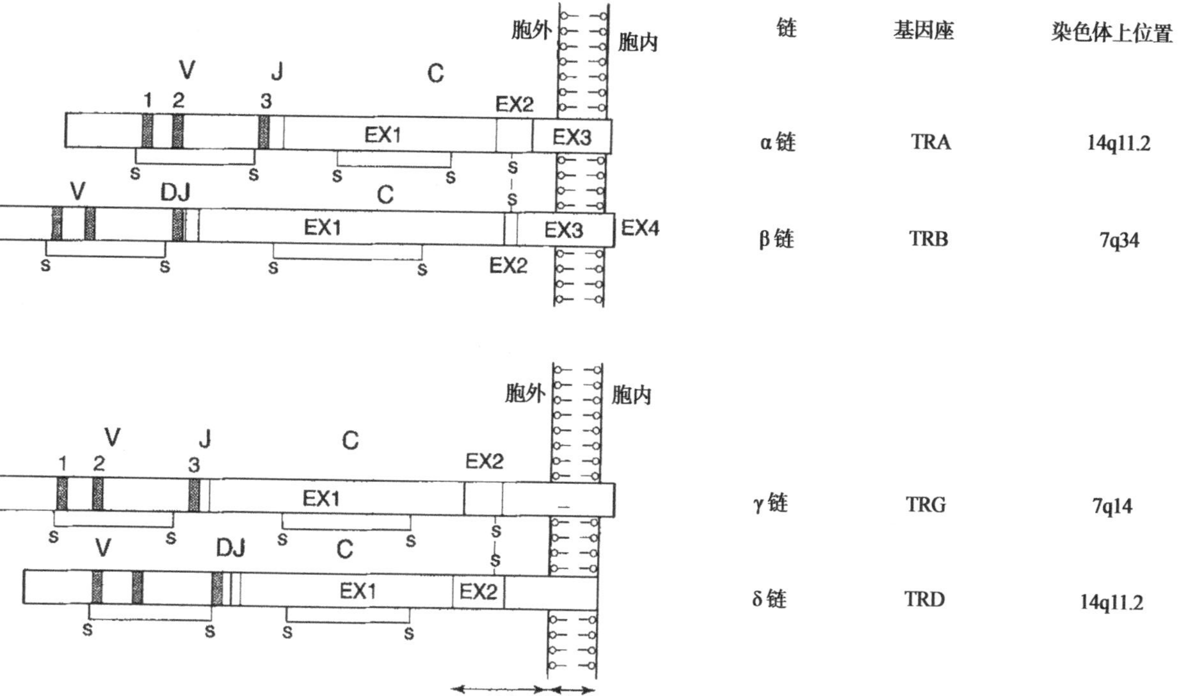

图 3-1　αβ T 细胞和 γδ T 细胞受体示意图。α 链或 γ 链的可变结构域，即 V-J 区，由两个重排在一起的基因编码（α 链的 V-J 区由一个 TRAV 和一个 TRAJ 重排而成，γ 链的由一个 TRGV 和一个 TRGJ 重排而成）。β 链或 δ 链的可变结构域，即 V-D-J 区，由 3 个重排在一起的基因编码（β 链的 V-D-J 区由 TRBV、TRBD 和 TRBJ 重排而成；δ 链的由 TRDV、TRDD 和 TRDJ 重排而成）。3 个高变区，即互补决定区（CDR）1、2 和 3（图中阴影部分）决定在三维结构中识别和结合抗原的位点。α 链、β 链、γ 链和 δ 链的 C 区分别由 TRAC、TRBC、TRGC 和 TRDC 基因编码，包括一个恒定（constant，C）结构域、一段连接肽（connecting peptide，CP）、一个跨膜区（transmembrane region，TM）和一段很短的（δ 链中没有）胞内区。本图中显示的 γ1 链含有单个外显子 2 并以二硫键连接至 δ 链。另外，两种 γ2 链——γ2（2x）和 γ2（3x），分别含有一次重复和 3 次重复外显子 2 编码区，且连接肽中均没有半胱氨酸，因此，没有 γ2-δ 链间二硫键。V＝V 区，J＝J 区，D＝D 区（或更准确为考虑 N 区多样化的 N-AND-D 区），C＝C 区，EX＝外显子

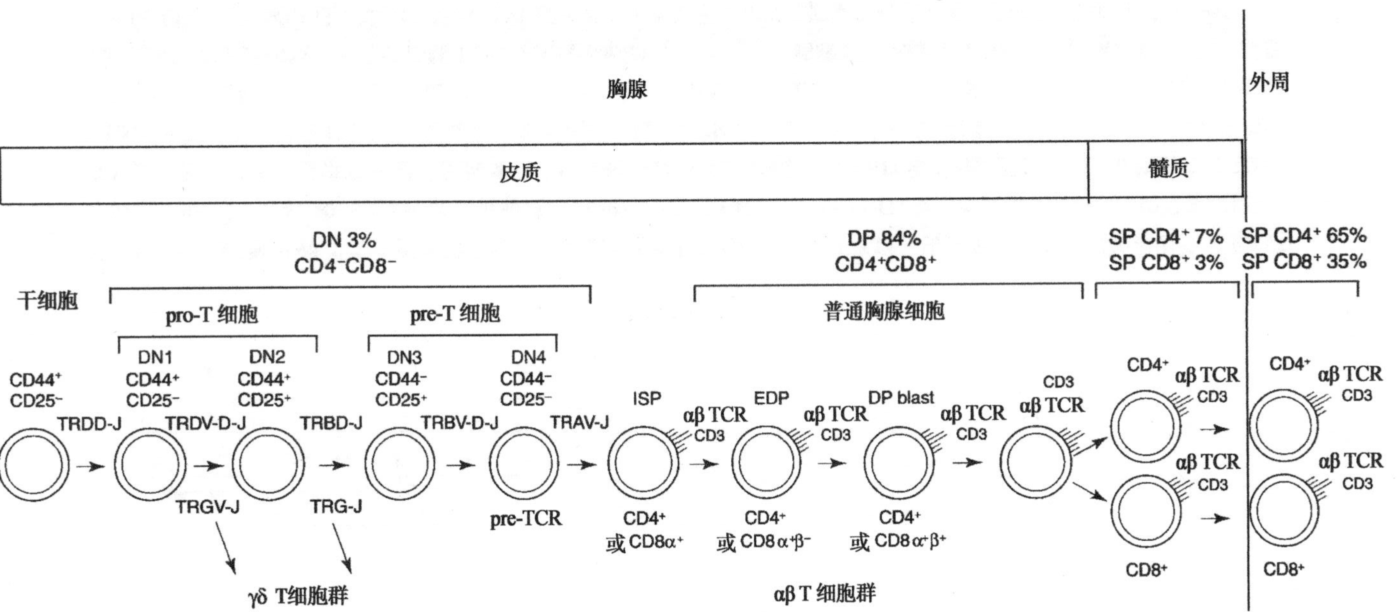

图 3-2 T 细胞从造血干细胞分化至成熟 αβ T 细胞。同时请参见本章“T 细胞受体基因重排的时间次序”内容。CD44 和 CD25 为表面标记分子，广泛用于小鼠早期 T 细胞分化群体的检测标记。ISP 和 EDP 细胞在人类胸腺中也类似[11, 13]。前 T 细胞受体（pre-TCR）在 DN 和 DP 阶段之间的检查点上具有关键作用。pre-TCR 表达之前 γδ T 细胞系与 αβ T 细胞系有明显区别。DN =double negative 双阴性（$CD4^-CD8^-$）、DP =double positive 双阳性（$CD4^+CD8^+\alpha^+\beta^+$）、SP =single positive 单阳性（$CD4^+$ 或 $CD8^+$）、ISP =immature single positive 未成熟单阳性（$CD4^+$ 或 $CD8^+$）、EDP =early double positive 早期双阳性（$CD4^+CD8\alpha^+\beta^-$）、pro-T 细胞 = 祖 T 细胞、pre-T 细胞 = 前 T 细胞

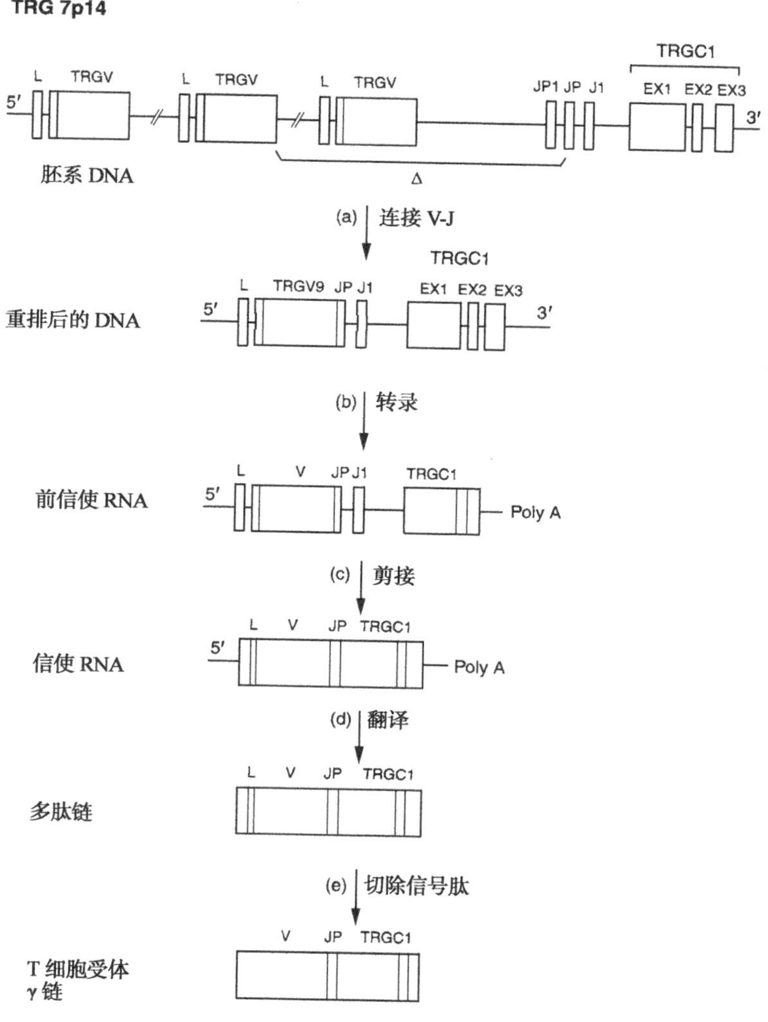

图 3-3　T 细胞受体 γ 链的合成（a）在 DNA 水平上，一个 TRGV 基因连接至一个 TRGJ 基因上，同时删除两者中间的 DNA 片段，生成重排 TRGV-J 基因。（b）重排 TRGV-J 基因和下游 TRGC 基因被转录成为 TRGV-J-C 前信使 RNA。（c）内含子和未使用 TRGJ 基因对应的 RNA 序列通过剪接被去除，最后生成由剪接编码区和 5′ 端及 3′ 端非翻译序列构成的成熟 mRNA。（d）mRNA 被核糖体翻译成多肽链。（e）多肽链进入内质网后，信号肽由肽酶切除，产生成熟 T 细胞受体 γ 链。L = L-PART1（L 代表前导）

3.1.2 TRB 和 TRD 基因座中的体细胞 V-D-J 重排

在 T 细胞受体 β 链（图 3-4）或 δ 链的合成中，需要两次连续重排：首先一个 D 基因和一个 J 基因连接在一起，然后一个 V 基因与已经部分重排的 D-J 基因相连接。重排后的 V-D-J 基因与下游 C 基因一起转录成为 V-D-J-C 前信使 RNA（premessenger RNA，premRNA）。与 TRA 和 TRG 基因一样，这种初级转录物通过剪接后成为成熟 mRNA。mRNA 被核糖体翻译成多肽链，多肽链进入内质网后信号肽被切除，最终产生成熟 T 细胞受体 β 链或 δ 链。

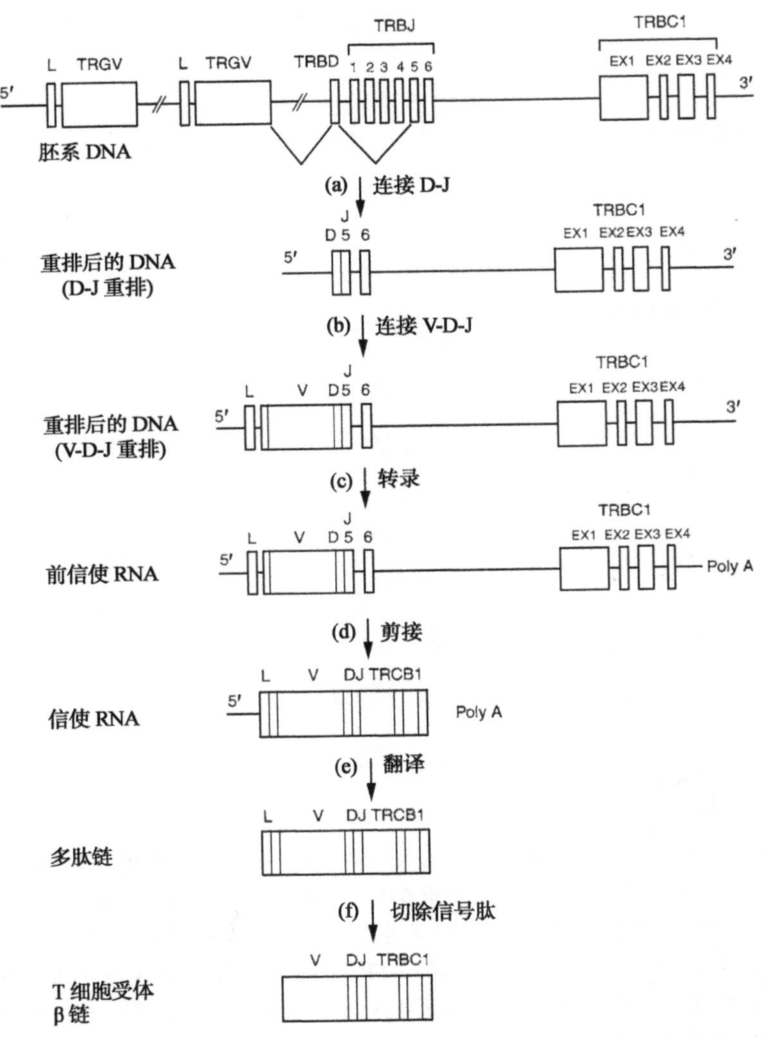

图 3-4 T 细胞受体 β 链的合成（a）在 DNA 水平上，第一步是一个 TRBD 基因连接至一个 TRBJ 基因上，同时删除两者间的 DNA 片段，生成部分重排 D-J 基因。（b）一个 TRBV 基因连接至部分重排的 D-J，同时删除两者间的 DNA 片段，生成完整重排 TRBV-D-J 基因。（c）完整重排 TRBV-D-J 基因和下游 TRBC 基因被转录成 TRBV-D-J-C 前信使 RNA。（d）内含子和未使用 TRBJ 基因对应的 RNA 序列通过剪接被去除，最后生成由剪接编码区和 5′ 端及 3′ 端非翻译序列构成的成熟信使 RNA。（e）mRNA 被核糖体翻译成多肽链。（f）多肽链进入内质网后，信号肽被肽酶切除，产生成熟 T 细胞受体 β 链。L＝L-PART1（L 代表前导）

3.2 T 细胞受体可变结构域多样性的来源

T 细胞受体链可变结构域的多样性来源于两方面：一方面为重组多样性，即由 V（D）J 重排带来的多样性，与 V、D 和 J 基因数量有关（第 4 章）；另一方面为 N 区多样性，即重排连接处的多样性，使 V-J 和 V-D-J 连接处形成大量的克隆体细胞多样性，是更丰富的多样性来源。

3.2.1 重组多样性

3.2.1.1 重组信号与 12/23 规则

对应免疫球蛋白基因，T 细胞受体重组过程中，基因座中不连续基因的连接依赖重组酶复合物识别重组信号序列（recombination signal sequence，RSS）。RSS 位于 TCR 各基因座的每个 V 基因 3′ 端（下游）、J 基因 5′ 端（上游）和 D 基因两侧，包括保守的七聚体和九聚体，中间间隔区为（12 ± 1）个或（23 ± 1）个核苷酸（图 3-5）。有效重组发生在被（12 ± 1）碱基对（bp）间隔区和（23 ± 1）bp 间隔区（称为 12/23 规则）分离的信号之间，与首次在免疫球蛋白重排中所观察到的一样[14]。有研究从重组酶复合物的细微结构和识别与结合 RSS 介导重组发生的动力学方面阐释了 12/23 规则的机制[15, 16]。因此，两个 V 基因或两个 J 基因之间的重排并不经常发生。最新的研究用二代测序的方法，检测到约 10% 的 TCRα 的 J-J 重组后的切除环，但依然没有在基因序列上检测到 J-J 重组[17]。TRBD 和 TRDD 基因拥有一个 5′ 端 12bp RSS 和 3′ 端 23bp RSS，可以实现 V-D-D-J 重排（对于 TRB 基因座少见，但对于 TRD 基因座很常见，如 V-D1-D2-D3-J 连接[18]）。这种重排在免疫球蛋白重链基因中也有，但是因为重链基因两边都是 12RSS，这种 V-D-D-J 重组发生频率很低，属于不遵守 12/23 规则的情况，具体机制和发生时间均不清楚[19]。

在 TCRβ 链的合成中不会发生 V-J 直接重排相接，而是把 D 基因编入，进行 V-D-J 重排，显示在此基因座重排过程中，还有除了 12/23 规则之外的影响因素，即“B12/23 规则（beyond 12/23）”[20]。这些因素包括重排过程中 J 基因在被酶切成缺口时相对较慢和 V-J 基因较难形成联会[21]。在非淋巴细胞的外源转入基因中（甚至在非细胞体系中），可以重复 TCRβ 链重排过程中的 B12/23 规则，说明此种限制仅仅来自于 RSS 和重组蛋白复合体的相互作用[22]。而在 TCRδ 链的合成中，可能还有一些其他淋巴细胞特有的相关机制参与到 B12/23 规则中来[23]。

3.2.1.2 缺失或倒位方式进行重排

在多数情况下，T 细胞受体基因座中的重排为缺失性连接。这与 V 基因位于 J（或 D-J）基因和 C 基因上游并与转录方向相同的情况相符。在这类缺失性重排中，在重组酶复合体的作用下，V 基因和 J（或 D-J）基因的 RSS 形成联会，然后经过 DNA 切割和修复之后，RSS 以相互连接成环的方式去除两个重排基因中间的 DNA 片段[24~26]（图 3-6A）。当

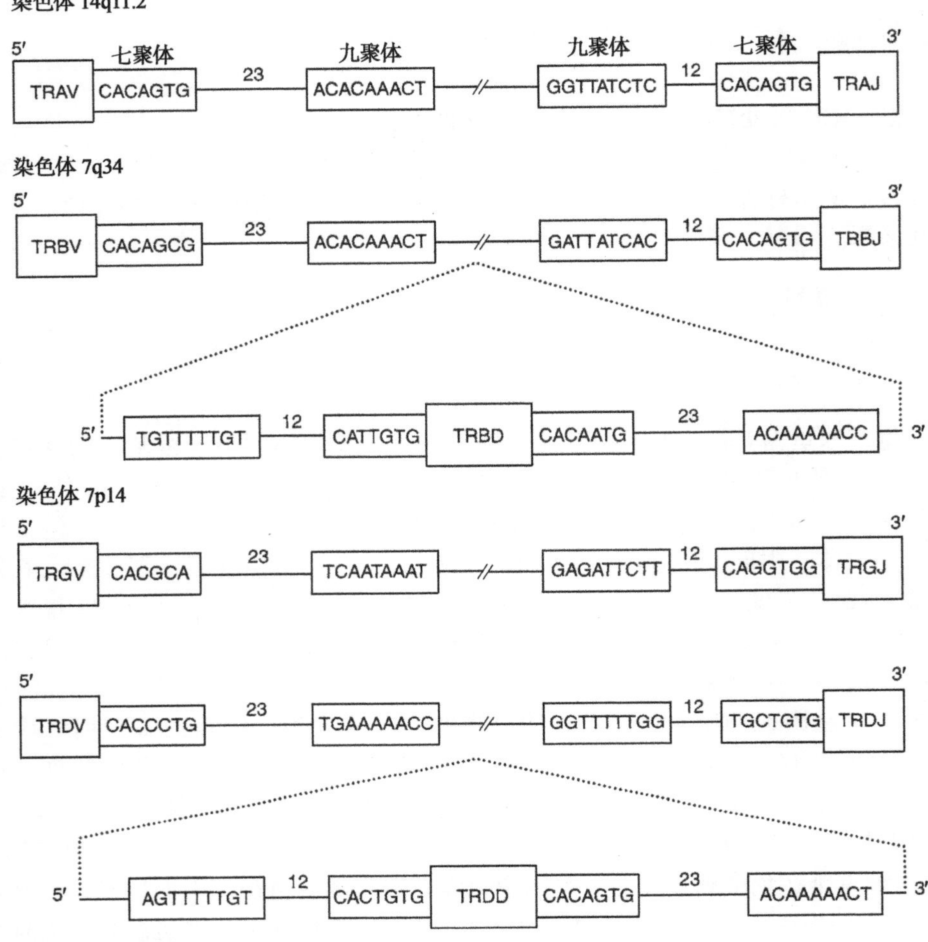

图 3-5 人类 T 细胞受体 V、D 和 J 基因重组信号示例。尽管七聚物和九聚物序列有较高的保守性，但是不同基因之间仍然存在一定的序列差异。间隔区长度分为（12±1）bp 和（23±1）bp 两种，分别形成七聚体 -23- 九聚体和九聚体 -12- 七聚体两种 RSS。这就是 12/23 规则中的 12 与 23 所指

待连接 V 基因和 J（或 D-J）基因方向与染色体上的转录方向相反时，重排通过倒位连接发生。

倒位后，最初位于重排的 V 基因和 J（或 D-J）基因之间的 DNA 序列及 RSS 仍保留在染色体上（图 3-6B）。通过倒位方式进行重排的几个经典的例子有小鼠 TRBV31[27] 和人类 TRBV30[28] 基因，两者均位于 TRBC2 基因下游；小鼠 TRDV5[29] 和人类 TRDV3[30~32] 基因，两者均位于 TRDC 基因下游。根据 Alt 和 Baltimore[33] 及 Alt 和 Yancopoulos[34] 提出的重组模型，重排后的连接引起缺失还是倒位取决于染色体中参与重排基因的相对方向。

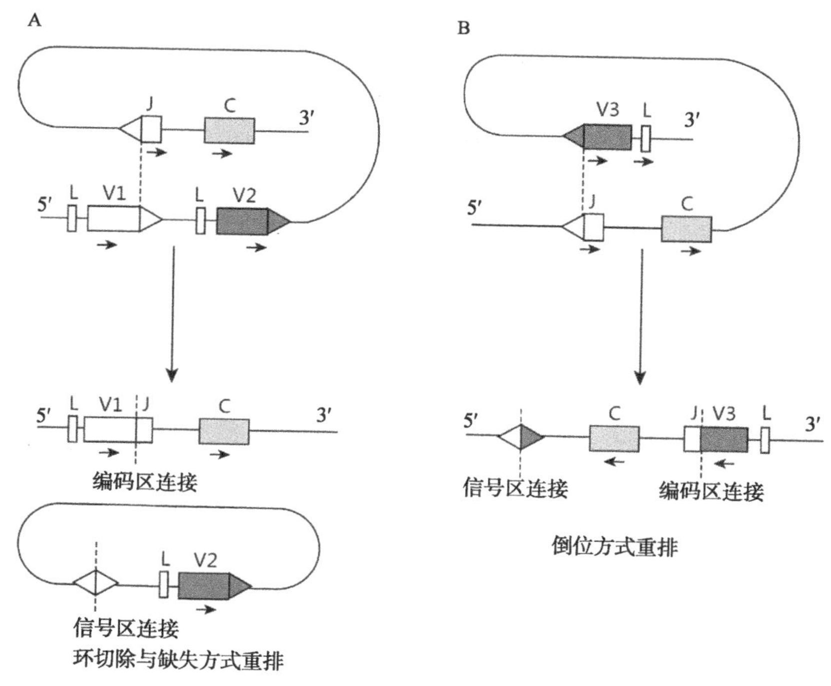

图 3-6 形成重组环后被切除引起中间 DNA 缺失的重排方式（A）与重组后引起中间 DNA 发生倒转的重排方式（B）。L =L-PART1（L 代表前导）

3.2.1.3 重组激活基因与重排过程

重组激活基因（recombination activating gene，RAG）包括两个基因，RAG1[35] 和 RAG2[36]，分别于 1989 年和 1990 年被报道。这两个基因在发育早期阶段的 B 细胞和 T 细胞中转录并表达，其表达的时间和 V（D）J 重组的发生有很好的一致性。一起转染 RAG1 和 RAG2 后，体外培养的非淋巴细胞能够使外源 DNA 片段发生 V-D-J 重组 [36]。RAG1 和 RAG2 无氨基酸序列相关性，但是两者在相同染色体上（11p13），且只相隔 8kb。尽管两个基因 cDNA 的 5′ 端非翻译区包含剪接外显子，但是 RAG1 和 RAG2 蛋白编码序列只包含于单个外显子中。所有有颌类脊椎动物都表达 RAG1 和 RAG2，两个基因及其相对位置在脊椎动物进化中高度保守。RAG 的出现在起始 V（D）J 重组和进化出适应性免疫中有着重大的意义 [37]。通过同源重组的方法，Mombaerts 等 [38] 和 Shinkai 等 [39] 在小鼠上分别敲除了 RAG1 和 RAG2。两种小鼠有相同的表型（如淋巴器官中无成熟 B 细胞和 T 细胞）。B 细胞和 T 细胞发育停止发生在较早期阶段，没有发生 V（D）J 重排，所以也没有大量未成熟淋巴细胞累积。除了完整的 B 细胞、T 细胞缺陷外，敲除 RAG1 或 RAG2 小鼠无其他发育缺陷并且可正常繁殖。近年来，随着基因编辑方法的普及，国内外研究者在大鼠 [40]、家兔 [41] 和猪 [42] 中对 RAG 基因进行了敲除，获得了与敲除小鼠有着类似表型的免疫缺陷动物。

早期 T 细胞、B 细胞进行胚系基因的 V（D）J 重组的过程中，需要一系列酶参与，可统称为重组酶，其中只有 RAG1 和 RAG2 表达的蛋白质是淋巴细胞特异表达的重组酶且只在进行重组时表达，这也是 V（D）J 重组只在早期淋巴细胞中发生的原因。V（D）J 重组的过程实质上是在生理情况下受良好控制的 DNA 切割与修复的过程，在这一过程中 RAG1 和 RAG2 蛋白负责 RSS 识别、DNA 切割和切割后的缺口稳定等 [43]。其他参与其中的重组酶为遍在的 DNA 末端修饰酶和 DNA 缺口修复相关的酶（Ku、DNA-PK 和 Artemis 等）（图 3-7），任何重组酶的缺失或者关键位置的突变都会引起 B 细胞、T 细胞不同程度的发育缺陷，产生免疫缺陷的表型 [44]。

重组过程由 RAG 重组复合物起始，RAG1 与 RAG2 的复合物与高迁移率族（high-mobility group，HMG）蛋白一起识别和排列 RSS，RAG 在 RSS 与编码序列处切割 DNA 成双链缺口并形成发夹结构，同时由重组酶复合物继续稳定缺口。因为此过程通过识别 RSS 后在特定的位置进行切割，可认为是“精确的切割”。DNA 缺口通过募集遍在的 DNA 末端修饰酶和 DNA 缺口修复酶进行 DNA 修复。RSS 之间的连接为精确连接，编码区之间的连接为非同源末端连接，在 DNA-PK、Artemis 和末端脱氧核苷酰转移酶（terminal deoxynucleotidyl transferase，TdT）等多种 DNA 末端修饰酶的参与作用下，进行“非精确的修复” [43~47]。

3.2.2 连接的多样性

V（D）J 重排中，两个编码基因末端形成发夹结构后，DNA-PK 与 Artemis 复合物在发夹处随机的位置通过切开一个单链缺口而打开发夹形成单链尾巴 [45]，接着 DNA 修复酶进行外切删除，TdT 进行随机添加核苷酸，最后合成酶进行链修复，DNA 连接酶将断端连接，此过程使重组连接的 V、D 和 J 编码基因的重组连接处形成了 N 区多样性 [33]。TdT 优先在连接处添加 G 和 C 核苷酸，并特异地在淋巴细胞成熟期间转录和表达。与免疫球蛋白 N 区不同，早期研究发现，T 细胞受体 N 区的 GC 含量没有那么高，并且偶尔出现短核苷酸序列，该序列与胚系 V 和 J 基因编码区末端上发现的相同 [48]。这种情况应该与 DNA-PK 与 Artemis 复合物在编码区末端随机切开发夹结构后 DNA 合成酶和连接酶对链的修复有关，即来自于 P 核苷酸 [46]。

重排 T 细胞受体基因中的连接多样性较免疫球蛋白中的更丰富，在多样性中也占据更加重要的地位。两者区别主要有：① N 区多样性影响所有 T 细胞受体基因座，但是仅影响免疫球蛋白重链基因和约一半的轻链基因；② TRD 基因座重组中有较大可能有 2 个甚至 3 个 D 基因参与，这使 V-D-D-（D-）J 连接处可出现 3 个（或 4 个）N 区序列，增加多样性，免疫球蛋白重链基因中此类重组属于不遵守 12/23 规则，较少见；③ TRBD 和 TRDD 基因可在 3 个阅读框中阅读，这在一定程度上可减少出现无效连接的情况，而在 IGHD 基因中很少见。

重排后的 TCR 基因在原胚系 V 基因的末端几个核苷酸、J 基因的前端几个核苷酸及 D 基因两头末端的几个核苷酸内，有时出现呈回文结构的核苷酸，命名为“P”核苷酸。P 核苷酸出现在 V-J 或 V-D-J 连接处，在 T 细胞受体基因不被核酸外切酶处理的细胞中发

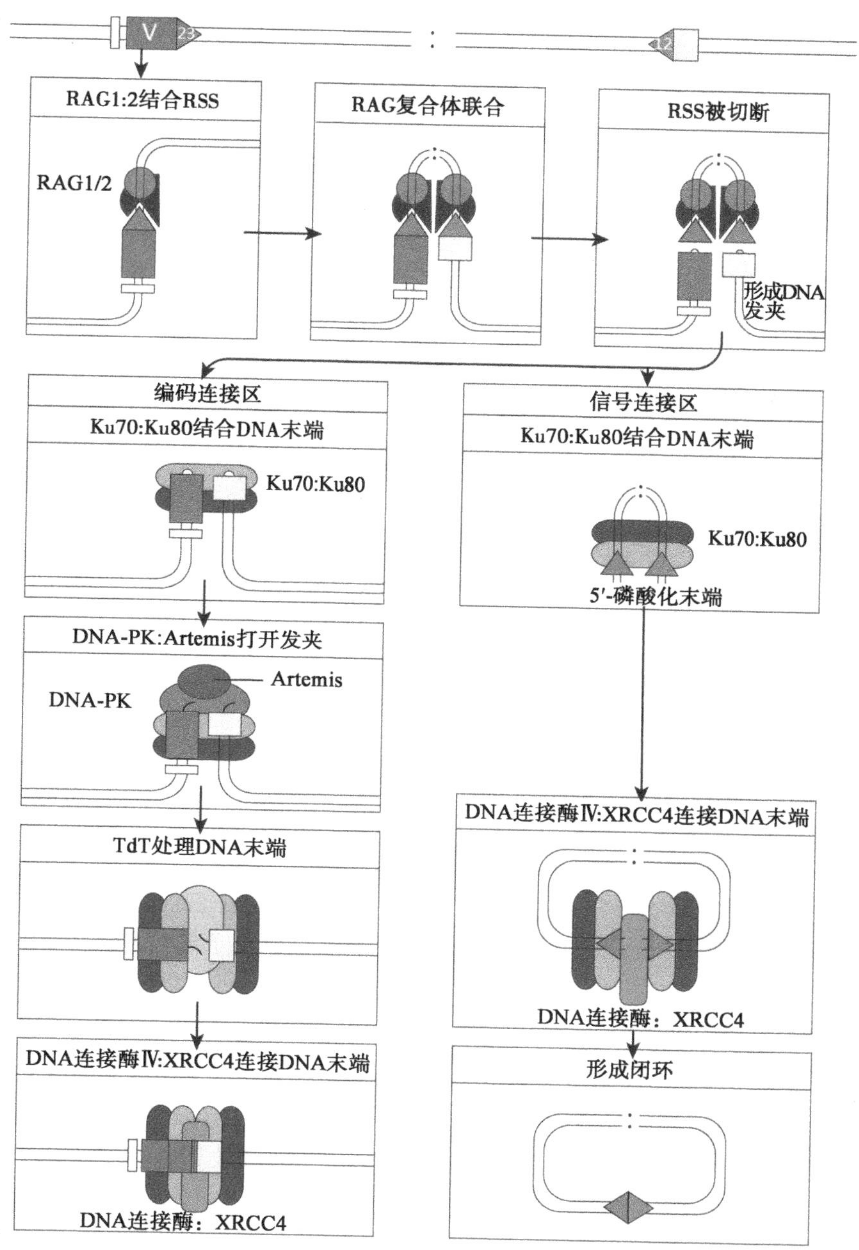

图 3-7　重组酶复合物参与 V（D）J 重组过程。RSS 被 RAG 与 HMG 复合体（HMG 没有标出）识别，使两个不同的 RSS 进行联会；在切割时，RAG 利用内切酶活性精确地在编码区和 RSS 间切割单链切口，游离出 3′-OH 基团与另一条链上的磷酸二酯键反应使编码区末端形成发夹结构，RSS 末端形成钝性双链缺口；两种不同末端以不同的方式修复。编码区末端（左边）先后募集 Ku70:Ku80、DNA-PK、Artemis、TdT 和 DNA 连接酶 IV:CRCC4 进行 DNA 稳定、切开、修饰与修复连接而完成重组。连接信号末端（右边）同样结合 Ku70:Ku80，但是不再进行进一步的修饰，由 DNA 连接酶 IV:XCC4 完成 DNA 连接形成独立于染色体外的闭环

现。事实上，只有当 V、D 和 J 编码区各自末端完整时才能检测到 P 核苷酸 [49]。这是因为 P 核苷酸是由 DNA-PK 与 Artemis 复合物在随机位置打开发夹结构后形成的，在重组的位置都有，只是在后续不被外切酶处理的情况下才出现完整的回文结构 [46]。打开发夹后，TdT 在单链的末端以非模板依赖（non-template）的方式插入核苷酸，称为“N”核苷酸。当核苷酸添加至 20 个时，两单链缺口形成互补碱基对，修复酶切除不能互补的碱基后合成酶和连接酶连接好新产生的 DNA[46]。除了 P 核苷酸和 N 核苷酸有随机性，同时还有外切酶的参与，可切除部分编码区（所以有时找不到完整的 D 基因），也可能包括部分 P 核苷酸（所以很多重组后的 TCR 基因没有明显的 P 核苷酸痕迹），这些共同形成了连接处的多样性 [44]。同时，由于增减碱基数随机，连接后会形成一定比例的移码突变而造成无效重排。

T 细胞受体基因座中无体细胞突变，这一点通过完整分析多个重排后的基因及其原胚系基因后得到证实，这与免疫球蛋白基因明显不同 [50]。因此，V 和 J 序列上相应的寡核苷酸可以作为特异性引物用于聚合酶链反应（polymerase chain reaction，PCR）[51~54] 体外扩增和测序重排后的 TCR 基因 N 区。PCR 方法可应用于恶性克隆 N 区分析和鉴定。特异性寡核苷酸可用于检测白血病治疗期间或自体移植术前骨髓样本中残留的恶性细胞 [55]。只使用一条特异性引物的锚定 PCR 被广泛用于分析 T 细胞受体中 V、D 和 J 基因的使用及 T 细胞受体表达的检测 [54，56]。

3.3 T 细胞受体恒定区与基因

T 细胞受体的恒定区由恒定区基因编码。图 3-8 显示了分别编码 T 细胞受体 α、β1 和 β2、γ1 和 γ2 及 δ 链恒定区的 TRAC、TRBC1 和 TRBC2、TRGC1 和 TRGC2 及 TRDC 基因的特点。TRBC1、TRBC2 及 TRGC1、TRGC2 表示基因座上的重复基因。TRGC2（2×）和 TRGC2（3×）为外显子 2 次重复（2×）或 3 次重复（3×）的情况，是 TRGC2 基因的等位基因形式。这些恒定区基因编码的蛋白质可分为恒定结构域、连接肽、跨膜区和胞内区。在基因组水平上，每个恒定区基因由外显子 EX1 ~ EX4 构成（表 3-1）。EX1 编码恒定结构域（91 ~ 129 个氨基酸）。EX2、EX2T 和（或）EX2R 及 EX3 的 5′ 端部分编码连接肽，而 EX3 的 3′ 端部分编码跨膜区。TRBC1 和 TRBC2 EX4 外显子编码短的胞内区（TRAC 和 TRDC 的 EX4 不翻译）。

由于 TCR 基因座的特殊性，只有恒定区在所有的 T 细胞基因组中是相对不变的。随着基因编辑技术的发展，研究者在敲除 T 细胞内源性 TCR 基因（即通用 T 细胞，再转入外源特定 CAR-T 或 TCR-T 可用于肿瘤或者病毒性疾病的细胞免疫治疗）时，选择的靶位点都在恒定区基因上，多位于 TRAC 的第一外显子 [57~59]。

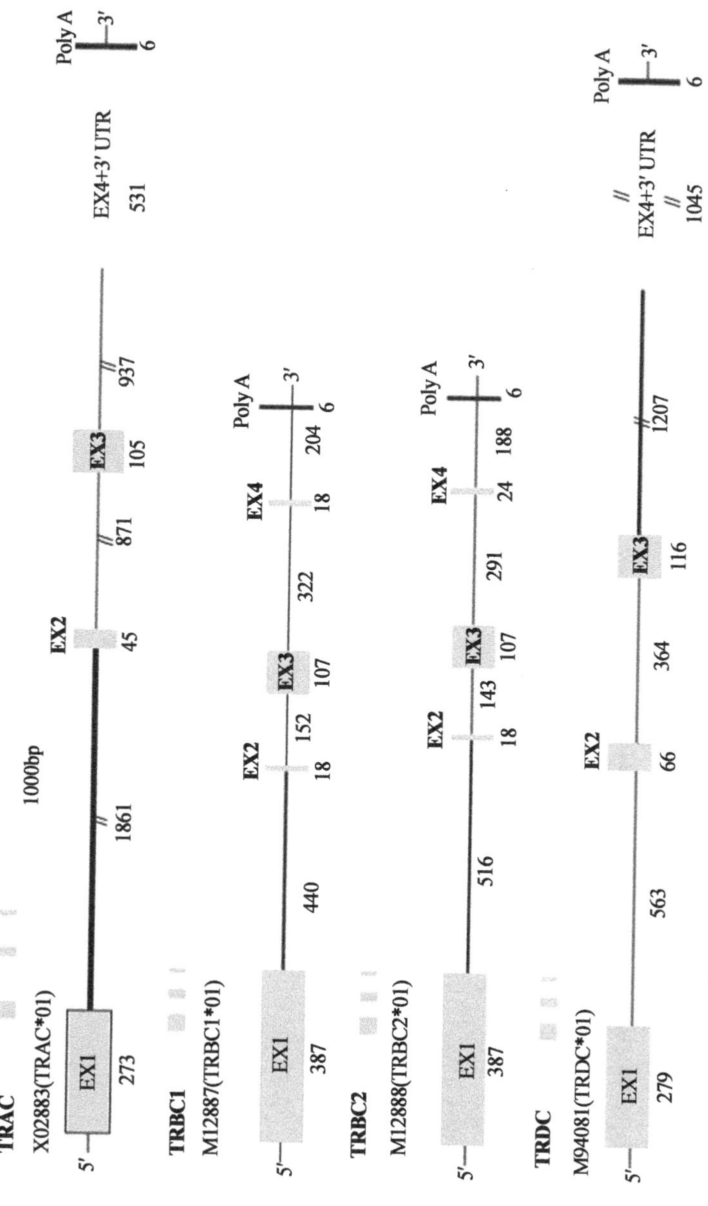
TRAC
X02883(TRAC*01)
5'
EX1
273
1000bp
1861
EX2
45
871
EX3
105
937
EX4+3' UTR
531
Poly A
6
3'
TRBC1
M12887(TRBC1*01)
5'
EX1
387
440
EX2
18
152
EX3
107
322
EX4
18
204
Poly A
6
3'
TRBC2
M12888(TRBC2*01)
5'
EX1
387
516
EX2
18
143
EX3
107
291
EX4
24
188
Poly A
6
3'
TRDC
M94081(TRDC*01)
5'
EX1
279
563
EX2
66
364
EX3
116
1207
EX4+3' UTR
1045
Poly A
6
3'

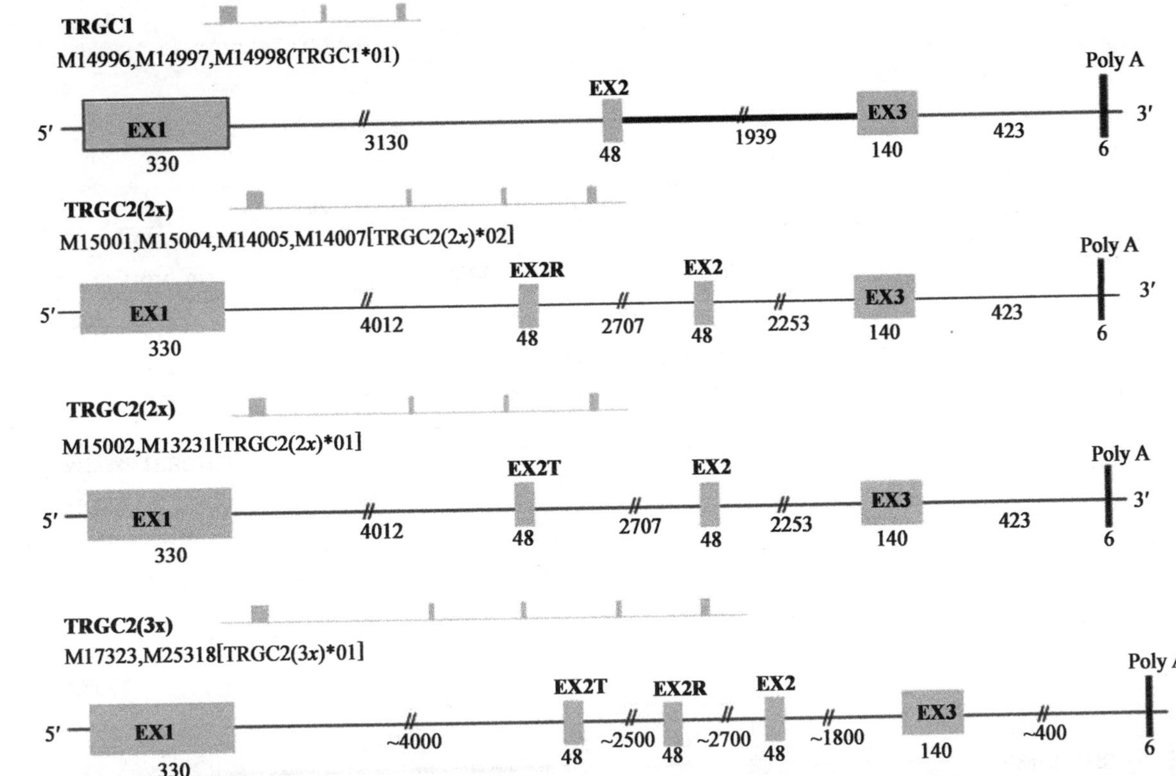

图 3-8 人类 T 细胞受体恒定区基因的结构。本书有专门部分列出了单个基因和等位基因的序列和参考文献等。图中外显子和内含子的大小以碱基对（bp）表示。基因图示（比例尺显示于第一行）同时显示于每个基因名称旁边。TRAC 和 TRDC 中“EX4 + 3′ UTR”为非翻译区。TRGC1 和 TRGC2（2×）*02 的基因组结构来源于参考文献 [60]。内含子的大小来自 AF159056。TRGC2（2×）*03 和 TRGC2（3×）的基因组结构来自参考文献 [61]

表 3-1 人类 T 细胞受体恒定区的特征

	C 基因特性	TRAC	TRBC1	TRBC2	TRGC1	TRGC2（2×）	TRGC2（3×）	TRDC
EX1	长度（氨基酸数量）	91	129	129	110	110	110	93
	1st-CYS (1)	23	31	31	32	32	32	21
	2nd- CYS (1)	73	96	96	88	88	88	72
	N- 糖基化位点 (1)	33 67 78	70	70	66	66	66	15 78
EX2T	长度（氨基酸数量）	—	—	—	—	16*	16	—
	N- 糖基化位点 (1)	—	—	—	—	0	0	—
EX2R	长度（氨基酸数量）	—	—	—	—	16*	16	—
	N- 糖基化位点 (1)	—	—	—	—	10	10	—
EX2	长度（氨基酸数量）	15	6	6	16	16	16	22
	N- 糖基化位点 (1)	—	—	—	10、16	10、16	10、16	—
EX3	长度（氨基酸数量）	35	36	36	47	47	47	39
	N- 糖基化位点 (1)	8	—	—	9	9	—	—
	半胱氨酸 (1)(2)	4	2	2	11	—	—	18
EX4	长度（氨基酸数量）	n.t.	6	8	0	0	0	n.t.
C 区长度（氨基酸数量）		141	177	179	173	189	205	154

注：n.t. 未翻译

* TRGC2（2×）中重复外显子 2 的多态性，可来自 EX2T 或 EX2R

（1）氨基酸位置。编号始自此单个外显子的第一个密码子

（2）半胱氨酸参与链间二硫键的形成并位于 T 细胞受体链连接肽中

3.4 αβ T 细胞库和 γδ T 细胞库

T 细胞受体多样性包括可变结构域的多样性（源于重组多样性与 N 区连接多样性），以及 α 链和 β 链（或 γ 链和 δ 链）的配对组合多样性，这些都影响 T 细胞受体的特异性，因此在 T 细胞库的发展形成过程中具有重要作用。

3.4.1 αβ T 细胞库

通过胸腺内的 T 细胞成熟期间发生的阳性和阴性选择性事件组合，个体中功能性 αβ T 细胞库选自包含随机重排 TRAV 和 TRBV 基因的细胞群体。辅助性和细胞毒性 αβ T 细胞在生成抗原受体过程中利用相同的胚系 TRAV 和 TRBV 基因池。Vα 和 Vβ 结构域均参与形成抗原结合位点。任何 TRAV 或 TRBV 基因的使用都与表型、功能、特异性或 MHC 限制性之间无简单和通用相关性。但是，在某些系统中，由特定 TRAV 和 TRBV 基因编码的受体可能被特定抗原 MHC 构型选定。

3.4.2 γδ T 细胞库

γ 链和 δ 链的潜在组合多样性比 α 链和 β 链局限得多。此外，它还受某些 V、D 和 J 基因优先使用的限制。人类多数外周 γδ T 细胞表达一种优先的 TRGV 和 TRDV 重排 [62~64]。事实上，TRGV9-JP 和 TRDV2 优先表达于人类外周 γδ T 细胞中（80% ~ 95% γδ T 细胞），相应的 TRGV9-JP-C1 链常与 TRDV2-D3-J-C 链配对表达 [62~64]。这些 γδ T 细胞可对微生物磷酸化抗原产生反应。

较早期开发的特异识别人类 Cδ（TCR δ-1[65]、TCR γδ-1[66]）、Vδ1-Jδ1（δTCS-1[67]）、Vδ2（BB3[68]）、Vδ3（pll.10b[69]）、Vγ1 亚组和 Vγ9 区 [70~72] 抗原表位的抗体，以及后续一些商业开发的抗体，如 anti-TCR Vδ1（TS8.2，Pierce）、anti-human TCRγδ（IMMU510，Beckman Coulter Immunotech）和 anti-human TCR Vδ2（B6，Biolegend）等，是检测人类 γδ T 细胞很好的工具。

人类上皮组织包含 γδ T 细胞的数量明显少于小鼠。成人皮肤中的 γδ T 细胞与外周血中的没有明显不同，而在肠道上皮内多数 γδ T 细胞表达 TRGVI 亚组基因和 TRDV1 基因。肠上皮内淋巴细胞（IEL）中的 γδ：αβ 约为 1：5，相比之下，淋巴结内约为 1：50。

由插入或去除引起的 TRGVI 亚组基因的多态性 [73，74] 和 TRGC2 等位基因结构特征的差异 [61，74] 产生不同亚群的多态性库（图 3-9）。

3.5 T 细胞受体基因重排的时间次序

胸腺发育期间，人类 T 细胞受体基因重排并按特异性顺序表达，即 TRD、TRG、TRB 和 TRA[11]，在胸腺个体发生期间，γδ T 细胞早于 αβ T 细胞出现 [75]。研究者阐明了人类早期胎儿胸腺中的几个不同阶段明显不同的表达波，并列出了 TRG 重排的时序 [76，77]。事实上，大多数外周血中的 γδ T 细胞表达 TRGV9-JP[62]，同时另一条染色体上常发生无效的 TRGV10-JP1 亚组重排 [63]。其余的 γδ T 细胞表达连接至 J1 或 J2 的 TRGVI 基因。这些位于染色体上 TRGV9 上游和 JP 下游基因的重排大多可能在 TRGV9-JP 重排后发生。这一观点的提出包括两项观察：①所有 αβ T 细胞（在 γδ T 细胞之后出现）中 TRG 基因的两个拷贝中都检测到重排后的 TRGVI 亚组基因与 J1 或 J2 相连 [78]；② SP-F7 细胞系中同一条染色体上观察到了两次成功的连续重排，第一次为 TRGV9-JP，第二次涉及 TRGV3 和 TRGJ1[76]。观察到这类情况是由于第二次为倒位式重排，因此中间 DNA 片段包括第一次重排后的 TRGV9-JP 重排片段（图 3-10）。因此，重排顺序和通过发育调节的 V 基因表达似乎部分取决于 TRG 和 TRD 基因座中 V 和 J 基因的位置；最开始使用最邻近的 V 和 J 基因，最后使用最远侧的 V 和 J 基因 [77]（图 3-11）。但重排还可能受其他因素共同影响，如 V 基因的转录调节、某些 γ 链和 δ 链的配对结构限制，以及依据胸腺发育期间受程序性表达决定因素控制的胸腺内选择。

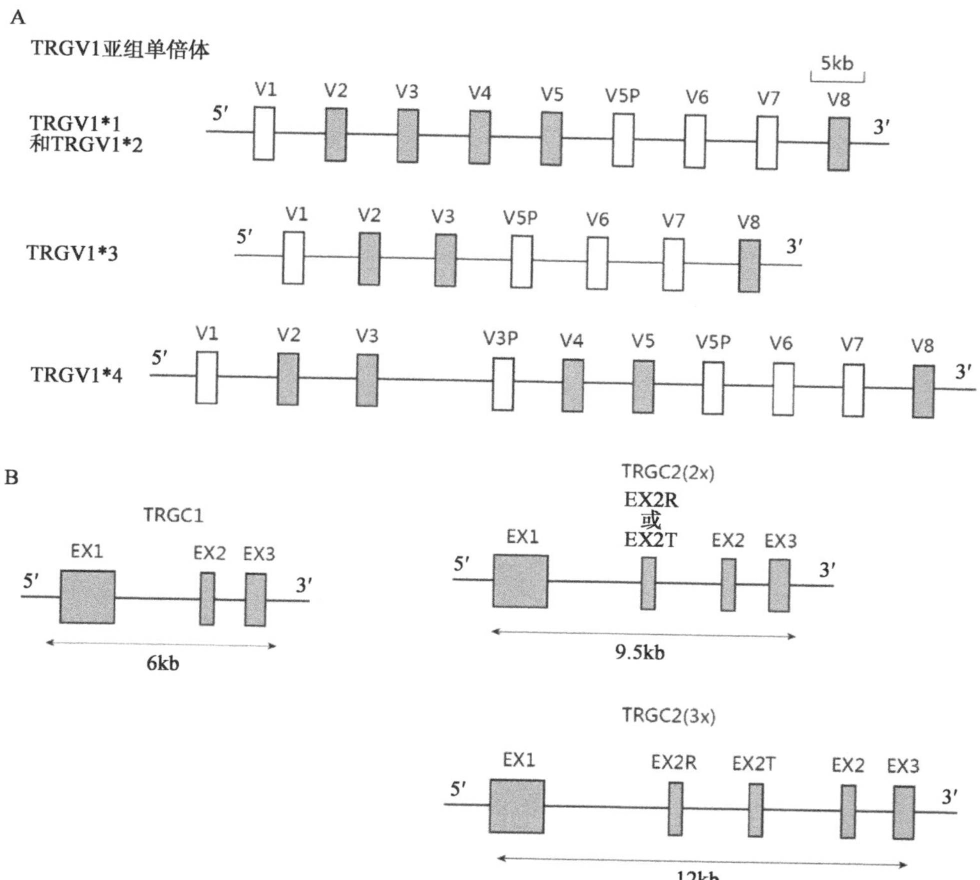

图 3-9 人类 TRG 基因的等位基因多态性。A. 图示 TRGVI 亚组单倍型 [73, 74]。功能性可变区基因以灰色方框显示，伪基因或可读框（open reading frame，ORF）以白色方框显示。TRGV1*1 和 TRGV1*2 亚组单倍型分别来自多态性限制位点的存在或缺失。TRGV1*3 亚组单倍型对应 V4 和 V5 基因的缺失，TRGV1*4 亚组单倍型对应一段包括附加基因 V3P 的 6kb 片段嵌入。B. 图示 TRGC 基因 [61, 74]。外显子以方框显示。通过外显子 2 次重复或 3 次重复形成的 TRGC2 等位基因分别表示为 TRGC2（2×）和 TRGC2（3×）

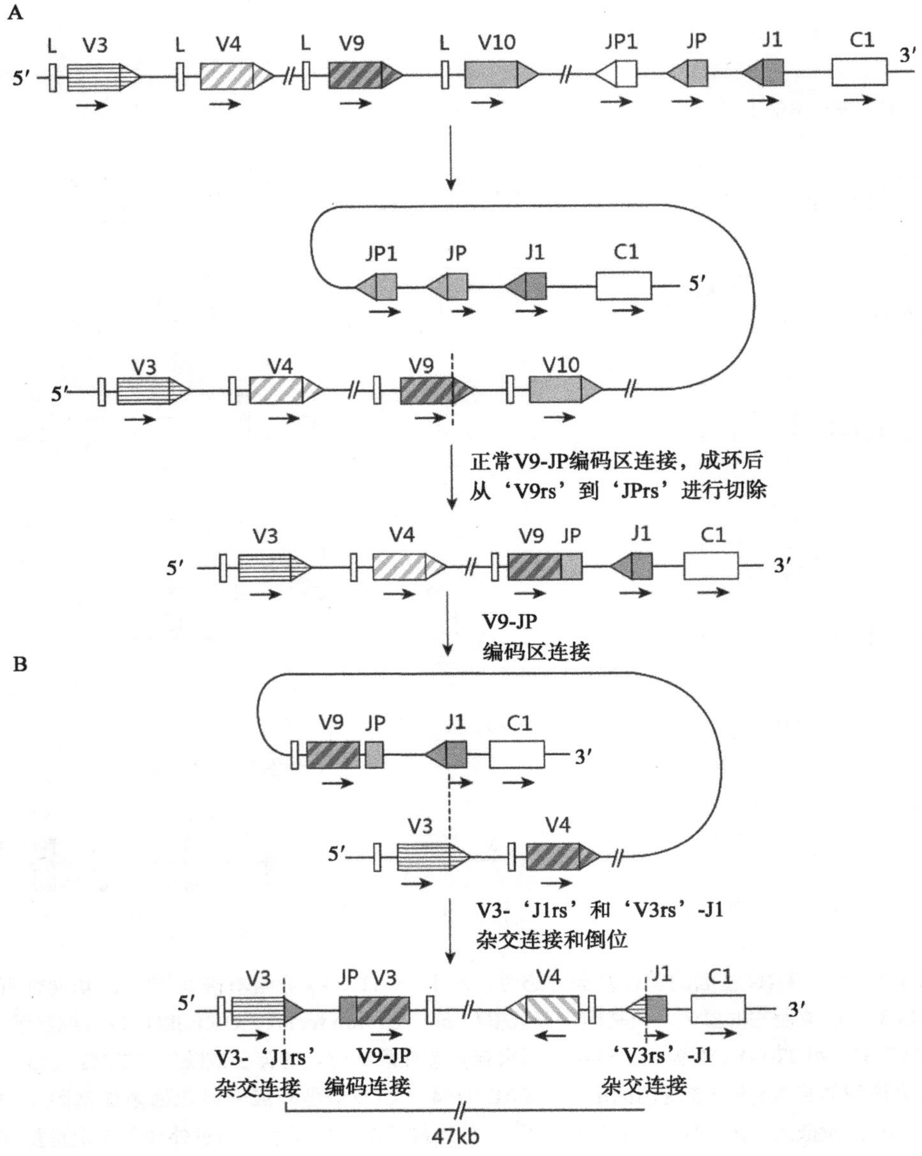

图 3-10　相同染色体上连续两次 TRGV-J 重排[76]。A. 通过环切割和缺失的标准方式重排后形成 V9-JP 连接。B. V3 和 J1 之间的第二次重排形成相互杂交连接，47kb 倒位，同时维持染色体上之前的 V9-JP 重排。水平箭头显示转录方向。重组信号以三角形显示，编码区以长方形显示。L=L-PART1（L 代表前导）

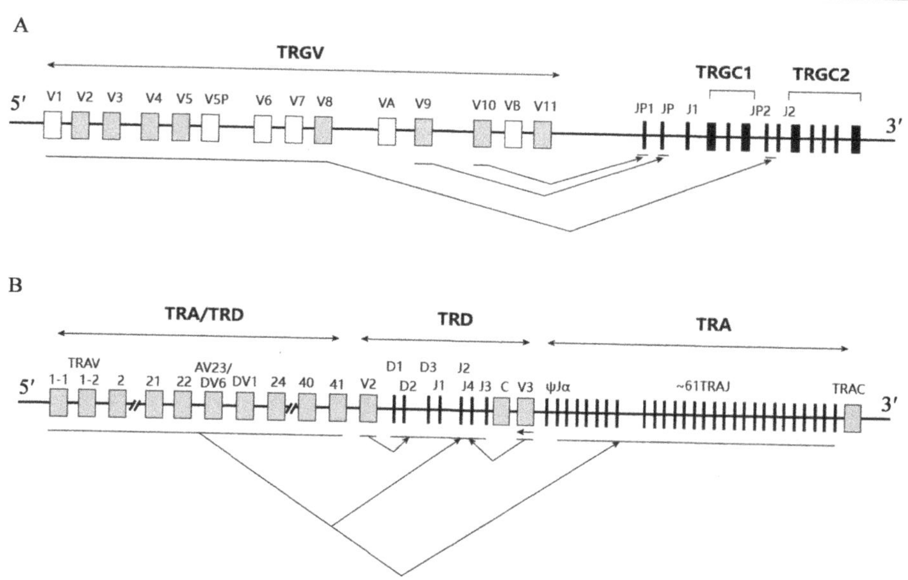

图 3-11 人类 TRG（A）和 TRD/TRA（B）重排的时间次序（修改自参考文献 [77]）。未显示 TRAC 和 TRDC 基因的外显子。非功能性 TRGV10-JP1 重排（TRGV10 不具功能性）发生在常见的 TRGV9-JP 重排之前（大多数循环 γδ T 细胞为此重排）。之后的有效重排包括功能性 TRGVI 亚组基因（V2、V3、V4、V5、V8）和较下游的 TRGJ 基因（J1、JP2、J2）。在 TRA/TRD 基因座中，TRDV 和 TRAV/DV（如 AV23/DV6）至 TRDD 和 TRDJ 基因的重排发生于 TRA 重排之前。αβ T 细胞系中，TRAV 和 TRAV/DV 基因重排至 TRAJ 基因，同时也删除了中间 TRA 基因和 TRD 基因座

胸腺个体发生期间，TRD 和 TRG 基因座是最先进行重排的基因座。如果两个基因座都产生功能性（可读框内）重排，并且 γ 链和 δ 链均被合成，则 T 细胞在细胞表面表达 γδ T 细胞受体。在 γδ T 细胞中可检测到部分 TRBD-J 重排，并且其中某些会表达未成熟 TRBC 转录物或无功能的 TRAC 转录物。但是表面功能性 γδ T 细胞受体的表达可能会激活一些信号通路和调节一些分化因子的表达而阻止 TRB 和 TRA 基因座的进一步重排。如果 γδ T 细胞受体无法表达于细胞表面，即出现非功能性（形成非可读框）或不能正常定位（γ 或 δ 膜蛋白缺失）的重排，或者由于沉默子被激活并顺式下调 TRG 基因座，TRB 基因座会继续重排。部分 TRBD-J 重排之后接着进行 TRBV-D-J 重排。前 T 细胞受体（pre-TCR）表达于未成熟胸腺细胞表面，是由二硫键连接恒定替代 α 链（pTα）和重排 T 细胞受体 β 链构成的异二聚体。pre-TCR 的表达与 TRBV-D-J 重排的 CD3 蛋白信号中断，以及 αβ T 细胞系中胸腺细胞发育进程有关。事实上，通过 pre-TCR 发送的信号对细胞存活，以及将胸腺细胞从双阴（$CD4^-CD8^-$）适当地转换至双阳（$CD4^+CD8^+$）未成熟 αβ 系阶段至关重要。接着开始进行 TRAV-J 重排。如果一个 TRA 基因座和一个 TRB 基因座的功能性重排能表达完整蛋白质并正确定位，则可以在 T 细胞表面表达 αβ T 细胞受体。而最迟在 EDP（早期双阳）阶段，如果 TRG 和 TRD 继续发生正确的功能性重排，在体外培养

时依然有分化为 γδ T 细胞的潜力，说明在人类 T 细胞发育过程中有较长的 β 选择和 γδ T 细胞命运决定窗口期 [79]。可以认为 T 细胞的既定路线是 γδ T 细胞，但是 TRG 和 TRD 常常不能同时合成功能性的蛋白质或不能正确表达蛋白质，γδ T 细胞的命运决定早于 β 完全重组，而 β 完全重组的细胞在一些其他因子的共同调节下，使细胞偏向 αβ T 细胞方向发展。

由于重排的时间次序，所有 γδ T 细胞和 αβ T 细胞中 TRG 基因都发生了重排，因此该基因为针对两种表型细胞克隆性分析的极好标记物：γδ 和 αβ[48, 50, 80~83]。TRD 基因座位于 TRA 基因座内部，所以 TRAV 和 TRAJ 基因重排会造成 TRD 的缺失，两个 TRD 基因座中至少有一个在 αβ T 细胞中被删除。这种缺失可能分两步发生：首先发生 TRD 基因座的缺失，包括位于 TRDD1 上游（序列 δ REC）和 TRDC 基因下游（序列 ϕJα）[84, 85] 的特异性序列，然后发生 TRAV-J 重排。

3.6 人类 T 细胞受体基因重排的分析

在测序方法还不够深入和普及的研究条件下，TRG 和 TRB 重排最常被用来进行分析 [86]。主要有以下原因：①很难研究 TRA 重排。根据 TRAJ 区的范围，要覆盖整个区域需要大量 Jα 探针。此外，功能性 TRAV-J 重排之前可以检测到非功能性 J-J 重排，使得 Southern 印迹法解读变得困难 [87]。②可以在未成熟 T 细胞或 γδ T 细胞中研究 TRD 重排。但是在多数 αβ T 细胞中，由于 TRAV-J 重排，至少一个染色体上的 TRD 基因座被删除。

在大多数早期的研究中，TRG 和 TRB 重排研究分别使用了 TRGJ1 探针 pH60[80, 88] 和 Cβ 探针，在 Southern 印迹法分析中检测重排限制片段 [86]（图 3-12）。一个等位 TRBV-D-J 重排导致 24kb 胚系 *Bam*HI 条带强度减半并出现新的重排 *Bam*HI 条带。*Eco*RI 和 *Hin*dIII 限制性片段的分析能够分别检测 TRBJ1 或 TRBJ2 基因与 TRB 重排 [86]。因为 TRGJ1 和 TRGJ2 基因高度同源 [80]，所以可能通过使用 pH60 探针首先检测关于 J1 和 J2 与 V 基因的重排，然后根据重排后 *Bam*HI、*Eco*RI 和 *Hin*dIII 限制性片段的大小区别重排的 TRGV 基因 [81]（表 3-2）。此外，TRGJ 附加基因 JP、JP1 和 JP2 的重排可通过检测与 TRGJ1 pH60 探针杂交的 *Kpn*I 限制性片段来鉴定 [82]（表 3-3，图 3-12）。因此，无论何种 TRGJ 基因参与重排，该独特探针都可以检测所有 TRG 重排 [81, 82]。所以此探针很长一段时间在确认 αβ T 细胞克隆 [80]、白血病细胞 [89, 90] 和表达 γδ 受体 [62, 63, 91] 的 T 淋巴细胞的克隆性中是很好的工具。TRDJ1 和 TRDJ2 探针能够确定 γδ T 细胞中 TRD 重排的情况 [91, 92]。随着基因检测技术的不断进步，尤其是测序的普及，可以设计多对引物进行 PCR 扩增，结合高分辨率的毛细管电泳和测序，这些都为研究分析 TCR 基因重排和与重排相关的疾病提供了更有力的工具 [93~95]。

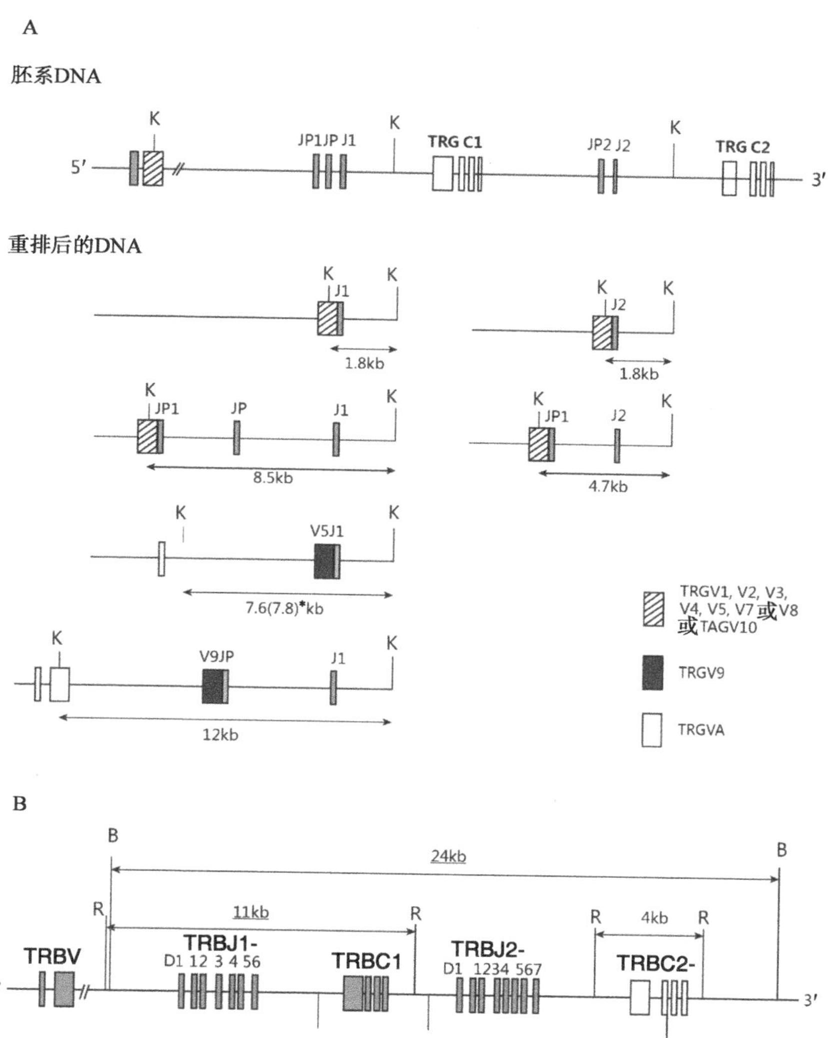

图 3-12　人类 TRGV-J（A）和 TRBV-D-J（B）重排分析的限制性片段。与 pH60 探针杂交的 *Kpn*I 限制性片段 [80, 88] 能够将 TRGV-J 重排中特定的 TRGJ 基因区分开 [82]（请参见表 3-2 关于 TRGV-J 重排限制性片段的完整说明）。星号表示与限制性片段长度多态性（restriction fragment length polymorphism，RFLP）相关的重排片段。可以为 TRBV-D-J 重排的检测提供信息的 *Bam*HI、*Eco*RI 和 *Hind*III 限制性片段的长度 [54] 用下划线标出。B = *Bam*HI、H = *Hind*III、K = *Kpn*I、R =*Eco*RI

表 3-2 通过 *Bam*HI、*Hind*III 和 *Eco*RI 限制性片段与 pH60 探针杂交区分 TRGV-J 重排中特定的 TRGV 基因（连接至 J1 或 J2）[81]

特定的 TRGV 基因		限制性片段		
TRGV 亚组	TRGV 基因	*Bam*HI	*Hind*III	*Eco*RI
TRGVI	V2	11.7	4.3	0.9
	V3	16	3.7	5.4（+V2）
	V4	21	4.3	0.9
	V5	25	3.6	2.2
	V7	35	2.9	3.1
	V8	40	2.9	4.2
TRGV2	V9	15.5	4	2.4
TRGV3	V10	19	5.1	0.65
TRGV4	V11	12	5.6	9.5

注：V7 为伪基因且 V10 和 V11 为可读框（ORF）

表 3-3 通过 *Kpn*I 限制性片段与 pH60 探针 [82] 杂交区分人类 TRGV-J 重排中特定的 TRGJ 基因。括号内所示为已发现的重排 TRGV 基因

TRGV 亚组 / TRGJ	TRGVI（V2、V3、V4、V5、V7、V8）	TRGV2（V9）	TRGV3（V10）	TRGV4（V11）
J1 或 2	**1.8**	**7.5（7.8）***	**1.8**	6.0
JP1	**8.5**	14.5	**8.5**	12.7
JP	5.9	**12**	5.9	10
JP2	**4.7**	10.7	**4.7**	9.0

注：*Kpn*I 重排限制性片段的大小以千碱基对（kb）表示。星号表示与 RFLP 有关的重排片段。图 3-12 中阐明的重排以粗体显示

3.7 T 细胞受体基因表达的转录调节：增强子和沉默子

T 细胞受体基因的重排和表达与细胞谱系特征相一致。已经确定了一些调控元件（启动子、增强子或沉默子）的特性，并检测到 T 细胞受体基因转录调节中结合至这些元件的核蛋白。某些 T 细胞受体基因的启动子，如 TRGV9 和 TRDV2 基因，未检测到 TATA 方框 [96]。TRA 增强子（Eα）位于 TRAC 基因 3′ 端 4.5kb 处 [97]，并且已检测到多个相关的核转录因子 [98~102]。而位于最接近 3′ 端的 TRAJ 和 TRAC 基因之间的 TRA 增强子 [103]，未在小鼠中确认 [104]，在人类中的存在也具有争议性，不是典型的增强子，但最近的研究表明，其可能有保持 TCRα 活性的作用，尤其是在外周血中（Eα 失活）[105]。TRB 增强子定位在人类 TRBC2 基因 3′ 端下游 5.5kb 处 [106]。TRD 增强子位于人类 TRD 基因座 TRDJ3 和 TRDC 之间 [107, 108]。阴性调控元件或沉默子似乎在限制某些特定 T 细胞受体基因在细

胞谱系中的表达特异性中具有重要作用。例如，前述 γδ T 细胞中，TRBV-DJ 的重组被阴性调控元件抑制。

已发现位于人类 TRG 基因座 3′ 端及其增强子上游有 3 个阴性顺式作用序列（沉默子），TRG 基因增强子位于 TRGC2 基因下游 6.5kb 处 [109]。增强子与任一沉默子结合都只在 γδ T 细胞系中限制相关转录 [109]。某些调控元件似乎同时具有沉默子和增强子的功能，这取决于所在细胞类型表达的特定核蛋白组或其所在位置的确切 DNA 背景 [100]。

参 考 文 献

[1] Farley AM，Morris LX，Vroegindeweij E，et al. Dynamics of thymus organogenesis and colonization in early human development. Development，2013，140（9）：2015-2026.

[2] Lobach DF，Haynes BF. Ontogeny of the human thymus during fetal development. Journal of Clinical Immunology，1987，7（2）：81-97.

[3] Chinn IK，Blackburn CC，Manley NR，et al. Changes in primary lymphoid organs with aging. Seminars in Immunology，2012，24（5）：309-320.

[4] Haynes BF，Markert ML，Sempowski GD，et al. The role of the thymus in immune reconstitution in aging，bone marrow transplantation，and HIV-1 infection. Annual Review of Immunology，2000，18：529-560.

[5] Thome JJ，Grinshpun B，Kumar BV，et al. Longterm maintenance of human naive T cells through *in situ* homeostasis in lymphoid tissue sites. Science Immunology，2016，1（6）：6506.

[6] Frank J，Pignata C，Panteleyev AA，et al. Exposing the human nude phenotype. Nature，1999，398（6727）：473-474.

[7] Villasenor J，Benoist C，Mathis D. AIRE and APECED：molecular insights into an autoimmune disease. Immunological Reviews，2005，204：156-164.

[8] Hollander G，Gill J，Zuklys S，et al. Cellular and molecular events during early thymus development. Immunological Reviews，2006，209：28-46.

[9] Davies EG. Immunodeficiency in DiGeorge syndrome and options for treating cases with complete athymia. Frontiers in Immunology，2013，4：322.

[10] Tonegawa S. Somatic generation of antibody diversity. Nature，1983，302（5909）：575-581.

[11] Blom B，Verschuren MC，Heemskerk MH，et al. TCR gene rearrangements and expression of the pre-T cell receptor complex during human T-cell differentiation. Blood，1999，93（9）：3033-3043.

[12] Dik WA，Pike-Overzet K，Weerkamp F，et al. New insights on human T cell development by quantitative T cell receptor gene rearrangement studies and gene expression profiling. The Journal of Experimental Medicine，2005，201（11）：1715-1723.

[13] Spits H. Development of alphabeta T cells in the human thymus. Nature Reviews Immunology，2002，2（10）：760-772.

[14] Early P，Huang H，Davis M，et al. An immunoglobulin heavy chain variable region gene is generated from three segments of DNA：VH，D and JH. Cell，1980，19（4）：981-992.

[15] Ru H，Chambers MG，Fu TM，et al. molecular mechanism of V（D）J recombination from synaptic RAG1-RAG2 complex structures. Cell，2015，163（5）：1138-1152.

[16] Zagelbaum J, Shimazaki N, Esguerra ZA, et al. Real-time analysis of RAG complex activity in V（D）J recombination. Proceedings of the National Academy of Sciences of the United States of America, 2016, 113（42）: 11853-11858.

[17] Parkinson NJ, Roddis M, Ferneyhough B, et al. Violation of the 12/23 rule of genomic V（D）J recombination is common in lymphocytes. Genome Research, 2015, 25（2）: 226-234.

[18] Liu P, Liu D, Yang X, et al. Characterization of human alphabetaTCR repertoire and discovery of D-D fusion in TCR beta chains. Protein & Cell, 2014, 5（8）: 603-615.

[19] Briney BS, Crowe JE. Secondary mechanisms of diversification in the human antibody repertoire. Frontiers in Immunology, 2013, 4: 42.

[20] Bassing CH, Alt FW, Hughes MM, et al. Recombination signal sequences restrict chromosomal V（D）J recombination beyond the 12/23 rule. Nature, 2000, 405（6786）: 583-586.

[21] Drejer-Teel AH, Fugmann SD, Schatz DG. The beyond 12/23 restriction is imposed at the nicking and pairing steps of DNA cleavage during V（D）J recombination. Molecular and Cellular Biology, 2007, 27（18）: 6288-6299.

[22] Jung D, Bassing CH, Fugmann SD, et al. Extrachromosomal recombination substrates recapitulate beyond 12/23 restricted VDJ recombination in nonlymphoid cells. Immunity, 2003, 18（1）: 65-74.

[23] Olaru A, Petrie HT, Livak F. Beyond the 12/23 rule of VDJ recombination independent of the Rag proteins. Journal of immunology, 2005, 174（10）: 6220-6226.

[24] Fujimoto S, Yamagishi H. Isolation of an excision product of T-cell receptor alpha-chain gene rearrangements. Nature, 1987, 327（6119）: 242-243.

[25] Okazaki K, Davis DD, Sakano H. T cell receptor beta gene sequences in the circular DNA of thymocyte nuclei: direct evidence for intramolecular DNA deletion in V-D-J joining. Cell, 1987, 49（4）: 477-485.

[26] Toda M, Fujimoto S, Iwasato T, et al. Structure of extrachromosomal circular DNAs excised from T-cell antigen receptor alpha and delta-chain loci. Journal of Molecular Biology, 1988, 202（2）: 219-231.

[27] Malissen M, McCoy C, Blanc D, et al. Direct evidence for chromosomal inversion during T-cell receptor beta-gene rearrangements. Nature, 1986, 319（6048）: 28-33.

[28] Rowen L, Koop BF, Hood L. The complete 685-kilobase DNA sequence of the human beta T cell receptor locus. Science, 1996, 272（5269）: 1755-1762.

[29] Iwashima M, Green A, Davis MM, et al. Variable region（V delta）gene segment most frequently utilized in adult thymocytes is 3' of the constant（C delta）region. Proceedings of the National Academy of Sciences of the United States of America, 1988, 85（21）: 8161-8165.

[30] Hata S, Clabby M, Devlin P, et al. Diversity and organization of human T cell receptor delta variable gene segments. The Journal of Experimental Medicine, 1989, 169（1）: 41-57.

[31] Loh EY, Cwirla S, Serafini AT, et al. Human T-cell-receptor delta chain: genomic organization, diversity, and expression in populations of cells. Proceedings of the National Academy of Sciences of the United States of America, 1988, 85（24）: 9714-9718.

[32] Takihara Y, Champagne E, Ciccone E, et al. Organization and orientation of a human T cell receptor delta chain V gene segment that suggests an inversion mechanism is utilized in its rearrangement. European Journal of Immunology, 1989, 19（3）: 571-574.

[33] Alt FW, Baltimore D. Joining of immunoglobulin heavy chain gene segments: implications from a

chromosome with evidence of three D-JH fusions. Proceedings of the National Academy of Sciences of the United States of America，1982，79（13）：4118-4122.

[34] Alt FW，Yancopoulos GD. Circular T-cell receptor gene recombination products. Nature，1987，327（6119）：189-190.

[35] Schatz DG，Oettinger MA，Baltimore D. The V（D）J recombination activating gene，RAG-1. Cell，1989，59（6）：1035-1048.

[36] Oettinger MA，Schatz DG，Gorka C，et al. RAG-1 and RAG-2，adjacent genes that synergistically activate V（D）J recombination. Science，1990，248（4962）：1517-1523.

[37] Carmona LM，Schatz DG. New insights into the evolutionary origins of the recombination-activating gene proteins and V（D）J recombination. The FEBS Journal，2016，284（11）：1590.

[38] Mombaerts P，Iacomini J，Johnson RS，et al. RAG-1-deficient mice have no mature B and T lymphocytes. Cell，1992，68（5）：869-877.

[39] Shinkai Y，Rathbun G，Lam KP，et al. RAG-2-deficient mice lack mature lymphocytes owing to inability to initiate V（D）J rearrangement. Cell，1992，68（5）：855-867.

[40] Menoret S，Fontaniere S，Jantz D，et al. Generation of Rag1-knockout immunodeficient rats and mice using engineered meganucleases. FASEB Journal：Official Publication of the Federation of American Societies for Experimental Biology，2013，27（2）：703-711.

[41] Song J，Zhong J，Guo X，et al. Generation of RAG 1- and 2-deficient rabbits by embryo microinjection of TALENs. Cell Research，2013，23（8）：1059-1062.

[42] Huang J，Guo X，Fan N，et al. RAG1/2 knockout pigs with severe combined immunodeficiency. Journal of Immunology，2014，193（3）：1496-1503.

[43] Fugmann SD，Lee AI，Shockett PE，et al. The RAG proteins and V（D）J recombination：complexes，ends，and transposition. Annual Review of Immunology，2000，18：495-527.

[44] Helmink BA，Sleckman BP. The response to and repair of RAG-mediated DNA double-strand breaks. Annual Review of Immunology，2012，30：175-202.

[45] Ma Y，Pannicke U，Schwarz K，et al. Hairpin opening and overhang processing by an Artemis/DNA-dependent protein kinase complex in nonhomologous end joining and V（D）J recombination. Cell，2002，108（6）：781-794.

[46] Bassing CH，Swat W，Alt FW. The mechanism and regulation of chromosomal V（D）J recombination. Cell，2002，109 Suppl：45-55.

[47] Malu S，Malshetty V，Francis D，et al. Role of non-homologous end joining in V（D）J recombination. Immunologic Research，2012，54（1-3）：233-246.

[48] LeFranc MP，Forster A，Baer R，et al. Diversity and rearrangement of the human T cell rearranging gamma genes：nine germ-line variable genes belonging to two subgroups. Cell，1986，45（2）：237-246.

[49] Lafaille JJ，DeCloux A，Bonneville M，et al. Junctional sequences of T cell receptor gamma delta genes：implications for gamma delta T cell lineages and for a novel intermediate of V-（D）-J joining. Cell，1989，59（5）：859-870.

[50] Huck S，Dariavach P，Lefranc MP. Variable region genes in the human T-cell rearranging gamma（TRG）locus：V-J junction and homology with the mouse genes. The EMBO Journal，1988，7（3）：719-726.

[51] Saiki RK，Scharf S，Faloona F，et al. Enzymatic amplification of beta-globin genomic sequences and

restriction site analysis for diagnosis of sickle cell anemia. Science，1985，230（4732）：1350-1354.

[52] Saiki RK，Gelfand DH，Stoffel S，et al. Primer-directed enzymatic amplification of DNA with a thermostable DNA polymerase. Science，1988，239（4839）：487-491.

[53] Erlich HA，Gelfand D，Sninsky JJ. Recent advances in the polymerase chain reaction. Science，1991，252（5013）：1643-1651.

[54] Panzara MA，Oksenberg JR，Steinman L. The polymerase chain reaction for detection of T-cell antigen receptor expression. Current Opinion in Immunology，1992，4（2）：205-210.

[55] Hodges E，Krishna MT，Pickard C，et al. Diagnostic role of tests for T cell receptor（TCR）genes. Journal of Clinical Pathology，2003，56（1）：1-11.

[56] Loh EY，Elliott JF，Cwirla S，et al. Polymerase chain reaction with single-sided specificity：analysis of T cell receptor delta chain. Science，1989，243（4888）：217-220.

[57] Torikai H，Reik A，Liu PQ，et al. A foundation for universal T-cell based immunotherapy：T cells engineered to express a CD19-specific chimeric-antigen-receptor and eliminate expression of endogenous TCR. Blood，2012，119（24）：5697-5705.

[58] Hale M，Lee B，Honaker Y，et al. Homology-directed recombination for enhanced engineering of chimeric antigen receptor T cells. Molecular therapy Methods & Clinical Development，2017，4：192-203.

[59] Eyquem J，Mansilla-Soto J，Giavridis T，et al. Targeting a CAR to the TRAC locus with CRISPR/Cas9 enhances tumour rejection. Nature，2017，543（7643）：113-117.

[60] Lefranc MP，Forster A，Rabbitts TH. Genetic polymorphism and exon changes of the constant regions of the human T-cell rearranging gene gamma. Proceedings of the National Academy of Sciences of the United States of America，1986，83（24）：9596-9600.

[61] Buresi C，Ghanem N，Huck S，et al. Exon duplication and triplication in the human T-cell receptor gamma constant region genes and RFLP in French，Lebanese，Tunisian，and black African populations. Immunogenetics，1989，29（3）：161-172.

[62] Triebel F，Faure F，Graziani M，et al. A unique V-J-C-rearranged gene encodes a gamma protein expressed on the majority of CD3+ T cell receptor-alpha/beta- circulating lymphocytes. The Journal of Experimental Medicine，1988，167（2）：694-699.

[63] Tribel F，Lefranc MP，Hercend T. Further evidence for a sequentially ordered activation of T cell rearranging gamma genes during T lymphocyte differentiation. European Journal of Immunology，1988，18（5）：789-794.

[64] Triebel F，Hercend T. Subpopulations of human peripheral T gamma delta lymphocytes. Immunology Today，1989，10（6）：186-188.

[65] Band H，Hochstenbach F，McLean J，et al. Immunochemical proof that a novel rearranging gene encodes the T cell receptor delta subunit. Science，1987，238（4827）：682-684.

[66] Borst J，van Dongen JJ，Bolhuis RL，et al. Distinct molecular forms of human T cell receptor gamma/delta detected on viable T cells by a monoclonal antibody. The Journal of Experimental Medicine，1988，167（5）：1625-1644.

[67] Ciccone E，Ferrini S，Bottino C，et al. A monoclonal antibody specific for a common determinant of the human T cell receptor gamma/delta directly activates CD3+WT31- lymphocytes to express their functional program（s）. The Journal of Experimental Medicine，1988，168（1）：1-11.

[68] Wu YJ, Tian WT, Snider RM, et al. Signal transduction of gamma/delta T cell antigen receptor with a novel mitogenic anti-delta antibody. Journal of Immunology, 1988, 141（5）: 1476-1479.

[69] Peyrat MA, Davodeau F, Houde I, et al. Repertoire analysis of human peripheral blood lymphocytes using a human V delta 3 region-specific monoclonal antibody. Characterization of dual T cell receptor（TCR）delta-chain expressors and alpha beta T cells expressing V delta 3J alpha C alpha-encoded TCR chains. Journal of Immunology, 1995, 155（6）: 3060-3067.

[70] Kabelitz D, Ackermann T, Hinz T, et al. New monoclonal antibody（23D12）recognizing three different V gamma elements of the human gamma delta T cell receptor. 23D12+ cells comprise a major subpopulation of gamma delta T cells in postnatal thymus. Journal of Immunology, 1994, 152（6）: 3128-3136.

[71] Hinz T, Wesch D, Halary F, et al. Identification of the complete expressed human TCR V gamma repertoire by flow cytometry. International Immunology, 1997, 9（8）: 1065-1072.

[72] Kabelitz D. Effector functions and control of human gammadelta T-cell activation. Microbes and Infection, 1999, 1（3）: 255-261.

[73] Ghanem N, Buresi C, Moisan JP, et al. Deletion, insertion, and restriction site polymorphism of the T-cell receptor gamma variable locus in French, Lebanese, Tunisian, and black African populations. Immunogenetics, 1989, 30（5）: 350-360.

[74] Ghanem N, Soua Z, Zhang XG, et al. Polymorphism of the T-cell receptor gamma variable and constant region genes in a Chinese population. Human Genetics, 1991, 86（5）: 450-456.

[75] Ikuta K, Uchida N, Friedman J, et al. Lymphocyte development from stem cells. Annual Review of Immunology, 1992, 10: 759-783.

[76] Alexandre D, Chuchana P, Roncarolo MG, et al. Reciprocal hybrid joints demonstrate successive V-J rearrangements on the same chromosome in the human TCR gamma locus. International Immunology, 1991, 3（10）: 973-982.

[77] Alexandre D, Lefranc MP. The human gamma/delta + and alpha/beta + T cells: a branched pathway of differentiation. Molecular Immunology, 1992, 29（4）: 447-451.

[78] Moisan JP, Bonneville M, Bouyge I, et al. Characterization of T-cell-receptor gamma（TRG）gene rearrangements in alloreactive T-cell clones. Human Immunology, 1989, 24（2）: 95-110.

[79] Joachims ML, Chain JL, Hooker SW, et al. Human alpha beta and gamma delta thymocyte development: TCR gene rearrangements, intracellular TCR beta expression, and gamma delta developmental potential--differences between men and mice. Journal of Immunology, 2006, 176（3）: 1543-1552.

[80] Lefranc MP, Forster A, Rabbitts TH. Rearrangement of two distinct T-cell gamma-chain variable-region genes in human DNA. Nature, 1986, 319（6052）: 420-422.

[81] Forster A, Huck S, Ghanem N, et al. New subgroups in the human T cell rearranging V gamma gene locus. The EMBO Journal, 1987, 6（7）: 1945-1950.

[82] Huck S, Lefranc MP. Rearrangements to the JP1, JP and JP2 segments in the human T-cell rearranging gamma gene（TRG gamma）locus. FEBS Letters, 1987, 224（2）: 291-296.

[83] Lefranc MP. Organization of the human T-cell receptor genes. European Cytokine Network, 1990, 1（3）: 121-130.

[84] de Villartay JP, Hockett RD, Coran D, et al. Deletion of the human T-cell receptor delta-gene by a site-specific recombination. Nature, 1988, 335（6186）: 170-174.

[85] Begley CG, Aplan PD, Davey MP, et al. Demonstration of delta rec-pseudo J alpha rearrangement with

deletion of the delta locus in a human stem-cell leukemia. The Journal of Experimental Medicine, 1989, 170 (1): 339-342.

[86] Soua Z, Khelif A, Ennabli S, et al. First study of immunoglobulin and T cell receptor gene rearrangements in chronic and acute lymphoblastic leukemias from Tunisia. Experimental and Clinical Immunogenetics, 1995, 12 (1): 16-30.

[87] Baer R, Boehm T, Yssel H, et al. Complex rearrangements within the human J delta-C delta/J alpha-C alpha locus and aberrant recombination between J alpha segments. The EMBO Journal, 1988, 7 (6): 1661-1668.

[88] Lefranc MP, Rabbitts TH. Two tandemly organized human genes encoding the T-cell gamma constant-region sequences show multiple rearrangement in different T-cell types. Nature, 1985, 316 (6027): 464-466.

[89] Chen Z, Font MP, Loiseau P, et al. The human T-cell V gamma gene locus: cloning of new segments and study of V gamma rearrangements in neoplastic T and B cells. Blood, 1988, 72 (2): 776-783.

[90] Migone N, Casorati G, Di Celle PF, et al. Nonrandom TRG gamma variable gene rearrangement in normal human T cells and T cell leukemias. European Journal of Immunology, 1988, 18 (1): 173-178.

[91] Sturm E, Braakman E, Bontrop RE, et al. Coordinated V gamma and V delta gene segment rearrangements in human T cell receptor gamma/delta+ lymphocytes. European Journal of Immunology, 1989, 19 (7): 1261-1265.

[92] Kanavaros P, Farcet JP, Gaulard P, et al. Recombinative events of the T cell antigen receptor delta gene in peripheral T cell lymphomas. The Journal of Clinical Investigation, 1991, 87 (2): 666-672.

[93] Sherwood AM, Desmarais C, Livingston RJ, et al. Deep sequencing of the human TCRγ and TCRβ repertoires provides evidence that TCRβ rearranges after αβ, γδ T-cell commitment. Science Translational Medicine, 2011, 3 (90): 90ra61-90ra61.

[94] Greiner TC, Rubocki RJ. Effectiveness of capillary electrophoresis using fluorescent-labeled primers in detecting T-cell receptor gamma gene rearrangements. The Journal of Molecular Diagnostics: JMD, 2002, 4 (3): 137-143.

[95] Gazzola A, Mannu C, Rossi M, et al. The evolution of clonality testing in the diagnosis and monitoring of hematological malignancies. Therapeutic Advances in Hematology, 2014, 5 (2): 35-47.

[96] Dariavach P, Lefranc MP. The promoter regions of the T-cell receptor V9 gamma (TRGV9) and V2 delta (TRDV2) genes display short direct repeats but no TATA box. FEBS Letters, 1989, 256 (1-2): 185-191.

[97] Ho IC, Yang LH, Morle G, et al. A T-cell-specific transcriptional enhancer element 3' of C alpha in the human T-cell receptor alpha locus. Proceedings of the National Academy of Sciences of the United States of America, 1989, 86 (17): 6714-6718.

[98] Ho IC, Bhat NK, Gottschalk LR, et al. Sequence-specific binding of human Ets-1 to the T cell receptor alpha gene enhancer. Science, 1990, 250 (4982): 814-818.

[99] Ho IC, Leiden JM. Regulation of the human T-cell receptor alpha gene enhancer: multiple ubiquitous and T-cell-specific nuclear proteins interact with four hypomethylated enhancer elements. Molecular and Cellular Biology, 1990, 10 (9): 4720-4727.

[100] Ho IC, Leiden JM. The T alpha 2 nuclear protein binding site from the human T cell receptor alpha enhancer functions as both a T cell-specific transcriptional activator and repressor. The Journal of

Experimental Medicine，1990，172（5）：1443-1449.
[101] Leiden JM. Transcriptional regulation during T-cell development：the alpha TCR gene as a molecular model. Immunology Today，1992，13（1）：22-30.
[102] Hernandez-Munain C. Recent insights into the transcriptional control of the Tcra/Tcrd locus by distant enhancers during the development of T-lymphocytes. Transcription，2015，6（4）：65-73.
[103] Luria S，Gross G，Horowitz M，et al. Promoter and enhancer elements in the rearranged alpha chain gene of the human T cell receptor. The EMBO Journal，1987，6（11）：3307-3312.
[104] Winoto A，Baltimore D. A novel，inducible and T cell-specific enhancer located at the 3' end of the T cell receptor alpha locus. The EMBO Journal，1989，8（3）：729-733.
[105] Kucerova-Levisohn M，Knirr S，Mejia RI，et al. The 3'-jalpha region of the TCRalpha locus bears gene regulatory activity in thymic and peripheral T cells. PloS One，2015，10（7）：e0132856.
[106] Gottschalk LR，Leiden JM. Identification and functional characterization of the human T-cell receptor beta gene transcriptional enhancer：common nuclear proteins interact with the transcriptional regulatory elements of the T-cell receptor alpha and beta genes. Molecular and Cellular Biology，1990，10（10）：5486-5495.
[107] Bories JC，Loiseau P，d’Auriol L，et al. Regulation of transcription of the human T cell antigen receptor delta chain gene. A T lineage-specific enhancer element is located in the J delta 3-C delta intron. The Journal of Experimental Medicine，1990，171（1）：75-83.
[108] Redondo JM，Hata S，Brocklehurst C，et al. A T cell-specific transcriptional enhancer within the human T cell receptor delta locus. Science，1990，247（4947）：1225-1229.
[109] Lefranc MP，Alexandre D. Gamma delta lineage-specific transcription of human T cell receptor gamma genes by a combination of a non-lineage-specific enhancer and silencers. European Journal of Immunology，1995，25（2）：617-622.

4 染色体定位、基因座组织结构与潜在库

4.1 人类 TRA 基因座

4.1.1 人类 TRA 基因座的染色体定位

人类 TRA 基因座位于 14 号染色体 14q11.2 带长臂上（图 4-1）[1~5]。TRD 基因座位于 TRA 基因座内。TRA 和 TRD 基因座的方向取决于对白血病和淋巴瘤中这些相关基因座的移位的分析。

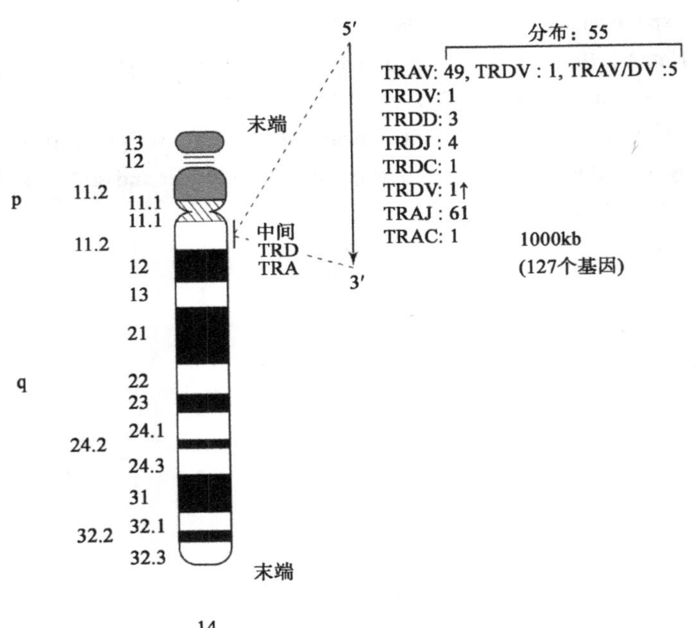

图 4-1　人类 TRA 基因座在 14q11.2 上的染色体定位，垂直线所示处为 TRA 和 TRD 基因座在 14q11.2 上的定位。箭头表示基因座的 5′ → 3′ 方向及其基因组顺序。箭头长度与基因座大小（以 kb 计）成比例。括号内所示为 TRA 和 TRD 基因座中的基因总数。潜在 TRA 库取决于功能基因的数量，且每个单倍体基因组包含 95 ~ 97 个基因（40 ~ 41 个 TRAV，4 ~ 5 个 TRAV/DV，50 个 TRAJ 和 1 个 TRAC）。已发现命名为 TRAV/DV 的 5 个基因被重排至 TRA 基因座的 J 基因、TRD 基因座的 D 和 J 基因，并因此可被用于 α 或 δ 链的合成 [1~4]

4.1.2 人类 TRA 基因座的组织结构

在 14q11.2 上的人类 TRA 基因座跨度为 1000kb（图 4-2）。它包括来自 41 个亚组的 54 个 TRAV 基因 [6~10]，71kb 大小的 61 个 TRAJ 基因 [11, 12]，以及一个唯一的 TRAC 基因 [13, 14]。

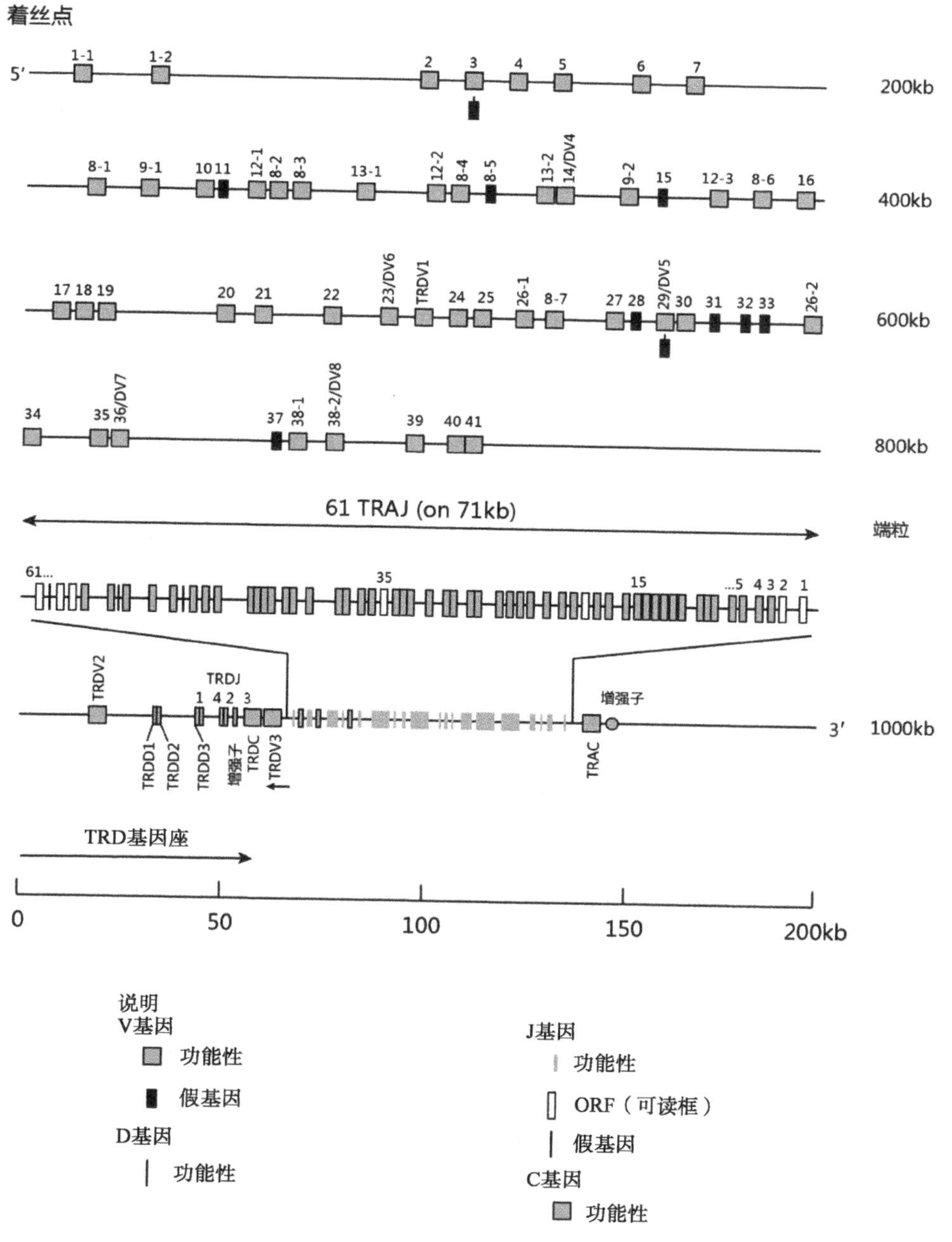

图 4-2　14q11.2 上的人类 TRA 基因座图示。方框表示基因未按比例示出。未显示外显子。如果若干基因同属一个亚组，则 TRAV 基因命名依据为：代表亚组的数字，后接一个连字符及一个表示其在基因座内相对位置的数字。数字自基因座中 5′ 端至 3′ 端不断增加。TRA 基因座内的 TRD 基因亦显示在图中

最 5′ 端的 TRAV 基因占据最接近着丝点的位置，而基因座 3′ 端的 TRAC 基因为 TRA 基因座中最接近端粒的基因。TRAJ 基因的组织分布在一个较大的范围是不寻常且尚未在其他免疫球蛋白或 T 细胞受体基因座中观测到的 [14]。此外，TRD 基因座位于 TRA 基因座内的 TRAV 与 TRAJ 基因之间。所以 TRA 基因座内的 V-J 重排导致位于相同染色体上的 TRD 基因缺失 [15]。缺失发生的过程分为两步；TRD 基因的缺失与位于自 TRDC（ϕJa 序列）起的上游特异性序列有关 [16, 17]，并可能发生于 TRAV-J 重排之前。

潜在基因组 TRA 库包括属于 32～34 个亚组的 44～46 个功能性 TRAV 基因、50 个功能性 TRAJ 基因和一个唯一的 TRAC 基因 [8, 12]。可变区基因中存在属于不同亚组的 5 个被命名为 TRAV/DV 的基因，且已发现它们被重排至 TRAJ 或 TRDD 基因，因此可被用于 α 链或 δ 链的合成 [8]。

各单倍体基因组中人类 TRA 基因的总数为 116（包括 5 个 TRAV/DV 基因），其中 95～97 个为功能基因（表 4-1，表 4-2）。增强子序列为起自 TRAC 基因 3′ 端的 4.5kb 序列 [18]。

表 4-1　各单倍体基因组人类 T 细胞受体基因总数

基因座	主要基因座						孤儿基因数量	基因总数染色体（包括孤儿基因）定位
	染色体定位	V	D	J	C	主要基因座内基因总数		
TRA	14q11.2	54[a]	0	61	1	116[a]	—	116[a]
TRB	7q34	64~67	2	14	2	82~85	6	88~91
TRG	7p14	12~15	0	5	2	19~22	—	19~22
TRD	14q11.2	3 8[a]	3	4	1	11 16[a]	—	11

a 包括 5 个 TRAV/DV 基因

主要基因座指的是 14q11.2 上的 TRA 基因座、7q34 上的 TRB 基因座、7p14 上的 TRG 基因座及 14q11.2 上的 TRD 基因座；这些基因座所含的基因与 T 细胞受体链合成有关

孤儿基因位于主要基因座之外，不参与 T 细胞受体链的合成。已确认 6 个 TRBV 孤儿基因位于 9 号染色体（9p21）上

表 4-2　各单倍体基因组人类 T 细胞受体基因数量

基因座	染色体定位	基因座大小（kb）	V	D	J	C	功能基因数量	组合多样性（各基因座范围）
TRA	14q11.2	1000	44~46[a]	0	50	1	95~97[b]	44 × 50 = 2200（m） 46 × 50 = 2300（M）
TRB	7q34	620	40~48	2	12~13	2	56~65	40 × 2 × 12 = 960（m） 48 × 2 × 13 = 1248（M）

续表

基因座	染色体定位	基因座大小（kb）	V	D	J	C	功能基因数量	组合多样性（各基因座范围）
TRG	7p14	160	11~13	0	5	2	11~13	4 × 5 = 20（*m*） 6 × 5 =30（*M*）
TRD	14q11.2	60^{b} 530^{c}	3 8^{a}	3	4	1	11 16^{a}	3 × 3 × 4 = 36（*m*） 8 × 3 × 4 = 96；8 × 7 × 4 = 224^{d}（*M*）

a 包括 5 个 TRAV/DV 基因

b 从 TRDV2 到 TRDV3 的簇的大小

c 最接近 TRD 基因座 5′ 端的 TRAV/DV 基因（TRAV14/DV4）和最接近 3′ 端的 TRDV3 基因之间的距离

d 考虑到 2 个或 3 个 TRDD 基因的重排（4 种可能组合：D1、D2；D1、D3；D2、D3；D1、D2、D3）

组合多样性理论上的范围可以计入考量的各主要 TRA、TRB、TRG 和 TRD 基因座中功能性 V、D 和 J 基因数量的最小值（*m*）和最大值（*M*）之间

4.1.2.1 14q11.2 带 14 号染色体上 TRA 基因的列表和命名法之间的关联

1. TRAJ 基因命名法

TRAJ 基因按照代表其在基因座内从 3′ 端到 5′ 端位置区域的数字命名 [12]。

2. TRAV 基因命名法

如果若干基因同属一个亚组，则 TRAV 基因命名依据为：代表亚组的数字，后接一个连字符及一个表示其在基因座内相对位置的数字 [8]。数字自基因座中 5′ 端至 3′ 端不断增加。胚系 TRAV 基因未被分离时，其功能显示在括号内。已发现 TRAV14/DV4、TRAV23/DV6、TRAV29/DV5、TRAV36/DV7 和 TRAV38-2/DV8 基因被重排至 TRA 基因座的 J 基因，以及 TRD 基因座的 D 和 J 基因中（表 4-3）。

表 4-3　功能或可读框（ORF）人类 TRA 基因列表

IMGT 基因组	IMGT 基因名称	IMGT 功能	IMGT 数量（等位基因）	其他命名法 TRAV (1)	参考文献 [7]
TRAC	TRAC	F	1		
TRAJ	TRAJ1	ORF	1		
	TRAJ2	ORF	1		
	TRAJ3	F	1		
	TRAJ4	F	1		
	TRAJ5	F	1		
	TRAJ6	F	1		
	TRAJ7	F	1		
	TRAJ8	F	1		
	TRAJ9	F	1		
	TRAJ10	F	1		
	TRAJ11	F	1		

续表

IMGT 基因组	IMGT 基因名称	IMGT 功能	IMGT 数量（等位基因）	其他命名法 TRAV[1]	参考文献 [7]
TRAJ	TRAJ12	F	1		
	TRAJ13	F	1		
	TRAJ14	F	1		
	TRAJ15	F	1		
	TRAJ16	F	1		
	TRAJ17	F	1		
	TRAJ18	F	1		
	TRAJ19	ORF	1		
	TRAJ20	F	1		
	TRAJ21	F	1		
	TRAJ22	F	1		
	TRAJ23	F	1		
	TRAJ24	F	2		
	TRAJ25	ORF	1		
	TRAJ26	F	1		
	TRAJ27	F	1		
	TRAJ28	F	1		
	TRAJ29	F	1		
	TRAJ30	F	1		
	TRAJ31	F			
	TRAJ32	F			
	TRAJ33	F			
	TRAJ34	F			
	TRAJ35	ORF			
	TRAJ36	F			
	TRAJ37	F			
	TRAJ38	F			
	TRAJ39	F			
	TRAJ40	F			
	TRAJ41	F			
	TRAJ42	F			
	TRAJ43	F			
	TRAJ44	F			
	TRAJ45	F			
	TRAJ46	F			
	TRAJ47	F			
	TRAJ48	F			

续表

IMGT 基因组	IMGT 基因名称	IMGT 功能	IMGT 数量（等位基因）	其他命名法 TRAV [(1)]	参考文献 [7]
TRAJ	TRAJ49	F			
	TRAJ50	F			
	TRAJ52	F			
	TRAJ53	F			
	TRAJ54	F			
	TRAJ56	F			
	TRAJ57	F			
	TRAJ58	ORF			
	TRAJ59	ORF			
	TRAJ61	ORF			
TRAV	TRAV1-1	F		1S1	7S1
	TRAV1-2	F		1S2	7S2
	TRAV2	F		2S1	11S1
	TRAV3	F，（P）		3S1	16S1
	TRAV4	F		4S1	20S1
	TRAV5	F		5S1	15S1
	TRAV6	F		6S1	5S1
	TRAV7	F		7S1	
	TRAV8-1	F		8S1	1S1
	TRAV8-2	F		8S2	1S5
	TRAV8-3	F	3	8S3	1S4
	TRAV8-4	F	7	8S4	1S2
	TRAV8-6	F	2	8S6	1S3
	TRAV8-7	F	1	8S7	
	TRAV9-1	F	1	9S1	
	TRAV9-2	F	4	9S2	22S1
	TRAV10-3	F	1	10S1	24S1
	TRAV12-1	F	2	12S1	2S3
	TRAV12-2	F	3	12S2	2S1
	TRAV12-3	F	2	12S3	2S2
	TRAV13-1	F	3	13S1	8S1
	TRAV13-2	F	2	13S2	8S2
	TRAV14/DV4	F	4	hADV14S1	6S1-ADV6S1
	TRAV16	F	1	16S1	9S1
	TRAV17	F	1	17S1	3S1

续表

IMGT 基因组	IMGT 基因名称	IMGT 功能	IMGT 数量（等位基因）	其他命名法 TRAV[(1)]	参考文献 [7]
TRAV	TRAV18	F	1	18S1	
	TRAV19	F	1	19S1	12S1
	TRAV20	F	4	20S1	30S1
	TRAV21	F	2	21S1	23S1
	TRAV22	F	1	22S1	13S1
	TRAV23/DV6	F	4	hADV23Sl	17S1-ADV17S1
	TRAV24	F	2	24S1	18S1
	TRAV25	F	1	25S1	32S1
	TRAV26-1	F	3	26S1	4S2
	TRAV26-2	F	2	26S2	4S1
	TRAV27	F	3	27S1	10S1
	TRAV29/DV5	F，（P）	3	hADV29Sl	21S1-ADV21S1
	TRAV30	F	4	30S1	29S1
	TRAV34	F	1	34S1	26S1
	TRAV35	F	2	35S1	25S1
	TRAV36/DV7	F	4	hADV36Sl	28S1-DV28S1
	TRAV38-1	F	4	38S1	14S2
	TRAV38-2/DV8	F	1	hADV38S2	14S1-ADV14S1
	TRAV39	F	1	39S1	27S1
	TRAV40	F	1	40S1	31S1
	TRAV41	F	1	41S1	19S1

注：仅显示带有至少一个功能或 ORF 等位基因的基因。获取包含伪基因的人类 TRA 基因的完整列表，请查阅参考文献 [4] 和 [10] 及 IMGT 基因资料：http://www.imgt.org/IMGTrepertoire/Proteins/#h1_38

单个 TRA 基因信息请见：http://www.imgt.org/IMGTrepertoire/Proteins/#h1_38

例如，在 IMGT 库中查询 TRAV6：http://www.imgt.org/IMGTrepertoire/Proteins/alleles/human/TRA/TRAJ/Hu_TRAJ6.html

F：functional，功能的；ORF：open reading frame，可读框；

P：pseudogen，伪基因，其外面的括号表示对应的基因还没有被分离到

（1）Boysen，C. 等 .（AE000658-AE000661）未发表

4.1.2.2 14q11.2 上人类 TRAV 胚系可变区基因的数量和潜在库

1. 概况

700kb 跨度上属于 41 个亚组的 54 个 TRAV 和 TRAV/DV 基因：44 个功能基因、8 个伪基因、2 个功能基因或伪基因（TRAV3、TRAV29/DV5）。

2. 潜在库

属于 28～29 个亚组的 40～41 个功能性 TRAV 基因和属于 4～5 个亚组的 4～5 个功能性 TRAV/DV 基因。一个亚组（TRAV38）有一个“TRAV”基因和一个“TRAV/DV”基因。因此共计有属于 32～34 个亚组的 44～46 个功能性 TRAV 基因和 TRAV/DV 基因（表 4-4）。

表 4-4 14q11.2 上的人类 TRAV 胚系可变区基因库

亚组	功能基因数量	可读框	伪基因数量	总计
TRAV1	2	—	—	2
TRAV2	1	—	—	1
TRAV3	(1)*		(1)*	1
TRAV4	1	—	—	1
TRAV5	1	—	—	1
TRAV6	1	—	—	1
TRAV7	1	—	—	1
TRAV8	6	—	1	7
TRAV9	2	—	—	2
TRAV10	1	—	—	1
TRAV11	—	—	1	1
TRAV12	3	—	—	3
TRAV13	2	—	—	2
TRAV14/DV4	1	—	—	1
TRAV15	—	—	1	1
TRAV16	1	—	—	1
TRAV17	1	—	—	1
TRAV18	1	—	—	1
TRAV19	1	—	—	1
TRAV20	1	—	—	1
TRAV21	1	—	—	1
TRAV22	1	—	—	1
TRAV23	1	—	—	1
TRAV24	1	—	—	1
TRAV25	1	—	—	1
TRAV26	2	—	—	2
TRAV27	1	—	—	1
TRAV28	—	—	1	1
TRAV29/DV5	(1)*	—	(1)*	1
TRAV30	1	—	—	1
TRAV31	—	—	1	1
TRAV32	—	—	1	1
TRAV33	—	—	1	1
TRAV34	1	—	—	1
TRAV35	1	—	—	1
TRAV36/DV7	1	—	—	1

续表

亚组	功能基因数量	可读框	伪基因数量	总计
TRAV37	—	—	1	1
TRAV38/DV8[a]	2	—	—	2
TRAV39	1	—	—	1
TRAV40	1	—	—	1
TRAV41	1	—	—	1
总计	44（+2）*	0	8（+2）*	54

* 表示以下基因具有不同功能的等位基因：功能基因或伪基因（TRAV3、TRAV29/DV5）

a 目前发现的 TRAV38-2 基因被重排至 TRDD 基因

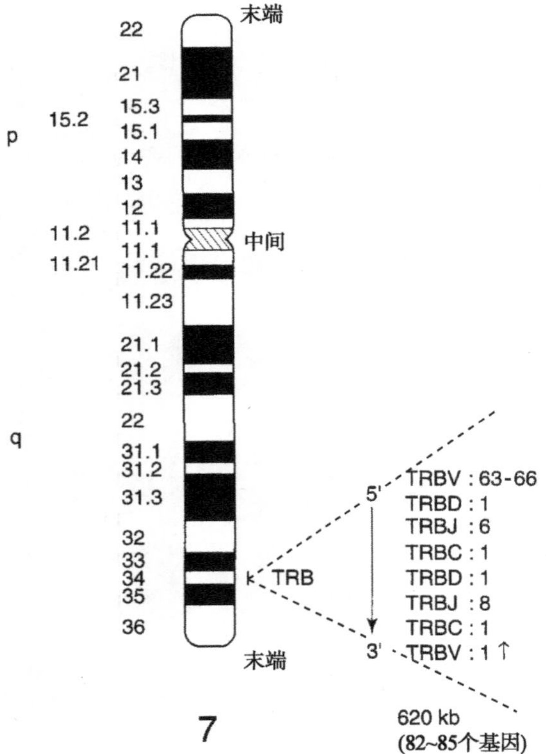

图 4-3　人类 TRB 基因座在 7q34 上的染色体定位。垂直线所示处为 TRB 基因座在 7q34 上的定位。箭头表示基因座的 5′ → 3′ 方向及其基因组顺序。位于 TRB 基因座 3′ 端的 TRBV 基因的方向与转录方向相反（以一小箭头显示）。箭头长度与基因座大小（以 kb 计）成比例。括号内所示为基因座中的基因总数。潜在 TRB 库取决于功能基因的数量，且每个单倍体基因组包含 56 ~ 65 个基因（40 ~ 48 个 TRBV，2 个 TRBD，12 ~ 13 个 TRBJ 和 2 个 TRBC）

4.2　人类 TRB 基因座

4.2.1 人类 TRB 基因座的染色体定位

人类 TRB 基因座位于 7 号染色体[5, 19~21] 7q34 带[21]长臂上（图 4-3）。基因座的方向取决于对白血病和淋巴瘤中 TRB 基因座相关移位的分析。

4.2.2 人类 TRB 基因座的组织结构

在 7q34 上的人类 TRB 基因座跨度为 620kb（图 4-4）。它包括属于 32 个亚组的 64 ~ 67 个基因[6, 9, 22~27]。除 TRBC2 基因下游的 TRBV30[25]与转录方向相反以外，其他 TRBV 基因皆位于重复 D-J-C 簇的上游，包括：第 1 部分的 1 个 TRBD、6 个 TRBJ 和 1 个 TRBC1 基因，以及第 2 部分的 1 个 TRBD、8 个 TRBJ 和 1 个 TRBC2 基因[15, 28~30]。两个恒定区基因 TRBC1 和 TRBC2 所编码的蛋白质之间存在 6 个氨基酸的差异。TRBV30 通过反向机制进行重排，这一点与位于小鼠 TRBC2 基因下游 TRB 基因座内的鼠科 TRBV31 基因逆转录方向重排相似[31]。在 32 个 TRBV 亚组中有 23 个被发现各含一个单一成员。最 5′ 端的 TRBV 基因占据最接近着丝点的位置，而基因座 3′ 端的 TRBV30 基因为 TRB 基因座中最接近端粒的基因。潜在库包括属于 21 ~ 23 个亚组的 40 ~ 48 个功能性 TRBV 基因、2 个 TRBD 基因、12 ~ 13 个 TRBJ 基因（6 个来自第一簇，6 ~ 7 个来自第二簇）及 2 个 TRBC 基因。6 个 TRBV 孤儿基因位于 9 号染色体 9p21 上[32, 33]。增强子序列为起自 TRBC2 基因 3′ 端的 5.5kb 序列[34]。

说明

V基因

■ 功能性

□ ORF（可读框）

▮ 假基因

D基因

▮ 功能性

J基因

▯ 功能性

C基因

■ 功能性

不相关基因
(T1~T8 Trypsinogen 基因)

■ 功能性

□ 假基因

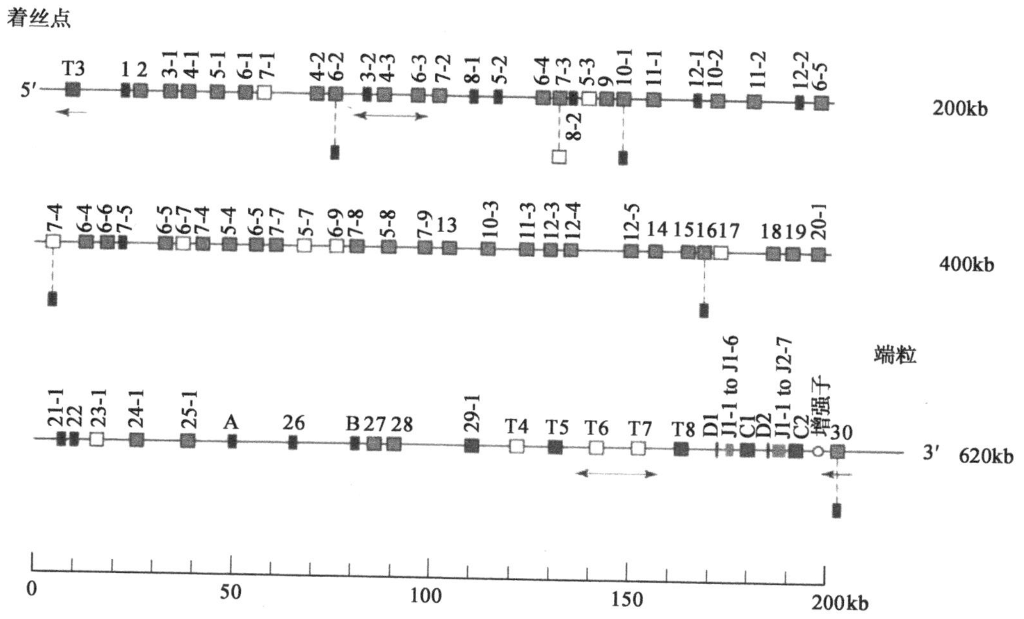

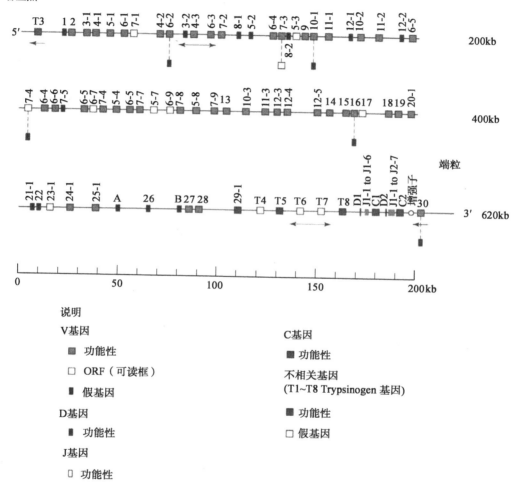

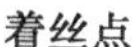

图 4-4　7q34 上的人类 TRB 基因座图示。方框表示基因未按比例示出。未显示外显子。如果若干基因同属一个亚组，则 TRBV 基因命名依据为：代表亚组的数字，后接一个连字符及一个表示其在基因座内相对位置的数字。数字自基因座中 5′ 端至 3′ 端不断增加。单向箭头表示基因极性与 D-J-C 簇相反。双向箭头表示嵌入 / 缺失多态性

各单倍体基因组中人类 TRB 基因的总数为 82 ~ 85 个（如果包括孤儿基因，则为 88 ~ 91 个基因），其中 56 ~ 65 个为功能基因（请见表 4-9 和表 4-10）。

4.2.2.1 7号染色体7q34带上TRB基因的列表和命名法之间的关联

TRBV基因命名法

如果若干基因同属一个亚组，则TRBV基因命名依据为：代表亚组的数字，后接一个连字符及一个表示其在基因座内相对位置的数字。数字自基因座中5′端至3′端不断增加[23]。

功能性显示于：

1）圆括号内时，编号代表重排序列，且相应的胚系基因未被分离。

2）方括号内时，编号代表DNA基因组序列，但不代表胚系或被重排。

已对一些TRBV亚组（20、21、23、24、25和29）的孤儿基因进行了描述。主要基因座内的单个成员基因的命名方法为：亚组编号后接一个连字符及数字1。目前尚无报道显示第22亚组存在孤儿基因，因此单个成员基因的IMGT命名为TRBV22（表4-5）。

表4-5 功能或可读框（ORF）人类TRB基因列表

IMGT 基因组	IMGT 基因名称	IMGT 功能	IMGT号 （等位基因）	其他命名法		
				参考文献[23]	参考文献[7]	参考文献[25]
TRBC	TRBC1	F	2			
	TRBC2	F	2			
TRBD	TRBD1	F	1			
	TRBD2	F	2			
TRBJ	TRBJ1-1	F	1			
	TRBJ1-2	F	1			
	TRBJ1-3	F	1			
	TRBJ1-4	F	1			
	TRBJ1-5	F	1			
	TRBJ1-6	F	1			
	TRBJ2-1	F	1			
	TRBJ2-2	F	1			
	TRBJ2-2P	ORF	1			
	TRBJ2-3	F	1			
	TRBJ2-4	F	1			
	TRBJ2-5	F	1			
	TRBJ2-6	F	1			
	TRBJ2-7	F，ORF	1			
TRBV	TRBV2	F	3	22S1	22S1	2
	TRBV3-1	F	2	9S1	9S1	3-1

续表

IMGT 基因组	IMGT 基因名称	IMGT 功能	IMGT 号（等位基因）	其他命名法		
				参考文献 [23]	参考文献 [7]	参考文献 [25]
TRBV	TRBV4-1	F	2	7S1	7S1	4-1
	TRBV4-2	F	2	7S3	7S3	4-2
	TRBV4-3	F	4	7S2	7S2	4-3
	TRBV5-1	F	2	5S1	5S1	5-1
	TRBV5-3	ORF	2	5S5	5S5	5-3
	TRBV5-4	F	4	5S6	5S6	5-4
	TRBV5-5	F	3	5S3	5S3	5-5
	TRBV5-6	F	1	5S2	5S2	5-6
	TRBV5-7	ORF	1	5S7	5S7	5-7
	TRBV5-8	F	2	5S8	5S4	5-8
	TRBV6-1	F	1	13S3	13S3	6-1
	TRBV6-2	F，（P）	3	13S2a	13S2a	6-2
	TRBV6-3	F	1	13S2b	13S2b	6-3
	TRBV6-4	F	2	13S5	13S5	6-4
	TRBV6-5	F	1	13S1	13S1	6-5
	TRBV6-6	F	5	13S6	13S6	6-6
	TRBV6-7	ORF	1	13S8	13S8	6-7
	TRBV6-8	F	1	13S7	13S7	6-8
	TRBV6-9	F	1	13S4	13S4	6-9
	TRBV7-1	ORF	1	6S10	6S7	7-1
	TRBV7-2	F	4	6S7	6S5	7-2
	TRBV7-3	F，ORF	5	6S1	6S1	7-3
	TRBV7-4	F，（P）	3	6S11	6S8	7-4
	TRBV7-6	F	2	6S4	6S3	7-6
	TRBV7-7	F	2	6S14	6S6	7-7
	TRBV7-8	F	3	6S3	6S2	7-8
	TRBV7-9	F	7	6S5	6S4	7-9
	TRBV9	F	3	1S1	1S1	9
	TRBV10-1	F，[P]	3	12S4	12S2	10-1
	TRBV10-2	F	2	12S3	12S3	10-2
	TRBV10-3	F	4	12S2	12S1	10-3
	TRBV11-1	F	1	21S1	21S1	11-1
	TRBV11-2	F	3	21S3	21S3	11-2

续表

IMGT 基因组	IMGT 基因名称	IMGT 功能	IMGT 号 （等位基因）	其他命名法		
				参考文献 [23]	参考文献 [7]	参考文献 [25]
TRBV	TRBV11-3	F	4	21S4	21S2	11-3
	TRBV12-3	F	1	8S1	8S1	12-3
	TRBV12-4	F	2	8S2	8S2	12-4
	TRBV12-5	F	1	8S3	8S3	12-5
	TRBV13	F	2	23S1	23S1	13
	TRBV14	F	2	16S1	16S1	14
	TRBV15	F	3	24S1	24S1	15
	TRBV16	F，P	3	25S1	25S1	16
	TRBV17	ORF	1	26S1（1）	26S1	17
	TRBV18	F	1	18S1	18S1	18
	TRBV19	F	3	17S1	17S1	19
	TRBV20-1	F	7	2S1	2S1	20-1
	TRBV23-1	ORF	1	19S1	19S1	23-1
	TRBV24-1	F	1	15S1	15S1	24-1
	TRBV25-1	F	1	11S1	11S1	25-1
	TRBV27	F	1	14S1	14S1	27
	TRBV28	F	1	3S1	3S1	28
	TRBV29-1	F	3	4S1	4S1	29-1
	TRBV30	F，P	5	20S1	20S1	30

注：仅显示带有至少一个功能或 ORF 等位基因的基因。获取包含伪基因的人类 TRBV 基因的完整列表，请查阅参考文献 [26] 和 [29] 及 IMGT 基因资料：http://www.imgt.org/IMGTrepertoire/Proteins/#h1_38

单个 TRB 基因信息请见：http://www.imgt.org/IMGTrepertoire/Proteins/#h1_38

例如，在 IMGT 库中查询 TRBV3-1：http://www.imgt.org/IMGTrepertoire/Proteins/alleles/human/TRB/TRBV/Hu_TRBV3-1.html

（1）26S1 定义见 Slightom 等（1994）

4.2.2.2 7q34 上人类 TRBV 胚系可变区基因的数量和潜在库

1. 概况

620kb 跨度上属于 30 个亚组的 64 ~ 67 个 TRBV 基因：40 ~ 42 个功能基因、6 个可读框（ORF）、12 ~ 13 个伪基因、5 个功能基因或伪基因、1 个功能基因或 ORF。

2. 潜在库

属于 21 ~ 23 个亚组的 40 ~ 48 个功能性 TRBV 基因见表 4-6。

表 4-6　7q34 上的人类 TRBV 胚系可变区基因库

亚组	功能基因数量	可读框数量	伪基因数量	总计
TRBV1	—	—	1	1
TRBV2	1	—	—	1
TRBV3	1	—	0~1**	1~2**
TRBV4	2~3**	—	—	2~3**
TRBV5	5	2	1	8
TRBV6	6~7**（+1）*	1	（1）*	8~9**
TRBV7	5（+2）*	1（+1）*	1（+1）*	9
TRBV8	—	—	2	2
TRBV9	1	—	—	1
TRBV10	2（+1）*	—	（1）*	3
TRBV11	3	—	—	3
TRBV12	3	—	2	5
TRBV13	1	—	—	1
TRBV14	1	—	—	1
TRBV15	1	—	—	1
TRBV16	（1）*	—	（1）*	1
TRBV17	—	1	—	1
TRBV18	1	—	—	1
TRBV19	1	—	—	1
TRBV20	1	—	—	1
TRBV21	—	—	1	1
TRBV22	—	—	1	1
TRBV23	—	1	—	1
TRBV24	1	—	—	1
TRBV25	1	—	—	1
TRBV26	—	—	1	1
TRBV27	1	—	—	1
TRBV28	1	—	—	1
TRBV29	1	—	—	1
TRBV30	（1）*	—	（1）*	1
TRBVA	—	—	1	1
TRBVB	—	—	1	1
总计	40~42（+6）*	6（+1）*	12~13（+5）*	64~67

* 表示以下基因具有不同功能的等位基因：

功能基因或伪基因（TRBV6-2、TRBV7-4、TRBV10-1、TRBV16、TRBV30）

功能基因或 ORF（TRBV7-3）

** 显示与 TRBV3-2、TRBV4-3、TRBV6-3 有关的嵌入 / 缺失所致的等位基因多态性

4.3　人类 TRG 基因座

4.3.1 人类 TRG 基因座的染色体定位

人类 TRG 基因座[15，35~49]位于 7 号染色体[2]的 7p14 带上（图 4-5，图 4-6）[50，51]。基因座方向已通过对 7 号染色体 inv（7）（p14-q34）倒位的分析确定，后者与共济失调性毛细血管扩张症及白血病患者的 TRG 和 TRB 基因座有关。

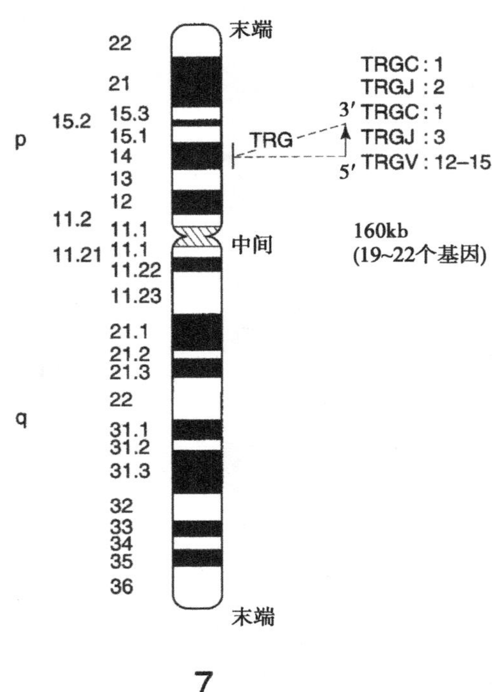

图 4-5　7p14 上人类 TRG 基因座的染色体定位，垂直线所示处为 TRG 基因座在 7p14 上的定位。箭头表示基因座的 5′ → 3′ 方向及其基因组顺序。箭头长度与基因座大小（以 kb 计）成比例。括号内所示为基因座中的基因总数

4.3.2 人类 TRG 基因座的组织结构

在 7p14 上的人类 TRG 基因座[4，15，35~49]跨度为 160kb[41]。它包括属于重复 J-C 簇上游 6 个亚组的 12 ~ 15 个 TRGV 基因[36，39，42，43，45，47，48]（由第 1 部分的 3 个 TRGJ 和 1 个 TRGC1 基因，以及第 2 部分的 2 个 TRGJ 和 2 个 TRGC2 基因组成）[35，40，43，44]。最 5′ 端的 TRGV 基因占据最接近着丝点的位置，而基因座 3′ 端的 TRGC2 基因为 TRG 基因座中最接近端粒的基因[41]。在蛋白质水平仅具有 30% 同源性的 6 个不同亚组的 TRGV 基因之间不存在交叉杂交[39，42]。

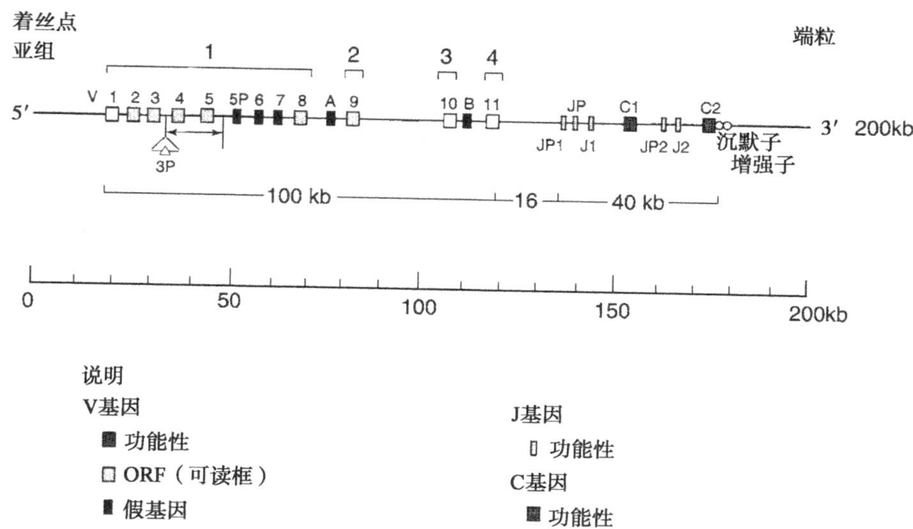

图 4-6 7p14 上的人类 TRG 基因座图示。方框表示基因未按比例示出。未显示外显子。双向箭头表示嵌入 / 缺失多态性。TRGV3P 基因作为一个嵌入所致的多态性基因，已通过在罕见单倍型中进行 Southern 印迹杂交确认，但尚未被测序 [46]

在 80% ~ 95% 人类 γδ T 细胞中表达的 TRGV9 基因为第 2 亚组的独特成员。已发现 TRGV10 和 TRGV11，作为第 3 亚组和第 4 亚组的单独成员，被分别重排 [39] 和转录，但由于信使前体的剪接缺陷 [47, 48]，皆为无法在 γ 链中表达的可读框。潜在库包括属于 2 个亚组的 4 ~ 6 个功能性 TRGV 基因、5 个 TRGJ 基因和 2 个 TRGC 基因 [36, 39~45, 47, 48]。

不同人群中的 TRGV 基因数量和 TRGC2 基因外显子数量的多态性已被描述过 [35, 37, 38]。TRGV 亚组基因数量从 7 个增加到 10 个 [37, 38]。V4 和 V5 缺失，或 V3 和 V4 之间嵌入额外的 V 基因、V3P 所致的等位基因多态性，可以通过限制性片段长度多态性（RFLP）技术 [37, 38] 检出。相距 16kb 的两个 TRGC 基因（及其相关 TRGJ 基因）皆由基因座中邻近重复所致。然而，它们在结构上存在若干差异 [46]。TRGJP1、TRGJ1、TRGC1 分别与 TRGJP2、TRGJ2、TRGC2 交叉杂交 [40, 44, 45]，而 TRGJP 在重复 TRGJP2-J2-C2 簇中无对应物 [42]。TRGC1 基因具有 3 个外显子 [44]，而由于包括第 2 外显子区域的 2 次重复或 3 次重复 [35]，TRGC2 基因具有 4 个或 5 个外显子。带有第 2 外显子 2 次重复 [C2（2×）] 或 3 次重复 [C2（3×）] 的 TRGC2 基因的等位基因多态性可通过 RFLP 技术确定 [35]。TRGC1 基因的第 2 外显子具有一个参与形成链间二硫键的半胱氨酸，而该半胱氨酸在人类 TRGC2 基因第 2 外显子中未保留。增强子序列和沉默子序列位于 TRGC2 基因下游 6.5kb 处 [52]。

各单倍体基因组中 TRG 基因的总数为 19 ~ 22 个，其中 11 ~ 13 个为功能基因（请参见表 4-1 和表 4-2）。

4.3.2.1 7 号染色体 7p14 带上 TRG 基因的列表和命名法之间的关联

TRGV 基因命名法

TRGV 基因按照代表其在基因座内从 5′ 端到 3′ 端位置区域的数字命名 [41, 42]。两个伪基因及其亚组的单一成员以一个字母命名[39, 41]（表 4-7）。

表 4-7 功能或 ORF（可读框）人类 TRGV 基因列表

IMGT 基因组	IMGT 基因名称	IMGT 功能	IMGT 号 （等位基因）
TRGC	TRGC1	F	2
	TRGC2（2×）	F	4
	TRGC2（3×）	F	1
TRGJ	TRGJ1	F	2
	TRGJ2	F	1
	TRGJP	F	1
	TRGJP1	F	1
	TRGJP2	F	1
TRGV	TRGV1	ORF	1
	TRGV2	F	2
	TRGV3	F	2
	TRGV4	F	2
	TRGV5	F	1
	TRGV8	F	1
	TRGV9	F	2
	TRGV10	ORF	2
	TRGV11	ORF	2

注：仅显示带有至少一个功能或 ORF 等位基因的基因。获取包含伪基因的人类 TRGV 基因的完整列表，请查阅参考文献 [41] 和 IMGT 基因资料：http://www.imgt.org/IMGTrepertoire/Proteins/#h1_43

单个 TRG 基因信息请见：http://www.imgt.org/IMGTrepertoire/Proteins/#h1_43

例如：在 IMGT 库中查询 TRGV4：http://www.imgt.org/IMGTrepertoire/Proteins/alleles/human/TRG/TRGV/Hu_TRGV4.html

4.3.2.2 7p14 上人类 TRGV 胚系可变区基因的数量和潜在库

1. 概况

120kb 跨度上属于 6 个亚组的 12 ~ 15 个 TRGV 基因：4 ~ 6 个功能基因、3 个 ORF（可读框）、5 个伪基因。

2. 潜在库

属于 2 个亚组的 4 ~ 6 个功能性 TRGV 基因见表 4-8。

表 4-8 7p14 上的人类 TRGV 胚系可变区基因库

亚组	功能基因	功能基因	可读框	伪基因	总计
1	TRGV1	—	1	—	1
	TRGV2	1	—	—	1
	TRGV3	1	—	—	1
	TRGV3P				0~1*
	TRGV4	0~1*	—	—	0~1*
	TRGV5	0~1*	—	—	0~1*
	TRGV5P	—	—	1	1
	TRGV6	—	—	1	1
	TRGV7	—	—	1	1
	TRGV8	1	—	—	1
2	TRGV9	1	—	—	1
3	TRGV10	—	1	—	1
4	TRGV11	—	1	—	1
A	TRGVA	—	—	1	1
B	TRGVB	—	—	1	1
	总计	4~6	3	5	12~15

* 表示嵌入 / 缺失所致的等位基因多态性

TRGV3P 基因作为一个嵌入所致的多态性基因，已通过在罕见单倍型中进行 Southern 印迹杂交确认，但尚未被测序 [38]。

最常见的单倍型包括 14 个 TRGV 基因（6 个功能基因 + 3 个 ORF + 5 个伪基因），带有 V4 和 V5 且无 V3P[38, 41]。

4.4 人类 TRD 基因座

4.4.1 人类 TRD 基因座的染色体定位

人类 TRD 基因座位于 14 号染色体 14q11.2 带长臂上（图 4-7）。TRD 基因座嵌入 TRA 基因座内的 TRAV 与 TRAJ 基因之间 [13, 53~55]。基因座的方向取决于对白血病和淋巴瘤中 TRD 基因座相关移位的分析。

4.4.2 人类 TRD 基因座的组织结构

位于 14q11.2 上的人类 TRD 基因座包括 TRDC 基因上游 [56, 57] 的一个 TRDV 基因（TRDV2）簇 [58~60]、3 个 TRDD 基因 [57, 61] 和 4 个 TRDJ 基因 [4, 54, 61~64]；另一个 TRDV 基因（TRDV3）位于与转录方向相反的 TRDC 基因下游 [59, 61, 65]。该基因簇跨度为 60kb 且

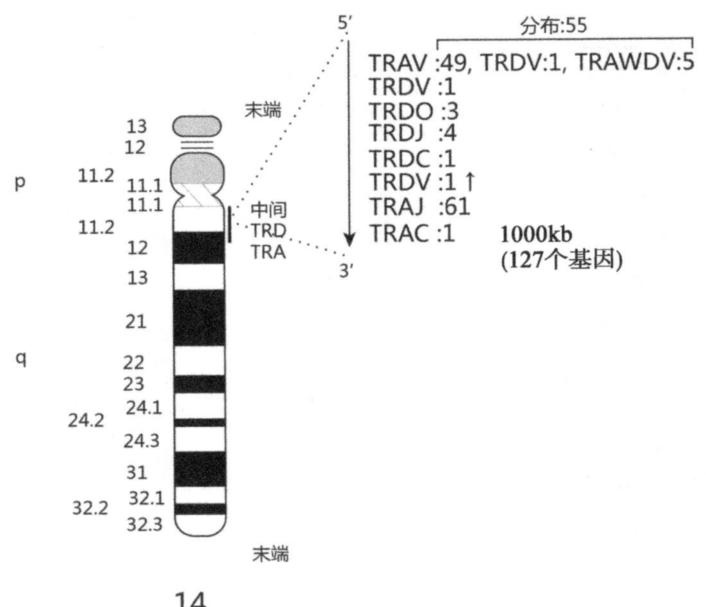

图 4-7 TRA 基因座内嵌人类 TRD 基因座在 14q11.2 上的染色体定位。垂直线所示处为 TRA 和 TRD 基因座在 14q11.2 上的定位。箭头表示基因座的 5′ → 3′ 方向及其基因组顺序。箭头长度与基因座大小（以 kb 计）成比例。括号内所示为 TRA 和 TRD 基因座中的基因总数。已发现命名为 TRAV/DV 的 5 个基因被重排至 TRA 基因座的 J 基因、TRD 基因座的 D 和 J 基因中，并因此可被用于 α 链或 δ 链的合成 [4]

位于 TRA 基因座内的 TRAV 与 TRAJ 基因之间 [15]。一个 TRDV 基因（TRDV1）[66, 67] 位于 TRAV 基因中的 TRDC 基因上游 360kb 处 [27, 68]。已发现 5 个可变区基因被重排至 TRAJ 基因和 TRD 基因座的（D）J 基因，因而皆可被用于 δ 链和 α 链的合成 [8, 10, 27, 69]。这些基因称为 TRAV/DV 基因 [8]。TRDV 基因是不同亚组的独特成员。除了一个 TRAV/DV（已被发现为功能基因或伪基因）[8]，所有 TRD 基因均为功能基因。增强子序列位于 TRDJ3 和 TRDC 基因之间 [70, 71]。

4.4.2.1 14 号染色体 14q11.2 带上 TRD 基因的列表和命名法之间的关联

TRDV 和 TRAV/DV 基因命名法

TRDV 基因（仅被发现重排至 TRDD 基因者）以代表与基因座 5′ → 3′ 端位置对应亚组的一位数字命名。

TRAV/DV 基因（仅被发现重排至 TRDD 及 TRAJ 基因者）按照 TRAV 命名法指定名称。为表示这些基因可参与 TRD 重排，加入一个斜线符号，后接字母 DV 及一位数字。这些基因已报告在 TRAV 表中（表 4-9）。

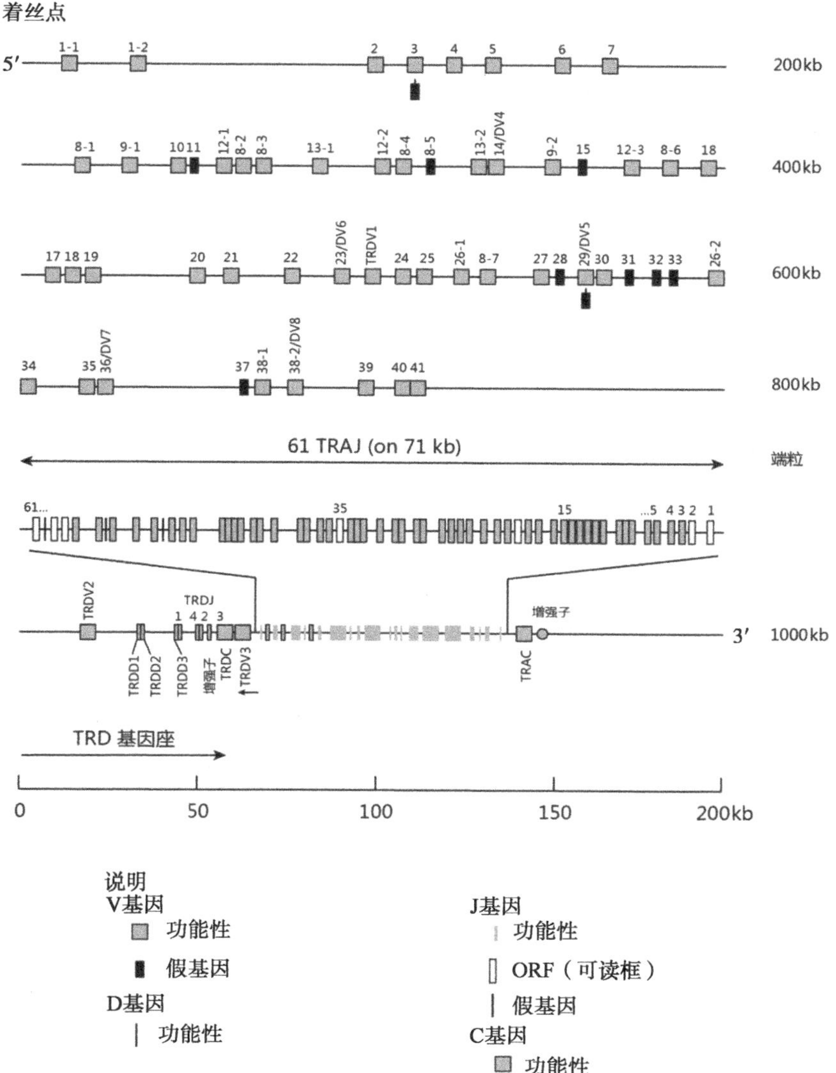

图 4-8　位于 14q11.2 上的 TRA 基因座内的人类 TRD 基因座图示。方框表示基因未按比例示出。未显示外显子。3 个 TRDV 基因以代表与基因座 5′→3′ 端位置对应亚组的一位数字命名。5 个 TRAV/DV 基因皆可被用于进行 δ 链和 α 链的合成

表 4-9　功能或可读框（ORF）人类 TRD 基因列表

IMGT 基因组	IMGT 基因名称	IMGT 功能	IMGT 号（等位基因）
TRDC	TRDC	F	1
TRDD	TRDD1	F	1
	TRDD2	F	1
	TRDD3	F	1
TRDJ	TRDJ1	F	1

续表

IMGT 基因组	IMGT 基因名称	IMGT 功能	IMGT 号（等位基因）
	TRDJ2	F	1
	TRDJ3	F	1
	TRDJ4	F	1
TRDV	TRDV1	F	1
	TRDV2	F	3
	TRDV3	F	2

注：仅显示带有至少一个功能或ORF等位基因的基因。已发现TRAV14/DV4、TRAV23/DV6、TRAV29/DV5、TRAV36/DV7和TRAV38-2/DV8基因被重排至TRA基因座的J基因，以及TRD基因座的D和J基因，并显示于人类TRAV表中。获取包含伪基因的人类TRD基因的完整列表，请查阅参考文献[4]和[10]及IMGT基因资料：http://www.imgt.org/IMGTrepertoire/Proteins/#h1_38

单个TRD基因信息请见：http://www.imgt.org/IMGTrepertoire/Proteins/#h1_38

例如，在IMGT库中查询TRDV2：http://www.imgt.org/IMGTrepertoire/Proteins/alleles/human/TRD/TRDV/Hu_TRDV2.html

4.4.2.2 14q11.2上人类TRDV胚系可变区基因的数量与潜在库

1. 概况

属于3个亚组的3个TRDV基因：TRAV基因中TRDC上游360kb处的TRDV1、TRDC上游44kb处的TRDV2、与转录相反顺序TRDC下游3kb处的TRDV3。

属于5个亚组的5个TRAV/DV基因

已发现TRAV/DV基因被重排至TRD基因座的D和J基因，或TRAJ基因，因此可被用于合成α链或δ链。

2. 潜在库

属于3个亚组的3个功能性TRDV基因，以及属于4～5个亚组的4～5个功能性TRAV/DV基因（表4-10）。

表4-10 位于14q11.2上的人类TRDV和TRAV/DV胚系可变区基因库

亚组	功能基因	可读框	伪基因	总计
TRDV1	1	—	—	1
TRDV2	1	—	—	1
TRDV3	1	—	—	1
总计	3	0	0	3
TRAV14/DV4	1	—	—	1
TRAV23/DV6	1	—	—	1
TRAV29/DV5	（1）*	—	（1）*	1
TRAV36/DV7	1	—	—	1
TRAV38-2/DV8[a]	1	—	—	1
总计	4（+1）*	0	（1）*	5

* 表示以下基因具有不同功能的等位基因：功能基因或伪基因（TRAV29/DVS）

a TRAV38/DV8亚组包括两个基因；目前仅TRAV38-2/DV8基因已被发现重排至TRDD基因

参 考 文 献

[1] Collins MK, Goodfellow PN, Dunne MJ, et al. A human T-cell antigen receptor beta chain gene maps to chromosome 7. The EMBO Journal, 1984, 3（10）: 2347-2349.

[2] Rabbitts TH, Lefranc MP, Stinson MA, et al. The chromosomal location of T-cell receptor genes and a T cell rearranging gene: possible correlation with specific translocations in human T cell leukaemia. The EMBO Journal, 1985, 4（6）: 1461-1465.

[3] Croce CM, Isobe M, Palumbo A, et al. Gene for alpha-chain of human T-cell receptor: location on chromosome 14 region involved in T-cell neoplasms. Science, 1985, 227（4690）: 1044-1047.

[4] Linguiti G, Antonacci R, Tasco G, et al. Genomic and expression analyses of Tursiops truncatus T cell receptor gamma（TRG）and alpha/delta（TRA/TRD）loci reveal a similar basic public gammadelta repertoire in dolphin and human. BMC Genomics, 2016, 17（1）: 634.

[5] Toor AA, Toor AA, Rahmani M, et al. On the organization of human T-cell receptor loci: log-periodic distribution of T-cell receptor gene segments. Journal of the Royal Society, Interface, 2016, 13（114）: 20150911.

[6] Arden B, Clark SP, Kabelitz D, et al. Human T-cell receptor variable gene segment families. Immunogenetics, 1995, 42（6）: 455-500.

[7] Roman-Roman S, Ferradini L, Azocar J, et al. Studies on the human T cell receptor alpha/beta variable region genes. I. Identification of 7 additional V alpha subfamilies and 14 J alpha gene segments. European Journal of Immunology, 1991, 21（4）: 927-933.

[8] Scaviner D, Lefranc MP. The human T cell receptor alpha variable（TRAV）genes. Experimental and Clinical Immunogenetics, 2000, 17（2）: 83-96.

[9] Wilson RK, Lai E, Concannon P, et al. Structure, organization and polymorphism of murine and human T-cell receptor alpha and beta chain gene families. Immunological Reviews, 1988, 101: 149-172.

[10] Hecht F, Morgan R, Hecht BK, et al. Common region on chromosome 14 in T-cell leukemia and lymphoma. Science, 1984, 226（4681）: 1445-1447.

[11] Koop BF, Rowen L, Wang K, et al. The human T-cell receptor TCRAC/TCRDC（C alpha/C delta）region: organization, sequence, and evolution of 97.6 kb of DNA. Genomics, 1994, 19（3）: 478-493.

[12] Scaviner D, Lefranc MP. The human T cell receptor alpha joining（TRAJ）genes. Experimental and Clinical Immunogenetics, 2000, 17（2）: 97-106.

[13] Baer R, Lefranc MP, Minowada J, et al. Organization of the T-cell receptor alpha-chain gene and rearrangement in human T-cell leukaemias. Molecular Biology & Medicine, 1986, 3（3）: 265-277.

[14] Yoshikai Y, Clark SP, Taylor S, et al. Organization and sequences of the variable, joining and constant region genes of the human T-cell receptor alpha-chain. Nature, 1985, 316（6031）: 837-840.

[15] Lefranc MP. Organization of the human T-cell receptor genes. European Cytokine Network, 1990, 1（3）: 121-130.

[16] Begley CG, Aplan PD, Davey MP, et al. Demonstration of delta rec-pseudo J alpha rearrangement with deletion of the delta locus in a human stem-cell leukemia. The Journal of Experimental Medicine, 1989, 170（1）: 339-342.

[17] de Villartay JP，Hockett RD，Coran D，et al. Deletion of the human T-cell receptor delta-gene by a site-specific recombination. Nature，1988，335（6186）：170-174.

[18] Ho IC，Yang LH，Morle G，et al. A T-cell-specific transcriptional enhancer element 3' of C alpha in the human T-cell receptor alpha locus. Proceedings of the National Academy of Sciences of the United States of America，1989，86（17）：6714-6718.

[19] Barker PE，Ruddle FH，Royer HD，et al. Chromosomal location of human T-cell receptor gene Ti beta. Science，1984，226（4672）：348-349.

[20] Caccia N，Kronenberg M，Saxe D，et al. The T cell receptor beta chain genes are located on chromosome 6 in mice and chromosome 7 in humans. Cell，1984，37（3）：1091-1099.

[21] Isobe M，Erikson J，Emanuel BS，et al. Location of gene for beta subunit of human T-cell receptor at band 7q35，a region prone to rearrangements in T cells. Science，1985，228（4699）：580-582.

[22] Ferradini L，Roman-Roman S，Azocar J，et al. Studies on the human T cell receptor alpha/beta variable region genes. II. Identification of four additional V beta subfamilies. European Journal of Immunology，1991，21（4）：935-942.

[23] Folch G，Lefranc MP. The human T cell receptor beta variable（TRBV）genes. Experimental and Clinical Immunogenetics，2000，17（1）：42-54.

[24] Lai E，Concannon P，Hood L. Conserved organization of the human and murine T-cell receptor beta-gene families. Nature，1988，331（6156）：543-546.

[25] Rowen L，Koop BF，Hood L. The complete 685-kilobase DNA sequence of the human beta T cell receptor locus. Science，1996，272（5269）：1755-1762.

[26] Wei S，Charmley P，Robinson MA，et al. The extent of the human germline T-cell receptor V beta gene segment repertoire. Immunogenetics，1994，40（1）：27-36.

[27] Musilova P，Drbalova J，Kubickova S，et al. Illegitimate recombination between T cell receptor genes in humans and pigs（*Sus scrofa domestica*）. Chromosome Research：an International Journal on the Molecular，Supramolecular and Evolutionary Aspects of Chromosome Biology，2014，22（4）：483-493.

[28] Folch G，Lefranc MP. The human T cell receptor beta diversity（TRBD）and beta joining（TRBJ）genes. Experimental and Clinical Immunogenetics，2000，17（2）：107-114.

[29] Toyonaga B，Yoshikai Y，Vadasz V，et al. Organization and sequences of the diversity，joining，and constant region genes of the human T-cell receptor beta chain. Proceedings of the National Academy of Sciences of the United States of America，1985，82（24）：8624-8628.

[30] Tunnacliffe A，Kefford R，Milstein C，et al. Sequence and evolution of the human T-cell antigen receptor beta-chain genes. Proceedings of the National Academy of Sciences of the United States of America，1985，82（15）：5068-5072.

[31] Malissen M，McCoy C，Blanc D，et al. Direct evidence for chromosomal inversion during T-cell receptor beta-gene rearrangements. Nature，1986，319（6048）：28-33.

[32] Charmley P，Keretan E，Snyder K，et al. Relative size and evolution of the germline repertoire of T-cell receptor beta-chain gene segments in nonhuman primates. Genomics，1995，25（1）：150-156.

[33] Robinson MA，Mitchell MP，Wei S，et al. Organization of human T-cell receptor beta-chain genes：clusters of V beta genes are present on chromosomes 7 and 9. Proceedings of the National Academy of Sciences of the United States of America，1993，90（6）：2433-2437.

[34] Gottschalk LR，Leiden JM. Identification and functional characterization of the human T-cell receptor beta gene transcriptional enhancer：common nuclear proteins interact with the transcriptional regulatory elements of the T-cell receptor alpha and beta genes. Molecular and Cellular Biology，1990，10（10）：5486-5495.

[35] Buresi C，Ghanem N，Huck S，et al. Exon duplication and triplication in the human T-cell receptor gamma constant region genes and RFLP in French，Lebanese，Tunisian，and black African populations. Immunogenetics，1989，29（3）：161-172.

[36] Forster A，Huck S，Ghanem N，et al. New subgroups in the human T cell rearranging V gamma gene locus. The EMBO Journal，1987，6（7）：1945-1950.

[37] Ghanem N，Buresi C，Moisan JP，et al. Deletion，insertion，and restriction site polymorphism of the T-cell receptor gamma variable locus in French，Lebanese，Tunisian，and black African populations. Immunogenetics，1989，30（5）：350-360.

[38] Ghanem N，Soua Z，Zhang XG，et al. Polymorphism of the T-cell receptor gamma variable and constant region genes in a Chinese population. Human Genetics，1991，86（5）：450-456.

[39] Huck S，Dariavach P，Lefranc MP. Variable region genes in the human T-cell rearranging gamma（TRG）locus：V-J junction and homology with the mouse genes. The EMBO Journal，1988，7（3）：719-726.

[40] Huck S，Lefranc MP. Rearrangements to the JP1，JP and JP2 segments in the human T-cell rearranging gamma gene（TRG gamma）locus. FEBS Letters，1987，224（2）：291-296.

[41] Lefranc MP，Chuchana P，Dariavach P，et al. Molecular mapping of the human T cell receptor gamma（TRG）genes and linkage of the variable and constant regions. European Journal of Immunology，1989，19（6）：989-994.

[42] LeFranc MP，Forster A，Baer R，et al. Diversity and rearrangement of the human T cell rearranging gamma genes：nine germ-line variable genes belonging to two subgroups. Cell，1986，45（2）：237-246.

[43] Lefranc MP，Forster A，Rabbitts TH. Rearrangement of two distinct T-cell gamma-chain variable-region genes in human DNA. Nature，1986，319（6052）：420-422.

[44] Lefranc MP，Forster A，Rabbitts TH. Genetic polymorphism and exon changes of the constant regions of the human T-cell rearranging gene gamma. Proceedings of the National Academy of Sciences of the United States of America，1986，83（24）：9596-9600.

[45] Lefranc MP，Rabbitts TH. Two tandemly organized human genes encoding the T-cell gamma constant-region sequences show multiple rearrangement in different T-cell types. Nature，1985，316（6027）：464-466.

[46] Lefranc MP，Rabbitts TH. The human T-cell receptor gamma（TRG）genes. Trends in Biochemical Sciences，1989，14（6）：214-218.

[47] Zhang XM，Cathala G，Soua Z，et al. The human T-cell receptor gamma variable pseudogene V10 is a distinctive marker of human speciation. Immunogenetics，1996，43（4）：196-203.

[48] Zhang XM，Tonnelle C，Lefranc MP，et al. T cell receptor gamma cDNA in human fetal liver and thymus：variable regions of gamma chains are restricted to V gamma I or V9，due to the absence of splicing of the V10 and V11 leader intron. European Journal of Immunology，1994，24（3）：571-578.

[49] Lefranc MP，Rabbitts TH. Genetic organization of the human T-cell receptor gamma and delta loci. Research in Immunology，1990，141（7）：565-577.

[50] Bensmana M, Mattei MG, Lefranc MP. Localization of the human T-cell receptor gamma locus (TCRG) to 7p14—p15 by in situ hybridization. Cytogenetics and Cell Genetics, 1991, 56 (1): 31-32.

[51] Murre C, Waldmann RA, Morton CC, et al. Human gamma-chain genes are rearranged in leukaemic T cells and map to the short arm of chromosome 7. Nature, 1985, 316 (6028): 549-552.

[52] Lefranc MP, Alexandre D. gamma delta lineage-specific transcription of human T cell receptor gamma genes by a combination of a non-lineage-specific enhancer and silencers. European Journal of Immunology, 1995, 25 (2): 617-622.

[53] Griesser H, Champagne E, Tkachuk D, et al. The human T cell receptor alpha-delta locus: a physical map of the variable, joining and constant region genes. European Journal of Immunology, 1988, 18 (4): 641-644.

[54] Satyanarayana K, Hata S, Devlin P, et al. Genomic organization of the human T-cell antigen-receptor alpha/delta locus. Proceedings of the National Academy of Sciences of the United States of America, 1988, 85 (21): 8166-8170.

[55] Baer R, Boehm T, Yssel H, et al. Complex rearrangements within the human J delta-C delta/J alpha-C alpha locus and aberrant recombination between J alpha segments. The EMBO Journal, 1988, 7 (6): 1661-1668.

[56] Fellah JS, Andre S, Kerfourn F, et al. Structure, diversity and expression of the TCRdelta chains in the Mexican axolotl. European Journal of Immunology, 2002, 32 (5): 1349-1358.

[57] Takihara Y, Tkachuk D, Michalopoulos E, et al. Sequence and organization of the diversity, joining, and constant region genes of the human T-cell delta-chain locus. Proceedings of the National Academy of Sciences of the United States of America, 1988, 85 (16): 6097-6101.

[58] Dariavach P, Lefranc MP. First genomic sequence of the human T-cell receptor delta 2 gene (TRDV2). Nucleic Acids Research, 1989, 17 (12): 4880.

[59] Hata S, Clabby M, Devlin P, et al. Diversity and organization of human T cell receptor delta variable gene segments. The Journal of Experimental Medicine, 1989, 169 (1): 41-57.

[60] Triebel F, Faure F, Mami-Chouaib F, et al. A novel human V delta gene expressed predominantly in the Ti gamma A fraction of gamma/delta+ peripheral lymphocytes. European Journal of Immunology, 1988, 18 (12): 2021-2027.

[61] Loh EY, Cwirla S, Serafini AT, et al. Human T-cell-receptor delta chain: genomic organization, diversity, and expression in populations of cells. Proceedings of the National Academy of Sciences of the United States of America, 1988, 85 (24): 9714-9718.

[62] Boehm T, Baer R, Lavenir I, et al. The mechanism of chromosomal translocation t (11, 14) involving the T-cell receptor C delta locus on human chromosome 14q11 and a transcribed region of chromosome 11p15. The EMBO Journal, 1988, 7 (2): 385-394.

[63] Davodeau F, Peyrat MA, Hallet MM, et al. Characterization of a new functional TCR J delta segment in humans. Evidence for a marked conservation of J delta sequences between humans, mice, and sheep. Journal of Immunology, 1994, 153 (1): 137-142.

[64] Isobe M, Russo G, Haluska FG, et al. Cloning of the gene encoding the delta subunit of the human T-cell receptor reveals its physical organization within the alpha-subunit locus and its involvement in chromosome translocations in T-cell malignancy. Proceedings of the National Academy of Sciences of the United States of America, 1988, 85 (11): 3933-3937.

[65] Takihara Y, Champagne E, Ciccone E, et al. Organization and orientation of a human T cell receptor delta chain V gene segment that suggests an inversion mechanism is utilized in its rearrangement. European Journal of Immunology, 1989, 19（3）: 571-574.

[66] Hata S, Brenner MB, Krangel MS. Identification of putative human T cell receptor delta complementary DNA clones. Science, 1987, 238（4827）: 678-682.

[67] Loh EY, Lanier LL, Turck CW, et al. Identification and sequence of a fourth human T cell antigen receptor chain. Nature, 1987, 330（6148）: 569-572.

[68] Hallmayer J, Faraco J, Lin L, et al. Narcolepsy is strongly associated with the T-cell receptor alpha locus. Nature Genetics, 2009, 41（6）: 708-711.

[69] Guglielmi P, Davi F, d'Auriol L, et al. Use of a variable alpha region to create a functional T-cell receptor delta chain. Proceedings of the National Academy of Sciences of the United States of America, 1988, 85（15）: 5634-5638.

[70] Bories JC, Loiseau P, d'Auriol L, et al. Regulation of transcription of the human T cell antigen receptor delta chain gene. A T lineage-specific enhancer element is located in the J delta 3-C delta intron. The Journal of Experimental Medicine, 1990, 171（1）: 75-83.

[71] Redondo JM, Hata S, Brocklehurst C, et al. A T cell-specific transcriptional enhancer within the human T cell receptor delta locus. Science, 1990, 247（4947）: 1225-1229.

I　人类 T 细胞受体 TRA 基因

第 1 部分

TRAC

1. 命名法

TRAC：T 细胞受体 α 恒定区。

2. 定义和功能

TRAC 是 TRA 基因座中的功能性及唯一的恒定区基因。

3. 基因位置

TRAC 位于 14 号染色体上 14q11.2 带的 TRA 基因座内。TRAC 是 TRA/TRD 基因座中最靠近 3′ 端的基因。

4. 人类 TRAC 的核苷酸和氨基酸序列

外显子起始处括号间的核苷酸来自于 DONOR-SPLICE（n 来自 ngt）。

形成链内二硫键的半胱氨酸以其编号和粗体字母 C 表示。

加下划线者为 *N*- 糖基化位点（NXS/T，其中 X 不同于 P）。

正好位于终止密码子之后的 DONOR-SPLICE 使用下游 ACCEPTOR-SPLICE 将部分 3′ 端非编码序列置于单独的未翻译外显子（EX4）上。由于 EX4 未被翻译，对等位基因进行描述时，在 EX4 中观察到的核苷酸差异未予以考虑。

```
                             1.3 1.2 1.1  1   2   3   4   5   6   7   8   9  10  11
                              N   I   Q   N   P   D   P   A   V   Y   Q   L   R   D
X02883   ,TRAC*01 (EX1)    (A)AT ATC CAG AAC CCT GAC CCT GCC GTG TAC CAG CTG AGA GAC
X02592   ,TRAC*01,(cDNA)   (-)-- --- --- --- --- --- --- --- --- --- --- --- --- ---
M14858   ,TRAC*01          (-)-- --- --- --- --- --- --- --- --- --- --- --- --- ---
AE000662,TRAC*01           (-)-- --- --- --- --- --- --- --- --- --- --- --- --- ---
M94081   ,TRAC*01          (-)-- --- --- --- --- --- --- --- --- --- --- --- --- ---

                                  ___AB_____                                      _____
                                  15.1    15.3
                         12  13  14  15   15.2     16  17  18  19  20  21  22  23  24  25  26  27  28
                          S   K                         S   S   D   K   S   V   C   L   F   T   D   F
X02883   ,TRAC*01 (EX1)  TCT AAA ... ... ... ... ... ... TCC AGT GAC AAG TCT GTC TGC CTA TTC ACC GAT TTT
X02592   ,TRAC*01,(cDNA) --- --- ... ... ... ... ... ... --- --- --- --- --- --- --- --- --- --- --- ---
M14858   ,TRAC*01        --- --- ... ... ... ... ... ... --- --- --- --- --- --- --- --- --- --- --- ---
AE000662,TRAC*01         --- --- ... ... ... ... ... ... --- --- --- --- --- --- --- --- --- --- --- ---
M94081   ,TRAC*01        --- --- ... ... ... ... ... ... --- --- --- --- --- --- --- --- --- --- --- ---

                         ______BC______________________                        ________CD_____
                                                                               45.1    45.3    45.5
                         29  30  31  32  33  34  35  36  39  40  41  42  43  44  45    45.2    45.4
                          D   S                   Q   T   N   V   S   Q   S   K   D   S
X02883   ,TRAC*01 (EX1)  GAT TCT ... ... ... CAA ACA AAT GTG TCA CAA AGT AAG GAT TCT ... ... ... ... ...
X02592   ,TRAC*01,(cDNA) --- --- ... ... ... --- --- --- --- --- --- --- --- --- --- ... ... ... ... ...
M14858   ,TRAC*01        --- --- ... ... ... --- --- --- --- --- --- --- --- --- --- ... ... ... ... ...
AE000662,TRAC*01         --- --- ... ... ... --- --- --- --- --- --- --- --- --- --- ... ... ... ... ...
M94081   ,TRAC*01        --- --- ... ... ... --- --- --- --- --- --- --- --- --- --- ... ... ... ... ...

                         _____                                     _______________DE__________
                             45.7                                  84.1    84.3    84.5    84.7    85.6
                         45.6    77  78  79  80  81  82  83  84    84.2    84.4    84.6    85.7    85.5
                                  D   V   Y   I   T   D   K   T   V   L   D   M   R   S           M   D
X02883   ,TRAC*01 (EX1)  ... ... GAT GTG TAT ATC ACA GAC AAA ACT GTG CTA GAC ATG AGG TCT ... ... ATG GAC
X02592   ,TRAC*01,(cDNA) ... ... --- --- --- --- --- --- --- --- --- --- --- --- --- --- ... ... --- ---
M14858   ,TRAC*01        ... ... --- --- --- --- --- --- --- --- --- --- --- --- --- --- ... ... --- ---
AE000662,TRAC*01         ... ... --- --- --- --- --- --- --- --- --- --- --- --- --- --- ... ... --- ---
M94081   ,TRAC*01        ... ... --- --- --- --- --- --- --- --- --- --- --- --- --- --- ... ... --- ---
```

```
                                                                                           EF
                              85.4   85.2                                                  96.1
                                 85.3   85.1  85   86  87  88  89  90  91  92  93  94  95  96    96.2  97  98
                               F   K   S   N   S   A   V   A   W   S   N   K   S
X02883    ,TRAC*01 (EX1)      TTC AAG AGC AAC AGT GCT GTG GCC TGG AGC AAC AAA TCT ... ... ... ... ... ... ...
X02592    ,TRAC*01,(cDNA)     --- --- --- --- --- --- --- --- --- --- --- --- --- ... ... ... ... ... ... ...
M14858    ,TRAC*01            --- --- --- --- --- --- --- --- --- --- --- --- --- ... ... ... ... ... ... ...
AE000662,TRAC*01              --- --- --- --- --- --- --- --- --- --- --- --- --- ... ... ... ... ... ... ...
M94081    ,TRAC*01            --- --- --- --- --- --- --- --- --- --- --- --- --- ... ... ... ... ... ... ...

                                                     FG
                              99 100 101 102 103 104 105 106 107 108 109 110 111 112 113 114 115 116 117 118
                                      D   F   A   C   A   N   A   F   N   N           S   I   I   P   E   D
X02883    ,TRAC*01 (EX1)      ... ... GAC TTT GCA TGT GCA AAC GCC TTC AAC AAC ... ... AGC ATT ATT CCA GAA GAC
X02592    ,TRAC*01,(cDNA)     ... ... --- --- --- --- --- --- --- --- --- --- ... ... --- --- --- --- --- ---
M14858    ,TRAC*01            ... ... --- --- --- --- --- --- --- --- --- --- ... ... --- --- --- --- --- ---
AE000662,TRAC*01              ... ... --- --- --- --- --- --- --- --- --- --- ... ... --- --- --- --- --- ---
M94081    ,TRAC*01            ... ... --- --- --- --- --- --- --- --- --- --- ... ... --- --- --- --- --- ---

                              119 120 121 122 123 124
                               T   F   F   P   S   P
X02883    ,TRAC*01 (EX1)      ACC TTC TTC CCC AGC CCA G
X02592    ,TRAC*01,(cDNA)     --- --- --- --- --- --- -
M14858    ,TRAC*01            --- --- --- --- --- --- -
AE000662,TRAC*01              --- --- --- --- --- --- -
M94081    ,TRAC*01            --- --- --- --- --- --- -

                               1   2   3   4   5   6   7   8   9  10  11  12  13  14  15
                               E   S   S   C   D   V   K   L   V   E   K   S   F   E   T
X02883    ,TRAC*01 (EX2)      AA AGT TCC TGT GAT GTC AAG CTG GTC GAG AAA AGC TTT GAA ACA G
X02592    ,TRAC*01,(cDNA)     -- --- --- --- --- --- --- --- --- --- --- --- --- --- --- -
M14859    ,TRAC*01            -- --- --- --- --- --- --- --- --- --- --- --- --- --- --- -
AE000662,TRAC*01              -- --- --- --- --- --- --- --- --- --- --- --- --- --- --- -
M94081    ,TRAC*01            -- --- --- --- --- --- --- --- --- --- --- --- --- --- --- -

                               1   2   3   4   5   6   7   8   9  10  11  12  13  14  15  16  17  18  19  20
                               D   T   N   L   N   F   Q   N   L   S   V   I   G   F   R   I   L   L   L   K
X02883    ,TRAC*01 (EX3)      AT ACG AAC CTA AAC TTT CAA AAC CTG TCA GTG ATT GGG TTC CGA ATC CTC CTC CTG AAA
X02592    ,TRAC*01,(cDNA)     -- --- --- --- --- --- --- --- --- --- --- --- --- --- --- --- --- --- --- ---
M14860    ,TRAC*01            -- --- --- --- --- --- --- --- --- --- --- --- --- --- --- --- --- --- --- ---
AE000662,TRAC*01              -- --- --- --- --- --- --- --- --- --- --- --- --- --- --- --- --- --- --- ---
M94081    ,TRAC*01            -- --- --- --- --- --- --- --- --- --- --- --- --- --- --- --- --- --- --- ---

                              21  22  23  24  25  26  27  28  29  30  31  32  33  34  35  36
                               V   A   G   F   N   L   L   M   T   L   R   L   W   S   S   *
X02883    ,TRAC*01 (EX3)      GTG GCC GGG TTT AAT CTG CTC ATG ACG CTG CGG CTG TGG TCC AGC TGA G
X02592    ,TRAC*01,(cDNA)     --- --- --- --- --- --- --- --- --- --- --- --- --- --- --- --- -
M14860    ,TRAC*01            --- --- --- --- --- --- --- --- --- --- --- --- --- --- --- --- -
AE000662,TRAC*01              --- --- --- --- --- --- --- --- --- --- --- --- --- --- --- --- -
M94081    ,TRAC*01            --- --- --- --- --- --- --- --- --- --- --- --- --- --- --- --- -

X02883    ,TRAC*01  (Untranslated EX4   ATCTGCAAGATTGTAAGACAGCCTGTGCTCCCTCGCTCCTTCCTCTGCATTGCCCCTCTTCTCCCTCTCCAAACAGAGG
                       and 3'UTR)
X02592    ,TRAC*01  (cDNA)              --------------------------------------------------------------------------------
M14861,TRAC*01                          --------------------------------------------------------------------------------
AE000662,TRAC*01                        --------------------------------------------------------------------------------
M94081    ,TRAC*01                      --------------------------------------------------------------------------------

X02883    ,TRAC*01      GAACTCTCCCACCCCCAAGGAGGTGAAAGCTGCTACCACCTCTGTGCCCCCCCGC-AATGCCACCAACTGGATGGGATCC   160
                                                                     #                  #   #
X02592    ,TRAC*01      ---------T-------------------------------------------GT------------------.....--
                                                                     #                  #   #
M14861,TRAC*01          ---------T-------------------------------------------GC------------------.....--
                                                                     #     #            #   #
AE000662,TRAC*01        ---------T-------------------------------------------GC------.-----------.....--
                                                                     #     #            #   #
M94081    ,TRAC*01      ---------T-------------------------------------------GC------.-----------.....--

X02883    ,TRAC*01      TACCCGAATTTATGATTAAGATTGCTGAAGAGCTGCCAAACACTGCTGCCACCCCCTCTGTTCCCTTATTGCTGCTTGTC
X02592    ,TRAC*01      --------------------------------------------------------------------------------
```

```
M14861,TRAC*01     --------------------------------------------------------------------------------
AE000662,TRAC*01   --------------------------------------------------------------------------------
M94081  ,TRAC*01   --------------------------------------------------------------------------------

X02883  ,TRAC*01   ACTGCCTGACATTCACGGCAGAGGCAAGGCTGCTGCAGCCTCCCCTGGCTGTGCACATTCCCTCCTGCTCCCCAGAGACT  320
X02592  ,TRAC*01   --------------------------------------------------------------------------------
M14861,TRAC*01     --------------------------------------------------------------------------------
                                                           #
AE000662,TRAC*01   ----------------------------------------,---G-----------------------------------
                                                           #
M94081  ,TRAC*01   ----------------------------------------,---G-----------------------------------

X02883  ,TRAC*01   GCCTCCGCCATCCCACAGATGATGGATCTTCAGTGGGTTCTCTTGGGCTCTAGGTCCTGGAGAATGTTGTGAGGG-TTTA
                                                                                              #
X02592  ,TRAC*01   ---------------------------------------------------------------------------G----
                                                                                              #
M14861,TRAC*01     ---------------------------------------------------------------------------G----
                                                                                              #
AE000662,TRAC*01   ---------------------------------------------------------C-----------------G----
                                                                                              #
M94081  ,TRAC*01   ---------------------------------------------------------C-----------------G----

X02883  ,TRAC*01   TTTTTTTTTAATAGTGTTCATAAAGAAATACATAGTATTCTTCTTCTCAAGACGTGGGGGAAATTATCTCATTATCGAG  480
X02592  ,TRAC*01   --------------------------------------------------------------------------------
M14861,TRAC*01     --------------------------------------------------------------------------------
AE000662,TRAC*01   ----------------------------G---------------------------------------------------
M94081  ,TRAC*01   ----------------------------G---------------------------------------------------

X02883  ,TRAC*01   GCCCTGCTATGCTGTGTGTCTGGGCGTGTTGTATGTCCTGCTGCCGATGCCTTC
X02592  ,TRAC*01   ------------------------------------------------------
M14861,TRAC*01     ------------------------------------------------------
AE000662,TRAC*01   ------------------------------------------------------
M94081  ,TRAC*01   ------------------------------------------------------
```

#：核苷酸缺失或插入

5. 基因组数据库编号

GDB：9953797　　LocusLink：28755

6. 蛋白质展示

TRAC 基因的蛋白质展示请见第 399 页。

参考文献

[1] Yoshikai，Y. et al.(1985)Nature 316，837-840.

[2] Rabbitts，T.H. et al.(1985)EMBOJ.4，1461-1465.

[3] Baer，R.J. et al.(1986)Mol.Biol.Med.3，265-277.

[4] Koop，B.F. et al.(1994)Genomics 19，478-493.

[5] Boysen，C. et al.，未发表.

第 2 部分

TRAJ

1. 命名法

T 细胞受体 α 连接基因组。

2. 定义和功能

人类 TRAJ 组包含 61 个已定位基因，其中 52 个为功能基因，8 个为可读框（TRAJ1、TRAJ2、TRAJ19、TRAJ25、TRAJ35、TRAJ58、TRAJ59 和 TRAJ61），3 个为伪基因（TRAJ51、TRAJ55 和 TRAJ60）。

3. 基因位置

人类 TRAJ 基因位于 14 号染色体 14q11.2 带上 TRA/TRD 基因座内，TRDV3 与 TRAC 基因之间，跨度为 71kb。

4. 人类功能性或可读框 TRAJ 基因的核苷酸和氨基酸序列及命名法

```
                            Y   E   S   I   T   S   Q   L   Q   F   G   K   G   T   R   V   S   T   S   P
X02884  ,TRAJ1*01         G TAT GAA AGT ATT ACC TCC CAG TTG CAA TTT GGC AAA GGA ACC AGA GTT TCC ACT TCT CCC C

                         N   T   G   G   T   I   D   K   L   T   F   G   K   G   T   H   V   F   I   I   S
X02884  ,TRAJ2*01      TG AAT ACT GGA GGA ACA ATT GAT AAA CTC ACA TTT GGG AAA GGG ACC CAT GTA TTC ATT ATA TCT G

                              G   Y   S   S   A   S   K   I   I   F   G   S   G   T   R   L   S   I   R   P
X02884  ,TRAJ3*01            G GGG TAC AGC AGT GCT TCC AAG ATA ATC TTT GGA TCA GGG ACC AGA CTC AGC ATC CGG CCA A

                              F   S   G   G   Y   N   K   L   I   F   G   A   G   T   R   L   A   V   H   P
M94081  ,TRAJ4*01           TG TTT TCT GGT GGC TAC AAT AAG CTG ATT TTT GGA GCA GGG ACC AGG CTG GCT GTA CAC CCA T

                                  D   T   G   R   R   A   L   T   F   G   S   G   T   R   L   Q   V   Q   P
M94081  ,TRAJ5*01               TG GAC ACG GGC AGG AGA GCA CTT ACT TTT GGG AGT GGA ACA AGA CTC CAA GTG CAA CCA A

                              A   S   G   G   S   Y   I   P   T   F   G   R   G   T   S   L   I   V   H   P
M16747  ,TRAJ6*01            T GCA TCA GGA GGA AGC TAC ATA CCT ACA TTT GGA AGA GGA ACC AGC CTT ATT GTT CAT CCG T

                                  D   Y   G   N   N   R   L   A   F   G   K   G   N   Q   V   V   V   I   P
M94081  ,TRAJ7*01                T GAC TAT GGG AAC AAC AGA CTC GCT TTT GGG AAG GGG AAC CAA GTG GTG GTC ATA CCA A

                                  N   T   G   F   Q   K   L   V   F   G   T   G   T   R   L   L   V   S   P
M94081  ,TRAJ8*01               TG AAC ACA GGC TTT CAG AAA CTT GTA TTT GGA ACT GGC ACC CGA CTT CTG GTC AGT CCA A

                              G   N   T   G   G   F   K   T   I   F   G   A   G   T   R   L   F   V   K   A
M94081  ,TRAJ9*01             GGA AAT ACT GGA GGC TTC AAA ACT ATC TTT GGA GCA GGA ACA AGA CTA TTT GTT AAA GCA A

                          I   L   T   G   G   G   N   K   L   T   F   G   T   G   T   Q   L   K   V   E   L
M94081  ,TRAJ10*01        ATA CTC ACG GGA GGA GGA AAC AAA CTC ACC TTT GGG ACA GGC ACT CAG CTA AAA GTG GAA CTC A

                                  N   S   G   Y   S   T   L   T   F   G   K   G   T   M   L   L   V   S   P
M94081  ,TRAJ11*01              TG AAT TCA GGA TAC AGC ACC CTC ACC TTT GGG AAG GGG ACT ATG CTT CTA GTC TCT CCA G

                                  M   D   S   S   Y   K   L   I   F   G   S   G   T   R   L   L   V   R   P
X02885  ,TRAJ12*01              GG ATG GAT AGC AGC TAT AAA TTG ATC TTC GGG AGT GGG ACC AGA CTG CTG GTC AGG CCT G
```

```
                              N   S   G   G   Y   Q   K   V   T   F   G   I   G   T   K   L   Q   V   I   P
M94081  ,TRAJ13*01         TG AAT TCT GGG GGT TAC CAG AAA GTT ACC TTT GGA ATT GGA ACA AAG CTC CAA GTC ATC CCA A
                                                                          T
X58764, TRAJ13*02          -- --- --- --- --- --- --- --- --- --- --- --- -C- --- --- --- --- --- --- --- --- -  c

AB258131,TRAJ13*02         -- --- --- --- --- --- --- --- --- --- --- --- -C- --- --- --- --- --- --- --- --- -  g

                                        I   Y   S   T   F   I   F   G   S   G   T   R   L   S   V   K   P
M94081  ,TRAJ14*01                     ATT TAT AGC ACA TTC ATC TTT GGG AGT GGG ACA AGA TTA TCA GTA AAA CCT G

                                N   Q   A   G   T   A   L   I   F   G   K   G   T   T   L   S   V   S   S
X05775  ,TRAJ15*01           CC AAC CAG GCA GGA ACT GCT CTG ATC TTT GGG AAG GGA ACC ACC TTA TCA GTG AGT TCC A
                                                                                 H
M94081  ,TRAJ15*02           -- --- --- --- --- --- --- --- --- --- --- --- --- --- CA- C-- --- --- --- --- -

                                F   S   D   G   Q   K   L   L   F   A   R   G   T   M   L   K   V   D   L
M94081  ,TRAJ16*01           GG TTT TCA GAT GGC CAG AAG CTG CTC TTT GCA AGG GGA ACC ATG TTA AAG GTG GAT CTT A

                              I   K   A   A   G   N   K   L   T   F   G   G   G   T   R   V   L   V   K   P
X05773  ,TRAJ17*01         TG ATC AAA GCT GCA GGC AAC AAG CTA ACT TTT GGA GGA GGA ACC AGG GTG CTA GTT AAA CCA A

                           D   R   G   S   T   L   G   R   L   Y   F   G   R   G   T   Q   L   T   V   W   P
M94081  ,TRAJ18*01       CC GAC AGA GGC TCA ACC CTG GGG AGG CTA TAC TTT GGA AGA GGA ACT CAG TTG ACT GTC TGG CCT G

                                Y   Q   R   F   Y   N   F   T   F   G   K   G   S   K   H   N   V   T   P
M94081  ,TRAJ19*01           GC TAT CAA AGA TTT TAC AAT TTC ACC TTT GGA AAG GGA TCC AAA CAT AAT GTC ACT CCA A

                                    S   N   D   Y   K   L   S   F   G   A   G   T   T   V   T   V   R   A
M94081  ,TRAJ20*01               GT TCT AAC GAC TAC AAG CTC AGC TTT GGA GCC GGA ACC ACA GTA ACT GTA AGA GCA A

                                    Y   N   F   N   K   F   Y   F   G   S   G   T   K   L   N   V   K   P
M94081  ,TRAJ21*01                  TAC AAC TTC AAC AAA TTT TAC TTT GGA TCT GGG ACC AAA CTC AAT GTA AAA CCA A

                              S   S   G   S   A   R   Q   L   T   F   G   S   G   T   Q   L   T   V   L   P
X02886  ,TRAJ22*01         TT TCT TCT GGT TCT GCA AGG CAA CTG ACC TTT GGA TCT GGG ACA CAA TTG ACT GTT TTA CCT G

                              I   Y   N   Q   G   G   K   L   I   F   G   Q   G   T   E   L   S   V   K   P
M94081  ,TRAJ23*01         TG ATT TAT AAC CAG GGA GGA AAG CTT ATC TTC GGA CAG GGA ACG GAG TTA TCT GTG AAA CCC A

X58763  ,TRAJ23*02         -- --- --- --- --- --- --- --- --- --- --- --- --- --- --- C-- --- --- --- --- -

                              T   T   D   S   W   G   K   F   E   F   G   A   G   T   Q   V   V   V   T   P
X02887  ,TRAJ24*01         TG ACA ACT GAC AGC TGG GGG AAA TTC GAG TTT GGA GCA GGG ACC CAG GTT GTG GTC ACC CCA G
                                                          L   Q
M94081  ,TRAJ24*02         -- --- --- --- --- --- --- --- --G C-- --- --- --- --- --- --- --- --- --- --- -

                                E   G   Q   G   F   S   F   I   F   G   K   G   T   R   L   L   V   K   P
X02888  ,TRAJ25*01           CA GAA GGA CAA GGC TTC TCC TTT ATC TTT GGG AAG GGG ACA AGG CTG CTT GTC AAG CCA A

                                D   N   Y   G   Q   N   F   V   F   G   P   G   T   R   L   S   V   L   P
M94081  ,TRAJ26*01           GG GAT AAC TAT GGT CAG AAT TTT GTC TTT GGT CCC GGA ACC AGA TTG TCC GTG CTG CCC T

                                N   T   N   A   G   K   S   T   F   G   D   G   T   T   L   T   V   K   P
M94081  ,TRAJ27*01            T AAC ACC AAT GCA GGC AAA TCA ACC TTT GGG GAT GGG ACT ACG CTC ACT GTG AAG CCA A

                           Y   S   G   A   G   S   Y   Q   L   T   F   G   K   G   T   K   L   S   V   I   P
M94081  ,TRAJ28*01       CA TAC TCT GGG GCT GGG AGT TAC CAA CTC ACT TTC GGG AAG GGG ACC AAA CTC TCG GTC ATA CCA A
```

```
                                N   S   G   N   T   P   L   V   F   G   K   G   T   R   L   S   V   I   A
X02889    ,TRAJ29*01          GG AAT TCA GGA AAC ACA CCT CTT GTC TTT GGA AAG GGC ACA AGA CTT TCT GTG ATT GCA A

                                    N   R   D   D   K   I   I   F   G   K   G   T   R   L   H   I   L   P
M94081    ,TRAJ30*01               TG AAC AGA GAT GAC AAG ATC ATC TTT GGA AAA GGG ACA CGA CTT CAT ATT CTC CCC A

                                    N   N   N   A   R   L   M   F   G   D   G   T   Q   L   V   V   K   P
M14905    ,TRAJ31*01                G AAT AAC AAT GCC AGA CTC ATG TTT GGA GAT GGA ACT CAG CTG GTG GTG AAG CCC A

                          N   Y   G   G   A   T   N   K   L   I   F   G   T   G   T   L   L   A   V   Q   P
M94081    ,TRAJ32*01     TG AAT TAT GGC GGT GCT ACA AAC AAG CTC ATC TTT GGA ACT GGC ACT CTG CTT GCT GTC CAG CCA A
AF532854,TRAJ32*02                -- --T --- --- --- --- --- --- --- --- --- --- --- --- --- --- --- --- --- --- -        #c
                                    D   S   N   Y   Q   L   I   W   G   A   G   T   K   L   I   I   K   P
M94081    ,TRAJ33*01               TG GAT AGC AAC TAT CAG TTA ATC TGG GGC GCT GGG ACC AAG CTA ATT ATA AAG CCA G

                                  S   Y   N   T   D   K   L   I   F   G   T   G   T   R   L   Q   V   F   P
M35622    ,TRAJ34*01             TCT TAT AAC ACC GAC AAG CTC ATC TTT GGG ACT GGG ACC AGA TTA CAA GTC TTT CCA A

                                  I   G   F   G   N   V   L   H   C   G   S   G   T   Q   V   I   V   L   P
M94081    ,TRAJ35*01            G ATA GGC TTT GGG AAT GTG CTG CAT TGC GGG TCC GGC ACT CAA GTG ATT GTT TTA CCA C

                                  Q   T   G   A   N   N   L   F   F   G   T   G   T   R   L   T   V   I   P
M94081    ,TRAJ36*01            T CAA ACT GGG GCA AAC AAC CTC TTC TTT GGG ACT GGA ACG AGA CTC ACC GTT ATT CCC T

                              G   S   G   N   T   G   K   L   I   F   G   Q   G   T   T   L   Q   V   K   P
M94081    ,TRAJ37*01        T GGC TCT GGC AAC ACA GGC AAA CTA ATC TTT GGG CAA GGG ACA ACT TTA CAA GTA AAA CCA G
                                      S
AJ007774,TRAJ37*02             -- --- A-- --- --- --- --- --- --- --- --- --- --- --- --- --- --- --- --- --- -        #c

                              N   A   G   N   N   R   K   L   I   W   G   L   G   T   S   L   A   V   N   P
M94081    ,TRAJ38*01        T AAT GCT GGC AAC AAC CGT AAG CTG ATT TGG GGA TTG GGA ACA AGC CTG GCA GTA AAT CCG A

                              N   N   N   A   G   N   M   L   T   F   G   G   G   T   R   L   M   V   K   P
M94081    ,TRAJ39*01       TG AAT AAT AAT GCA GGC AAC ATG CTC ACC TTT GGA GGG GGA ACA AGG TTA ATG GTC AAA CCC C

                              T   T   S   G   T   Y   K   Y   I   F   G   T   G   T   R   L   K   V   L   A
M35620    ,TRAJ40*01          ACT ACC TCA GGA ACC TAC AAA TAC ATC TTT GGA ACA GGC ACC AGG CTG AAG GTT TTA GCA A

                              N   S   N   S   G   Y   A   L   N   F   G   K   G   T   S   L   L   V   T   P
M94081    ,TRAJ41*01        G AAC TCA AAT TCC GGG TAT GCA CTC AAC TTC GGC AAA GGC ACC TCG CTG TTG GTC ACA CCC C

                          N   Y   G   G   S   Q   G   N   L   I   F   G   K   G   T   K   L   S   V   K   P
M94081    ,TRAJ42*01     TG AAT TAT GGA GGA AGC CAA GGA AAT CTC ATC TTT GGA AAA GGC ACT AAA CTC TCT GTT AAA CCA A

                                          N   N   N   D   M   R   F   G   A   G   T   R   L   T   V   K   P
M94081    ,TRAJ43*01                     AC AAT AAC AAT GAC ATG CGC TTT GGA GCA GGG ACC AGA CTG ACA GTA AAA CCA A

                              N   T   G   T   A   S   K   L   T   F   G   T   G   T   R   L   Q   V   T   L
M35619    ,TRAJ44*01       TA AAT ACC GGC ACT GCC AGT AAA CTC ACC TTT GGG ACT GGA ACA AGA CTT CAG GTC ACG CTC G

                          Y   S   G   G   G   A   D   G   L   T   F   G   K   G   T   H   L   I   I   Q   P
M94081    ,TRAJ45*01     TG TAT TCA GGA GGA GGT GCT GAC GGA CTC ACC TTT GGC AAA GGG ACT CAT CTA ATC ATC CAG CCC T

                              K   K   S   S   G   D   K   L   T   F   G   T   G   T   R   L   A   V   R   P
M94081    ,TRAJ46*01       AG AAG AAA AGC AGC GGA GAC AAG CTG ACT TTT GGG ACC GGG ACT CGT TTA GCA GTT AGG CCC A

                                      E   Y   G   N   K   L   V   F   G   A   G   T   I   L   R   V   K   S
M94081    ,TRAJ47*01                 TG GAA TAT GGA AAC AAA CTG GTC TTT GGC GCA GGA ACC ATT CTG AGA GTC AAG TCC T
```

```
AF033825, TRAJ47*02           -- --- --- --- --- --G --- --- --- --- --- --- --- --- --- --- --- --- --- -  #c

                                S   N   F   G   N   E   K   L   T   F   G   T   G   T   R   L   T   I   I   P
M94081  , TRAJ48*01          TA TCT AAC TTT GGA AAT GAG AAA TTA ACC TTT GGG ACT GGA ACA AGA CTC ACC ATC ATA CCC A

                                    N   T   G   N   Q   F   Y   F   G   T   G   T   S   L   T   V   I   P
M94081  , TRAJ49*01                G AAC ACC GGT AAC CAG TTC TAT TTT GGG ACA GGG ACA AGT TTG ACG GTC ATT CCA A

                                  K   T   S   Y   D   K   V   I   F   G   P   G   T   S   L   S   V   I   P
M94081  , TRAJ50*01              TG AAA ACC TCC TAC GAC AAG GTG ATA TTT GGG CCA GGG ACA AGC TTA TCA GTC ATT CCA A

                          N   A   G   G   T   S   Y   G   K   L   T   F   G   Q   G   T   I   L   T   V   H   P
M94081  , TRAJ52*01    CT AAT GCT GGT GGT ACT AGC TAT GGA AAG CTG ACA TTT GGA CAA GGG ACC ATC TTG ACT GTC CAT CCA A

                             N   S   G   G   S   N   Y   K   L   T   F   G   K   G   T   L   L   T   V   N   P
M94081  , TRAJ53*01       AG AAT AGT GGA GGT AGC AAC TAT AAA CTG ACA TTT GGA AAA GGA ACT CTC TTA ACC GTG AAT CCA A

                                  I   Q   G   A   Q   K   L   V   F   G   Q   G   T   R   L   T   I   N   P
M94081  , TRAJ54*01              TA ATT CAG GGA GCC CAG AAG CTG GTA TTT GGC CAA GGA ACC AGG CTG ACT ATC AAC CCA A

                                Y   T   G   A   N   S   K   L   T   F   G   K   G   I   T   L   S   V   R   P
M94081  , TRAJ56*01           T TAT ACT GGA GCC AAT AGT AAG CTG ACA TTT GGA AAA GGA ATA ACT CTG AGT GTT AGA CCA G

                               T   Q   G   G   S   E   K   L   V   F   G   K   G   T   K   L   T   V   N   P
M94081  , TRAJ57*01          TA ACT CAG GGC GGA TCT GAA AAG CTG GTC TTT GGA AAG GGA ACG AAA CTG ACA GTA AAC CCA T

                               *   E   T   S   G   S   R   L   T   F   G   E   G   T   Q   L   T   V   N   P
M94081  , TRAJ58*01 (1)      TT TAA GAA ACC AGT GGC TCT AGG TTG ACC TTT GGG GAA GGA ACA CAG CTC ACA GTG AAT CCT G

                                   K   E   G   N   R   K   F   T   F   G   M   G   T   Q   V   R   V
M94081  , TRAJ59*01             GG AAG GAA GGA AAC AGG AAA TTT ACA TTT GGA ATG GGG ACG CAA GTG AGA GTG A

                                   Y   R   V   N   R   K   L   T   F   G   A   N   T   R   G   I   M   K   L
M94081  , TRAJ61*01             GG TAC CGG GTT AAT AGG AAA CTG ACA TTT GGA GCC AAC ACT AGA GGA ATC ATG AAA CTC A
```

#c：重排cDNA

5. 重组信号

只显示各功能基因或ORF J区的*01等位基因重组信号。考虑非保守性核苷酸；可读框功能定义以粗斜体显示。

J重组信号（J-RS）			TRAJ基因和等位基因名称
J-九聚物	**(bp)**	**J-七聚物**	
GGATTCTGT	12	***GGGCA***TG	TRAJ1*01(ORF)
AGTTTGTGC	12	***TACG***GT***A***	TRAJ2*01(ORF)
GGTTATCTC	12	CACAGTG	TRAJ3*01
AGTTCTTGT	12	GATTGTG	TRAJ4*01
GGATTTTGT	12	CAGGGTG	TRAJ5*01
GGTTTTATC	12	CACTGTG	TRAJ6*01
GGTTTTTGT	**10**	CACAGTG	TRAJ7*01
CCATTTTGT	12	CAGAGTG	TRAJ8*01

续表

J 重组信号（J-RS）			TRAJ 基因和等位基因名称
J- 九聚物	(bp)	J- 七聚物	
CCATTTTGT	12	CACTGTG	TRAJ9*01
AGTTTATGT	12	CACTGTG	TRAJ10*01
CATTTTTGT	12	TATAGTG	TRAJ11*01
TGTTTTTGA	12	CACTGTG	TRAJ12*01
TCATTTTGT	12	TACAGTG	TRAJ13*01
CATTTTTGT	12	TGCTGTG	TRAJ14*01
GGTATTTGC	12	CACTGTG	TRAJ15*01
GGTATTTGC	12	CACTGTG	TRAJ15*02
GGTTTTTGT	12	CACTGTG	TRAJ16*01
GGTATTTGC	12	CATTTGT	TRAJ17*01
GGTTCATGT	12	CATTGTG	TRAJ18*01
TGATTTTGC	7	AGATGTG	TRAJ19*01 (ORF)
GGTTTGTGT	**11**	CACTGTG	TRAJ20*01
ATTTTTTGT	12	CATGGTG	TRAJ21*01
GGTTTTTGT	12	CATAGTG	TRAJ22*01
TGTTTTTGA	12	CACAGTG	TRAJ23*01
CCATTTTGT	12	CACAGTG	TRAJ24*01
CCATTTTGT	12	CACAGTG	TRAJ24*02
GGTTTTTGA	12	CACTATG	TRAJ25*01(ORF)
GGTTTTTGC	12	CACTGTG	TRAJ26*01
GGTTATTGC	12	GACTGTG	TRAJ27*01
GGTTTTTGC	12	CTCTGTG	TRAJ28*01
GGTTTTTGT	12	CACTGTG	TRAJ29*01 (1)
AGTTTTTGT	12	CACAGTG	TRAJ30*01
GGTTTCAGT	12	TGCTGTG	TRAJ31*01
GGTTAGTGT	12	GACTGTG	TRAJ32*01
GGTTTTTGT	12	GTCTGTG	TRAJ33*01
GGTTTTTGT	12	CACTGTG	TRAJ34*01
GGTTTTTGT	12	CATTGTG	TRAJ35*01(ORF)
TGTTTTTGT	12	CACTGTG	TRAJ36*01
AGTTTTTGT	12	TAGAGTG	TRAJ37*01
GGTTTTGGT	12	GACTGTG	TRAJ38*01
GGTTTTTGC	12	CACTGTG	TRAJ39*01
GGTTTATGT	12	CACTGTG	TRAJ40*01
GTTTTTTGT	12	CACTGTG	TRAJ41*01
GATTATTGT	12	GACTGTG	TRAJ42*01
GGTTTTTGT	12	TACTGTG	TRAJ43*01

续表

J 重组信号（J-RS）			TRAJ 基因和等位基因名称
J- 九聚物	(bp)	J- 七聚物	
GGTTTCTGT	12	CACAGTG	TRAJ44*01
AGTTTATGT	12	CAGAGTG	TRAJ45*01
TGTTTCTGT	12	AGCCGTG	TRAJ46*01
TGTTTTTGT	12	CGCTGTG	TRAJ47*01
GGTTTTTGC	12	CACTGTG	TRAJ48*01
GGTTTTTGT	12	CACAGTG	TRAJ49*01
AGTTATTGT	12	GGCTGTG	TRAJ50*01
GGTTCTTGT	12	TGCAGTG	TRAJ52*01
TGTTTCTGT	12	GGCTGTG	TRAJ53*01
AGTTTCTGT	12	TGTGGTG	TRAJ54*01
AGTTTTTGT	12	CATTGTG	TRAJ56*01
AGTATTTGT	12	GGGGGTG	TRAJ57*01
GGTTTTTGC	12	CACAGTG	TRAJ58*01 (ORF)
AGTTTATGT	12	TCCTGTG	TRAJ59*01 (ORF)
GGTTTTTGT	12	TCCTGTG	TRAJ61*01 (ORF)

(1) 来自 M94081

第 3 部分

TRAV

一、TRAV1-1

1. 命名法

TRAV1-1：T 细胞受体 α 可变区基因 1-1。

2. 定义和功能

TRAV1-1 为由两个已定位基因组成的 TRAV1 亚组的两个功能基因之一。

3. 基因位置

TRAV1-1 位于 14 号染色体 14q11.2 带上的 TRA/TRD 基因座内。

4. 人类 TRAV1-1 的核苷酸和氨基酸序列

```
                           1   2   3   4   5   6   7   8   9  10  11  12  13  14  15  16  17  18  19  20
                           G   Q   S   L   E   Q       P   S   E   V   T   A   V   E   G   A   I   V   Q
AE000658,TRAV1-1*01       GGA CAA AGC CTT GAG CAG ... CCC TCT GAA GTG ACA GCT GTG GAA GGA GCC ATT GTC CAG
M12070  ,TRAV1-1*01       --- --- --- --- --- --- ... --- --- --- --- --- --- --- --- --- --- --- --- ---
X04939  ,TRAV1-1*02       --- --- --- --- --- --- ... --- --- --- --- --- --- --- --- --- --- --- --- ---
L11161  ,TRAV1-1*02       --- --- --- --- --- --- ... --- --- --- --- --- --- --- --- --- --- --- --- ---

                                                   _____________CDR1-IMGT______________
                          21  22  23  24  25  26  27  28  29  30  31  32  33  34  35  36  37  38  39  40
                           I   N   C   T   Y   Q   T   S   G   F   Y   G                           L   S
AE000658,TRAV1-1*01       ATA AAC TGC ACG TAC CAG ACA TCT GGG TTT TAT GGG ... ... ... ... ... ... CTG TCC
M12070  ,TRAV1-1*01       --- --- --- --- --- --- --- --- --- --- --- --- ... ... ... ... ... ... --- ---
X04939  ,TRAV1-1*02       --- --- --- --- --- --- --- --- --- --- --- --- ... ... ... ... ... ... --- ---
L11161  ,TRAV1-1*02       --- --- --- --- --- --- --- --- --- --- --- --- ... ... ... ... ... ... --- ---

                                                                                   ___________CDR2-
                          41  42  43  44  45  46  47  48  49  50  51  52  53  54  55  56  57  58  59  60
                           W   Y   Q   Q   H   D   G   G   A   P   T   F   L   S   Y   N   A   L   D   G
AE000658,TRAV1-1*01       TGG TAC CAG CAA CAT GAT GGC GGA GCA CCC ACA TTT CTT TCT TAC AAT GCT CTG GAT GGT
M12070  ,TRAV1-1*01       --- --- --- --- --- --- --- --- --- --- --- --- --- --- --- --- --- --- --- ---
                                                                                           G
X04939  ,TRAV1-1*02       --- --- --- --- --- --- --- --- --- --- --- --- --- --- --- --- -G- --- --- ---
                                                                                           G
L11161  ,TRAV1-1*02       --- --- --- --- --- --- --- --- --- --- --- --- --- --- --- --- -G- --- --- ---

                          IMGT__________
                          61  62  63  64  65  66  67  68  69  70  71  72  73  74  75  76  77  78  79  80
                                               L   E   E   T   G                               R   F   S
AE000658,TRAV1-1*01       ... ... ... ... ... TTG GAG GAG ACA GGT ... ... ... ... ... ... ... CGT TTT TCT
M12070  ,TRAV1-1*01       ... ... ... ... ... --- --- --- --- --- ... ... ... ... ... ... ... --- --- ---
X04939  ,TRAV1-1*02       ... ... ... ... ... --- --- --- --- --- ... ... ... ... ... ... ... --- --- ---
L11161  ,TRAV1-1*02       ... ... ... ... ... --- --- --- --- --- ... ... ... ... ... ... ... --- --- ---

                          81  82  83  84 84A 84B 84C  85  86  87  88  89  90  91  92  93  94  95  96  97  98  99 100
                           S   F   L   S   R   S   D   S   Y   G   Y   L   L   L   Q   E   L   Q   M   K   D   S   A
AE000658,TRAV1-1*01       TCA TTC CTT AGT CGC TCT GAT AGT TAT GGT TAC CTC CTT CTA CAG GAG CTC CAG ATG AAA GAC TCT GCC
M12070  ,TRAV1-1*01       --- --- --- --- --- --- --- --- --- --- --- --- --- --- --- --- --- --- --- --- --- --- ---
X04939  ,TRAV1-1*02       --- --- --- --- --- --- --- --- --- --- --- --- --- --- --- --- --- --- --- --- --- --- ---
L11161  ,TRAV1-1*02       --- --- --- --- --- --- --- --- --- --- --- --- --- --- --- --- --- --- --
```

```
                                          _CDR3-IMGT_
                          101 102 103 104 105 106 107
                           S   Y   F   C   A   V   R
AE000658,TRAV1-1*01       TCT TAC TTC TGC GCT GTG AGA GA
M12070  ,TRAV1-1*01       --- --- --- --- --- ---          #g
X04939  ,TRAV1-1*02       --- --- --- --- --- --           #c
L11161  ,TRAV1-1*02                                        。
```

#c：重排 cDNA

#g：重排基因组 DNA

。：基因组 DNA，但是否为胚系或重排未知

5. 构架和互补决定区

FR1-IMGT：25（-1 aa：7） CDR1-IMGT：6

FR2-IMGT：17 CDR2-IMGT：2

FR3-IMGT：38（-1 aa：73） CDR3-IMGT：3

6. 人类 TRAV1-1*01 图示

编号：IMGT AE000658 EMBL/GenBank/DDBJ：AE000658

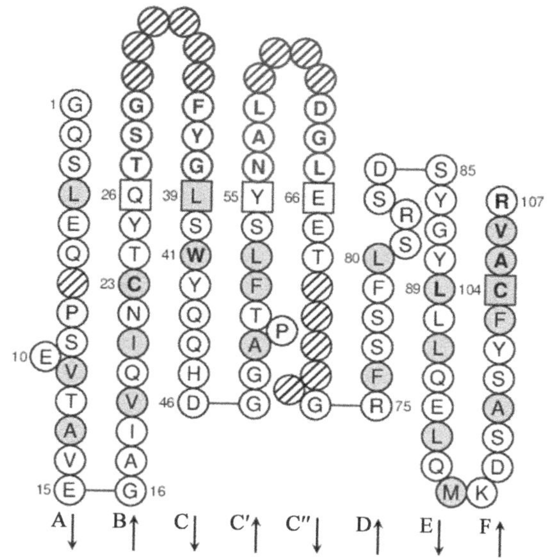

7. 基因组数据库编号

GDB：9953921 LocusLink：28693

二、TRAV1-2

1. 命名法

TRAV1-2：T 细胞受体 α 可变区基因 1-2。

2. 定义和功能

TRAV1-2 为由两个已定位基因组成的 TRAV1 亚组的两个功能基因之一。

3. 基因位置

TRAV1-2 位于 14 号染色体 14q11.2 带上的 TRA/TRD 基因座内。

4. 人类 TRAV1-2 的核苷酸和氨基酸序列

```
                           1   2   3   4   5   6   7   8   9  10  11  12  13  14  15  16  17  18  19  20
                           G   Q   N   I   D   Q       P   T   E   M   T   A   T   E   G   A   I   V   Q
AE000658,TRAV1-2*01       GGA CAA AAC ATT GAC CAG ... CCC ACT GAG ATG ACA GCT ACG GAA GGT GCC ATT GTC CAG
X58744  ,TRAV1-2*01       --- --- --- --- --- --- ... --- --- --- --- --- --- --- --- --- --- --- --- ---
U32544  ,TRAV1-2*02       --- --- --- --- --- --- ... --- --- --- --- --- --- --- --- --- --- --- --- ---

                                                   ____________________CDR1-IMGT___________________
                          21  22  23  24  25  26  27  28  29  30  31  32  33  34  35  36  37  38  39  40
                           I   N   C   T   Y   Q   T   S   G   F   N   G                           L   F
AE000658,TRAV1-2*01       ATC AAC TGC ACG TAC CAG ACA TCT GGG TTC AAC GGG ... ... ... ... ... ... CTG TTC
X58744  ,TRAV1-2*01       --- --- --- --- --- --- --- --- --- --- --- --- ... ... ... ... ... ... --- ---
U32544  ,TRAV1-2*02       --- --- --- --- --- --- --- --- --- --- --- --- ... ... ... ... ... ... --- ---

                                                                                  ____________CDR2-
                          41  42  43  44  45  46  47  48  49  50  51  52  53  54  55  56  57  58  59  60
                           W   Y   Q   Q   H   A   G   E   A   P   T   F   L   S   Y   N   V   L   D   G
AE000658,TRAV1-2*01       TGG TAC CAG CAA CAT GCT GGC GAA GCA CCC ACA TTT CTG TCT TAC AAT GTT CTG GAT GGT
X58744  ,TRAV1-2*01       --- --- --- --- --- --- --- --- --- --- --- --- --- --- --- --- --- --- --- ---
U32544  ,TRAV1-2*02       --- --- --- --- --- --- --- --- --- --- --- --- --- --- --- --- --- --- --- ---

                          IMGT_____________
                          61  62  63  64  65  66  67  68  69  70  71  72  73  74  75  76  77  78  79  80
                                               L   E   E   K   G                               R   F   S
AE000658,TRAV1-2*01       ... ... ... ... ... TTG GAG GAG AAA GGT ... ... ... ... ... ... ... CGT TTT TCT
X58744  ,TRAV1-2*01       ... ... ... ... ... --- --- --- --- --- ... ... ... ... ... ... ... --- --- ---
U32544  ,TRAV1-2*02       ... ... ... ... ... C-- --- --- --- --- ... ... ... ... ... ... ... --

                          81  82  83  84 84A 84B 84C  85  86  87  88  89  90  91  92  93  94  95  96  97  98  99 100
                           S   F   L   S   R   S   K   G   Y   S   Y   L   L   L   K   E   L   Q   M   K   D   S   A
AE000658,TRAV1-2*01       TCA TTC CTT AGT CGG TCT AAA GGG TAC AGT TAC CTC CTT TTG AAG GAG CTC CAG ATG AAA GAC TCT GCC
X58744  ,TRAV1-2*01       --- --- --- --- --- --- --- --- --- --- --- --- --- --- --- --- --- --- --- --- --- --- ---
U32544  ,TRAV1-2*02

                                          _CDR3-IMGT_
                          101 102 103 104 105 106 107
                           S   Y   L   C   A   V   R
AE000658,TRAV1-2*01       TCT TAC CTC TGT GCT GTG AGA GA
X58744  ,TRAV1-2*01       --- --- --- --- ---            #c
U32544  ,TRAV1-2*02                                      。
```

#c：重排 cDNA

。：基因组 DNA，但是否为胚系或重排未知

5. 构架和互补决定区

FR1-IMGT：25（-1 aa：7）
FR2-IMGT：17
FR3-IMGT：38（-1 aa：73）

CDR1-IMGT：6
CDR2-IMGT：2
CDR3-IMGT：3

6. 人类 TRAV1-2*01 图示

编号：IMGT AE000658

EMBL/GenBank/DDBJ：AE000658

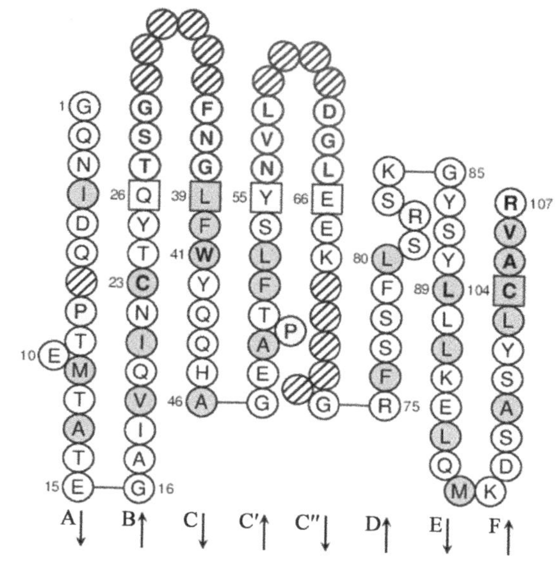

7. 基因组数据库编号

GDB：99 53923

LocusLink：28692

三、TRAV2

1. 命名法

TRAV2：T 细胞受体 α 可变区基因 2。

2. 定义和功能

TRAV2 是 TRAV2 亚组中一种独特的功能基因，也是该亚组所含的唯一已定位基因。

3. 基因位置

TRAV2 位于 14 号染色体 14q11.2 带上的 TRA/TRD 基因座内。

4. 人类 TRAV2 的核苷酸和氨基酸序列

```
                          1   2   3   4   5   6   7   8   9   10  11  12  13  14  15  16  17  18  19  20
                          K   D   Q   V   F   Q       P   S   T   V   A   S   S   E   G   A   V   V   E
AE000658,TRAV2*01        AAG GAC CAA GTG TTT CAG ... CCT TCC ACA GTG GCA TCT TCA GAG GGA GCT GTG GTG GAA
X04936  ,TRAV2*01        --- --- --- --- --- --- ... --- --- --- --- --- --- --- --- --- --- --- --- ---
U32522  ,TRAV2*01        --- --- --- --- --- --- ... --- --- --- --- --- --- --- --- --- --- --- --- ---
M17659  ,TRAV2*02        --- --- --- --- --- --- ... --- --- --- --- --- --- --- --- --- --- --- --- ---

                                                     ____________CDR1-IMGT____________
                          21  22  23  24  25  26  27  28  29  30  31  32  33  34  35  36  37  38  39  40
                          I   F   C   N   H   S   V   S   N   A   Y   N                           F   F
AE000658,TRAV2*01        ATC TTC TGT AAT CAC TCT GTG TCC AAT GCT TAC AAC ... ... ... ... ... ... TTC TTC
X04936  ,TRAV2*01        --- --- --- --- --- --- --- --- --- --- --- --- ... ... ... ... ... ... --- ---
U32522  ,TRAV2*01        --- --- --- --- --- --- --- --- --- --- --- --- ... ... ... ... ... ... --- ---
M17659  ,TRAV2*02        --- --- --- --- --- --- --- --- --- --- --- --- ... ... ... ... ... ... --- ---

                                                                                     _________CDR2-
                          41  42  43  44  45  46  47  48  49  50  51  52  53  54  55  56  57  58  59  60
                          W   Y   L   H   F   P   G   C   A   P   R   L   L   V   K   G   S   K
AE000658,TRAV2*01        TGG TAC CTT CAC TTC CCG GGA TGT GCA CCA AGA CTC CTT GTT AAA GGC TCA AAG ... ...
X04936  ,TRAV2*01        --- --- --- --- --- --- --- --- --- --- --- --- --- --- --- --- --- --- ... ...
U32522  ,TRAV2*01        --- --- --- --- --- --- --- --- --- --- --- --- --- --- --- --- --- --- ... ...
                              H
M17659  ,TRAV2*02        --- C-- --- --- --- --- --- --- --- --- --- --- --- --- --- --- --- --- ... ...

                         IMGT__________
                          61  62  63  64  65  66  67  68  69  70  71  72  73  74  75  76  77  78  79  80
                                              P   S   Q   Q   G                               R   Y   N
AE000658,TRAV2*01        ... ... ... ... ... CCT TCT CAG CAG GGA ... ... ... ... ... ... ... CGA TAC AAC
X04936  ,TRAV2*01        ... ... ... ... ... --- --- --- --- --- ... ... ... ... ... ... ... --- --- ---
U32522  ,TRAV2*01        ... ... ... ... ... --- --- -
M17659  ,TRAV2*02        ... ... ... ... ... --- --- --- --- --- ... ... ... ... ... ... ... --- --- ---

                          81  82  83  84 84A 84B 84C  85  86  87  88  89  90  91  92  93  94  95  96  97  98  99 100
                          M   T   Y   E   R           F   S   S   S   L   L   I   L   Q   V   R   E   A   D   A   A
AE000658,TRAV2*01        ATG ACC TAT GAA CGG ... ... TTC TCT TCA TCG CTG CTC ATC CTC CAG GTG CGG GAG GCA GAT GCT GCT
X04936  ,TRAV2*01        --- --- --- --- --- ... ... --- --- --- --- --- --- --- --- --- --- --- --- --- --- --- ---
U32522  ,TRAV2*01
M17659  ,TRAV2*02        --- --- --- --- --- ... ... --- --- --- --- --- --- --- --- --- --- --- --- --- --- --- ---

                                         _CDR3-IMGT_
                         101 102 103 104 105 106 107
                          V   Y   Y   C   A   V   E
AE000658,TRAV2*01        GTT TAC TAC TGT GCT GTG GAG GA
X04936  ,TRAV2*01        --- --- --- --- --- --- ---          #c
U32522  ,TRAV2*01                                             。
M17659  ,TRAV2*02        --- --- --- --- --- ---              #c
```

#c：重排 cDNA

。：基因组 DNA，但是否为胚系或重排未知

5. 构架和互补决定区

FR1-IMGT：25（-1 aa：7）	CDR1-IMGT：6
FR2-IMGT：17	CDR2-IMGT：0
FR3-IMGT：36（-3 aa：73，81，82）	CDR3-IMGT：3

6. 人类 TRAV2*01 图示

编号：IMGT AE000658　　　　EMBL/GenBank/DDBJ：AE000658

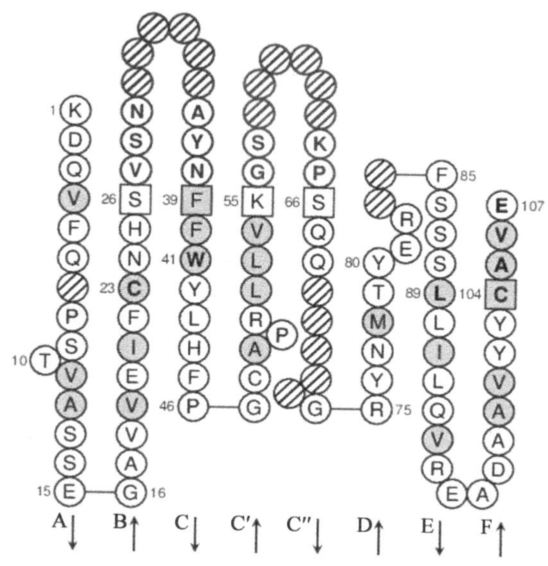

7. 基因组数据库编号

GDB：9953925　　　　LocusLink：28691

四、TRAV3

1. 命名法

TRAV3：T 细胞受体 α 可变区基因 3。

2. 定义和功能

TRAV3 为功能基因（等位基因 *01）或伪基因（等位基因 *02）。TRAV3 属于 TRAV3 亚组，也是该亚组所含的唯一已定位基因。

TRAV3*02 是由于密码子 7 中的 a 1 nt 缺失形成的伪基因，可导致 FR1-IMGT 移码突变。

3. 基因位置

TRAV3 位于 14 号染色体 14q11.2 带上的 TRA/TRD 基因座内。

4. 人类 TRAV3 的核苷酸和氨基酸序列

		1	2	3	4	5	6	7	8	9	10	11	12	13	14	15	16	17	18	19	20
		A	Q	S	V	A	Q	P	E	D	Q	V	N	V	A	E	G	N	P	L	T
AE000658	TRAV3*01	GCT	CAG	TCA	GTG	GCT	CAG	CCG	GAA	GAT	CAG	GTC	AAC	GTT	GCT	GAA	GGG	AAT	CCT	CTG	ACT
M17651	TRAV3*01	---	---	---	---	---	---	---	---	---	---	---	---	---	---	---	---	---	---	---	---
U32525	TRAV3*01	---	---	---	---	---	---	---	---	---	---	---	---	---	---	---	---	---	---	---	---
								#													
M27377	TRAV3*02	---	---	---	---	---	---	-.-	---	---	---	---	---	---	---	---	---	---	---	---	---

CDR1-IMGT (27–38)

		21	22	23	24	25	26	27	28	29	30	31	32	33	34	35	36	37	38	39	40
		V	K	C	T	Y	S	V	S	G							N	P	Y	L	F
AE000658	TRAV3*01	GTG	AAA	TGC	ACC	TAT	TCA	GTC	TCT	GGA	...	...	...	...	...	...	AAC	CCT	TAT	CTT	TTT
M17651	TRAV3*01	---	---	---	---	---	---	---	---	---	...	...	...	...	...	...	---	---	---	---	---
U32525	TRAV3*01	---	---	---	---	---	---	---	---	---	...	...	...	...	...	...	---	---	---	---	---
M27377	TRAV3*02	---	---	---	---	---	---	---	---	---	...	...	...	...	...	...	---	---	---	---	---

CDR2-IMGT (56–65)

		41	42	43	44	45	46	47	48	49	50	51	52	53	54	55	56	57	58	59	60
		W	Y	V	Q	Y	P	N	R	G	L	Q	F	L	L	K	Y	I	T	G	
AE000658	TRAV3*01	TGG	TAT	GTT	CAA	TAC	CCC	AAC	CGA	GGC	CTC	CAG	TTC	CTT	CTG	AAA	TAC	ATC	ACA	GGG	...
M17651	TRAV3*01	---	---	---	---	---	---	---	---	---	---	---	---	---	---	---	---	---	---	---	...
U32525	TRAV3*01	---	---	---	---	---	---	---	---	---	---	---	---	---	---	---	---	---	---	---	...
M27377	TRAV3*02	---	---	---	---	---	---	---	---	---	---	---	---	---	---	---	---	---	---	---	...

		61	62	63	64	65	66	67	68	69	70	71	72	73	74	75	76	77	78	79	80
			D	N	L	V	K	G	S						Y	G	F	E	A	E	F
AE000658	TRAV3*01	...	GAT	AAC	CTG	GTT	AAA	GGC	AGC	...	...	...	...	...	TAT	GGC	TTT	GAA	GCT	GAA	TTT
M17651	TRAV3*01	...	---	---	---	---	---	---	---	...	...	...	...	...	---	---	---	---	---	---	---
U32525	TRAV3*01	...	---	---	---	---	---	---	---	...	...	...	...	...	---	---	---	---	---	---	---
M27377	TRAV3*02	...	---	---	---	---	---	---	---	...	...	...	...	...	---	---	---	---	---	---	---

		81	82	83	84	85	86	87	88	89	90	91	92	93	94	95	96	97	98	99	100
		N	K	S	Q	T	S	F	H	L	K	K	P	S	A	L	V	S	D	S	A
AE000658	TRAV3*01	AAC	AAG	AGC	CAA	ACC	TCC	TTC	CAC	CTG	AAG	AAA	CCA	TCT	GCC	CTT	GTG	AGC	GAC	TCC	GCT
M17651	TRAV3*01	---	---	---	---	---	---	---	---	---	---	---	---	---	---	---	---	---	---	---	---
U32525	TRAV3*01	---	---	---	---	---	---	---	---	---	---	---	---	---	---	---	---	---	---	---	-
M27377	TRAV3*02	---	---	---	---	---	---	---	---	---	---	---	---	---	---	---	---	---	---	---	---

CDR3-IMGT (108–)

		101	102	103	104	105	106	107	108	109	110	111	112	
		D	S	A	L	Y	F	C	A	V	R	D		
AE000658	TRAV3*01	GAC	TCC	GCT	TTG	TAC	TTC	TGT	GCT	GTG	AGA	GAC	A	
M17651	TRAV3*01	---	---	---	---	---	---	---	---	---	---	--		#c
U32525	TRAV3*01													。
M27377	TRAV3*02	---	---	---	---	---	---	---	---	---	---			#c

#（在序列中）：移码突变

#c：重排 cDNA

。：基因组 DNA，但是否为胚系或重排未知

5. 构架和互补决定区

FR1-IMGT：26　　CDR1-IMGT：6

FR2-IMGT：17　　CDR2-IMGT：4

FR3-IMGT：38（-1 aa：73）　　CDR3-IMGT：4

6. 人类 TRAV3*01 图示

编号：IMGT AE000658　　EMBL/GenBank/DDBJ：AE000658

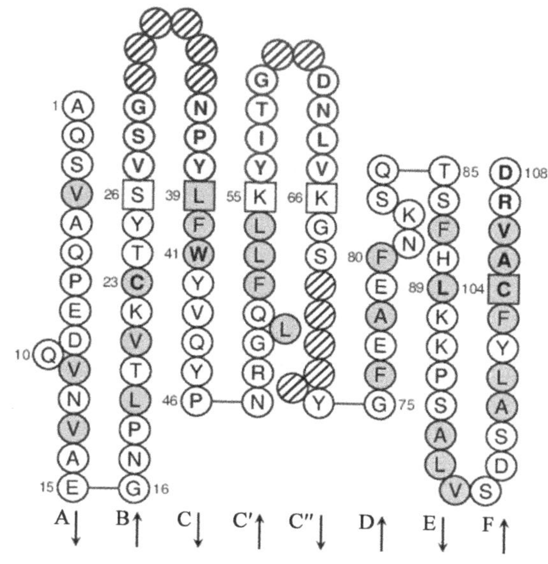

7. 基因组数据库编号

GDB：9953927　　LocusLink：28690

五、TRAV4

1. 命名法

TRAV4：T 细胞受体 α 可变区基因 4。

2. 定义和功能

TRAV4 是 TRAV4 亚组中一种独特的功能基因，也是该亚组所含的唯一已定位基因。

3. 基因位置

TRAV4 位于 14 号染色体 14q11.2 带上的 TRA/TRD 基因座内。

4. 人类 TRAV4 的核苷酸和氨基酸序列

```
                      1   2   3   4   5   6   7   8   9  10  11  12  13  14  15  16  17  18  19  20
                      L   A   K   T   T   Q       P   I   S   M   D   S   Y   E   G   Q   E   V   N
AE000658,TRAV4*01    CTT GCT AAG ACC ACC CAG ... CCC ATC TCC ATG GAC TCA TAT GAA GGA CAA GAA GTG AAC
M17663  ,TRAV4*01    --- --- --- --- --- --- ... --- --- --- --- --- --- --- --- --- --- --- --- ---
U32529  ,TRAV4*01    --- --- --- --- --- --- ... --- --- --- --- --- --- --- --- --- --- --- --- ---

                                              ___________CDR1-IMGT___________
                     21  22  23  24  25  26  27  28  29  30  31  32  33  34  35  36  37  38  39  40
                      I   T   C   S   H   N   N   I   A   T   N   D   Y                       I   T
AE000658,TRAV4*01    ATA ACC TGT AGC CAC AAC AAC ATT GCT ACA AAT GAT TAT ... ... ... ... ... ATC ACG
M17663  ,TRAV4*01    --- --- --- --- --- --- --- --- --- --- --- --- --- ... ... ... ... ... --- ---
U32529  ,TRAV4*01    --- --- --- --- --- --- --- --- --- --- --- --- --- ... ... ... ... ... --- ---

                                                                              __________CDR2-
                     41  42  43  44  45  46  47  48  49  50  51  52  53  54  55  56  57  58  59  60
                      W   Y   Q   Q   F   P   S   Q   G   P   R   F   I   I   Q   G   Y   K   T
AE000658,TRAV4*01    TGG TAC CAA CAG TTT CCC AGC CAA GGA CCA CGA TTT ATT ATT CAA GGA TAC AAG ACA ...
M17663  ,TRAV4*01    --- --- --- --- --- --- --- --- --- --- --- --- --- --- --- --- --- --- --- ...
U32529  ,TRAV4*01    --- --- --- --- --- --- --- --- --- --- --- --- --- --- ---

                     IMGT__________
                     61  62  63  64  65  66  67  68  69  70  71  72  73  74  75  76  77  78  79  80
                                          K   V   T   N   E                               V   A   S
AE000658,TRAV4*01    ... ... ... ... ... AAA GTT ACA AAC GAA ... ... ... ... ... ... ... GTG GCC TCC
M17663  ,TRAV4*01    ... ... ... ... ... --- --- --- --- --- ... ... ... ... ... ... ... --- --- ---
U32529  ,TRAV4*01

                     81  82  83  84 84A 84B 84C  85  86  87  88  89  90  91  92  93  94  95  96  97  98  99 100
                      L   F   I   P   A   D   R   K   S   S   T   L   S   L   P   R   V   S   L   S   D   T   A
AE000658,TRAV4*01    CTG TTT ATC CCT GCC GAC AGA AAG TCC AGC ACT CTG AGC CTG CCC CGG GTT TCC CTG AGC GAC ACT GCT
M17663  ,TRAV4*01    --- --- --- --- --- --- --- --- --- --- --- --- --- --- --- --- --- --- --- --- --- --- ---
U32529  ,TRAV4*01

                                         __CDR3-IMGT__
                    101 102 103 104 105 106 107 108
                      V   Y   Y   C   L   V   G   D
AE000658,TRAV4*01    GTG TAC TAC TGC CTC GTG GGT GAC A
M17663  ,TRAV4*01    --- --- --- --- ---                  #c
U32529  ,TRAV4*01                                         。
```

#c：重排 cDNA

。：基因组 DNA，但是否为胚系或重排未知

5. 构架和互补决定区

FR1-IMGT：25（-1 aa：7） CDR1-IMGT：7

FR2-IMGT：17 CDR2-IMGT：1

FR3-IMGT：38（-1 aa：73） CDR3-IMGT：4

6. 人类 TRAV4*01 图示

编号：IMGT AE000658 EMBL/GenBank/DDBJ：AE000658

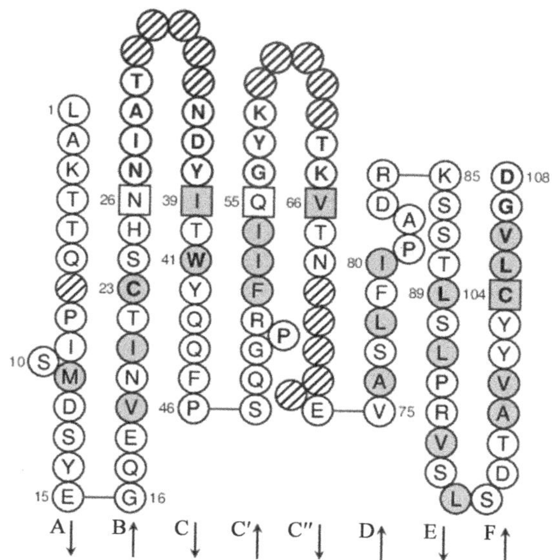

7. 基因组数据库编号

GDB：9953929　　　　LocusLink：28689

六、TRAV5

1. 命名法

TRAV5：T 细胞受体 α 可变区基因 5。

2. 定义和功能

TRAV5 是 TRAV8 亚组中一种独特的功能基因，也是该亚组所含的唯一已定位基因。

3. 基因位置

TRAV5 位于 14 号染色体 14q11.2 带上的 TRA/TRD 基因座内。

4. 人类 TRAV5 的核苷酸和氨基酸序列

```
                     1   2   3   4   5   6   7   8   9  10  11  12  13  14  15  16  17  18  19  20
                     G   E   D   V   E   Q   S       L   F   L   S   V   R   E   G   D   S   S   V
AE000659,TRAV5*01   GGA GAG GAT GTG GAG CAG AGT ... CTT TTC CTG AGT GTC CGA GAG GGA GAC AGC TCC GTT
M27376  ,TRAV5*01   --- --- --- --- --- --- --- ... --- --- --- --- --- --- --- --- --- --- --- ---

                                             _________________CDR1-IMGT__________________
                    21  22  23  24  25  26  27  28  29  30  31  32  33  34  35  36  37  38  39  40
                     I   N   C   T   Y   T   D   S   S   S   T   Y                           L   Y
AE000659,TRAV5*01   ATA AAC TGC ACT TAC ACA GAC AGC TCC TCC ACC TAC ... ... ... ... ... ... TTA TAC
```

```
M27376   ,TRAV5*01       --- --- --- --- --- --- --- --- --- --- --- --- ... ... ... ... ... ... --- ---

                                                                             ____________CDR2-
                          41  42  43  44  45  46  47  48  49  50  51  52  53  54  55  56  57  58  59  60
                          W   Y   K   Q   E   P   G   A   G   L   Q   L   L   T   Y   I   F   S   N   M
AE000659,TRAV5*01        TGG TAT AAG CAA GAA CCT GGA GCA GGT CTC CAG TTG CTG ACG TAT ATT TTT TCA AAT ATG
M27376   ,TRAV5*01       --- --- --- --- --- --- --- --- --- --- --- --- --- --- --- --- --- --- --- ---

                         IMGT_______________
                          61  62  63  64  65  66  67  68  69  70  71  72  73  74  75  76  77  78  79  80
                          D                   M   K   Q   D   Q                               R   L   T
AE000659,TRAV5*01        GAC ... ... ... ... ATG AAA CAA GAC CAA ... ... ... ... ... ... ... AGA CTC ACT
M27376   ,TRAV5*01       --- ... ... ... ... --- --- --- --- --- ... ... ... ... ... ... ... --- --- ---

                          81  82  83  84 84A 84B 84C  85  86  87  88  89  90  91  92  93  94  95  96  97  98  99 100
                          V   L   L   N   K   K   D   K   H   L   S   L   R   I   A   D   T   Q   T   G   D   S   A
AE000659,TRAV5*01        GTT CTA TTG AAT AAA AAG GAT AAA CAT CTG TCT CTG CGC ATT GCA GAC ACC CAG ACT GGG GAC TCA GCT
M27376   ,TRAV5*01       --- --- --- --- --- --- --- --- --- --- --- --- --- --- --- --- --- --- --- --- --- --- ---

                                         _CDR3-IMGT_
                         101 102 103 104 105 106 107
                          I   Y   F   C   A   E   S
AE000659,TRAV5*01        ATC TAC TTC TGT GCA GAG AGT A
M27376   ,TRAV5*01       --- --- --- --- --- --- ---         #c
```

#c：重排 cDNA

5. 构架和互补决定区

FR1-IMGT：25（-1 aa：8）	CDR1-IMGT：6
FR2-IMGT：17	CDR2-IMGT：3
FR3-IMGT：38（-1 aa：73）	CDR3-IMGT：3

6. 人类 TRAV5*01 图示

编号：IMGT AE000659　　　　EMBL/GenBank/DDBJ：AE000659

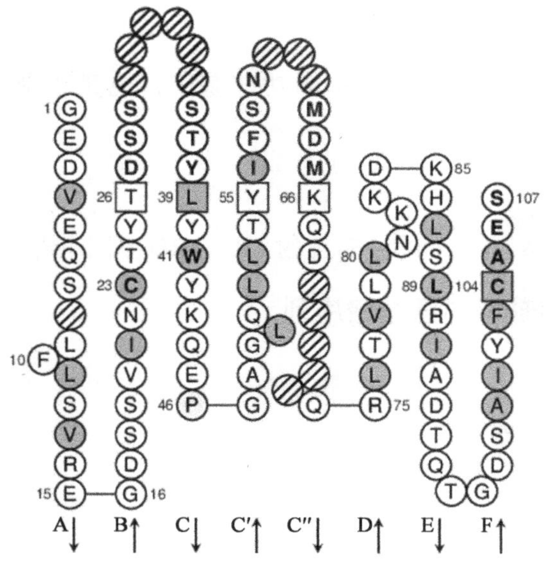

7. 基因组数据库编号

GDB：9953931　　　　LocusLink：28688

七、TRAV6

1. 命名法

TRAV6：T 细胞受体 α 可变区基因 6。

2. 定义和功能

TRAV6 是 TRAV6 亚组中一种独特的功能基因，也是该亚组所含的唯一已定位基因。

3. 基因位置

TRAV6 位于 14 号染色体 14q11.2 带上的 TRA/TRD 基因座内。

4. 人类 TRAV6 的核苷酸和氨基酸序列

```
                    1   2   3   4   5   6   7   8   9   10  11  12  13  14  15  16  17  18  19  20
                    S   Q   K   I   E   Q   N   S   E   A   L   N   I   Q   E   G   K   T   A   T
AE000659,TRAV6*01   AGC CAA AAG ATA GAA CAG AAT TCC GAG GCC CTG AAC ATT CAG GAG GGT AAA ACG GCC ACC
X58747  ,TRAV6*02   --- --- --- --- --- --- --- --- --- --- --- --- --- --- --- --- --- --- --- ---
Z49060  ,TRAV6*03                                   --- --- --- --- --- --- --- --- --- --- --- ---
Y10409  ,TRAV6*04                                   --- --- --- --- --- --- --- --- --- --- --- ---
Y10410  ,TRAV6*05                                   --- --- --- --- --- --- --- --- --- --- --- ---
U32542  ,TRAV6*06   --- --- --- --- --- --- --- --- --- --- --- --- --- --- --- --- --- --- --- ---

                                            ________________CDR1-IMGT_______________
                    21  22  23  24  25  26  27  28  29  30  31  32  33  34  35  36  37  38  39  40
                    L   T   C   N   Y   T   N   Y   S   P   A   Y                           L   Q
AE000659,TRAV6*01   CTG ACC TGC AAC TAT ACA AAC TAT TCC CCA GCA TAC ... ... ... ... ... ... TTA CAG
X58747  ,TRAV6*02   --- --- --- --- --- --- --- --- --T --- --- --- ... ... ... ... ... ... --- ---
Z49060  ,TRAV6*03   --- --- --- --- --- --- --- --- --T --- --- --- ... ... ... ... ... ... --- ---
Y10409  ,TRAV6*04   --- --- --- --- --- --- --- --- --T --- --- --- ... ... ... ... ... ... --- ---
Y10410  ,TRAV6*05   --- --- --- --- --- --G --- --- --T --- --- --- ... ... ... ... ... ... --- ---
U32542  ,TRAV6*06   --- --- --- --- --- --- --- --- --T --- --- --- ... ... ... ... ... ... --- ---

                                                                            ____________CDR2-
                    41  42  43  44  45  46  47  48  49  50  51  52  53  54  55  56  57  58  59  60
                    W   Y   R   Q   D   P   G   R   G   P   V   F   L   L   L   I   R   E   N   E
AE000659,TRAV6*01   TGG TAC CGA CAA GAT CCA GGA AGA GGC CCT GTT TTC TTG CTA CTC ATA CGT GAA AAT GAG
X58747  ,TRAV6*02   --- --- --- --- --- --- --- --- --- --- --- --- --- --- --- --- --- --- --- ---
Z49060  ,TRAV6*03   --- --- --- --- --- --- --- --- --- --- --- --- --- --- --T --- --- --- --- ---
Y10409  ,TRAV6*04   --- --- --- --- --- --- --- --- --- --- --- --- --- --- --- --- --- --- --- ---
Y10410  ,TRAV6*05   --- --- --- --- --- --- --- --- --- --- --- --- --- --- --- --- --- --- --- ---
U32542  ,TRAV6*06   --- --- --- --- --- --- --- --- --- --- --- --- --- --- --- --- --- --- --- ---

                    IMGT______________
                    61  62  63  64  65  66  67  68  69  70  71  72  73  74  75  76  77  78  79  80
                    K                   E   K   R   K   E                               R   L   K
AE000659,TRAV6*01   AAA ... ... ... ... GAA AAA AGG AAA GAA ... ... ... ... ... ... ... AGA CTG AAG
X58747  ,TRAV6*02   --- ... ... ... ... --- --- --- --- --- ... ... ... ... ... ... ... --- --- ---
Z49060  ,TRAV6*03   --- ... ... ... ... --- --- --- --- --- ... ... ... ... ... ... ... --- --- ---
Y10409  ,TRAV6*04   --- ... ... ... ... --- --- --- --- --- ... ... ... ... ... ... ... --- --- ---
Y10410  ,TRAV6*05   --- ... ... ... ... --- --- --- --- --- ... ... ... ... ... ... ... --- --- ---
U32542  ,TRAV6*06   --- ... ... ... ... --- --- --- --- --- ... ... ... ... ... ... ... --- --- ---
```

```
                      81  82  83  84  84A 84B 84C 85  86  87  88  89  90  91  92  93  94  95  96  97  98  99  100
                      V   T   F   D   T   T   L   K   Q   S   L   F   H   I   T   A   S   Q   P   A   D   S   A
AE000659,TRAV6*01     GTC ACC TTT GAT ACC ACC CTT AAA CAG AGT TTG TTT CAT ATC ACA GCC TCC CAG CCT GCA GAC TCA GCT
X58747  ,TRAV6*02     --- --- --- --- --- --- --- --- --- --- --- --- --- --- --- --- --- --- --- --- --- --- ---
Z49060  ,TRAV6*03     --- --- --- --- --- --- --- --- --- --- --- --- --- --- --- --- --- --- --- --- --- --- ---
                                                                         V
Y10409  ,TRAV6*04     --- --- --- --- --- --- --- --- --- --- --- --- --- G-- --- --- --- --- --- --- --- --- ---
Y10410  ,TRAV6*05     --- --- --- --- --- --- --- --- --- --- --- --- --- --- --- --- --- --- --- --- --- --- ---
                                                  N
U32542  ,TRAV6*06     --- --- --- --- --- --- --- --C --- -
```

```
                                          __CDR3-IMGT__
                      101 102 103 104 105 106 107
                       T   Y   L   C   A   L   D
AE000659,TRAV6*01     ACC TAC CTC TGT GCT CTA GAC A
X58747  ,TRAV6*02     --- --- --- --- ---                #c
Z49060  ,TRAV6*03     --- --- --- --- ---                。
Y10409  ,TRAV6*04     --- --- --- --- ---                。
Y10410  ,TRAV6*05     --- --- --- --- ---                。
U32542  ,TRAV6*06                                        。
```

#c：重排 cDNA

。：基因组 DNA，但是否为胚系或重排未知

5. 构架和互补决定区

FR1-IMGT：26　　CDR1-IMGT：6

FR2-IMGT：17　　CDR2-IMGT：3

FR3-IMGT：38（-1 aa：73）　　CDR3-IMGT：3

6. 人类 TRAV6*01 图示

编号：IMGT AE000659　　EMBL/GenBank/DDBJ：AE000659

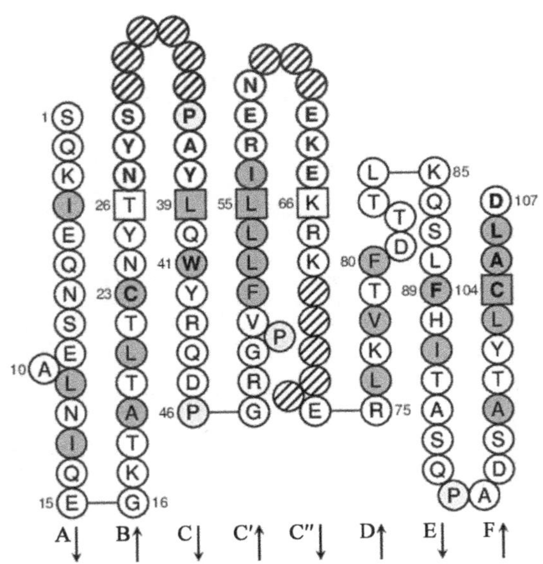

7. 基因组数据库编号

GDB：9953933　　　　LocusLink：28687

八、TRAV7

1. 命名法

TRAV7：T 细胞受体 α 可变区基因 7。

2. 定义和功能

TRAV7 是 TRAV7 亚组中一种独特的功能基因，也是该亚组所含的唯一已定位基因。

3. 基因位置

TRAV7 位于 14 号染色体 14q11.2 带上的 TRA/TRD 基因座内。

4. 人类 TRAV7 的核苷酸和氨基酸序列

	1	2	3	4	5	6	7	8	9	10	11	12	13	14	15	16	17	18	19	20
	E	N	Q	V	E	H	S	P	H	F	L	G	P	Q	Q	G	D	V	A	S
AE000659,TRAV7*01	GAA	AAC	CAG	GTG	GAG	CAC	AGC	CCT	CAT	TTT	CTG	GGA	CCC	CAG	CAG	GGA	GAC	GTT	GCC	TCC

	21	22	23	24	25	26	27	28	29	30	31	32	33	34	35	36	37	38	39	40
							CDR1-IMGT													
	M	S	C	T	Y	S	V	S	R	F	N	N							L	Q
AE000659,TRAV7*01	ATG	AGC	TGC	ACG	TAC	TCT	GTC	AGT	CGT	TTT	AAC	AAT	...	...	...	...	...	...	TTG	CAG

	41	42	43	44	45	46	47	48	49	50	51	52	53	54	55	56	57	58	59	60
																CDR2-				
	W	Y	R	Q	N	T	G	M	G	P	K	H	L	L	S	M	Y	S	A	G
AE000659,TRAV7*01	TGG	TAC	AGG	CAA	AAT	ACA	GGG	ATG	GGT	CCC	AAA	CAC	CTA	TTA	TCC	ATG	TAT	TCA	GCT	GGA

	61	62	63	64	65	66	67	68	69	70	71	72	73	74	75	76	77	78	79	80
	IMGT																			
	Y					E	K	Q	K	G								R	L	N
AE000659,TRAV7*01	TAT	...	...	...	...	GAG	AAG	CAG	AAA	GGA	...	...	...	...	...	...	...	AGA	CTA	AAT

	81	82	83	84	84A	84B	84C	85	86	87	88	89	90	91	92	93	94	95	96	97	98	99	100
	A	T	L	L	K			N	G	S	S	L	Y	I	T	A	V	Q	P	E	D	S	A
AE000659,TRAV7*01	GCT	ACA	TTA	CTG	AAG	...	...	AAT	GGA	AGC	AGC	TTG	TAC	ATT	ACA	GCC	GTG	CAG	CCT	GAA	GAT	TCA	GCC

	101	102	103	104	105	106	107
					CDR3-IMGT		
	T	Y	F	C	A	V	D
AE000659,TRAV7*01	ACC	TAT	TTC	TGT	GCT	GTA	GAT G

5. 构架和互补决定区

FR1-IMGT：26　　CDR1-IMGT：6
FR2-IMGT：17　　CDR2-IMGT：3
FR3-IMGT：36（-3 aa：73，81，82）　　CDR3-IMGT：3

6. 人类 TRAV7*01 图示

编号：IMGT AE000659　　EMBL/GenBank/DDBJ：AE000659

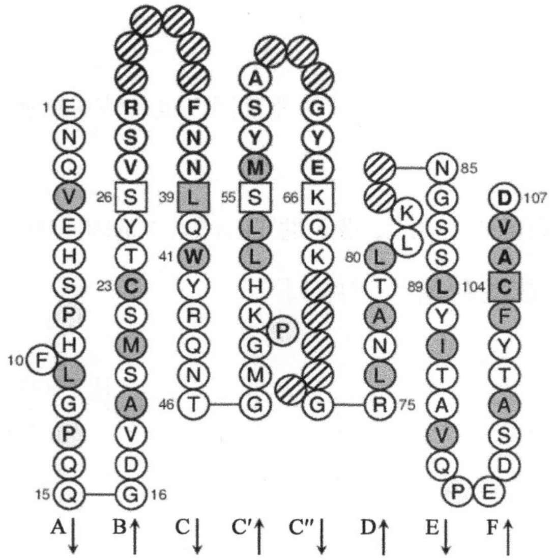

7. 基因组数据库编号

GDB：9953935　　LocusLink：28686

九、TRAV8-1

1. 命名法

TRAV8-1：T 细胞受体 α 可变区基因 8-1。

2. 定义和功能

TRAV8-1 为由 7 个已定位基因组成的 TRAV5 亚组的 6 个功能基因之一。

3. 基因位置

TRAV8-1 位于 14 号染色体 14q11.2 带上的 TRA/TRD 基因座内。

4. 人类 TRAV8-1 的核苷酸和氨基酸序列

```
                          1   2   3   4   5   6   7   8   9  10  11  12  13  14  15  16  17  18  19  20
                          A   Q   S   V   S   Q   H   N   H   H   V   I   L   S   E   A   A   S   L   E
AE000659,TRAV8-1*01      GCC CAG TCT GTG AGC CAG CAT AAC CAC CAC GTA ATT CTC TCT GAA GCA GCC TCA CTG GAG
X04949  ,TRAV8-1*01      --- --- --- --- --- --- --- --- --- --- --- --- --- --- --- --- --- --- --- ---
U32520  ,TRAV8-1*02      --- --- --- --- --- --- --- --- --- --- --- --- --- --- --- --- --- --- --- ---

                                                  _________________CDR1-IMGT__________________
                         21  22  23  24  25  26  27  28  29  30  31  32  33  34  35  36  37  38  39  40
                          L   G   C   N   Y   S   Y   G   G   T   V   N                           L   F
AE000659,TRAV8-1*01      TTG GGA TGC AAC TAT TCC TAT GGT GGA ACT GTT AAT ... ... ... ... ... ... CTC TTC
X04949  ,TRAV8-1*01      --- --- --- --- --- --- --- --- --- --- --- --- ... ... ... ... ... ... --- ---
U32520  ,TRAV8-1*02      --- --- --- --- --- --- --- --- --- --- --- --- ... ... ... ... ... ... --- ---

                                                                                _____________CDR2-
                         41  42  43  44  45  46  47  48  49  50  51  52  53  54  55  56  57  58  59  60
                          W   Y   V   Q   Y   P   G   Q   H   L   Q   L   L   L   K   Y   F   S   G   D
AE000659,TRAV8-1*01      TGG TAT GTC CAG TAC CCT GGT CAA CAC CTT CAG CTT CTC CTC AAG TAC TTT TCA GGG GAT
X04949  ,TRAV8-1*01      --- --- --- --- --- --- --- --- --- --- --- --- --- --- --- --- --- --- --- ---
U32520  ,TRAV8-1*02      --- --- --- --- --- --- --- --- --- --- --- --- --- --- --- --- --- --- --- ---

                         IMGT_____________
                         61  62  63  64  65  66  67  68  69  70  71  72  73  74  75  76  77  78  79  80
                          P   L               V   K   G   I   K                               G   F   E
AE000659,TRAV8-1*01      CCA CTG ... ... ... GTT AAA GGC ATC AAG ... ... ... ... ... ... ... GGC TTT GAG
X04949  ,TRAV8-1*01      --- --- ... ... ... --- --- --- --- --- ... ... ... ... ... ... ... --- --- ---
                                                                                                  V
U32520  ,TRAV8-1*02      --- --- ... ... ... --- --- --- --- --- ... ... ... ... ... ... ... --- G-- ---

                         81  82  83  84 84A 84B 84C  85  86  87  88  89  90  91  92  93  94  95  96  97  98  99 100
                          A   E   F   I   K   S   K   F   S   F   N   L   R   K   P   S   V   Q   W   S   D   T   A
AE000659,TRAV8-1*01      GCT GAA TTT ATA AAG AGT AAA TTC TCC TTT AAT CTG AGG AAA CCC TCT GTG CAG TGG AGT GAC ACA GCT
X04949  ,TRAV8-1*01      --- --- --- --- --- --- --- --- --- --- --- --- --- --- --- --- --- --- --- --- --- --- ---
U32520  ,TRAV8-1*02      --- --- --- --- --- --- --- --- --- --- --- --- --- --- --- --- --- --- --- -

                                         _CDR3-IMGT_
                         101 102 103 104 105 106 107
                          E   Y   F   C   A   V   N
AE000659,TRAV8-1*01      GAG TAC TTC TGT GCC GTG AAT GC
X04949  ,TRAV8-1*01      --- --- --- --- --- --- ---        #c
U32520  ,TRAV8-1*02                                         。
```

5. 构架和互补决定区

FR1-IMGT：26　　CDR1-IMGT：6

FR2-IMGT：17　　CDR2-IMGT：4

FR3-IMGT：38（-1 aa：73）　　CDR3-IMGT：3

6. 人类 TRAV8-1*01 图示

编号：IMGT AE000659　　EMBL/GenBank/DDBJ：AE000659

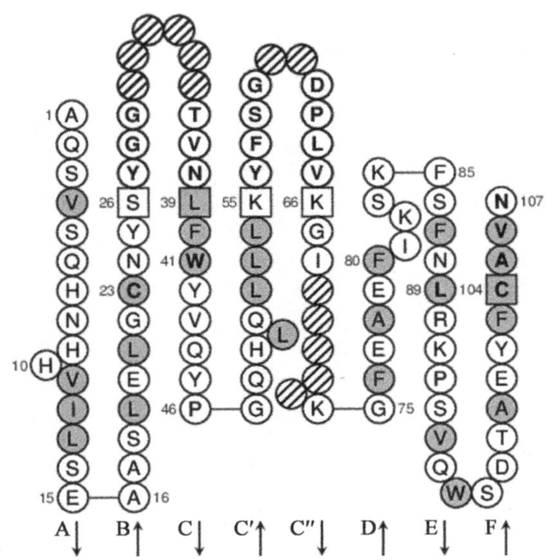

7. 基因组数据库编号

GDB：9953937　　　　LocusLink：28685

十、TRAV8-2

1. 命名法

TRAV8-2：T 细胞受体 α 可变区基因 8-2。

2. 定义和功能

TRAV8-2 为由 7 个已定位基因组成的 TRAV8 亚组的 6 个功能基因之一。

3. 基因位置

TRAV8-2 位于 14 号染色体 14q11.2 带上的 TRA/TRD 基因座内。

4. 人类 TRAV8-2 的核苷酸和氨基酸序列

	1	2	3	4	5	6	7	8	9	10	11	12	13	14	15	16	17	18	19	20
	A	Q	S	V	T	Q	L	D	S	H	V	S	V	S	E	G	T	P	V	L
AE000659,TRAV8-2*01	GCC	CAG	TCG	GTG	ACC	CAG	CTT	GAC	AGC	CAC	GTC	TCT	GTC	TCT	GAA	GGA	ACC	CCG	GTG	CTG
								S												
M17650 ,TRAV8-2*02	---	---	---	---	---	---	---	AG-	---	---	---	---	---	---	---	---	---	---	---	---

	21	22	23	24	25	26	27	28	29	30	31	32	33	34	35	36	37	38	39	40
							CDR1-IMGT													
	L	R	C	N	Y	S	S	S	Y	S	P	S							L	F
AE000659,TRAV8-2*01	CTG	AGG	TGC	AAC	TAC	TCA	TCT	TCT	TAT	TCA	CCA	TCT	...	...	...	...	...	...	CTC	TTC
M17650 ,TRAV8-2*02	---	---	---	---	---	---	---	---	---	---	---	---	...	...	...	...	...	...	---	---

```
                            ______________CDR2-
                   41  42  43  44  45  46  47  48  49  50  51  52  53  54  55  56  57  58  59  60
                    W   Y   V   Q   H   P   N   K   G   L   Q   L   L   L   K   Y   T   S   A   A
AE000659,TRAV8-2*01 TGG TAT GTG CAA CAC CCC AAC AAA GGA CTC CAG CTT CTC CTG AAG TAC ACA TCA GCG GCC
M17650  ,TRAV8-2*02 --- --- --- --- --- --- --- --- --- --- --- --- --- --- --- --- --- --- --- ---

                   IMGT______________
                   61  62  63  64  65  66  67  68  69  70  71  72  73  74  75  76  77  78  79  80
                    T   L               V   K   G   I   N                               G   F   E
AE000659,TRAV8-2*01 ACC CTG ... ... ... GTT AAA GGC ATC AAC ... ... ... ... ... ... ... GGT TTT GAG
M17650  ,TRAV8-2*02 --- --- ... ... ... --- --- --- --- --- ... ... ... ... ... ... ... --- --- ---

                   81  82  83  84 84A 84B 84C  85  86  87  88  89  90  91  92  93  94  95  96  97  98  99 100
                    A   E   F   K   K   S   E   T   S   F   H   L   T   K   P   S   A   H   M   S   D   A   A
AE000659,TRAV8-2*01 GCT GAA TTT AAG AAG AGT GAA ACC TCC TTC CAC CTG ACG AAA CCC TCA GCC CAT ATG AGC GAC GCG GCT
M17650  ,TRAV8-2*02 --- --- --- --- --- --- --- --- --- --- --- --- --- --- --- --- --- --- --- --- --- --- ---

                                    ___CDR3-IMGT___
                   101 102 103 104 105 106 107
                    E   Y   F   C   V   V   S
AE000659,TRAV8-2*01 GAG TAC TTC TGT GTT GTG AGT GA
M17650  ,TRAV8-2*02 --- --- --- --- --- ---              #c
```

#c：重排 cDNA

5. 构架和互补决定区

FR1-IMGT：26　　CDR1-IMGT：6

FR2-IMGT：17　　CDR2-IMGT：4

FR3-IMGT：38（-1 aa：73）　　CDR3-IMGT：3

6. 人类 TRAV8-2*01 图示

编号：IMGT AE000659　　EMBL/GenBank/DDBJ：AE000659

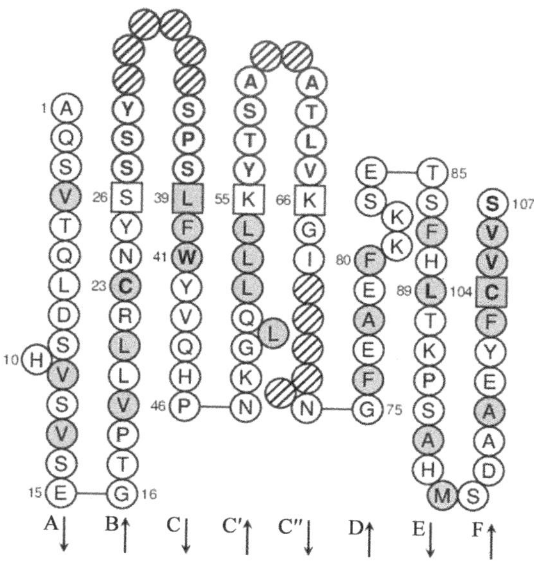

7. 基因组数据库编号

GDB：9953939　　　　　　　　　LocusLink：28684

十一、TRAV8-3

1. 命名法

TRAV8-3：T 细胞受体 α 可变区基因 8-3。

2. 定义和功能

TRAV8-3 为由 7 个已定位基因组成的 TRAV8 亚组的 6 个功能基因之一。

3. 基因位置

TRAV8-3 位于 14 号染色体 14q11.2 带上的 TRA/TRD 基因座内。

4. 人类 TRAV8-3 的核苷酸和氨基酸序列

```
                       1   2   3   4   5   6   7   8   9  10  11  12  13  14  15  16  17  18  19  20
                       A   Q   S   V   T   Q   P   D   I   H   I   T   V   S   E   G   A   S   L   E
AE000659,TRAV8-3*01   GCC CAG TCA GTG ACC CAG CCT GAC ATC CAC ATC ACT GTC TCT GAA GGA GCC TCA CTG GAG
M35617  ,TRAV8-3*02   --- --- --- --- --- --- --- --- --- --- --- --- --- --- --- --- --- --- --- ---
L06885  ,TRAV8-3*03   --- --- --- --- --- --- --- --- --- --- --- --- --- --- --- --- --- --- --- ---

                                              ________________CDR1-IMGT______________________
                      21  22  23  24  25  26  27  28  29  30  31  32  33  34  35  36  37  38  39  40
                       L   R   C   N   Y   S   Y   G   A   T   P   Y                           L   F
AE000659,TRAV8-3*01   TTG AGA TGT AAC TAT TCC TAT GGG GCA ACA CCT TAT ... ... ... ... ... ... CTC TTC
M35617  ,TRAV8-3*02   --- --- --- --- --- --- --- --- --- --- --- --- ... ... ... ... ... ... --- ---
L06885  ,TRAV8-3*03   --- --- --- --- --- --- --- --- --- --- --- --- ... ... ... ... ... ... --- ---

                                                                                  ________________CDR2-
                      41  42  43  44  45  46  47  48  49  50  51  52  53  54  55  56  57  58  59  60
                       W   Y   V   Q   S   P   G   Q   G   L   Q   L   L   L   K   Y   F   S   G   D
AE000659,TRAV8-3*01   TGG TAT GTC CAG TCC CCC GGC CAA GGC CTC CAG CTG CTC CTG AAG TAC TTT TCA GGA GAC
M35617  ,TRAV8-3*02   --- --- --- --- --- --- --- --- --- --- --- --- --- --- --- --- --- --- --- ---
L06885  ,TRAV8-3*03   --- --- --- --- --- --- --- --- --- --- --- --- --- --- --- --- --- --- --- ---

                      IMGT_______________
                      61  62  63  64  65  66  67  68  69  70  71  72  73  74  75  76  77  78  79  80
                       T   L               V   Q   G   I   K                               G   F   E
AE000659,TRAV8-3*01   ACT CTG ... ... ... GTT CAA GGC ATT AAA ... ... ... ... ... ... ... GGC TTT GAG
M35617  ,TRAV8-3*02   --- --- ... ... ... --- --- --- --- --- ... ... ... ... ... ... ... --- --- ---
L06885  ,TRAV8-3*03   --- --- ... ... ... --- --- --T --- --- ... ... ... ... ... ... ... --- --- ---

                      81  82  83  84 84A 84B 84C  85  86  87  88  89  90  91  92  93  94  95  96  97  98  99 100
                       A   E   F   K   R   S   Q   S   S   F   N   L   R   K   P   S   V   H   W   S   D   A   A
AE000659,TRAV8-3*01   GCT GAA TTT AAG AGG AGT CAA TCT TCC TTC AAT CTG AGG AAA CCC TCT GTG CAT TGG AGT GAT GCT GCT
M35617  ,TRAV8-3*02   --- --- --- --- --- --- --- --- --- --- --C --- --- --- --- --- --- --- --- --- --- --- ---
                                                                                                               S
L06885  ,TRAV8-3*03   --- --- --- --- --- --- --- --- --- --- --- --- --- --- --- --- --- --- --- --- --- --G T--
```

```
                                             _CDR3-IMGT_
                          101 102 103 104 105 106 107
                           E   Y   F   C   A   V   G
AE000659,TRAV8-3*01       GAG TAC TTC TGT GCT GTG GGT GC
                                                   V
M35617   ,TRAV8-3*02      --- --- --- --- --- --- -T-       #g
L06885   ,TRAV8-3*03      --- --- --- --- ---               #c
```

#c：重排 cDNA

#g：重排基因组 DNA

5. 构架和互补决定区

FR1-IMGT：26

FR2-IMGT：17

FR3-IMGT：38（-1 aa：73）

CDR1-IMGT：6

CDR2-IMGT：4

CDR3-IMGT：3

6. 人类 TRAV8-3*01 图示

编号：IMGT AE000659

EMBL/GenBank/DDBJ：AE000659

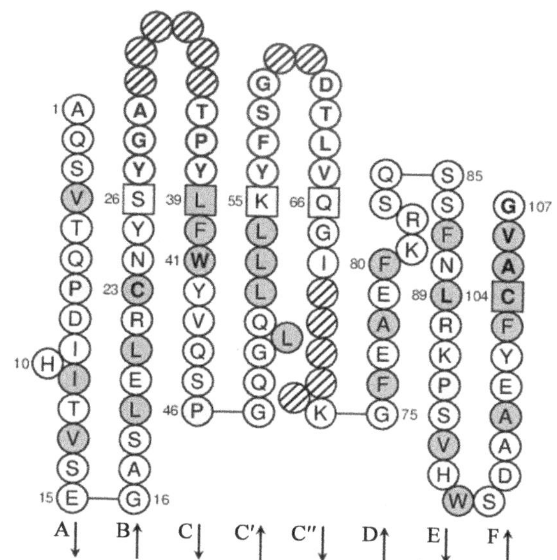

7. 基因组数据库编号

GDB：9953941

LocusLink：28683

十二、TRAV8-4

1. 命名法

TRAV8-4：T 细胞受体 α 可变区基因 8-4。

2. 定义和功能

TRAV8-4 为由 7 个已定位基因组成的 TRAV8 亚组的 6 个功能基因之一。

3. 基因位置

TRAV8-4 位于 14 号染色体 14q11.2 带上的 TRA/TRD 基因座内。

4. 人类 TRAV8-4 的核苷酸和氨基酸序列

	1	2	3	4	5	6	7	8	9	10	11	12	13	14	15	16	17	18	19	20
	A	Q	S	V	T	Q	L	G	S	H	V	S	V	S	E	G	A	L	V	L
AE000659,TRAV8-4*01	GCC	CAG	TCG	GTG	ACC	CAG	CTT	GGC	AGC	CAC	GTC	TCT	GTC	TCT	GAA	GGA	GCC	CTG	GTT	CTG
X02592 ,TRAV8-4*01	---	---	---	---	---	---	---	---	---	---	---	---	---	---	---	---	---	---	---	---
M12423 ,TRAV8-4*02	---	---	---	---	---	---	---	---	---	---	---	---	---	---	---	---	---	---	---	---
D13077 ,TRAV8-4*03	---	---	---	---	---	---	---	---	---	---	---	---	---	---	--G	---	---	---	---	---
																R				
M12959 ,TRAV8-4*04	---	---	---	---	---	---	---	---	---	---	---	---	---	---	---	C--	---	---	---	---
X63455 ,TRAV8-4*05	---	---	---	---	---	---	---	---	---	---	---	---	---	---	---	---	---	---	---	---
K02777 ,TRAV8-4*06																				
M17665 ,TRAV8-4*07																				

	21	22	23	24	25	26	27	28	29	30	31	32	33	34	35	36	37	38	39	40
							CDR1-IMGT													
	L	R	C	N	Y	S	S	S	V	P	P	Y							L	F
AE000659,TRAV8-4*01	CTG	AGG	TGC	AAC	TAC	TCA	TCG	TCT	GTT	CCA	CCA	TAT	...	...	...	...	...	...	CTC	TTC
X02592 ,TRAV8-4*01	---	---	---	---	---	---	---	---	---	---	---	---	...	...	...	...	...	...	---	---
M12423 ,TRAV8-4*02	---	---	---	---	---	---	---	---	---	---	---	---	...	...	...	...	...	...	---	---
D13077 ,TRAV8-4*03	---	---	---	---	---	---	---	---	---	---	---	---	...	...	...	...	...	...	---	---
M12959 ,TRAV8-4*04	---	---	---	---	---	---	---	---	---	---	---	---	...	...	...	...	...	...	---	---
X63455 ,TRAV8-4*05	---	---	---	---	---	---	---	---	---	---	---	---	...	...	...	...	...	...	---	---
K02777 ,TRAV8-4*06																			---	---
										E										
M17665 ,TRAV8-4*07									---	GA-	---	---	...	...	...	...	...	...	---	---

	41	42	43	44	45	46	47	48	49	50	51	52	53	54	55	56	57	58	59	60
																CDR2-				
	W	Y	V	Q	Y	P	N	Q	G	L	Q	L	L	L	K	Y	T	S	A	A
AE000659,TRAV8-4*01	TGG	TAT	GTG	CAA	TAC	CCC	AAC	CAA	GGA	CTC	CAG	CTT	CTC	CTG	AAG	TAC	ACA	TCA	GCG	GCC
X02592 ,TRAV8-4*01	---	---	---	---	---	---	---	---	---	---	---	---	---	---	---	---	---	---	---	---
M12423 ,TRAV8-4*02	---	---	---	---	---	---	---	---	---	---	---	---	---	---	---	---	---	---	---	---
																		T	G	
D13077 ,TRAV8-4*03	---	---	---	---	---	---	---	---	---	---	---	---	---	---	---	---	---	A--	-G-	---
M12959 ,TRAV8-4*04	---	---	---	---	---	---	---	---	---	---	---	---	---	---	---	---	---	---	---	---
X63455 ,TRAV8-4*05	---	---	---	---	---	---	---	---	---	---	---	---	---	---	---	---	---	---	---	---
K02777 ,TRAV8-4*06	---	---	---	---	---	---	---	---	---	---	---	---	---	---	---	---	---	---	---	---
																		T	G	
M17665 ,TRAV8-4*07	---	---	---	---	---	---	---	---	---	---	---	---	---	---	---	---	---	A--	-G-	---

```
                         IMGT________________
                         61  62  63  64  65  66  67  68  69  70  71  72  73  74  75  76  77  78  79  80
                         T   L               V   K   G   I   N                               G   F   E
AE000659,TRAV8-4*01      ACC CTG ... ... ... GTT AAA GGC ATC AAC ... ... ... ... ... ... ... GGT TTT GAG
X02592   ,TRAV8-4*01     --- --- ... ... ... --- --- --- --- --- ... ... ... ... ... ... ... --- --- ---
M12423   ,TRAV8-4*02     --- --- ... ... ... --- --- --- --- --- ... ... ... ... ... ... ... --- --- ---
D13077   ,TRAV8-4*03     --- --- ... ... ... --- --- --- --- --- ... ... ... ... ... ... ... --- --- ---
M12959   ,TRAV8-4*04     --- --- ... ... ... --- --- --- --- --- ... ... ... ... ... ... ... --- --- ---
X63455   ,TRAV8-4*05     --- --- ... ... ... --- --- --A --- --- ... ... ... ... ... ... ... --- --- ---
K02777   ,TRAV8-4*06     --- --- ... ... ... --- --- --- --- --- ... ... ... ... ... ... ... --- --- ---
M17665   ,TRAV8-4*07     --- --- ... ... ... --- --- --- --- --- ... ... ... ... ... ... ... --- --- ---

                         81  82  83  84  84A 84B 84C 85  86  87  88  89  90  91  92  93  94  95  96  97  98  99  100
                         A   E   F   K   K   S   E   T   S   F   H   L   T   K   P   S   A   H   M   S   D   A   A
AE000659,TRAV8-4*01      GCT GAA TTT AAG AAG AGT GAA ACC TCC TTC CAC CTG ACG AAA CCC TCA GCC CAT ATG AGC GAC GCG GCT
X02592   ,TRAV8-4*01     --- --- --- --- --- --- --- --- --- --- --- --- --- --- --- --- --- --- --- --- --- --- ---
M12423   ,TRAV8-4*02     --- --- --- --- --- --- --- --- --- --- --- --- --A --- --- --- --- --- --- --- --- --- ---
D13077   ,TRAV8-4*03     --- --- --- --- --- --- --- --- --- --- --- --- --- --- --- --- --- --- --- --- --- --- ---
M12959   ,TRAV8-4*04     --- --- --- --- --- --- --- --- --- --- --- --- --- --- --- --- --- --- --- --- --- --- ---
X63455   ,TRAV8-4*05     --- --- --- --- --- --- --- --- --- --- --- --- --- --- --- --- --- --- --- --- --- --- ---

                                                                             A
K02777   ,TRAV8-4*06     --- --- --- --- --- --- --- --- --- --- --- --- --- --- --- G-- --- --- --- --- --- --- ---

                                                                                             T       P
M17665   ,TRAV8-4*07     --- --- --- --A --- --- --- --- --- --- --- --- --- --- --- --- --- --- --- -C- --- C-- ---

                                         _CDR3-IMGT_
                         101 102 103 104 105 106 107
                         E   Y   F   C   A   V   S
AE000659,TRAV8-4*01      GAG TAC TTC TGT GCT GTG AGT GA
X02592   ,TRAV8-4*01     --- --- --- --- --- --- ---         #c
M12423   ,TRAV8-4*02     --- --- --- --- --- --- --- --      #c
D13077   ,TRAV8-4*03     --- --- --- --- ---                 #c
M12959   ,TRAV8-4*04     --- --- --- --- --- --- --- --      #c
X63455   ,TRAV8-4*05     --- --- --- --- --- --- --- --      #c
K02777   ,TRAV8-4*06     --- --- --- --- --- --- --- --      #c
M17665   ,TRAV8-4*07     --- --- --- --- --- --- -G          #c
```

#c：重排 cDNA

5. 构架和互补决定区

FR1-IMGT：26

FR2-IMGT：17

FR3-IMGT：38（-1 aa：73）

CDR1-IMGT：6

CDR2-IMGT：4

CDR3-IMGT：3

6. 人类 TRAV8-4*01 图示

编号：IMGT AE000659

EMBL/GenBank/DDBJ：AE000659

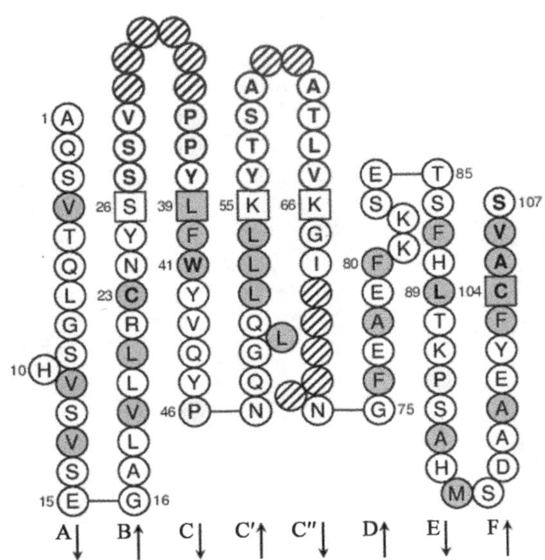

7. 基因组数据库编号

GDB：9953943　　　　LocusLink：28682

十三、TRAV8-6

1. 命名法

TRAV8-6：T 细胞受体 α 可变区基因 8-6。

2. 定义和功能

TRAV8-6 为由 7 个已定位基因组成的 TRAV8 亚组的 6 个功能基因之一。

3. 基因位置

TRAV8-6 位于 14 号染色体 14q11.2 带上的 TRA/TRD 基因座内。

4. 人类 TRAV8-6 的核苷酸和氨基酸序列

```
                        1   2   3   4   5   6   7   8   9   10  11  12  13  14  15  16  17  18  19  20
                        A   Q   S   V   T   Q   L   D   S   Q   V   P   V   F   E   E   A   P   V   E
X02850   ,TRAV8-6*01    GCC CAG TCT GTG ACC CAG CTT GAC AGC CAA GTC CCT GTC TTT GAA GAA GCC CCT GTG GAG
AE000659,TRAV8-6*02     --- --- --- --- --- --- --- --- --- --- --- --- --- --- --- --- --- --- --- ---
M86361   ,TRAV8-6*02    --- --- --- --- --- --- --- --- --- --- --- --- --- --- --- --- --- --- --- ---

                                                    __________CDR1-IMGT____________
                        21  22  23  24  25  26  27  28  29  30  31  32  33  34  35  36  37  38  39  40
                        L   R   C   N   Y   S   S   S   V   S   V   Y                           L   F
X02850   ,TRAV8-6*01    CTG AGG TGC AAC TAC TCA TCG TCT GTT TCA GTG TAT ... ... ... ... ... ... CTC TTC
AE000659,TRAV8-6*02     --- --- --- --- --- --- --- --- --- --- --- --- ... ... ... ... ... ... --- ---
M86361   ,TRAV8-6*02    --- --- --- --- --- --- --- --- --- --- --- --- ... ... ... ... ... ... --- ---

                                                                                ________CDR2-
                        41  42  43  44  45  46  47  48  49  50  51  52  53  54  55  56  57  58  59  60
                        W   Y   V   Q   Y   P   N   Q   G   L   Q   L   L   L   K   Y   L   S   G   S
X02850   ,TRAV8-6*01    TGG TAT GTG CAA TAC CCC AAC CAA GGA CTC CAG CTT CTC CTG AAG TAT TTA TCA GGA TCC
AE000659,TRAV8-6*02     --- --- --- --- --- --- --- --- --- --- --- --- --- --- --- --- --- --- --- ---
M86361   ,TRAV8-6*02    --- --- --- --- --- --- --- --- --- --- --- --- --- --- --- --- --- --- --- ---

                        IMGT__________
                        61  62  63  64  65  66  67  68  69  70  71  72  73  74  75  76  77  78  79  80
                        T   L               V   E   S   I   N                               G   F   E
X02850   ,TRAV8-6*01    ACC CTG ... ... ... GTT GAA AGC ATC AAC ... ... ... ... ... ... ... GGT TTT GAG
                                                K   G
AE000659,TRAV8-6*02     --- --- ... ... ... --- A-- G-- --- --- ... ... ... ... ... ... ... --- --- ---
                                                K   G
M86361   ,TRAV8-6*02    --- --- ... ... ... --- A-- G-- --- --- ... ... ... ... ... ... ... --- --- ---

                        81  82  83  84  84A 84B 84C 85  86  87  88  89  90  91  92  93  94  95  96  97  98  99  100
                        A   E   F   N   K   S   Q   T   S   F   H   L   R   K   P   S   V   H   I   S   D   T   A
X02850   ,TRAV8-6*01    GCT GAA TTT AAC AAG AGT CAA ACT TCC TTC CAC TTG AGG AAA CCC TCA GTC CAT ATA AGC GAC ACG GCT
AE000659,TRAV8-6*02     --- --- --- --- --- --- --- --- --- --- --- --- --- --- --- --- --- --- --- --- --- --- ---
M86361   ,TRAV8-6*02    --- --- --- --- --- --- --- --- --- --- --- --- --- --- --- --- --- --- --- --- --- --- ---

                                            ___CDR3-IMGT___
                        101 102 103 104 105 106 107 108
                        E   Y   F   C   A   V   S
X02850   ,TRAV8-6*01    GAG TAC TTC TGT GCT GTG AGT GA
AE000659,TRAV8-6*02     --- --- --- --- --- --- --- --
                                                R
M86361   ,TRAV8-6*02    --- --- --- --- --- --- --G          #c
```

#c：重排 cDNA

5. 构架和互补决定区

FR1-IMGT：26　　CDR1-IMGT：6

FR2-IMGT：17　　CDR2-IMGT：4

FR3-IMGT：38（-1 aa：73）　　CDR3-IMGT：3

6. 人类 TRAV8-6*01 图示

编号：IMGT X02850　　EMBL/GenBank/DDBJ：X02850

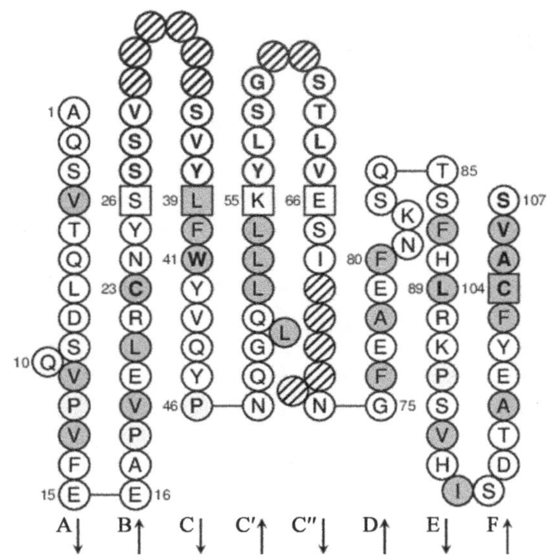

7. 基因组数据库编号

GDB：9953947　　　　LocusLink：28680

十四、TRAV8-7

1. 命名法

TRAV8-7：T 细胞受体 α 可变区基因 8-7。

2. 定义和功能

TRAV8-7 为由 7 个已定位基因组成的 TRAV8 亚组的 6 个功能基因之一。

3. 基因位置

TRAV8-7 位于 14 号染色体 14q11.2 带上的 TRA/TRD 基因座内。

4. 人类 TRAV8-7 的核苷酸和氨基酸序列

```
                         1   2   3   4   5   6   7   8   9  10  11  12  13  14  15  16  17  18  19  20
                         T   Q   S   V   T   Q   L   D   G   H   I   T   V   S   E   E   A   P   L   E
AE000660,TRAV8-7*01     ACC CAG TCG GTG ACC CAG CTT GAT GGC CAC ATC ACT GTC TCT GAA GAA GCC CCT CTG GAA

                                                 ______________CDR1-IMGT______________
                        21  22  23  24  25  26  27  28  29  30  31  32  33  34  35  36  37  38  39  40
                         L   K   C   N   Y   S   Y   S   G   V   P   S                           L   F
AE000660,TRAV8-7*01     CTG AAG TGC AAC TAT TCC TAT AGT GGA GTT CCT TCT ... ... ... ... ... ... CTC TTC
```

```
                                                                                   _____________CDR2-
                      41  42  43  44  45  46  47  48  49  50  51  52  53  54  55  56  57  58  59  60
                      W   Y   V   Q   Y   S   S   Q   S   L   Q   L   L   L   K   D   L   T   E   A
AE000660,TRAV8-7*01   TGG TAT GTC CAA TAC TCT AGC CAA AGC CTC CAG CTT CTC CTC AAA GAC CTA ACA GAG GCC

                      IMGT_____________
                      61  62  63  64  65  66  67  68  69  70  71  72  73  74  75  76  77  78  79  80
                      T   Q               V   K   G   I   R                               G   F   E
AE000660,TRAV8-7*01   ACC CAG ... ... ... GTT AAA GGC ATC AGA ... ... ... ... ... ... ... GGT TTT GAG

                      81  82  83  84  84A 84B 84C 85  86  87  88  89  90  91  92  93  94  95  96  97  98  99  100
                      A   E   F   K   K   S   E   T   S   F   Y   L   R   K   P   S   T   H   V   S   D   A   A
AE000660,TRAV8-7*01   GCT GAA TTT AAG AAG AGC GAA ACC TCC TTC TAC CTG AGG AAA CCA TCA ACC CAT GTG AGT GAT GCT GCT

                                          _____CDR3-IMGT_____
                      101 102 103 104 105 106 107 108 109
                      E   Y   F   C   A   V   G   D   R
AE000660,TRAV8-7*01   GAG TAC TTC TGT GCT GTG GGT GAC AGG AG
```

5. 构架和互补决定区

FR1-IMGT：26　　CDR1-IMGT：6

FR2-IMGT：17　　CDR2-IMGT：4

FR3-IMGT：38（-1 aa：73）　　CDR3-IMGT：5

6. 人类 TRAV8-7*01 图示

编号：IMGT AE000660　　EMBL/GenBank/DDBJ：AE000660

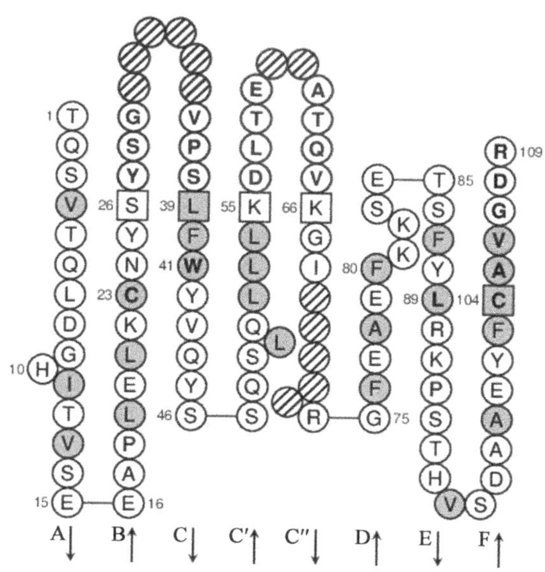

7. 基因组数据库编号

GDB：9953949　　LocusLink：28679

十五、TRAV9-1

1. 命名法

TRAV9-1：T 细胞受体 α 可变区基因 9-1。

2. 定义和功能

TRAV9-1 为由两个已定位基因组成的 TRAV9 亚组的两个功能基因之一。

3. 基因位置

TRAV9-1 位于 14 号染色体 14q11.2 带上的 TRA/TRD 基因座内。

4. 人类 TRAV9-1 的核苷酸和氨基酸序列

```
                      1   2   3   4   5   6   7   8   9   10  11  12  13  14  15  16  17  18  19  20
                      G   D   S   V   V   Q   T   E   G   Q   V   L   P   S   E   G   D   S   L   I
AE000659,TRAV9-1*01  GGA GAT TCA GTG GTC CAG ACA GAA GGC CAA GTG CTC CCC TCT GAA GGG GAT TCC CTG ATT

                                              _______________CDR1-IMGT_______________
                      21  22  23  24  25  26  27  28  29  30  31  32  33  34  35  36  37  38  39  40
                      V   N   C   S   Y   E   T   T   Q   Y   P   S                           L   F
AE000659,TRAV9-1*01  GTG AAC TGC TCC TAT GAA ACC ACA CAG TAC CCT TCC ... ... ... ... ... ... CTT TTT

                                                                                  __________CDR2-
                      41  42  43  44  45  46  47  48  49  50  51  52  53  54  55  56  57  58  59  60
                      W   Y   V   Q   Y   P   G   E   G   P   Q   L   H   L   K   A   M   K   A   N
AE000659,TRAV9-1*01  TGG TAT GTC CAA TAT CCT GGA GAA GGT CCA CAG CTC CAC CTG AAA GCC ATG AAG GCC AAT

                     IMGT_______________
                      61  62  63  64  65  66  67  68  69  70  71  72  73  74  75  76  77  78  79  80
                      D                   K   G   R   N   K                               G   F   E
AE000659,TRAV9-1*01  GAC ... ... ... ... AAG GGA AGG AAC AAA ... ... ... ... ... ... ... GGT TTT GAA

                      81  82  83  84 84A 84B 84C  85  86  87  88  89  90  91  92  93  94  95  96  97  98  99 100
                      A   M   Y   R   K   E   T   T   S   F   H   L   E   K   D   S   V   Q   E   S   D   S   A
AE000659,TRAV9-1*01  GCC ATG TAC CGT AAA GAA ACC ACT TCT TTC CAC TTG GAG AAA GAC TCA GTT CAA GAG TCA GAC TCC GCT

                                         _CDR3-IMGT_
                     101 102 103 104 105 106 107
                      V   Y   F   C   A   L   S
AE000659,TRAV9-1*01  GTG TAC TTC TGT GCT CTG AGT GA
```

5. 构架和互补决定区

FR1-IMGT：26　　CDR1-IMGT：6

FR2-IMGT：17　　CDR2-IMGT：3

FR3-IMGT：38（-1 aa：73）　　CDR3-IMGT：3

6. 人类 TRAV9-1*01 图示

编号：IMGT AE000659　　　　EMBL/GenBank/DDBJ：AE000659

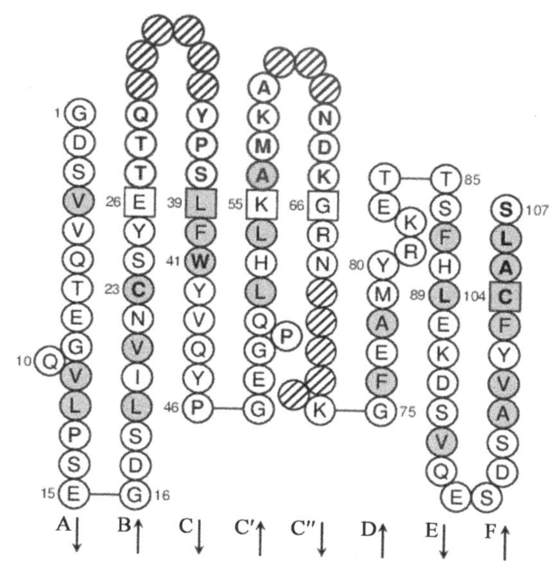

7. 基因组数据库编号

GDB：9953951　　　　LocusLink：28678

十六、TRAV9-2

1. 命名法

TRAV9-2：T 细胞受体 α 可变区基因 9-2。

2. 定义和功能

TRAV9-2 为由两个已定位基因组成的 TRAV9 亚组的两个功能基因之一。

3. 基因位置

TRAV9-2 位于 14 号染色体 14q11.2 带上的 TRA/TRD 基因座内。

4. 人类 TRAV9-2 的核苷酸和氨基酸序列

	1	2	3	4	5	6	7	8	9	10	11	12	13	14	15	16	17	18	19	20
	G	N	S	V	T	Q	M	E	G	P	V	T	L	S	E	E	A	F	L	T
AE000659,TRAV9-2*01	GGA	AAT	TCA	GTG	ACC	CAG	ATG	GAA	GGG	CCA	GTG	ACT	CTC	TCA	GAA	GAG	GCC	TTC	CTG	ACT
D13072 ,TRAV9-2*01	---	---	---	---	---	---	---	---	---	---	---	---	---	---	---	---	---	---	---	---
		D																		
X58745 ,TRAV9-2*02	---	G--	---	---	---	---	---	---	---	---	---	---	---	---	---	---	---	---	---	---
		D																		
U32530 ,TRAV9-2*02	---	G--	---	---	---	---	---	---	---	---	---	---	---	---	---	---	---	---	---	---
		D																		
L06881 ,TRAV9-2*03	---	G--	---	---	---	---	---	---	---	---	---	---	---	---	---	---	---	---	---	---
L06882 ,TRAV9-2*04	---	---	---	---	---	---	---	---	---	---	---	---	---	---	---	---	---	---	---	---

	21	22	23	24	25	26	27	28	29	30	31	32	33	34	35	36	37	38	39	40
							CDR1-IMGT													
	I	N	C	T	Y	T	A	T	G	Y	P	S							L	F
AE000659,TRAV9-2*01	ATA	AAC	TGC	ACG	TAC	ACA	GCC	ACA	GGA	TAC	CCT	TCC	...	...	...	...	...	...	CTT	TTC
D13072 ,TRAV9-2*01	---	---	---	---	---	---	---	---	---	---	---	---	...	...	...	...	...	...	---	---
X58745 ,TRAV9-2*02	---	---	---	---	---	---	---	---	---	---	---	---	...	...	...	...	...	...	---	---
U32530 ,TRAV9-2*02	---	---	---	---	---	---	---	---	---	---	---	---	...	...	...	...	...	...	---	---
L06881 ,TRAV9-2*03	---	---	---	---	---	---	---	---	---	---	---	---	...	...	...	...	...	...	---	---
L06882 ,TRAV9-2*04	---	---	---	---	---	---	---	---	---	---	---	---	...	...	...	...	...	...	---	---

	41	42	43	44	45	46	47	48	49	50	51	52	53	54	55	56	57	58	59	60
																				CDR2-
	W	Y	V	Q	Y	P	G	E	G	L	Q	L	L	L	K	A	T	K	A	D
AE000659,TRAV9-2*01	TGG	TAT	GTC	CAA	TAT	CCT	GGA	GAA	GGT	CTA	CAG	CTC	CTC	CTG	AAA	GCC	ACG	AAG	GCT	GAT
D13072 ,TRAV9-2*01	---	---	---	---	---	---	---	---	---	---	---	---	---	---	---	---	---	---	---	---
X58745 ,TRAV9-2*02	---	---	---	---	---	---	---	---	---	---	---	---	---	---	---	---	---	---	---	---
U32530 ,TRAV9-2*02	---	---	---	---	---	---	---	---	---	---	---	---	---	---	---	---	---	---	---	---
L06881 ,TRAV9-2*03	---	---	---	---	---	---	---	---	---	---	---	---	---	---	---	---	---	---	---	---
L06882 ,TRAV9-2*04	---	---	---	---	---	---	---	---	---	---	---	---	---	---	---	---	---	---	---	---

	61	62	63	64	65	66	67	68	69	70	71	72	73	74	75	76	77	78	79	80
	IMGT																			
	D					K	G	S	N	K								G	F	E
AE000659,TRAV9-2*01	GAC	...	...	...	...	AAG	GGA	AGC	AAC	AAA	...	...	...	...	...	...	...	GGT	TTT	GAA
D13072 ,TRAV9-2*01	---	...	...	...	...	---	---	---	---	---	...	...	...	...	...	...	...	---	---	---
X58745 ,TRAV9-2*02	---	...	...	...	...	---	---	---	---	---	...	...	...	...	...	...	...	---	---	---
U32530 ,TRAV9-2*02	---	...	...	...	...	---	---	---	---	---	...	...	...	...	...	...	...	---	---	---
L06881 ,TRAV9-2*03	---	...	...	...	...	---	---	---	---	---	...	...	...	...	...	...	...	---	---	---
L06882 ,TRAV9-2*04	---	...	...	...	...	---	---	---	---	---	...	...	...	...	...	...	...	---	---	---

	81	82	83	84	84A	84B	84C	85	86	87	88	89	90	91	92	93	94	95	96	97	98	99	100
	A	T	Y	R	K	E	T	T	S	F	H	L	E	K	G	S	V	Q	V	S	D	S	A
AE000659,TRAV9-2*01	GCC	ACA	TAC	CGT	AAA	GAA	ACC	ACT	TCT	TTC	CAC	TTG	GAG	AAA	GGC	TCA	GTT	CAA	GTG	TCA	GAC	TCA	GCG
D13072 ,TRAV9-2*01	---	---	---	---	---	---	---	---	---	---	---	---	---	---	---	---	---	---	---	---	---	---	---
X58745 ,TRAV9-2*02	---	---	---	---	---	---	---	---	---	---	---	---	---	---	---	---	---	---	---	---	---	---	---
U32530 ,TRAV9-2*02	---	---	---	---	---	---	---	---	---	---	---	---	---	---	---	---	---	---	---	---	---	---	--
L06881 ,TRAV9-2*03	---	---	---	---	--G	---	---	---	---	---	---	---	---	---	---	---	---	---	---	---	---	---	---
L06882 ,TRAV9-2*04	---	---	---	---	--G	---	---	---	---	---	---	---	---	---	---	---	---	---	---	---	---	---	---

	101	102	103	104	105	106	107		
					CDR3-IMGT				
	V	Y	F	C	A	L	S		
AE000659,TRAV9-2*01	GTG	TAC	TTC	TGT	GCT	CTG	AGT	GA	
D13072 ,TRAV9-2*01	---	---	---	---	---	---			#c
X58745 ,TRAV9-2*02	---	---	---	---	---				#c
U32530 ,TRAV9-2*02									°
L06881 ,TRAV9-2*03	---	---	---	---	---				#c
L06882 ,TRAV9-2*04	---	---	---	---	---				#c

#c：重排 cDNA

。：基因组 DNA，但是否为胚系或重排未知

5. 构架和互补决定区

FR1-IMGT：26
FR2-IMGT：17
FR3-IMGT：38（-1 aa：73）

CDR1-IMGT：6
CDR2-IMGT：3
CDR3-IMGT：3

6. 人类 TRAV9-2*01 图示

编号：IMGT AE000659

EMBL/GenBank/DDBJ：AE000659

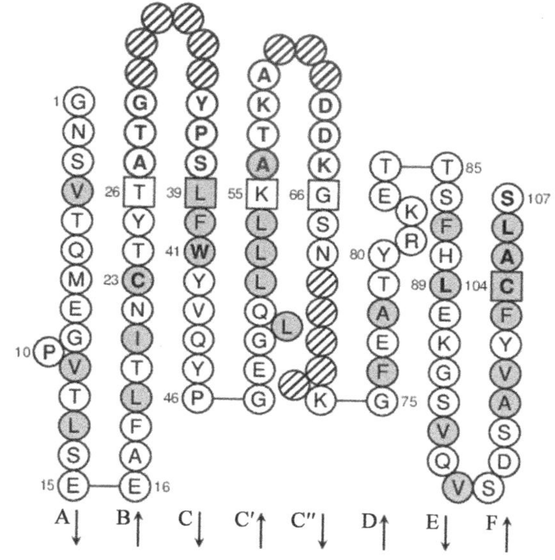

7. 基因组数据库编号

GDB：9953953

LocusLink：28677

十七、TRAV10

1. 命名法

TRAV10：T 细胞受体 α 可变区基因 10。

2. 定义和功能

TRAV10 是 TRAV10 亚组中一种独特的功能基因，也是该亚组所含的唯一已定位基因。

3. 基因位置

TRAV10 位于 14 号染色体 14q11.2 带上的 TRA/TRD 基因座内。

4. 人类 TRAV10 的核苷酸和氨基酸序列

```
                            1   2   3   4   5   6   7   8   9  10  11  12  13  14  15  16  17  18  19  20
                            K   N   Q   V   E   Q   S   P   Q   S   L   I   I   L   E   G   K   N   C   T
AE000659,TRAV10*01         AAA AAC CAA GTG GAG CAG AGT CCT CAG TCC CTG ATC ATC CTG GAG GGA AAG AAC TGC ACT
X58737  ,TRAV10*01         --- --- --- --- --- --- --- --- --- --- --- --- --- --- --- --- --- --- --- ---
U32532  ,TRAV10*01         --- --- --- --- --- --- --- --- --- --- --- --- --- --- --- --- --- --- --- ---

                                                    ___________CDR1-IMGT___________
                           21  22  23  24  25  26  27  28  29  30  31  32  33  34  35  36  37  38  39  40
                            L   Q   C   N   Y   T   V   S   P   F   S   N                           L   R
AE000659,TRAV10*01         CTT CAA TGC AAT TAT ACA GTG AGC CCC TTC AGC AAC ... ... ... ... ... ... TTA AGG
X58737  ,TRAV10*01         --- --- --- --- --- --- --- --- --- --- --- --- ... ... ... ... ... ... --- ---
U32532  ,TRAV10*01         --- --- --- --- --- --- --- --- --- --- --- --- ... ... ... ... ... ... --- ---

                                                                                    ___________CDR2-
                           41  42  43  44  45  46  47  48  49  50  51  52  53  54  55  56  57  58  59  60
                            W   Y   K   Q   D   T   G   R   G   P   V   S   L   T   I   M   T   F   S   E
AE000659,TRAV10*01         TGG TAT AAG CAA GAT ACT GGG AGA GGT CCT GTT TCC CTG ACA ATC ATG ACT TTC AGT GAG
X58737  ,TRAV10*01         --- --- --- --- --- --- --- --- --- --- --- --- --- --- --- --- --- --- --- ---
U32532  ,TRAV10*01         --- --- --- --- --- --- --- --- --- --- --- --- --- --- --- --- --- --- --- ---

                           IMGT____________
                           61  62  63  64  65  66  67  68  69  70  71  72  73  74  75  76  77  78  79  80
                            N                   T   K   S   N   G                               R   Y   T
AE000659,TRAV10*01         AAC ... ... ... ... ACA AAG TCG AAC GGA ... ... ... ... ... ... ... AGA TAT ACA
X58737  ,TRAV10*01         --- ... ... ... ... --- --- --- --- --- ... ... ... ... ... ... ... --- --- ---
U32532  ,TRAV10*01         --- ... ... ... ... --- --- --- --- --- ... ... ... ... ... ... ... --- --- ---

                           81  82  83  84 84A 84B 84C  85  86  87  88  89  90  91  92  93  94  95  96  97  98  99 100
                            A   T   L   D   A   D   T   K   Q   S   S   L   H   I   T   A   S   Q   L   S   D   S   A
AE000659,TRAV10*01         GCA ACT CTG GAT GCA GAC ACA AAG CAA AGC TCT CTG CAC ATC ACA GCC TCC CAG CTC AGC GAT TCA GCC
X58737  ,TRAV10*01         --- --- --- --- --- --- --- --- --- --- --- --- --- --- --- --- --- --- --- --- --- --- ---
U32532  ,TRAV10*01         --- --- --- --- --- --- --- --- --- --- --- --- --- --- --- ---

                                       _CDR3-IMGT_
                           101 102 103 104 105 106 107
                            S   Y   I   C   V   V   S
AE000659,TRAV10*01         TCC TAC ATC TGT GTG GTG AGC G
X58737  ,TRAV10*01         --- --- --- --- ---              #c
U32532  ,TRAV10*01                                          。
```

#c：重排 cDNA

。：基因组 DNA，但是否为胚系或重排未知

5. 构架和互补决定区

FR1-IMGT：26　　　CDR1-IMGT：6

FR2-IMGT：17　　　CDR2-IMGT：3

FR3-IMGT：38（-1 aa：73）　　　CDR3-IMGT：3

6. 人类 TRAV10*01 图示

编号：IMGT AE000659　　　　EMBL/GenBank/DDBJ：AE000659

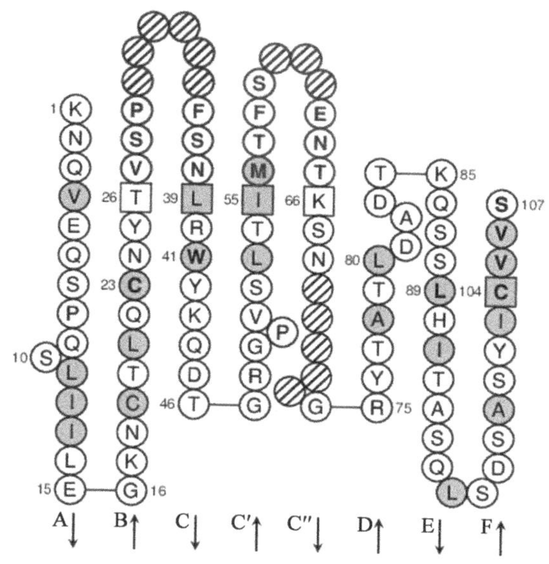

7. 基因组数据库编号

GDB：9953955　　　　LocusLink：28676

十八、TRAV12-1

1. 命名法

TRAV12-1：T 细胞受体 α 可变区基因 12-1。

2. 定义和功能

TRAV12-1 为由 3 个已定位基因组成的 TRAV12 亚组的 3 个功能基因之一。

3. 基因位置

TRAV12-1 位于 14 号染色体 14q11.2 带上的 TRA/TRD 基因座内。

4. 人类 TRAV12-1 的核苷酸和氨基酸序列

```
                            1   2   3   4   5   6   7   8   9   10  11  12  13  14  15  16  17  18  19  20
                            R   K   E   V   E   Q   D   P   G   P   F   N   V   P   E   G   A   T   V   A
AE000659,TRAV12-1*01        CGG AAG GAG GTG GAG CAG GAT CCT GGA CCC TTC AAT GTT CCA GAG GGA GCC ACT GTC GCT
D13078  ,TRAV12-1*01        --- --- --- --- --- --- --- --- --- --- --- --- --- --- --- --- --- --- --- ---
M17657  ,TRAV12-1*02        --- --- --- --- --- --- --- --- --- --- --- --- --- --- --- --- --- --- --- ---

                                                    ______________________CDR1-IMGT______________
                            21  22  23  24  25  26  27  28  29  30  31  32  33  34  35  36  37  38  39  40
                            F   N   C   T   Y   S   N   S   A   S   Q   S                           F   F
AE000659,TRAV12-1*01        TTC AAC TGT ACT TAC AGC AAC AGT GCT TCT CAG TCT ... ... ... ... ... ... TTC TTC
D13078  ,TRAV12-1*01        --- --- --- --- --- --- --- --- --- --- --- --- ... ... ... ... ... ... --- ---
M17657  ,TRAV12-1*02        --- --- --- --- --- --- --- --- --- --- --- --- ... ... ... ... ... ... --- ---

                                                                                    _______________CDR2-
                            41  42  43  44  45  46  47  48  49  50  51  52  53  54  55  56  57  58  59  60
                            W   Y   R   Q   D   C   R   K   E   P   K   L   M   S   V   Y   S   S   G
AE000659,TRAV12-1*01        TGG TAC AGA CAG GAT TGC AGG AAA GAA CCT AAG TTG CTG ATG TCC GTA TAC TCC AGT GGT
D13078  ,TRAV12-1*01        --- --- --- --- --- --- --- --- --- --- --- --- --- --- --- --- --- --- --- ---
M17657  ,TRAV12-1*02        --- --- --- --- --- --- --- --- --- --- --- --- --- --- --- --- --- --- --- ---

                            IMGT_______________
                            61  62  63  64  65  66  67  68  69  70  71  72  73  74  75  76  77  78  79  80
                                                N       E   D   G                           R   F   T
AE000659,TRAV12-1*01        ... ... ... ... ... AAT ... GAA GAT GGA ... ... ... ... ... ... ... AGG TTT ACA
D13078  ,TRAV12-1*01        ... ... ... ... ... --- ... --- --- --- ... ... ... ... ... ... ... --- --- ---
M17657  ,TRAV12-1*02        ... ... ... ... ... --- ... --- --- --- ... ... ... ... ... ... ... --- --- ---

                            81  82  83  84  84A 84B 84C 85  86  87  88  89  90  91  92  93  94  95  96  97  98  99  100
                            A   Q   L   N   R   A   S   Q   Y   I   S   L   L   I   R   D   S   K   L   S   D   S   A
AE000659,TRAV12-1*01        GCA CAG CTC AAT AGA GCC AGC CAG TAT ATT TCC CTG CTC ATC AGA GAC TCC AAG CTC AGT GAT TCA GCC
D13078  ,TRAV12-1*01        --- --- --- --- --- --- --- --- --- --- --- --- --- --- --- --- --- --- --- --- --- --- ---
                            H   V
M17657  ,TRAV12-1*02        --- --C G-- --- --- --- --- --- --- --- --- --- --- --- --- --- --- --- --- --- --- --- ---

                                            _CDR3-IMGT_
                            101 102 103 104 105 106 107
                            T   Y   L   C   V   V   N
AE000659,TRAV12-1*01        ACC TAC CTC TGT GTG GTG AAC A
D13078  ,TRAV12-1*01        --- --- --- --- ---                  #c
M17657  ,TRAV12-1*02        --- --- --- --- --- --- --- -        #c
```

#c：重排 cDNA

5. 构架和互补决定区

FR1-IMGT：26

FR2-IMGT：17

FR3-IMGT：37(-2 aa：70，73)

CDR1-IMGT：6

CDR2-IMGT：2

CDR3-IMGT：3

6. 人类 TRAV12-1*01 图示

编号：IMGT AE000659

EMBL/GenBank/DDBJ：AE000659

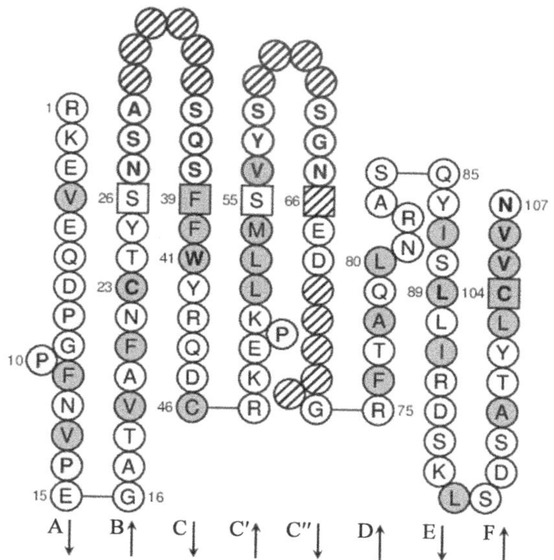

7. 基因组数据库编号

GDB：9953959　　　　　　　　LocusLink：28674

十九、TRAV12-2

1. 命名法

TRAV12-2：T 细胞受体 α 可变区基因 12-2。

2. 定义和功能

TRAV12-2 为由 3 个已定位基因组成的 TRAV12 亚组的 3 个功能基因之一。

3. 基因位置

TRAV12-2 位于 14 号染色体 14q11.2 带上的 TRA/TRD 基因座内。

4. 人类 TRAV12-2 的核苷酸和氨基酸序列

```
                             1   2   3   4   5   6   7   8   9   10  11  12  13  14  15  16  17  18  19  20
                             Q   K   E   V   E   Q   N   S   G   P   L   S   V   P   E   G   A   I   A   S
AE000659,TRAV12-2*01        CAG AAG GAG GTG GAG CAG AAT TCT GGA CCC CTC AGT GTT CCA GAG GGA GCC ATT GCC TCT
M27369  ,TRAV12-2*01                                        --- --- --- --- --- --- --- --- --- --- --- ---
M81774  ,TRAV12-2*02        --- --- --- --- --- --- --- --- --- --- --- --- --- --- --- --- --- --- --- ---
L11159  ,TRAV12-2*02        --- --- --- --- --- --- --- --- --- --- --- --- --- --- --- --- --- --- --- ---
X04946  ,TRAV12-2*03                                        --- --- --- --- --- --- --- --- --- --- --- ---
```

```
                                                              _____________________CDR1-IMGT_____________________
                             21  22  23  24  25  26  27  28  29  30  31  32  33  34  35  36  37  38  39  40
                             L   N   C   T   Y   S   D   R   G   S   Q   S                           F   F
AE000659,TRAV12-2*01         CTC AAC TGC ACT TAC AGT GAC CGA GGT TCC CAG TCC ... ... ... ... ... ... TTC TTC
M27369  ,TRAV12-2*01         --- --- --- --- --- --- --- --- --- --- --- --- ... ... ... ... ... ... --- ---
M81774  ,TRAV12-2*02         --- --- --- --- --- --- --- --- --- --- --- --- ... ... ... ... ... ... --- ---
L11159  ,TRAV12-2*02         --- --- --- --- --- --- --- --- --- --- --- --- ... ... ... ... ... ... --- ---
                                                             V
X04946  ,TRAV12-2*03         --- --- --- --- --- --- --- --- -T- --- --- --- ... ... ... ... ... ... --- ---

                                                                                         _______________CDR2-
                             41  42  43  44  45  46  47  48  49  50  51  52  53  54  55  56  57  58  59  60
                             W   Y   R   Q   Y   S   G   K   S   P   E   L   I   M   F   I   Y   S   N   G
AE000659,TRAV12-2*01         TGG TAC AGA CAA TAT TCT GGG AAA AGC CCT GAG TTG ATA ATG TTC ATA TAC TCC AAT GGT
M27369  ,TRAV12-2*01         --- --- --- --- --- --- --- --- --- --- --- --- --- --- --- --- --- --- --- ---
                                                                                     S
M81774  ,TRAV12-2*02         --- --- --- --- --- --- --- --- --- --- --- --- --- --- -C- --- --- --- --- ---
                                                                                     S
L11159  ,TRAV12-2*02         --- --- --- --- --- --- --- --- --- --- --- --- --- --- -C- --- --- --- --- ---
                                                                                     S
X04946  ,TRAV12-2*03         --- --- --- --- --- --- --- --- --- --- --- --- --- --- -C- --- --- --- --- ---

                             IMGT_______________
                             61  62  63  64  65  66  67  68  69  70  71  72  73  74  75  76  77  78  79  80
                                                 D   K   E   D   G                               R   F   T
AE000659,TRAV12-2*01         ... ... ... ... ... GAC AAA GAA GAT GGA ... ... ... ... ... ... ... AGG TTT ACA
M27369  ,TRAV12-2*01         ... ... ... ... ... --- --- --- --- --- ... ... ... ... ... ... ... --- --- ---
M81774  ,TRAV12-2*02         ... ... ... ... ... --- --- --- --- --- ... ... ... ... ... ... ... --- --- ---
L11159  ,TRAV12-2*02         ... ... ... ... ... --- --- --- --- --- ... ... ... ... ... ... ... --- --- ---
X04946  ,TRAV12-2*03         ... ... ... ... ... --- --- --- --- --- ... ... ... ... ... ... ... --- --- ---

                             81  82  83  84  84A 84B 84C 85  86  87  88  89  90  91  92  93  94  95  96  97  98  99  100
                             A   Q   L   N   K   A   S   Q   Y   V   S   L   L   I   R   D   S   Q   P   S   D   S   A
AE000659,TRAV12-2*01         GCA CAG CTC AAT AAA GCC AGC CAG TAT GTT TCT CTG CTC ATC AGA GAC TCC CAG CCC AGT GAT TCA GCC
M27369  ,TRAV12-2*01         --- --- --- --- --- --- --- --- --- --- --- --- --- --- --- --- --- --- --- --- --- --- ---
M81774  ,TRAV12-2*02         --- --- --- --- --- --- --- --- --- --- --- --- --- --- --- --- --- --- --- --- --- --- ---
L11159  ,TRAV12-2*02         --- --- --- --- --- --- --- --- --- --- --- -
X04946  ,TRAV12-2*03         --- --- --- --- --- --- --- --- --- --- --- --- --- --- --- --- --- --- --- --- --- --- ---

                                                 _CDR3-IMGT_
                             101 102 103 104 105 106 107
                             T   Y   L   C   A   V   N
AE000659,TRAV12-2*01         ACC TAC CTC TGT GCC GTG AAC A
M27369  ,TRAV12-2*01         --- --- --- --- --- --              #c
M81774  ,TRAV12-2*02         --- --- --- --- --- ---             #c
L11159  ,TRAV12-2*02                                             °
X04946  ,TRAV12-2*03         --- --- --- --- --- --- ---         #c
```

#c：重排 cDNA

。：基因组 DNA，但是否为胚系或重排未知

5. 构架和互补决定区

FR1-IMGT：26　　　　CDR1-IMGT：6

FR2-IMGT：17　　　　CDR2-IMGT：2

FR3-IMGT：38（-1 aa：73）　　　　CDR3-IMGT：3

6. 人类 TRAV12-2*01 图示

编号：IMGT AE000659　　　　EMBL/GenBank/DDBJ：AE000659

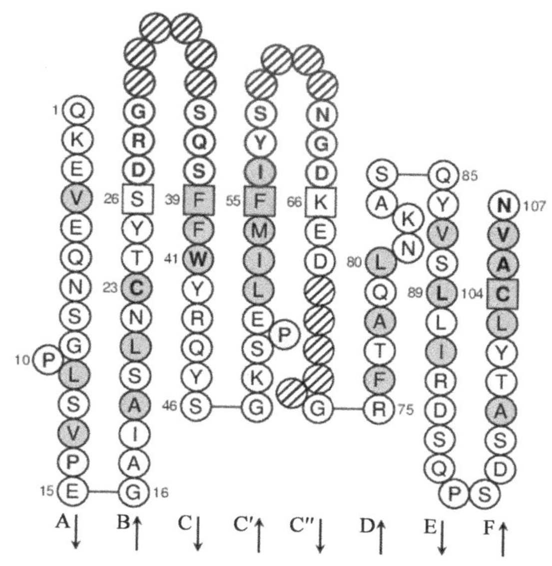

7. 基因组数据库编号

GDB：9953961　　LocusLink：28673

二十、TRAV12-3

1. 命名法

TRAV12-3：T 细胞受体 α 可变区基因 12-3。

2. 定义和功能

TRAV12-3 为由 3 个已定位基因组成的 TRAV12 亚组的 3 个功能基因之一。

3. 基因位置

TRAV12-3 位于 14 号染色体 14q11.2 带上的 TRA/TRD 基因座内。

4. 人类 TRAV12-3 的核苷酸和氨基酸序列

```
                           1   2   3   4   5   6   7   8   9  10  11  12  13  14  15  16  17  18  19  20
                           Q   K   E   V   E   Q   D   P   G   P   L   S   V   P   E   G   A   I   V   S
AE000659,TRAV12-3*01      CAG AAG GAG GTG GAG CAG GAT CCT GGA CCA CTC AGT GTT CCA GAG GGA GCC ATT GTT TCT
X06193  ,TRAV12-3*01      --- --- --- --- --- --- --- --- --- --- --- --- --- --- --- --- --- --- --- ---
U32538  ,TRAV12-3*01      --- --- --- --- --- --- --- --- --- --- --- --- --- --- --- --- --- --- --- ---
M17656  ,TRAV12-3*02      --- --- --- --- --- --- --- --- --- --- --- --- --- --- --- --- --- --- --- ---

                                                   ____________CDR1-IMGT____________
                          21  22  23  24  25  26  27  28  29  30  31  32  33  34  35  36  37  38  39  40
                           L   N   C   T   Y   S   N   S   A   F   Q   Y                           F   M
AE000659,TRAV12-3*01      CTC AAC TGC ACT TAC AGC AAC AGT GCT TTT CAA TAC ... ... ... ... ... ... TTC ATG
X06193  ,TRAV12-3*01      --- --- --- --- --- --- --- --- --- --- --- --- ... ... ... ... ... ... --- ---
U32538  ,TRAV12-3*01      --- --- --- --- --- --- --- --- --- --- --- --- ... ... ... ... ... ... --- ---
M17656  ,TRAV12-3*02      --- --- --- --- --- --- --- --- --- --- --- --- ... ... ... ... ... ... --- ---

                                                                                   _________CDR2-
                          41  42  43  44  45  46  47  48  49  50  51  52  53  54  55  56  57  58  59  60
                           W   Y   R   Q   Y   S   R   K   G   P   E   L   L   M   Y   T   Y   S   S   G
AE000659,TRAV12-3*01      TGG TAC AGA CAG TAT TCC AGA AAA GGC CCT GAG TTG CTG ATG TAC ACA TAC TCC AGT GGT
X06193  ,TRAV12-3*01      --- --- --- --- --- --- --- --- --- --- --- --- --- --- --- --- --- --- --- ---
U32538  ,TRAV12-3*01      --- --- --- --- --- --- --- --- --- --- --- --- --- --- --- --- --- --- --- ---
                                                       I
M17656  ,TRAV12-3*02      --- --- --- --- --- --- --- -T- --- --- --- --- --- --- --- --- --- --- --- ---

                          IMGT__________
                          61  62  63  64  65  66  67  68  69  70  71  72  73  74  75  76  77  78  79  80
                                               N   K   E   D   G                               R   F   T
AE000659,TRAV12-3*01      ... ... ... ... ... AAC AAA GAA GAT GGA ... ... ... ... ... ... ... AGG TTT ACA
X06193  ,TRAV12-3*01      ... ... ... ... ... --- --- --- --- --- ... ... ... ... ... ... ... --- --- ---
U32538  ,TRAV12-3*01      ... ... ... ... ... --- --- --- --- --- ... ... ... ... ... ... ... --- --- ---
M17656  ,TRAV12-3*02      ... ... ... ... ... --- --- --- --- --- ... ... ... ... ... ... ... --- --- ---

                          81  82  83  84 84A 84B 84C  85  86  87  88  89  90  91  92  93  94  95  96  97  98  99 100
                           A   Q   V   D   K   S   S   K   Y   I   S   L   F   I   R   D   S   Q   P   S   D   S   A
AE000659,TRAV12-3*01      GCA CAG GTC GAT AAA TCC AGC AAG TAT ATC TCC TTG TTC ATC AGA GAC TCA CAG CCC AGT GAT TCA GCC
X06193  ,TRAV12-3*01      --- --- --- --- --- --- --- --- --- --- --- --- --- --- --- --- --- --- --- --- --- --- ---
U32538  ,TRAV12-3*01      --- --- --- --
M17656  ,TRAV12-3*02      --- --- --- --- --- --- --- --- --- --- --- --- --- --- --- --- --- --- --- --- --- --- ---

                                      ___CDR3-IMGT___
                          101 102 103 104 105 106 107 108
                           T   Y   L   C   A   M   S
AE000659,TRAV12-3*01      ACC TAC CTC TGT GCA ATG AGC G
X06193  ,TRAV12-3*01      --- --- --- --- --- --- --- -
U32538  ,TRAV12-3*01                                        °
M17656  ,TRAV12-3*02      --- --- --- --- --- --- --- -     #c
```

#c：重排 cDNA

。：基因组 DNA，但是否为胚系或重排未知

5. 构架和互补决定区

FR1-IMGT：26	CDR1-IMGT：6
FR2-IMGT：17	CDR2-IMGT：2
FR3-IMGT：38（-1 aa：73）	CDR3-IMGT：3

6. 人类 TRAV12-3*01 图示

编号：IMGT X06193　　　　EMBL/GenBank/DDBJ：X06193

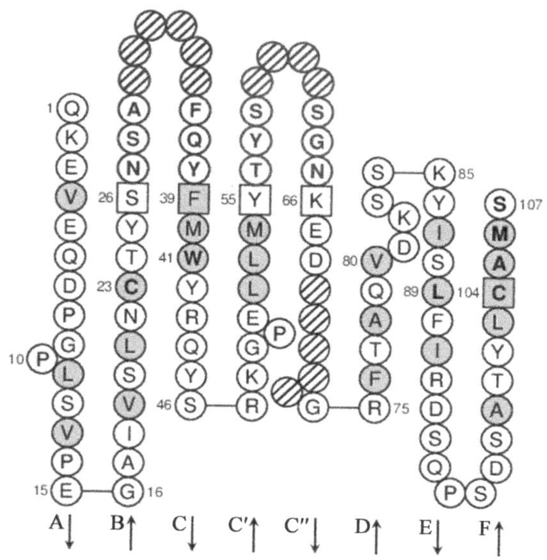

7. 基因组数据库编号

GDB：9953963　　　　LocusLink：28672

二十一、TRAV13-1

1. 命名法

TRAV13-1：T 细胞受体 α 可变区基因 13-1。

2. 定义和功能

TRAV13-1 为由两个已定位基因组成的 TRAV13 亚组的两个功能基因之一。

3. 基因位置

TRAV13-1 位于 14 号染色体 14q11.2 带上的 TRA/TRD 基因座内。

4. 人类 TRAV13-1 的核苷酸和氨基酸序列

```
                      1   2   3   4   5   6   7   8   9   10  11  12  13  14  15  16  17  18  19  20
                      G   E   N   V   E   Q   H   P   S   T   L   S   V   Q   E   G   D   S   A   V
AE000659,TRAV13-1*01  GGA GAG AAT GTG GAG CAG CAT CCT TCA ACC CTG AGT GTC CAG GAG GGA GAC AGC GCT GTT
D13079  ,TRAV13-1*01  --- --- --- --- --- --- --- --- --- --- --- --- --- --- --- --- --- --- --- ---
M99570  ,TRAV13-1*01      --- --- --- --- --- --- --- --- --- --- --- --- --- --- --- --- --- --- ---
X04954  ,TRAV13-1*02  --- --- --- --- --- --- --- --- --- --- --- --- --- --- --- --- --- --- --- ---
L11162  ,TRAV13-1*03  --- --- --- --- --- --- --- --- --- --- --- --- --- --- --- --- --- --- --- ---
```

```
                                                  __________CDR1-IMGT__________
                      21  22  23  24  25  26  27  28  29  30  31  32  33  34  35  36  37  38  39  40
                      I   K   C   T   Y   S   D   S   A   S   N   Y                           F   P
AE000659,TRAV13-1*01  ATC AAG TGT ACT TAT TCA GAC AGT GCC TCA AAC TAC ... ... ... ... ... ... TTC CCT
D13079  ,TRAV13-1*01  --- --- --- --- --- --- --- --- --- --- --- --- ... ... ... ... ... ... --- ---
M99570  ,TRAV13-1*01  --- --- --- --- --- --- --- --- --- --- --- --- ... ... ... ... ... ... --- ---
X04954  ,TRAV13-1*02  --- --- --- --- --- --- --- --- --- --- --- --- ... ... ... ... ... ... --- ---
L11162  ,TRAV13-1*03  --- --- --- --- --- --- --- --- --- --- --- --- ... ... ... ... ... ... --- ---
```

```
                                                                                  __________CDR2-
                      41  42  43  44  45  46  47  48  49  50  51  52  53  54  55  56  57  58  59  60
                      W   Y   K   Q   E   L   G   K   G   P   Q   L   I   I   D   I   R   S   N   V
AE000659,TRAV13-1*01  TGG TAT AAG CAA GAA CTT GGA AAA GGA CCT CAG CTT ATT ATA GAC ATT CGT TCA AAT GTG
D13079  ,TRAV13-1*01  --- --- --- --- --- --- --- --- --- --- --- --- --- --- --- --- --- --- --- ---
M99570  ,TRAV13-1*01  --- --- --- --- --- --- --- --- --- --- --- --- --- --- --- --- --- --- --- ---
                                                      R
X04954  ,TRAV13-1*02  --- --- --- --- --- --- --- --- A-- --- --- --- --- --- --- --- --- --- --- ---
L11162  ,TRAV13-1*03  --- --- --- --- --- --- --- --- --- --- --- --- --- --- --- --- --- --- --- ---
```

```
                      IMGT____________
                      61  62  63  64  65  66  67  68  69  70  71  72  73  74  75  76  77  78  79  80
                      G                   E   K   K   D   Q                               R   I   A
AE000659,TRAV13-1*01  GGC ... ... ... ... GAA AAG AAA GAC CAA ... ... ... ... ... ... ... CGA ATT GCT
D13079  ,TRAV13-1*01  --- ... ... ... ... --- --- --- --- --- ... ... ... ... ... ... ... --- --- ---
M99570  ,TRAV13-1*01  --- ... ... ... ... --- --- --- --- --- ... ... ... ... ... ... ... --- --- ---
X04954  ,TRAV13-1*02  --- ... ... ... ... --- --- --- --- --- ... ... ... ... ... ... ... --- --- ---
L11162  ,TRAV13-1*03  --- ... ... ... ... --- --- --- --- --- ... ... ... ... ... ... ... --- --- ---
```

```
                      81  82  83  84  84A 84B 84C 85  86  87  88  89  90  91  92  93  94  95  96  97  98  99  100
                      V   T   L   N   K   T   A   K   H   F   S   L   H   I   T   E   T   Q   P   E   D   S   A
AE000659,TRAV13-1*01  GTT ACA TTG AAC AAG ACA GCC AAA CAT TTC TCC CTG CAC ATC ACA GAG ACC CAA CCT GAA GAC TCG GCT
D13079  ,TRAV13-1*01  --- --- --- --- --- --- --- --- --- --- --- --- --- --- --- --- --- --- --- --- --- --- ---
M99570  ,TRAV13-1*01  --- --- --- --- --- --- --- --- --- --- --- --- --- --- --- --- --- --- --- --- --- --- ---
X04954  ,TRAV13-1*02  --- --- --- --- --- --- --- --- --- --- --- --- --- --- --- --- --- --- --- --- --- --- ---
                                                                      Q
L11162  ,TRAV13-1*03  --- --- --- --- --- --- --- --- --- --- --- --- --G --- ---
```

```
                                          _CDR3-IMGT_
                      101 102 103 104 105 106 107
                      V   Y   F   C   A   A   S
AE000659,TRAV13-1*01  GTC TAC TTC TGT GCA GCA AGT A
D13079  ,TRAV13-1*01  --- --- --- --- ---                #c
M99570  ,TRAV13-1*01  --- --- --- --- ---
X04954  ,TRAV13-1*02  --- --- --- --- --- --- --- -      #c
L11162  ,TRAV13-1*03                                     °
```

#c：重排 cDNA

。：基因组 DNA，但是否为胚系或重排未知

5. 构架和互补决定区

FR1-IMGT：26
FR2-IMGT：17
FR3-IMGT：38（-1 aa：73）

CDR1-IMGT：6
CDR2-IMGT：3
CDR3-IMGT：3

6. 人类 TRAV13-1*01 图示

编号：IMGT AE000659

EMBL/GenBank/DDBJ：AE000659

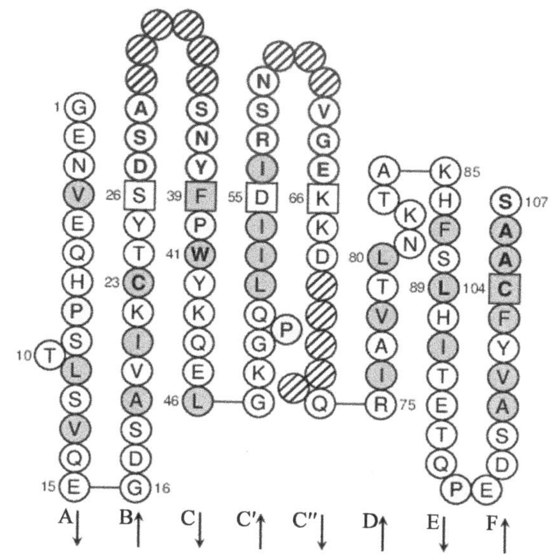

7. 基因组数据库编号

GDB：9953965

LocusLink：28671

二十二、TRAV13-2

1. 命名法

TRAV13-2：T 细胞受体 α 可变区基因 13-2。

2. 定义和功能

TRAV13-2 为由两个已定位基因组成的 TRAV13 亚组的两个功能基因之一。

3. 基因位置

TRAV13-2 位于 14 号染色体 14q11.2 带上的 TRA/TRD 基因座内。

4. 人类 TRAV13-2 的核苷酸和氨基酸序列

```
                           1   2   3   4   5   6   7   8   9  10  11  12  13  14  15  16  17  18  19  20
                           G   E   S   V   G   L   H   L   P   T   L   S   V   Q   E   G   D   N   S   I
AE000659,TRAV13-2*01      GGA GAG AGT GTG GGG CTG CAT CTT CCT ACC CTG AGT GTC CAG GAG GGT GAC AAC TCT ATT
X04956  ,TRAV13-2*01      --- --- --- --- --- --- --- --- --- --- --- --- --- --- --- --- --- --- --- ---
U32545  ,TRAV13-2*01      --- --- --- --- --- --- --- --- --- --- --- --- --- --- --- --- --- --- --- ---
M17658  ,TRAV13-2*02      --- --- --- --- --- --- --- --- --- --- --- --- --- --- --- --- --- --- --- ---

                                                   _____________CDR1-IMGT______________
                          21  22  23  24  25  26  27  28  29  30  31  32  33  34  35  36  37  38  39  40
                           I   N   C   A   Y   S   N   S   A   S   D   Y                           F   I
AE000659,TRAV13-2*01      ATC AAC TGT GCT TAT TCA AAC AGC GCC TCA GAC TAC ... ... ... ... ... ... TTC ATT
X04956  ,TRAV13-2*01      --- --- --- --- --- --- --- --- --- --- --- --- ... ... ... ... ... ... --- ---
U32545  ,TRAV13-2*01      --- --- --- --- --- --- --- --- --- --- --- --- ... ... ... ... ... ... --- ---
M17658  ,TRAV13-2*02      --- --- --- --- --- --- --- --- --- --- --- --- ... ... ... ... ... ... --- ---

                                                                                       _________CDR2-
                          41  42  43  44  45  46  47  48  49  50  51  52  53  54  55  56  57  58  59  60
                           W   Y   K   Q   E   S   G   K   G   P   Q   F   I   I   D   I   R   S   N   M
AE000659,TRAV13-2*01      TGG TAC AAG CAA GAA TCT GGA AAA GGT CCT CAA TTC ATT ATA GAC ATT CGT TCA AAT ATG
X04956  ,TRAV13-2*01      --- --- --- --- --- --- --- --- --- --- --- --- --- --- --- --- --- --- --- ---
U32545  ,TRAV13-2*01      --- --- --- --- --- --- --- --- --- --- --- --- --- --- --- --- --- --- --- ---
M17658  ,TRAV13-2*02      --- --- --A --- --- --- --- --- --- --- --- --- --- --- --- --- --- --- --- ---

                          IMGT__________
                          61  62  63  64  65  66  67  68  69  70  71  72  73  74  75  76  77  78  79  80
                           D                   K   R   Q   G   Q                               R   V   T
AE000659,TRAV13-2*01      GAC ... ... ... ... AAA AGG CAA GGC CAA ... ... ... ... ... ... ... AGA GTC ACC
X04956  ,TRAV13-2*01      --- ... ... ... ... --- --- --- --- --- ... ... ... ... ... ... ... --- --- ---
U32545  ,TRAV13-2*01      --- ... ... ... ... --- --- --- --- --- ... ... ... ... ... ... ... --- --- ---
M17658  ,TRAV13-2*02      --- ... ... ... ... --- --- --- --- --- ... ... ... ... ... ... ... --- --- ---

                          81  82  83  84 84A 84B 84C  85  86  87  88  89  90  91  92  93  94  95  96  97  98  99 100
                           V   L   L   N   K   T   V   K   H   L   S   L   Q   I   A   A   T   Q   P   G   D   S   A
AE000659,TRAV13-2*01      GTT TTA TTG AAT AAG ACA GTG AAA CAT CTC TCT CTG CAA ATT GCA GCT ACT CAA CCT GGA GAC TCA GCT
X04956  ,TRAV13-2*01      --- --- --- --- --- --- --- --- --- --- --- --- --- --- --- --- --- --- --- --- --- --- ---
U32545  ,TRAV13-2*01      --- --- --- --- --- --- --- --- --- --- --- -
M17658  ,TRAV13-2*02      --- --- --- --- --- --- --- --- --- --- --- --- --- --- --- --- --- --- --- --- --- --- ---

                                          _CDR3-IMGT_
                          101 102 103 104 105 106 107
                           V   Y   F   C   A   E   N
AE000659,TRAV13-2*01      GTC TAC TTT TGT GCA GAG AAT A
X04956  ,TRAV13-2*01      --- --- --- --- --- ---              #c
U32545  ,TRAV13-2*01                                           °
M17658  ,TRAV13-2*02      --- --- --- --- --- --- -            #c
```

#c：重排 cDNA

。：基因组 DNA，但是否为胚系或重排未知

5. 构架和互补决定区

FR1-IMGT：26　　CDR1-IMGT：6

FR2-IMGT：17　　CDR2-IMGT：3

FR3-IMGT：38（-1 aa：73）　　CDR3-IMGT：3

6. 人类 TRAV13-2*01 图示

编号：IMGT AE000659　　　　EMBL/GenBank/DDBJ：AE000659

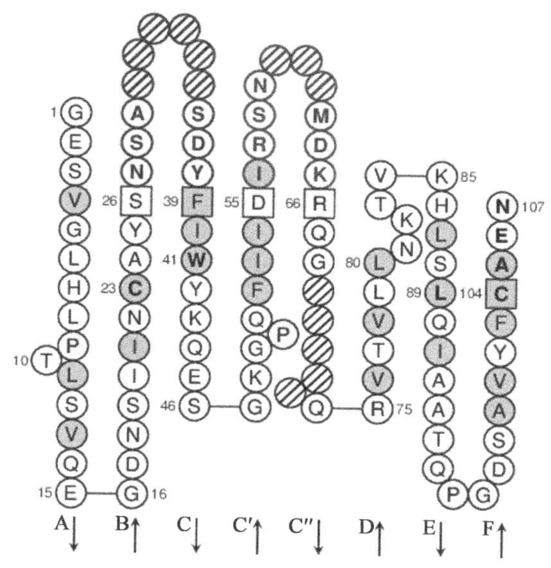

7. 基因组数据库编号

GDB：9953967　　　　LocusLink：28670

二十三、TRAV14/DV4

1. 命名法

TRAV14/DV4：T 细胞受体 α 可变区基因 14/δ 可变区基因 4。

2. 定义和功能

TRAV14/DV4 是 TRAV14 亚组中一种独特的功能基因，也是该亚组所含的唯一已定位基因。

已发现 TRAV14/DV4 被同时重排至 TRD 基因座的（D）J 基因和 TRAJ 基因；TRD 基因座嵌入 TRA 基因座内。因此该基因可被用于进行 δ 链和 α 链的合成。

3. 基因位置

TRAV14/DV4 位于 14 号染色体 14q11.2 带上的 TRA/TRD 基因座内。

4. 人类 TRAV14/DV4 的核苷酸和氨基酸序列

```
                         1   2   3   4   5   6   7   8   9  10  11  12  13  14  15  16  17  18  19  20
                         A   Q   K   I   T   Q   T   Q   P   G   M   F   V   Q   E   K   E   A   V   T
M21626   ,TRAV14*01     GCC CAG AAG ATA ACT CAA ACC CAA CCA GGA ATG TTC GTG CAG GAA AAG GAG GCT GTG ACT
AE000659,TRAV14*02      --- --- --- --- --- --- --- --- --- --- --- --- --- --- --- --- --- --- --- ---
S51029   ,TRAV14*02     --- --- --- --- --- --- --- --- --- --- --- --- --- --- --- --- --- --- --- ---
M21624   ,TRAV14*03     --- --- --- --- --- --- --- --- --- --- --- --- --- --- --- --- --- --- --- ---
L09758   ,TRAV14*04         --- --- --- --- --- --- --- --- --- --- --- --- --- --- --- --- --- --- ---
```

```
                                                    __________________CDR1-IMGT__________________
                        21  22  23  24  25  26  27  28  29  30  31  32  33  34  35  36  37  38  39  40
                         L   D   C   T   Y   D   T   S   D   P   S   Y   G                       L   F
M21626   ,TRAV14*01     CTG GAC TGC ACA TAT GAC ACC AGT GAT CCA AGT TAT GGT ... ... ... ... ... CTA TTC
                                                             Q
AE000659,TRAV14*02      --- --- --- --- --- --- --- --- --- -A- --- --- --- ... ... ... ... ... --- ---
                                                             Q
S51029   ,TRAV14*02     --- --- --- --- --- --- --- --- --- -A- --- --- --- ... ... ... ... ... --- ---
M21624   ,TRAV14*03     --- --- --- --- --- --- --- --- --- --- --- --- --- ... ... ... ... ... --- ---
                                                             Q
L09758   ,TRAV14*04     --- --- --- --- --- --- --- --- --- -A- --- --- --- ... ... ... ... ... --C ---
```

```
                                                                                    _____________CDR2-
                        41  42  43  44  45  46  47  48  49  50  51  52  53  54  55  56  57  58  59  60
                         W   Y   K   Q   P   S   S   G   E   M   I   F   L   I   Y   Q   G   S   Y   D
M21626   ,TRAV14*01     TGG TAC AAG CAG CCC AGC AGT GGG GAA ATG ATT TTT CTT ATT TAT CAG GGG TCT TAT GAC
AE000659,TRAV14*02      --- --- --- --- --- --- --- --- --- --- --- --- --- --- --- --- --- --- --- ---
S51029   ,TRAV14*02     --- --- --- --- --- --- --- --- --- --- --- --- --- --- --- --- --- --- --- ---
M21624   ,TRAV14*03     --- --- --- --- --- --- --- --- --- --- --- --- --- --- --- --- --- --- --- ---
L09758   ,TRAV14*04     --- --- --- --- --- --- --- --- --- --- --- --- --- --- --- --- --- --- --- ---
```

```
                        IMGT_______________
                        61  62  63  64  65  66  67  68  69  70  71  72  73  74  75  76  77  78  79  80
                         Q   Q               N   A   T   E   G                               R   Y   S
M21626   ,TRAV14*01     CAG CAA ... ... ... AAT GCA ACA GAA GGT ... ... ... ... ... ... ... CGC TAC TCA
                         E
AE000659,TRAV14*02      G-- --- ... ... ... --- --- --- --- --- ... ... ... ... ... ... ... --- --- ---
                         E
S51029   ,TRAV14*02     G-- --- ... ... ... --- --- --- --- --- ... ... ... ... ... ... ... --- --- ---
M21624   ,TRAV14*03     --- --- ... ... ... --- --- --- --- --- ... ... ... ... ... ... ... --- --- ---
                         E
L09758   ,TRAV14*04     G-- --- ... ... ... --- --- --- --- --- ... ... ... ... ... ... ... --- --- ---
```

```
                        81  82  83  84  84A 84B 84C 85  86  87  88  89  90  91  92  93  94  95  96  97  98  99 100
                         L   N   F   Q   K   A   R   K   S   A   N   L   V   I   S   A   S   Q   L   G   D   S   A
M21626   ,TRAV14*01     TTG AAT TTC CAG AAG GCA AGA AAA TCC GCC AAC CTT GTC ATC TCC GCT TCA CAA CTG GGG GAC TCA GCA
AE000659,TRAV14*02      --- --- --- --- --- --- --- --- --- --- --- --- --- --- --- --- --- --- --- --- --- --- ---
S51029   ,TRAV14*02     --- --- --- --- --- --- --- --- --- --- --- --- --- --- --- --- --- --- --- --- --- --- ---
M21624   ,TRAV14*03     --- --- --- --- --- --- --- --- --- --- --- --- --- --- --- --- --- --- --- --- --- --- ---
L09758   ,TRAV14*04     --- --- --- --- --- --- --- --- --- --- --- --- --- --- --- --- --- --- --- --- --- --- ---
```

```
                                            _____CDR3-IMGT____
                        101 102 103 104 105 106 107 108 109
                         M   Y   F   C   A   M   R   E
M21626   ,TRAV14*01     ATG TAC TTC TGT GCA ATG AGA GAG GG
AE000659,TRAV14*02      --- --T --- --- --- --- --- --- --
S51029   ,TRAV14*02     --- --T --- --- --- --- --- ---         #c
M21624   ,TRAV14*03     --- --T --- --- --- --- ---             #c
L09758   ,TRAV14*04     --- --- --- -                           °
```

#c：重排 cDNA

°：基因组 DNA，但是否为胚系或重排未知

5. 构架和互补决定区

FR1-IMGT：26
FR2-IMGT：17
FR3-IMGT：38（-1 aa：73）

CDR1-IMGT：7
CDR2-IMGT：4
CDR3-IMGT：4

6. 人类 TRAV14/DV4*01 图示

编号：IMGT M21626

EMBL/GenBank/DDBJ：M21626

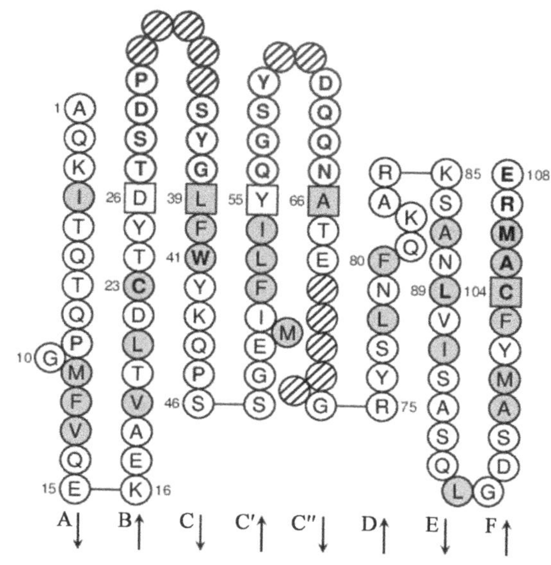

7. 基因组数据库编号

GDB：9953969

LocusLink：28669

二十四、TRAV16

1. 命名法

TRAV16：T 细胞受体 α 可变区基因 16。

2. 定义和功能

TRAV16 是 TRAV16 亚组中一种独特的功能基因，也是该亚组所含的唯一已定位基因。

3. 基因位置

TRAV16 位于 14 号染色体 14q11.2 带上的 TRA/TRD 基因座内。

4. 人类 TRAV16 的核苷酸和氨基酸序列

```
                       1   2   3   4   5   6   7   8   9  10  11  12  13  14  15  16  17  18  19  20
                       A   Q   R   V   T   Q   P   E   K   L   L   S   V   F   K   G   A   P   V   E
AE000659,TRAV16*01    GCC CAG AGA GTG ACT CAG CCC GAG AAG CTC CTC TCT GTC TTT AAA GGG GCC CCA GTG GAG
X04942  ,TRAV16*01    --- --- --- --- --- --- --- --- --- --- --- --- --- --- --- --- --- --- --- ---
U32546  ,TRAV16*01    --- --- --- --- --- --- --- --- --- --- --- --- --- --- --- --- --- --- --- ---

                                               ____________CDR1-IMGT___________________
                      21  22  23  24  25  26  27  28  29  30  31  32  33  34  35  36  37  38  39  40
                       L   K   C   N   Y   S   Y   S   G   S   P   E                           L   F
AE000659,TRAV16*01    CTG AAG TGC AAC TAT TCC TAT TCT GGG AGT CCT GAA ... ... ... ... ... ... CTC TTC
X04942  ,TRAV16*01    --- --- --- --- --- --- --- --- --- --- --- --- ... ... ... ... ... ... --- ---
U32546  ,TRAV16*01    --- --- --- --- --- --- --- --- --- --- --- --- ... ... ... ... ... ... --- ---

                                                                                 __________CDR2-
                      41  42  43  44  45  46  47  48  49  50  51  52  53  54  55  56  57  58  59  60
                       W   Y   V   Q   Y   S   R   Q   R   L   Q   L   L   L   R   H   I   S
AE000659,TRAV16*01    TGG TAT GTC CAG TAC TCC AGA CAA CGC CTC CAG TTA CTC TTG AGA CAC ATC TCT ... ...
X04942  ,TRAV16*01    --- --- --- --- --- --- --- --- --- --- --- --- --- --- --- --- --- --- ... ...
U32546  ,TRAV16*01    --- --- --- --- --- --- --- --- --- --- --- --- --- --- --- --- --- --- ... ...

                      IMGT_____________
                      61  62  63  64  65  66  67  68  69  70  71  72  73  74  75  76  77  78  79  80
                                           R   E   S   I   K                               G   F   T
AE000659,TRAV16*01    ... ... ... ... ... AGA GAG AGC ATC AAA ... ... ... ... ... ... ... GGC TTC ACT
X04942  ,TRAV16*01    ... ... ... ... ... --- --- --- --- --- ... ... ... ... ... ... ... --- --- ---
U32546  ,TRAV16*01    ... ... ... ... ... --- --- --- --- --- ... ... ... ... ... ... ... --- --- ---

                      81  82  83  84 84A 84B 84C  85  86  87  88  89  90  91  92  93  94  95  96  97  98  99 100
                       A   D   L   N   K   G   E   T   S   F   H   L   K   K   P   F   A   Q   E   E   D   S   A
AE000659,TRAV16*01    GCT GAC CTT AAC AAA GGC GAG ACA TCT TTC CAC CTG AAG AAA CCA TTT GCT CAA GAG GAA GAC TCA GCC
X04942  ,TRAV16*01    --- --- --- --- --- --- --- --- --- --- --- --- --- --- --- --- --- --- --- --- --- --- ---
U32546  ,TRAV16*01    --- --- --- --- --- --- --- --- --- --- --- --- --- --- --- --- --- --- --- --

                                          _CDR3-IMGT_
                      101 102 103 104 105 106 107
                       M   Y   Y   C   A   L   S
AE000659,TRAV16*01    ATG TAT TAC TGT GCT CTA AGT GG
X04942  ,TRAV16*01    --- --- --- --- --- --- ---          #c
U32546  ,TRAV16*01                                         。
```

#c：重排 cDNA

。：基因组 DNA，但是否为胚系或重排未知

5. 构架和互补决定区

FR1-IMGT：26　　CDR1-IMGT：6

FR2-IMGT：17　　CDR2-IMGT：0

FR3-IMGT：38（-1 aa：73）　　CDR3-IMGT：3

6. 人类 TRAV16*01 图示

编号：IMGT AE000659　　EMBL/GenBank/DDBJ：AE000659

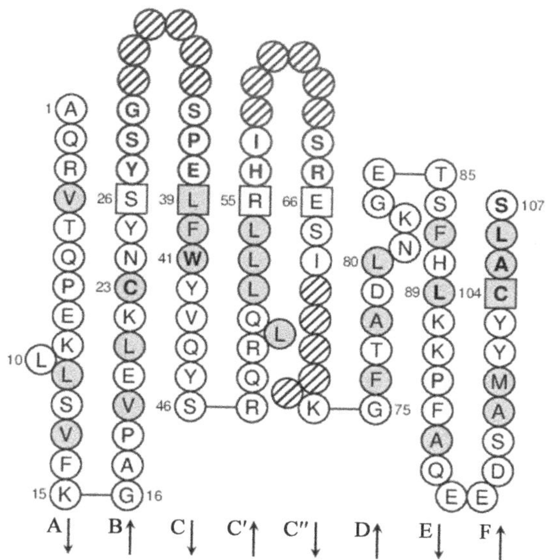

7. 基因组数据库编号

GDB：9953973　　　　LocusLink：28667

二十五、TRAV17

1. 命名法

TRAV17：T 细胞受体 α 可变区基因 17。

2. 定义和功能

TRAV17 是 TRAV17 亚组中一种独特的功能基因，也是该亚组所含的唯一已定位基因。

3. 基因位置

TRAV17 位于 14 号染色体 14q11.2 带上的 TRA/TRD 基因座内。

4. 人类 TRAV17 的核苷酸和氨基酸序列

```
                    1   2   3   4   5   6   7   8   9  10  11  12  13  14  15  16  17  18  19  20
                    S   Q   Q   G   E   E   D   P   Q   A   L   S   I   Q   E   G   E   N   A   T
AE000660,TRAV17*01 AGT CAA CAG GGA GAA GAG GAT CCT CAG GCC TTG AGC ATC CAG GAG GGT GAA AAT GCC ACC
X04955  ,TRAV17*01 --- --- --- --- --- --- --- --- --- --- --- --- --- --- --- --- --- --- --- ---
U32540  ,TRAV17*01 --- --- --- --- --- --- --- --- --- --- --- --- --- --- --- --- --- --- --- ---

                                           __________________CDR1-IMGT__________________
                   21  22  23  24  25  26  27  28  29  30  31  32  33  34  35  36  37  38  39  40
                    M   N   C   S   Y   K   T   S   I   N   N                               L   Q
AE000660,TRAV17*01 ATG AAC TGC AGT TAC AAA ACT AGT ATA AAC AAT ... ... ... ... ... ... ... TTA CAG
X04955  ,TRAV17*01 --- --- --- --- --- --- --- --- --- --- --- ... ... ... ... ... ... ... --- ---
U32540  ,TRAV17*01 --- --- --- --- --- --- --- --- --- --- --- ... ... ... ... ... ... ... --- ---
```

```
                                                                                          CDR2-
                         41  42  43  44  45  46  47  48  49  50  51  52  53  54  55  56  57  58  59  60
                         W   Y   R   Q   N   S   G   R   G   L   V   H   L   I   L   I   R   S   N   E
AE000660,TRAV17*01       TGG TAT AGA CAA AAT TCA GGT AGA GGC CTT GTC CAC CTA ATT TTA ATA CGT TCA AAT GAA
X04955  ,TRAV17*01       --- --- --- --- --- --- --- --- --- --- --- --- --- --- --- --- --- --- --- ---
U32540  ,TRAV17*01       --- --- --- --- --- --- --- --- --- --- --- --- --- --- --- --- --- --- --- ---

                         IMGT
                         61  62  63  64  65  66  67  68  69  70  71  72  73  74  75  76  77  78  79  80
                         R                   E   K   H   S   G                               R   L   R
AE000660,TRAV17*01       AGA ... ... ... ... GAG AAA CAC AGT GGA ... ... ... ... ... ... ... AGA TTA AGA
X04955  ,TRAV17*01       --- ... ... ... ... --- --- --- --- --- ... ... ... ... ... ... ... --- --- ---
U32540  ,TRAV17*01       --- ... ... ... ... --- --- --- --- --- ... ... ... ... ... ... ... --- --- ---

                         81  82  83  84  84A 84B 84C 85  86  87  88  89  90  91  92  93  94  95  96  97  98  99  100
                         V   T   L   D   T   S   K   K   S   S   S   L   L   I   T   A   S   R   A   A   D   T   A
AE000660,TRAV17*01       GTC ACG CTT GAC ACT TCC AAG AAA AGC AGT TCC TTG TTG ATC ACG GCT TCC CGG GCA GCA GAC ACT GCT
X04955  ,TRAV17*01       --- --- --- --- --- --- --- --- --- --- --- --- --- --- --- --- --- --- --- --- --- --- ---
U32540  ,TRAV17*01

                                             _CDR3-IMGT_
                         101 102 103 104 105 106 107
                         S   Y   F   C   A   T   D
AE000660,TRAV17*01       TCT TAC TTC TGT GCT ACG GAC G
X04955  ,TRAV17*01       --- --- --- --- ---              #c
U32540  ,TRAV17*01                                        。
```

#c：重排 cDNA

。：基因组 DNA，但是否为胚系或重排未知

5. 构架和互补决定区

FR1-IMGT：26

FR2-IMGT：17

FR3-IMGT：38（-1 aa：73）

CDR1-IMGT：5

CDR2-IMGT：3

CDR3-IMGT：3

6. 人类 TRAV17*01 图示

编号：IMGT AE000660

EMBL/GenBank/DDBJ：AE000660

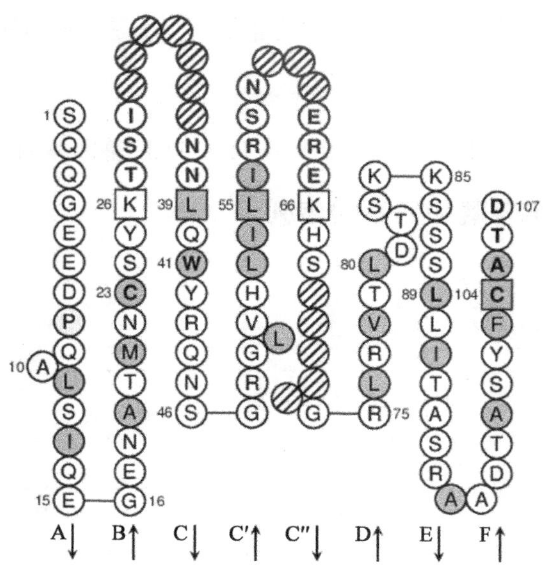

7. 基因组数据库编号

GDB：9953975　　　　LocusLink：28666

二十六、TRAV18

1. 命名法

TRAV18：T 细胞受体 α 可变区基因 18。

2. 定义和功能

TRAV18 是 TRAV18 亚组中一种独特的功能基因，也是该亚组所含的唯一已定位基因。

3. 基因位置

TRAV18 位于 14 号染色体 14q11.2 带上的 TRA/TRD 基因座内。

4. 人类 TRAV18 的核苷酸和氨基酸序列

```
                    1   2   3   4   5   6   7   8   9   10  11  12  13  14  15  16  17  18  19  20
                    G   D   S   V   T   Q   T   E   G   P   V   T   L   P   E   R   A   A   L   T
AE000660,TRAV18*01  GGA GAC TCG GTT ACC CAG ACA GAA GGC CCA GTT ACC CTC CCT GAG AGG GCA GCT CTG ACA

                                            __________________CDR1-IMGT__________________
                    21  22  23  24  25  26  27  28  29  30  31  32  33  34  35  36  37  38  39  40
                    L   N   C   T   Y   Q   S   S   Y   S   T   F                           L   F
AE000660,TRAV18*01  TTA AAC TGC ACT TAT CAG TCC AGC TAT TCA ACT TTT ... ... ... ... ... ... CTA TTC

                                                                            ____________CDR2-
                    41  42  43  44  45  46  47  48  49  50  51  52  53  54  55  56  57  58  59  60
                    W   Y   V   Q   Y   L   N   K   E   P   E   L   L   L   K   S   S   E   N   Q
AE000660,TRAV18*01  TGG TAT GTC CAG TAT CTA AAC AAA GAG CCT GAG CTC CTC CTG AAA AGT TCA GAA AAC CAG

                    IMGT_______________
                    61  62  63  64  65  66  67  68  69  70  71  72  73  74  75  76  77  78  79  80
                                        E   T   D   S   R                               G   F   Q
AE000660,TRAV18*01  ... ... ... ... ... GAG ACG GAC AGC AGA ... ... ... ... ... ... ... GGT TTT CAG

                    81  82  83  84  84A 84B 84C 85  86  87  88  89  90  91  92  93  94  95  96  97  98  99  100
                    A   S   P   I   K   S   D   S   S   F   H   L   E   K   P   S   V   Q   L   S   D   S   A
AE000660,TRAV18*01  GCC AGT CCT ATC AAG AGT GAC AGT TCC TTC CAC CTG GAG AAG CCC TCG GTG CAG CTG TCG GAC TCT GCC

                                    _CDR3-IMGT_
                    101 102 103 104 105 106 107
                    V   Y   Y   C   A   L   R
AE000660,TRAV18*01  GTG TAC TAC TGC GCT CTG AGA GA
```

5. 构架和互补决定区

FR1-IMGT：26　　　　CDR1-IMGT：6

FR2-IMGT：17　　　　CDR2-IMGT：2

FR3-IMGT：38（-1 aa：73）　　CDR3-IMGT：3

6. 人类 TRAV18*01 图示

编号：IMGT AE000660　　EMBL/GenBank/DDBJ：AE000660

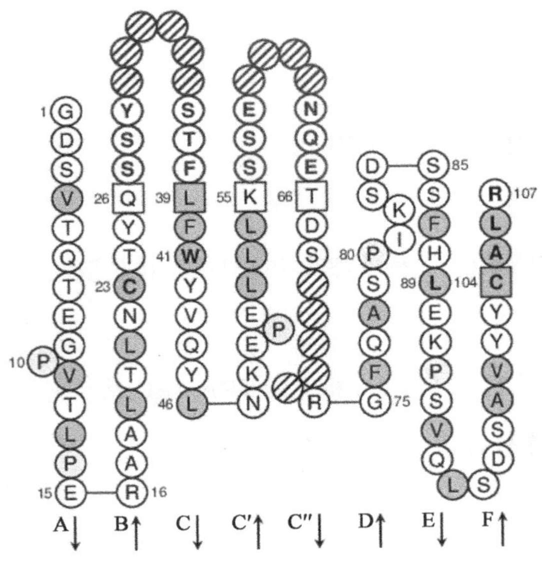

7. 基因组数据库编号

GDB：9953977　　LocusLink：28665

二十七、TRAV19

1. 命名法

TRAV19：T 细胞受体 α 可变区基因 19。

2. 定义和功能

TRAV19 是 TRAV19 亚组中一种独特的功能基因，也是该亚组所含的唯一已定位基因。

3. 基因位置

TRAV19 位于 14 号染色体 14q11.2 带上的 TRA/TRD 基因座内。

4. 人类 TRAV19 的核苷酸和氨基酸序列

```
                        1   2   3   4   5   6   7   8   9   10  11  12  13  14  15  16  17  18  19  20
                        A   Q   K   V   T   Q   A   Q   T   E   I   S   V   V   E   K   E   D   V   T
AE000660,TRAV19*01     GCT CAG AAG GTA ACT CAA GCG CAG ACT GAA ATT TCT GTG GTG GAG AAG GAG GAT GTG ACC
X01403  ,TRAV19*01     --- --- --- --- --- --- --- --- --- --- --- --- --- --- --- --- --- --- --- ---

                                                    ______________CDR1-IMGT______________
                        21  22  23  24  25  26  27  28  29  30  31  32  33  34  35  36  37  38  39  40
                        L   D   C   V   Y   E   T   R   D   T   T   Y   Y                       L   F
AE000660,TRAV19*01     TTG GAC TGT GTG TAT GAA ACC CGT GAT ACT ACT TAT TAC ... ... ... ... ... TTA TTC
X01403  ,TRAV19*01     --- --- --- --- --- --- --- --- --- --- --- --- --- ... ... ... ... ... --- ---

                                                                                    _________CDR2-
                        41  42  43  44  45  46  47  48  49  50  51  52  53  54  55  56  57  58  59  60
                        W   Y   K   Q   P   P   S   G   E   L   V   F   L   I   R   R   N   S   F   D
AE000660,TRAV19*01     TGG TAC AAG CAA CCA CCA AGT GGA GAA TTG GTT TTC CTT ATT CGT CGG AAC TCT TTT GAT
X01403  ,TRAV19*01     --- --- --- --- --- --- --- --- --- --- --- --- --- --- --- --- --- --- --- ---

                       IMGT_______________
                        61  62  63  64  65  66  67  68  69  70  71  72  73  74  75  76  77  78  79  80
                        E   Q               N   E   I   S   G                               R   Y   S
AE000660,TRAV19*01     GAG CAA ... ... ... AAT GAA ATA AGT GGT ... ... ... ... ... ... ... CGG TAT TCT
X01403  ,TRAV19*01     --- --- ... ... ... --- --- --- --- --- ... ... ... ... ... ... ... --- --- ---

                        81  82  83  84  84A 84B 84C 85  86  87  88  89  90  91  92  93  94  95  96  97  98  99  100
                        W   N   F   Q   K   S   T   S   S   F   N   F   T   I   T   A   S   Q   V   V   D   S   A
AE000660,TRAV19*01     TGG AAC TTC CAG AAA TCC ACC AGT TCC TTC AAC TTC ACC ATC ACA GCC TCA CAA GTC GTG GAC TCA GCA
X01403  ,TRAV19*01     --- --- --- --- --- --- --- --- --- --- --- --- --- --- --- --- --- --- --- --- --- --- ---

                                           ___CDR3-IMGT___
                        101 102 103 104 105 106 107 108
                        V   Y   F   C   A   L   S   E
AE000660,TRAV19*01     GTA TAC TTC TGT GCT CTG AGT GAG GC
X01403  ,TRAV19*01     --- --- --- --- --- ---                  #c
```

#c：重排 cDNA

5. 构架和互补决定区

FR1-IMGT：26　　CDR1-IMGT：7

FR2-IMGT：17　　CDR2-IMGT：4

FR3-IMGT：38（-1 aa：73）　　CDR3-IMGT：4

6. 人类 TRAV19*01 图示

编号：IMGT AE000660　　EMBL/GenBank/DDBJ：AE000660

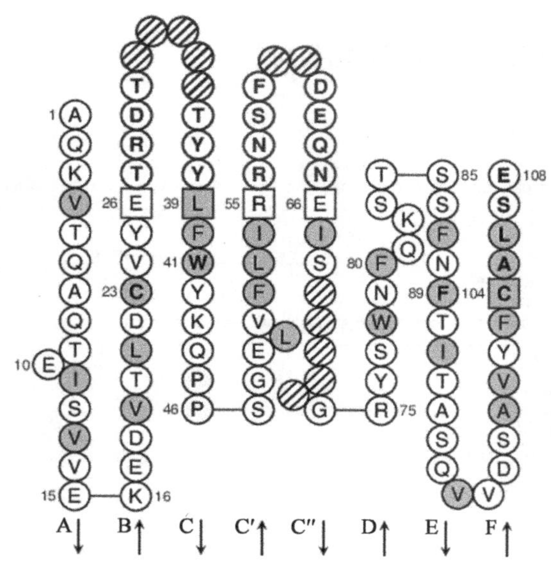

7. 基因组数据库编号

GDB：9953979　　　　　　　　LocusLink：28664

二十八、TRAV20

1. 命名法

TRAV20：T 细胞受体 α 可变区基因 20。

2. 定义和功能

TRAV20 是 TRAV20 亚组中一种独特的功能基因，也是该亚组所含的唯一已定位基因。

3. 基因位置

TRAV20 位于 14 号染色体 14q11.2 带上的 TRA/TRD 基因座内。

4. 人类 TRAV20 的核苷酸和氨基酸序列

```
                          1   2   3   4   5   6   7   8   9   10  11  12  13  14  15  16  17  18  19  20
                          E   D   Q   V   T   Q   S   P   E   A   L   R   L   Q   E   G   E   S   S   S
AE000660,TRAV20*01       GAA GAC CAG GTG ACG CAG AGT CCC GAG GCC CTG AGA CTC CAG GAG GGA GAG AGT AGC AGT
X68696  ,TRAV20*02       --- --- --- --- --- --- --- --- --- --- --- --- --- --- --- --- --- --- --- ---
                                                                                             R
S60789  ,TRAV20*03       --- --- --- --- --- --- --- --- --- --- --- --- --- --- --- --- --- --- C-- ---
X70305  ,TRAV20*04       --- --- --- --- --- --- --- --- --- --- --- --- --- --- --- --- --- --- --- ---

                                                  __________________CDR1-IMGT__________________
                          21  22  23  24  25  26  27  28  29  30  31  32  33  34  35  36  37  38  39  40
                          L   N   C   S   Y   T   V   S   G   L   R   G                           L   F
AE000660,TRAV20*01       CTT AAC TGC AGT TAC ACA GTC AGC GGT TTA AGA GGG ... ... ... ... ... ... CTG TTC
X68696  ,TRAV20*02       --C --- --- --- --- --- --- --- --- --- --- --- ... ... ... ... ... ... --- ---
S60789  ,TRAV20*03       --C --- --- --- --- --- --- --- --- --- --- --- ... ... ... ... ... ... --- ---
                                          C
X70305  ,TRAV20*04       --C --- --- --- -G- --- --- --- --- --- --- --- ... ... ... ... ... ... --- ---

                                                                                  ____________CDR2-
                          41  42  43  44  45  46  47  48  49  50  51  52  53  54  55  56  57  58  59  60
                          W   Y   R   Q   D   P   G   K   G   P   E   F   L   F   T   L   Y   S   A   G
AE000660,TRAV20*01       TGG TAT AGG CAA GAT CCT GGG AAA GGC CCT GAA TTC CTC TTC ACC CTG TAT TCA GCT GGG
X68696  ,TRAV20*02       --- --- --- --- --- --- --- --- --- --- --- --- --- --- --- --- --- --- --- ---
S60789  ,TRAV20*03       --- --- --- --- --- --- --- --- --- --- --- --- --- --- --- --- --- --- --- ---
X70305  ,TRAV20*04       --- --- --- --- --- --- --- --- --- --- --- --- --- --- --- --- --- --- --- ---

                         IMGT____________
                          61  62  63  64  65  66  67  68  69  70  71  72  73  74  75  76  77  78  79  80
                          E                   E   K   E   K   E                               R   L   K
AE000660,TRAV20*01       GAA ... ... ... ... GAA AAG GAG AAA GAA ... ... ... ... ... ... ... AGG CTA AAA
X68696  ,TRAV20*02       --- ... ... ... ... --- --- --- --- --- ... ... ... ... ... ... ... --- --- ---
S60789  ,TRAV20*03       --- ... ... ... ... --- --- --- --- --- ... ... ... ... ... ... ... --- --- ---
X70305  ,TRAV20*04       --- ... ... ... ... --- --- --- --- --- ... ... ... ... ... ... ... --- --- ---

                          81  82  83  84  84A 84B 84C 85  86  87  88  89  90  91  92  93  94  95  96  97  98  99  100
                          A   T   L   T   K           K   E   S   F   L   H   I   T   A   P   K   P   E   D   S   A
AE000660,TRAV20*01       GCC ACA TTA ACA AAG ... ... AAG GAA AGC TTT CTG CAC ATC ACA GCC CCT AAA CCT GAA GAC TCA GCC
X68696  ,TRAV20*02       --- --- --- --- --- ... ... --- --- --- --- --- --- --- --- --- --- --- --- --- --- --- ---
S60789  ,TRAV20*03       --- --- --- --- --- ... ... --- --- --- --- --- --- --- --- --- --- --- --- --- --- --- ---
X70305  ,TRAV20*04       --- --- --- --- --- ... ... --- --- --- --- --- --- --- --- --- --- --- --- --- --- --- ---

                                             _CDR3-IMGT_
                          101 102 103 104 105 106 107
                          T   Y   L   C   A   V   Q
AE000660,TRAV20*01       ACT TAT CTC TGT GCT GTG CAG G
X68696  ,TRAV20*02       --- --- --- --- ---               #c
S60789  ,TRAV20*03       --- --- --- ---                   #c
X70305  ,TRAV20*04       --- --- --- --- ---               #c
```

#c：重排 cDNA

5. 构架和互补决定区

FR1-IMGT：26　　CDR1-IMGT：6

FR2-IMGT：17　　CDR2-IMGT：3

FR3-IMGT：36（-3 aa：73，81，82）　　CDR3-IMGT：3

6. 人类 TRAV20*01 图示

编号：IMGT AE000660　　　　EMBL/GenBank/DDBJ：AE000660

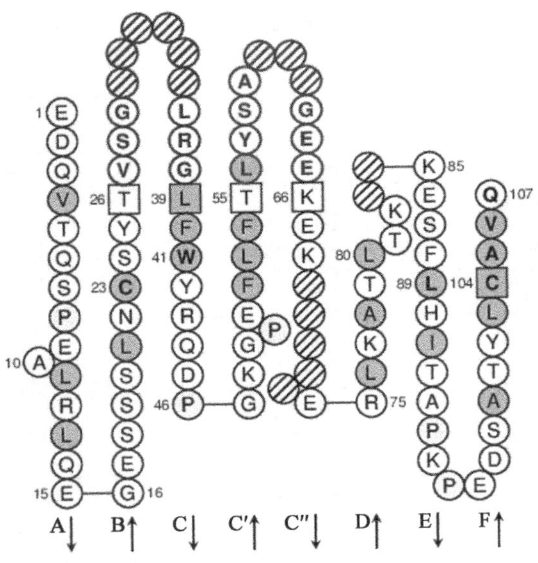

7. 基因组数据库编号

GDB：9953981　　　　LocusLink：28663

二十九、TRAV21

1. 命名法

TRAV21：T 细胞受体 α 可变区基因 21。

2. 定义和功能

TRAV21 是 TRAV21 亚组中一种独特的功能基因，也是该亚组所含的唯一已定位基因。

3. 基因位置

TRAV21 位于 14 号染色体 14q11.2 带上的 TRA/TRD 基因座内。

4. 人类 TRAV21 的核苷酸和氨基酸序列

```
                            1   2   3   4   5   6   7   8   9   10  11  12  13  14  15  16  17  18  19  20
                            K   Q   E   V   T   Q   I   P   A   A   L   S   V   P   E   G   E   N   L   V
AE000660   TRAV21*01       AAA CAG GAG GTG ACG CAG ATT CCT GCA GCT CTG AGT GTC CCA GAA GGA GAA AAC TTG GTT
X58736     TRAV21*02       --- --- --- --- --A --- --- --- --- --- --- --- --- --- --- --- --- --- --- ---

                                                        ____________CDR1-IMGT______________
                            21  22  23  24  25  26  27  28  29  30  31  32  33  34  35  36  37  38  39  40
                            L   N   C   S   F   T   D   S   A                           I   Y   N   L   Q
AE000660   TRAV21*01       CTC AAC TGC AGT TTC ACT GAT AGC GCT ... ... ... ... ... ... ATT TAC AAC CTC CAG
X58736     TRAV21*02       --- --- --- --- --- --- --- --- --- ... ... ... ... ... ... --- --- --- --- ---

                                                                                    __________CDR2-
                            41  42  43  44  45  46  47  48  49  50  51  52  53  54  55  56  57  58  59  60
                            W   F   R   Q   D   P   G   K   G   L   T   S   L   L   L   I   Q   S   S
AE000660   TRAV21*01       TGG TTT AGG CAG GAC CCT GGG AAA GGT CTC ACA TCT CTG TTG CTT ATT CAG TCA AGT ...
X58736     TRAV21*02       --- --- --- --- --- --- --- --- --- --- --- --- --- --- --- --- --- --- --- ...

                           IMGT________________
                            61  62  63  64  65  66  67  68  69  70  71  72  73  74  75  76  77  78  79  80
                                    Q   R   E   Q   T   S                       G   R   L   N   A   S   L
AE000660   TRAV21*01       ... ... CAG AGA GAG CAA ACA AGT ... ... ... ... ... GGA AGA CTT AAT GCC TCG CTG
X58736     TRAV21*02       ... ... --- --- --- --- --- --- ... ... ... ... ... --- --- --- --- --- --- ---

                            81  82  83  84  85  86  87  88  89  90  91  92  93  94  95  96  97  98  99  100
                            D   K   S   S   G   R   S   T   L   Y   I   A   A   S   Q   P   G   D   S   A
AE000660   TRAV21*01       GAT AAA TCA TCA GGA CGT AGT ACT TTA TAC ATT GCA GCT TCT CAG CCT GGT GAC TCA GCC
X58736     TRAV21*02       --- --- --- --- --- --- --- --- --- --- --- --- --- --- --- --- --- --- --- ---

                                               _CDR3-IMGT_
                           101 102 103 104 105 106 107
                            T   Y   L   C   A   V   R
AE000660   TRAV21*01       ACC TAC CTC TGT GCT GTG AGG
X58736     TRAV21*02       --- --- --- --- ---             #c
```

#c：重排 cDNA

5. 构架和互补决定区

FR1-IMGT：26　　CDR1-IMGT：6

FR2-IMGT：17　　CDR2-IMGT：3

FR3-IMGT：38（-1 aa：73）　　CDR3-IMGT：3

6. 人类 TRAV21*01 图示

编号：IMGT AE000660　　EMBL/GenBank/DDBJ：AE000660

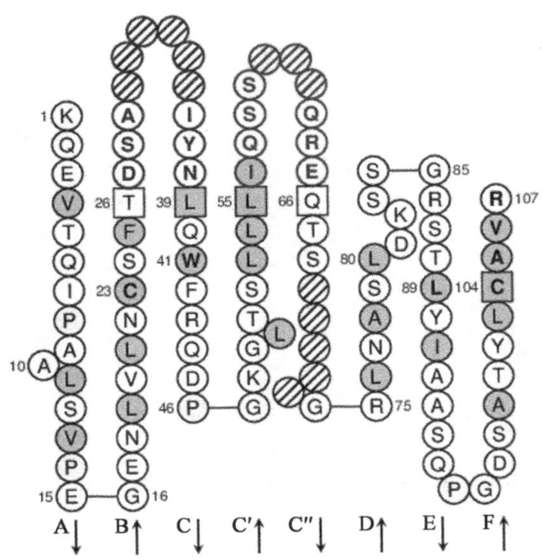

7. 基因组数据库编号

GDB：9953983　　　　LocusLink：28662

三十、TRAV22

1. 命名法

TRAV22：T 细胞受体 α 可变区基因 22。

2. 定义和功能

TRAV22 是 TRAV22 亚组中一种独特的功能基因，也是该亚组所含的唯一已定位基因。

3. 基因位置

TRAV22 位于 14 号染色体 14q11.2 带上的 TRA/TRD 基因座内。

4. 人类 TRAV22 的核苷酸和氨基酸序列

```
                     1   2   3   4   5   6   7   8   9   10  11  12  13  14  15  16  17  18  19  20
                     G   I   Q   V   E   Q   S   P   P   D   L   I   L   Q   E   G   A   N   S   T
AE000660,TRAV22*01  GGA ATA CAA GTG GAG CAG AGT CCT CCA GAC CTG ATT CTC CAG GAG GGA GCC AAT TCC ACG
M27374  ,TRAV22*01  --- --- --- --- --- --- --- --- --- --- --- --- --- --- --- --- --- --- --- ---

                                             __________CDR1-IMGT__________
                     21  22  23  24  25  26  27  28  29  30  31  32  33  34  35  36  37  38  39  40
                     L   R   C   N   F   S   D   S   V   N   N                               L   Q
AE000660,TRAV22*01  CTG CGG TGC AAT TTT TCT GAC TCT GTG AAC AAT ... ... ... ... ... ... ... TTG CAG
M27374  ,TRAV22*01  --- --- --- --- --- --- --- --- --- --- --- ... ... ... ... ... ... ... --- ---

                                                                               _________CDR2-
                     41  42  43  44  45  46  47  48  49  50  51  52  53  54  55  56  57  58  59  60
                     W   F   H   Q   N   P   W   G   Q   L   I   N   L   F   Y   I   P   S   G
AE000660,TRAV22*01  TGG TTT CAT CAA AAC CCT TGG GGA CAG CTC ATC AAC CTG TTT TAC ATT CCC TCA GGG ...
M27374  ,TRAV22*01  --- --- --- --- --- --- --- --- --- --- --- --- --- --- --- --- --- --- --- ...

                    IMGT_____________
                     61  62  63  64  65  66  67  68  69  70  71  72  73  74  75  76  77  78  79  80
                                         T   K   Q   N   G                               R   L   S
AE000660,TRAV22*01  ... ... ... ... ... ACA AAA CAG AAT GGA ... ... ... ... ... ... ... AGA TTA AGC
M27374  ,TRAV22*01  ... ... ... ... ... --- --- --- --- --- ... ... ... ... ... ... ... --- --- ---

                     81  82  83  84  84A 84B 84C 85  86  87  88  89  90  91  92  93  94  95  96  97  98  99  100
                     A   T   T   V   A   T   E   R   Y   S   L   L   Y   I   S   S   S   Q   T   T   D   S   G
AE000660,TRAV22*01  GCC ACG ACT GTC GCT ACG GAA CGC TAC AGC TTA TTG TAC ATT TCC TCT TCC CAG ACC ACA GAC TCA GGC
M27374  ,TRAV22*01  --- --- --- --- --- --- --- --- --- --- --- --- --- --- --- --- --- --- --- --- --- --- ---

                                        _CDR3-IMGT_
                     101 102 103 104 105 106 107
                     V   Y   F   C   A   V   E
AE000660,TRAV22*01  GTT TAT TTC TGT GCT GTG GAG C
M27374  ,TRAV22*01  --- --- --- --- ---               #c
```

#c：重排 cDNA

5. 构架和互补决定区

FR1-IMGT：26　　CDR1-IMGT：5

FR2-IMGT：17　　CDR2-IMGT：1

FR3-IMGT：38（-1 aa：73）　　CDR3-IMGT：3

6. 人类 TRAV22*01 图示

编号：IMGT AE000660　　EMBL/GenBank/DDBJ：AE000660

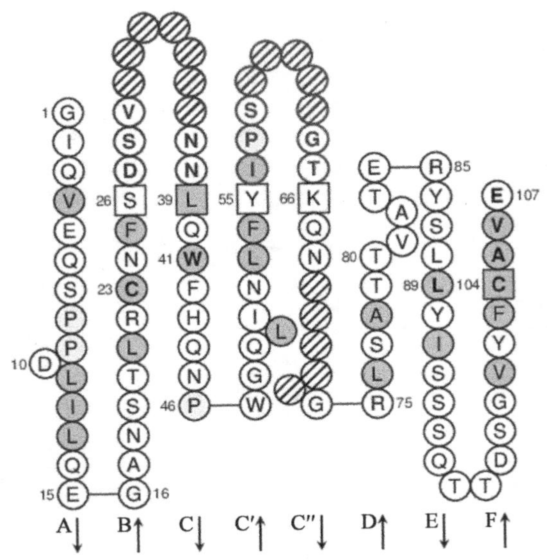

7. 基因组数据库编号

GDB：9953985　　　　　　　　LocusLink：28661

三十一、TRAV23/DV6

1. 命名法

TRAV23/DV6：T 细胞受体 α 可变区基因 23/δ 可变区基因 6。

2. 定义和功能

TRAV23/DV6 是 TRAV23 亚组中一种独特的功能基因，也是该亚组所含的唯一已定位基因。

已发现 TRAV23/DV6 被同时重排至 TRD 基因座的（D）J 基因和 TRAJ 基因；TRD 基因座嵌入 TRA 基因座内。因此该基因可被用于进行 δ 链和 α 链的合成。

3. 基因位置

TRAV23/DV6 位于 14 号染色体 14q11.2 带上的 TRA/TRD 基因座内。

4. 人类TRAV23/DV6的核苷酸和氨基酸序列

```
                            1   2   3   4   5   6   7   8   9  10  11  12  13  14  15  16  17  18  19  20
                            Q   Q   Q   V   K   Q   S   P   Q   S   L   I   V   Q   K   G   G   I   S   I
AE000660,TRAV23*01         CAG CAG CAG GTG AAA CAA AGT CCT CAA TCT TTG ATA GTC CAG AAA GGA GGG ATT TCA ATT
X70309  ,TRAV23*01         --- --- --- --- --- --- --- --- --- --- --- --- --- --- --- --- --- --- --- ---
U32526  ,TRAV23*01         --- --- --- --- --- --- --- --- --- --- --- --- --- --- --- --- --- --- --- ---

                                                                                                P
M17660  ,TRAV23*02         --- --- --- --- --- --- --- --- --- --- --- --- --- --- --- --- --- --- C-- ---
M22936  ,TRAV23*01/*02 (1)
M97704  ,TRAV23*03         --- --- --- --- --- --- --- --- --- --- --- --- --- --- --- --- --- --- --- ---
Z49057  ,TRAV23*03             --- --- --- --- --- --- --- --- --- --- --- --- --- --- --- --- --- --- ---
Y10411  ,TRAV23*04             --- --- --- --- --- --- --- --- --- --- --- --- --- --- --- --- --- --- ---

                                                   ______________CDR1-IMGT______________
                           21  22  23  24  25  26  27  28  29  30  31  32  33  34  35  36  37  38  39  40
                            I   N   C   A   Y   E   N   T   A   F   D   Y                           F   P
AE000660,TRAV23*01         ATA AAC TGT GCT TAT GAG AAC ACT GCG TTT GAC TAC ... ... ... ... ... ... TTT CCA
X70309  ,TRAV23*01         --- --- --- --- --- --- --- --- --- --- --- --- ... ... ... ... ... ... --- ---
U32526  ,TRAV23*01         --- --- --- --- --- --- --- --- --- --- --- --- ... ... ... ... ... ... --- ---
M17660  ,TRAV23*02         --- --- --- --- --- --- --- --- --- --- --- --- ... ... ... ... ... ... --- ---
M22936  ,TRAV23*01/*02 (1)
M97704  ,TRAV23*03         --- --- --- --- --- --- --- --- --- --- --- --- ... ... ... ... ... ... --- ---
Z49057  ,TRAV23*03         --- --- --- --- --- --- --- --- --- --- --- --- ... ... ... ... ... ... --- ---
Y10411  ,TRAV23*04         --- --- --- --- --- --- --- --- --- --- --- --- ... ... ... ... ... ... --- ---

                                                                                ____________CDR2-
                           41  42  43  44  45  46  47  48  49  50  51  52  53  54  55  56  57  58  59  60
                            W   Y   Q   Q   F   P   G   K   G   P   A   L   L   I   A   I   R   P   D   V
AE000660,TRAV23*01         TGG TAC CAA CAA TTC CCT GGG AAA GGC CCT GCA TTA TTG ATA GCC ATA CGT CCA GAT GTG
X70309  ,TRAV23*01         --- --- --- --- --- --- --- --- --- --- --- --- --- --- --- --- --- --- --- ---
U32526  ,TRAV23*01         --- --- --- --- --- --- --- --- --- --- --- --- --- --- --- --- --- --- --- ---
M17660  ,TRAV23*02         --- --- --- --- --- --- --- --- --- --- --- --- --- --- --- --- --- --- --- ---
M22936  ,TRAV23*01/*02 (1)  -- --- --- --- --- --- --- --- --- --- --- --- --- --- --- --- --- --- --- ---
M97704  ,TRAV23*03         --- --- --- --G --- --- --- --- --- --- --- --- --- --- --- --- --- --- --- ---
Z49057  ,TRAV23*03         --- --- --- --G --- --- --- --- --- --- --- --- --- --- --- --- --- --- --- ---
Y10411  ,TRAV23*04         --- --- --G --- --- --- --- --- --- --- --- --- --- --- --- --- --- --- --- ---

                           IMGT____________
                           61  62  63  64  65  66  67  68  69  70  71  72  73  74  75  76  77  78  79  80
                            S                   E   K   K   E   G                               R   F   T
AE000660,TRAV23*01         AGT ... ... ... ... GAA AAG AAA GAA GGA ... ... ... ... ... ... ... AGA TTC ACA
X70309  ,TRAV23*01         --- ... ... ... ... --- --- --- --- --- ... ... ... ... ... ... ... --- --- ---
U32526  ,TRAV23*01         --- ... ... ... ... --- --- --- --- --- ... ... ... ... ... ... ... --- --- ---
M17660  ,TRAV23*02         --- ... ... ... ... --- --- --- --- --- ... ... ... ... ... ... ... --- --- ---
M22936  ,TRAV23*01/*02 (1) --- ... ... ... ... --- --- --- --- --- ... ... ... ... ... ... ... --- --- ---
M97704  ,TRAV23*03         --- ... ... ... ... --- --- --- --- --- ... ... ... ... ... ... ... --- --- ---
Z49057  ,TRAV23*03         --- ... ... ... ... --- --- --- --- --- ... ... ... ... ... ... ... --- --- ---
Y10411  ,TRAV23*04         --- ... ... ... ... --- --- --- --- --- ... ... ... ... ... ... ... --- --- ---

                           81  82  83  84 84A 84B 84C  85  86  87  88  89  90  91  92  93  94  95  96  97  98  99 100
                            I   S   F   N   K   S   A   K   Q   F   S   L   H   I   M   D   S   Q   P   G   D   S   A
AE000660,TRAV23*01         ATC TCC TTC AAT AAA AGT GCC AAG CAG TTC TCA TTG CAT ATC ATG GAT TCC CAG CCT GGA GAC TCA GCC
X70309  ,TRAV23*01         --- --- --- --- --- --- --- --- --- --- --- --- --- --- --- --- --- --- --- --- --- --- ---
U32526  ,TRAV23*01         --- --- --- --- --- --- --- --- --- --- --- --- --- --- --- --- --- --- --- -
M17660  ,TRAV23*02         --- --- --- --- --- --- --- --- --- --- --- --- --- --- --- --- --- --- --- --- --- --- ---
M22936  ,TRAV23*01/*02 (1) --- --- --- --- --- --- --- --- --- --- --- --- --- --- --- --- --- --- --- --- --- --- ---
M97704  ,TRAV23*03         --- --- --- --- --- --- --- --- --- --- --- --- --- --- --- --- --- --- --- --- --- --- ---
Z49057  ,TRAV23*03         --- --- --- --- --- --- --- --- --- --- --- --- --- --- --- --- --- --- --- --- --- --- ---
Y10411  ,TRAV23*04         --- --- --- --- --- --- --- --- --- --- --- --- --- --- --- --- --- --- --- --- --- --- ---

                                            _CDR3-IMGT_
                           101 102 103 104 105 106 107
                            T   Y   F   C   A   A   S
AE000660,TRAV23*01         ACC TAC TTC TGT GCA GCA AGC A
X70309  ,TRAV23*01         --- --- --- --- ---
```

#c

```
U32526   ,TRAV23*01                                                     °
M17660   ,TRAV23*02             --- --- --- --- --- --- ---             #
                                                            R
M22936   ,TRAV23*01/*02 (1)     --- --- --- --- --- --- --A             °
M97704   ,TRAV23*03             --- --- --- --- --- ---                 #c
Z49057   ,TRAV23*03             --- --- --- ---                         °
Y10411   ,TRAV23*04             --- --- --- ---                         °
```

#c：重排 cDNA

。：基因组 DNA，但是否为胚系或重排未知

注意：

（1）不能分配至指定等位基因的部分序列。

5. 构架和互补决定区

FR1-IMGT：26	CDR1-IMGT：6
FR2-IMGT：17	CDR2-IMGT：3
FR3-IMGT：38（-1 aa：73）	CDR3-IMGT：3

6. 人类 TRAV23/DV6*01 图示

编号：IMGT AE000660　　EMBL/GenBank/DDBJ：AE000660

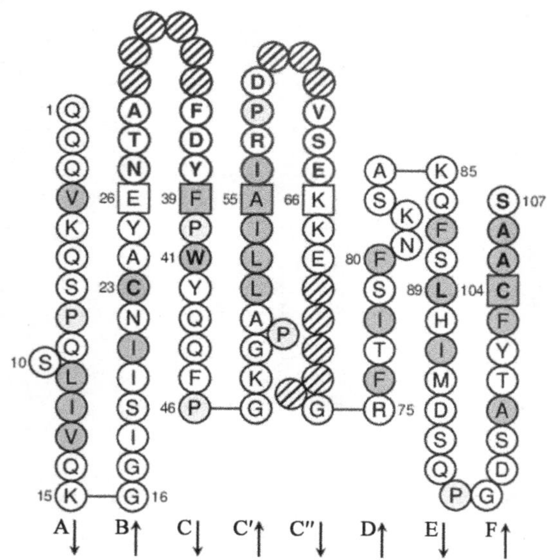

注意：

由 Wülfing C. 和 Plückthun A. 于 1995 年在《今日免疫学》第 16 期第 405-406 页中描述的 SIGSEQ2 计划预测的 8 个附加氨基酸被编号为 1A ~ 1H。

7. 基因组数据库编号

GDB：9953987　　LocusLink：28660

三十二、TRAV24

1. 命名法

TRAV24：T 细胞受体 α 可变区基因 24。

2. 定义和功能

TRAV24 是 TRAV24 亚组中一种独特的功能基因，也是该亚组所含的唯一已定位基因。

3. 基因位置

TRAV24 位于 14 号染色体 14q11.2 带上的 TRA/TRD 基因座内。

4. 人类 TRAV24 的核苷酸和氨基酸序列

```
                          1   2   3   4   5   6   7   8   9   10  11  12  13  14  15  16  17  18  19  20
                          I   L   N   V   E   Q   S   P   Q   S   L   H   V   Q   E   G   D   S   T   N
AE000660,TRAV24*01        ATA CTG AAC GTG GAA CAA AGT CCT CAG TCA CTG CAT GTT CAG GAG GGA GAC AGC ACC AAT
                                                  G
M17661  ,TRAV24*02        --- --- --- --- --- --- G-- --- --- --- --- --- --- --- --- --- --- --- --- ---

                                                  _______________CDR1-IMGT_______________
                          21  22  23  24  25  26  27  28  29  30  31  32  33  34  35  36  37  38  39  40
                          F   T   C   S   F   P   S   S   N   F   Y   A                           L   H
AE000660,TRAV24*01        TTC ACC TGC AGC TTC CCT TCC AGC AAT TTT TAT GCC ... ... ... ... ... ... TTA CAC
M17661  ,TRAV24*02        --- --- --- --- --- --- --- --- --- --- --- --- ... ... ... ... ... ... --- ---

                                                                                  ___________CDR2-
                          41  42  43  44  45  46  47  48  49  50  51  52  53  54  55  56  57  58  59  60
                          W   Y   R   W   E   T   A   K   S   P   E   A   L   F   V   M   T   L   N   G
AE000660,TRAV24*01        TGG TAC AGA TGG GAA ACT GCA AAA AGC CCC GAG GCC TTG TTT GTA ATG ACT TTA AAT GGG
                                                          T
M17661  ,TRAV24*02        --- --- --- --- --- --- --C --- -CA --- --- --- --- --- --- --- --- --- --- ---

                          IMGT____________
                          61  62  63  64  65  66  67  68  69  70  71  72  73  74  75  76  77  78  79  80
                          D                   E   K   K   K   G                               R   I   S
AE000660,TRAV24*01        GAT ... ... ... ... GAA AAG AAG AAA GGA ... ... ... ... ... ... ... CGA ATA AGT
M17661  ,TRAV24*02        --- ... ... ... ... --- --- --- --- --- ... ... ... ... ... ... ... --- --- ---

                          81  82  83  84  84A 84B 84C 85  86  87  88  89  90  91  92  93  94  95  96  97  98  99  100
                          A   T   L   N   T   K   E   G   Y   S   Y   L   Y   I   K   G   S   Q   P   E   D   S   A
AE000660,TRAV24*01        GCC ACT CTT AAT ACC AAG GAG GGT TAC AGC TAT TTG TAC ATC AAA GGA TCC CAG CCT GAA GAC TCA GCC
M17661  ,TRAV24*02        --- --- --- --- --- --- --- --- --- --- --- --- --- --- --- --- --- --- --- --- --T --- ---

                                              _CDR3-IMGT_
                          101 102 103 104 105 106 107
                          T   Y   L   C   A   F
AE000660,TRAV24*01        ACA TAC CTC TGT GCC TTT A
M17661  ,TRAV24*02        --- --- --- --- --- ---       #c
```

#c：重排 cDNA

5. 构架和互补决定区

FR1-IMGT：26　　CDR1-IMGT：6

FR2-IMGT：17　　CDR2-IMGT：3

FR3-IMGT：38（-1 aa：73）　　CDR3-IMGT：2

6. 人类 TRAV24*01 图示

编号：IMGT AE000660　　EMBL/GenBank/DDBJ：AE000660

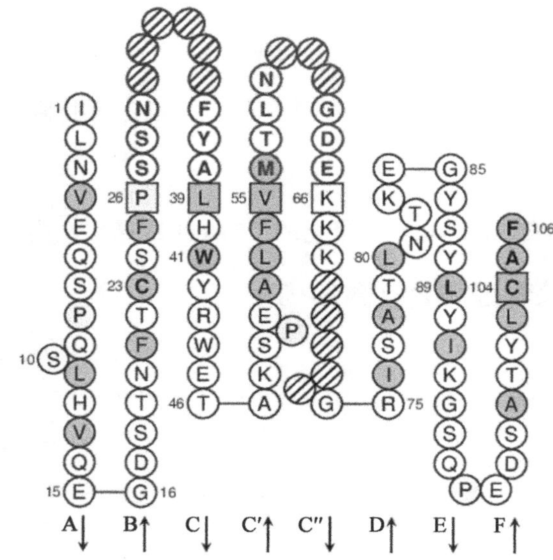

7. 基因组数据库编号

GDB：9953989　　LocusLink：28659

三十三、TRAV25

1. 命名法

TRAV25：T 细胞受体 α 可变区基因 25。

2. 定义和功能

TRAV25 是 TRAV25 亚组中一种独特的功能基因，也是该亚组所含的唯一已定位基因。

3. 基因位置

TRAV25 位于 14 号染色体 14q11.2 带上的 TRA/TRD 基因座内。

4. 人类 TRAV25 的核苷酸和氨基酸序列

```
                        1   2   3   4   5   6   7   8   9   10  11  12  13  14  15  16  17  18  19  20
                        G   Q   Q   V   M   Q   I   P   Q   Y   Q   H   V   Q   E   G   E   D   F   T
AE000660,TRAV25*01     GGA CAA CAG GTA ATG CAA ATT CCT CAG TAC CAG CAT GTA CAA GAA GGA GAG GAC TTC ACC
M64350  ,TRAV25*01     --- --- --- --- --- --- --- --- --- --- --- --- --- --- --- --- --- --- --- ---

                                                    ____________CDR1-IMGT____________
                        21  22  23  24  25  26  27  28  29  30  31  32  33  34  35  36  37  38  39  40
                        T   Y   C   N   S   S   T   T   L   S   N                               I   Q
AE000660,TRAV25*01     ACG TAC TGC AAT TCC TCA ACT ACT TTA AGC AAT ... ... ... ... ... ... ... ATA CAG
M64350  ,TRAV25*01     --- --- --- --- --- --- --- --- --- --- --- ... ... ... ... ... ... ... --- ---

                                                                                    _________CDR2-
                        41  42  43  44  45  46  47  48  49  50  51  52  53  54  55  56  57  58  59  60
                        W   Y   K   Q   R   P   G   G   H   P   V   F   L   I   Q   L   V   K   S   G
AE000660,TRAV25*01     TGG TAT AAG CAA AGG CCT GGT GGA CAT CCC GTT TTT TTG ATA CAG TTA GTG AAG AGT GGA
M64350  ,TRAV25*01     --- --- --- --- --- --- --- --- --- --- --- --- --- --- --- --- --- --- --- ---

                       IMGT_____________
                        61  62  63  64  65  66  67  68  69  70  71  72  73  74  75  76  77  78  79  80
                        E                   V   K   K   Q   K                               R   L   T
AE000660,TRAV25*01     GAA ... ... ... ... GTG AAG AAG CAG AAA ... ... ... ... ... ... ... AGA CTG ACA
M64350  ,TRAV25*01     --- ... ... ... ... --- --- --- --- --- ... ... ... ... ... ... ... --- --- ---

                        81  82  83  84  84A 84B 84C 85  86  87  88  89  90  91  92  93  94  95  96  97  98  99  100
                        F   Q   F   G   E   A   K   K   N   S   S   L   H   I   T   A   T   Q   T   T   D   V   G
AE000660,TRAV25*01     TTT CAG TTT GGA GAA GCA AAA AAG AAC AGC TCC CTG CAC ATC ACA GCC ACC CAG ACT ACA GAT GTA GGA
M64350  ,TRAV25*01     --- --- --- --- --- --- --- --- --- --- --- --- --- --- --- --- --- --- --- --- --- --- ---

                                            _CDR3-IMGT_
                        101 102 103 104 105 106
                        T   Y   F   C   A   G
AE000660,TRAV25*01     ACC TAC TTC TGT GCA GGG
M64350  ,TRAV25*01     --- --- --- --- --- ---    #c
```

#c：重排 cDNA

5. 构架和互补决定区

FR1-IMGT：26　　CDR1-IMGT：5

FR2-IMGT：17　　CDR2-IMGT：3

FR3-IMGT：38（-1 aa：73）　　CDR3-IMGT：2

6. 人类 TRAV25*01 图示

编号：IMGT AE000660　　EMBL/GenBank/DDBJ：AE000660

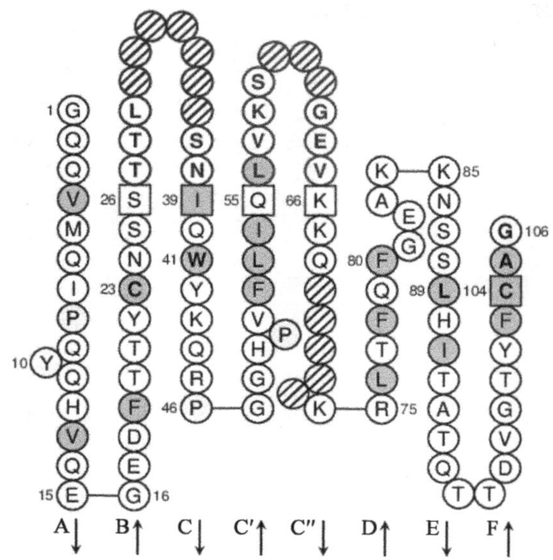

7. 基因组数据库编号

GDB：9953991　　　　LocusLink：28658

三十四、TRAV26-1

1. 命名法

TRAV26-1：T 细胞受体 α 可变区基因 26-1。

2. 定义和功能

TRAV26-1 为由两个已定位基因组成的 TRAV26 亚组的两个功能基因之一。

3. 基因位置

TRAV26-1 位于 14 号染色体 14q11.2 带上的 TRA/TRD 基因座内。

4. 人类 TRAV26-1 的核苷酸和氨基酸序列

```
                          1   2   3   4   5   6   7   8   9  10  11  12  13  14  15  16  17  18  19  20
                          D   A   K   T   T   Q       P   P   S   M   D   C   A   E   G   R   A   A   N
AE000660,TRAV26-1*01     GAT GCT AAG ACC ACC CAG ... CCC CCC TCC ATG GAT TGC GCT GAA GGA AGA GCT GCA AAC
M27370  ,TRAV26-1*01     --- --- --- --- --- --- ... --- --- --- --- --- --- --- --- --- --- --- --- ---
                                                          T
M27371  ,TRAV26-1*02     --- --- --- --- --- --- ... --- A-- --- --- --- --- --- --- --- --- --- --- ---
                                                          T
U32541  ,TRAV26-1*02     --- --- --- --- --- --- ... --- A-- --- --- --- --- --- --- --- --- --- --- ---
L06886  ,TRAV26-1*03     --- --- --- --- --- --- ... --- --- --- --- --- --- --- --- --- --- --- --- ---
```

```
                                                         ________CDR1-IMGT________
                    21  22  23  24  25  26  27  28  29  30  31  32  33  34  35  36  37  38  39  40
                    L   P   C   N   H   S   T   I   S   G   N   E   Y                       V   Y
AE000660,TRAV26-1*01 CTG CCT TGT AAT CAC TCT ACC ATC AGT GGA AAT GAG TAT ... ... ... ... ... GTG TAT
M27370  ,TRAV26-1*01 --- --- --- --- --- --- --- --- --- --- --- --- --- ... ... ... ... ... --- ---
M27371  ,TRAV26-1*02 --- --- --- --- --- --- --- --- --- --- --- --- --- ... ... ... ... ... --- ---
U32541  ,TRAV26-1*02 --- --- --- --- --- --- --- --- --- --- --- --- --- ... ... ... ... ... --- ---
L06886  ,TRAV26-1*03 --- --- --- --- --- --- --- --- --- --- --- --- --- ... ... ... ... ... --- ---

                                                                             ______CDR2-
                    41  42  43  44  45  46  47  48  49  50  51  52  53  54  55  56  57  58  59  60
                    W   Y   R   Q   I   H   S   Q   G   P   Q   Y   I   I   H   G   L   K   N
AE000660,TRAV26-1*01 TGG TAT CGA CAG ATT CAC TCC CAG GGG CCA CAG TAT ATC ATT CAT GGT CTA AAA AAC ...
M27370  ,TRAV26-1*01 --- --- --- --- --- --- --- --- --- --- --- --- --- --- --- --- --- --- --- ...
M27371  ,TRAV26-1*02 --- --- --- --- --- --- --- --- --- --- --- --- --- --- --- --- --- --- --- ...
U32541  ,TRAV26-1*02 --- --- --- --- --- --- --- --- --- --- --- --- --- --- --- --- --- --- --- ...
                                                            N
L06886  ,TRAV26-1*03 --- --- --- --- --- --- --- --- --- --- --- A-- --- --- --- --- --- --- --- ...

                    IMGT_______
                    61  62  63  64  65  66  67  68  69  70  71  72  73  74  75  76  77  78  79  80
                                        N   E   T   N   E                               M   A   S
AE000660,TRAV26-1*01 ... ... ... ... ... AAT GAA ACC AAT GAA ... ... ... ... ... ... ... ATG GCC TCT
M27370  ,TRAV26-1*01 ... ... ... ... ... --- --- --- --- --- ... ... ... ... ... ... ... --- --- ---
M27371  ,TRAV26-1*02 ... ... ... ... ... --- --- --- --- --- ... ... ... ... ... ... ... --- --- ---
U32541  ,TRAV26-1*02 ... ... ... ... ... --- --- --- --- --- ... ... ... ... ... ... ... --- --- ---
L06886  ,TRAV26-1*03 ... ... ... ... ... --- --- --- --- --- ... ... ... ... ... ... ... --- --- ---

                    81  82  83  84  84A 84B 84C 85  86  87  88  89  90  91  92  93  94  95  96  97  98  99  100
                    L   I   I   T   E   D   R   K   S   S   T   L   I   L   P   H   A   T   L   R   D   T   A
AE000660,TRAV26-1*01 CTG ATC ATC ACA GAA GAC AGA AAG TCC AGC ACC TTG ATC CTG CCC CAC GCT ACG CTG AGA GAC ACT GCT
M27370  ,TRAV26-1*01 --- --- --- --- --- --- --- --- --- --- --- --- --- --- --- --- --- --- --- --- --- --- ---
M27371  ,TRAV26-1*02 --- --- --- --- --- --- --- --- --- --- --- --- --- --- --- --- --- --- --- --- --- --- ---
U32541  ,TRAV26-1*02 --- --- --- --- --- --- --
L06886  ,TRAV26-1*03 --- --- --- --- --- --- --- --- --- --- --- --- --- --- --- --- --- --- --- --- --- --- ---

                                    ___CDR3-IMGT___
                    101 102 103 104 105 106 107 108
                    V   Y   Y   C   I   V   R   V
AE000660,TRAV26-1*01 GTG TAC TAT TGC ATC GTC AGA GTC G
M27370  ,TRAV26-1*01 --- --- --- --- --- --- ---            #c
M27371  ,TRAV26-1*02 --- --- --- --- --- --- ---            #c
U32541  ,TRAV26-1*02                                       ∘
L06886  ,TRAV26-1*03 --- --- --- --- ---                    #c
```

#c：重排 cDNA

∘：基因组 DNA，但是否为胚系或重排未知

5. 构架和互补决定区

FR1-IMGT：25（-1 aa：7）　　CDR1-IMGT：7

FR2-IMGT：17　　CDR2-IMGT：1

FR3-IMGT：38（-1 aa：73）　　CDR3-IMGT：4

6. 人类 TRAV26-1*01 图示

编号：IMGT AE000660　　EMBL/GenBank/DDBJ：AE000660

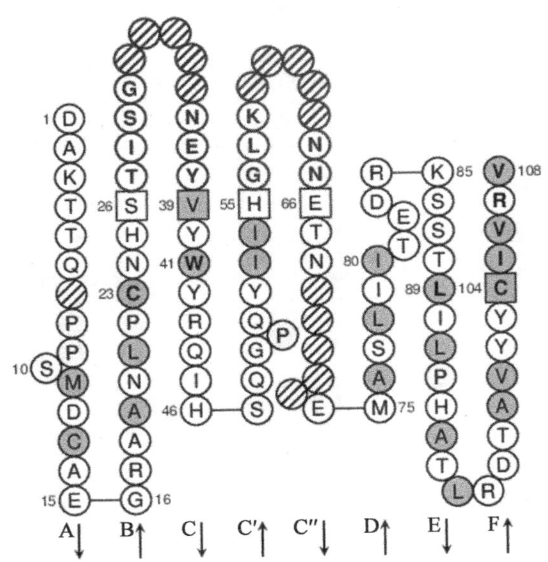

7. 基因组数据库编号

GDB：9953993　　　　　　　　　LocusLink：28657

三十五、TRAV26-2

1. 命名法

TRAV26-2：T 细胞受体 α 可变区基因 26-2。

2. 定义和功能

TRAV26-2 为由两个已定位基因组成的 TRAV26 亚组的两个功能基因之一。

3. 基因位置

TRAV26-2 位于 14 号染色体 14q11.2 带上的 TRA/TRD 基因座内。

4. 人类 TRAV26-2 的核苷酸和氨基酸序列

```
                           1   2   3   4   5   6   7   8   9   10  11  12  13  14  15  16  17  18  19  20
                           D   A   K   T   T   Q       P   N   S   M   E   S   N   E   E   E   P   V   H
AE000660,TRAV26-2*01      GAT GCT AAG ACC ACA CAG ... CCA AAT TCA ATG GAG AGT AAC GAA GAA GAG CCT GTT CAC
X04937  ,TRAV26-2*01      --- --- --- --- --- --- ... --- --- --- --- --- --- --- --- --- --- --- --- ---
L11160  ,TRAV26-2*02      --- --- --- --- --- --- ... --- --- --- --- --- --- --- --- --- --- --- --- ---

                                                   ______________CDR1-IMGT______________
                           21  22  23  24  25  26  27  28  29  30  31  32  33  34  35  36  37  38  39  40
                           L   P   C   N   H   S   T   I   S   G   T   D   Y                       I   H
AE000660,TRAV26-2*01      TTG CCT TGT AAC CAC TCC ACA ATC AGT GGA ACT GAT TAC ... ... ... ... ... ATA CAT
X04937  ,TRAV26-2*01      --- --- --- --- --- --- --- --- --- --- --- --- --- ... ... ... ... ... --- ---
L11160  ,TRAV26-2*02      --- --- --- --- --- --- --- --- --- --- --- --- --- ... ... ... ... ... --- ---

                                                                                   __________CDR2-
                           41  42  43  44  45  46  47  48  49  50  51  52  53  54  55  56  57  58  59  60
                           W   Y   R   Q   L   P   S   Q   G   P   E   Y   V   I   H   G   L   T   S
AE000660,TRAV26-2*01      TGG TAT CGA CAG CTT CCC TCC CAG GGT CCA GAG TAC GTG ATT CAT GGT CTT ACA AGC ...
X04937  ,TRAV26-2*01      --- --- --- --- --- --- --- --- --- --- --- --- --- --- --- --- --- --- --- ...
L11160  ,TRAV26-2*02      --- --- --- --- --- --- --- --- --- --- --- --- --- --- --- --- --- --- --- ...

                          IMGT__________
                           61  62  63  64  65  66  67  68  69  70  71  72  73  74  75  76  77  78  79  80
                                               N   V   N   N   R                               M   A   S
AE000660,TRAV26-2*01      ... ... ... ... ... AAT GTG AAC AAC AGA ... ... ... ... ... ... ... ATG GCC TCT
X04937  ,TRAV26-2*01      ... ... ... ... ... --- --- --- --- --- ... ... ... ... ... ... ... --- --- ---
                                                                                                       C
L11160  ,TRAV26-2*02      ... ... ... ... ... --- --- --- --- --- ... ... ... ... ... ... ... --- --- -G-

                           81  82  83  84  84A 84B 84C 85  86  87  88  89  90  91  92  93  94  95  96  97  98  99  100
                           L   A   I   A   E   D   R   K   S   S   T   L   I   L   H   R   A   T   L   R   D   A   A
AE000660,TRAV26-2*01      CTG GCA ATC GCT GAA GAC AGA AAG TCC AGT ACC TTG ATC CTG CAC CGT GCT ACC TTG AGA GAT GCT GCT
X04937  ,TRAV26-2*01      --- --- --- --- --- --- --- --- --- --- --- --- --- --- --- --- --- --- --- --- --- --- ---
                           V
L11160  ,TRAV26-2*02      G-- --- --- --- --- --- --- --- --- --- --- -

                                               ___CDR3-IMGT___
                           101 102 103 104 105 106 107 108
                           V   Y   Y   C   I   L   R   D
AE000660,TRAV26-2*01      GTG TAC TAC TGC ATC CTG AGA GAC
X04937  ,TRAV26-2*01      --- --- --- --- ---                 #c
L11160  ,TRAV26-2*02                                          o
```

#c：重排 cDNA

。：基因组 DNA，但是否为胚系或重排未知

5. 构架和互补决定区

FR1-IMGT：25（-1 aa：7）　　CDR1-IMGT：7

FR2-IMGT：17　　CDR2-IMGT：1

FR3-IMGT：38（-1 aa：73）　　CDR3-IMGT：4

6. 人类 TRAV26-2*01 图示

编号：IMGT AE000660　　EMBL/GenBank/DDBJ：AE000660

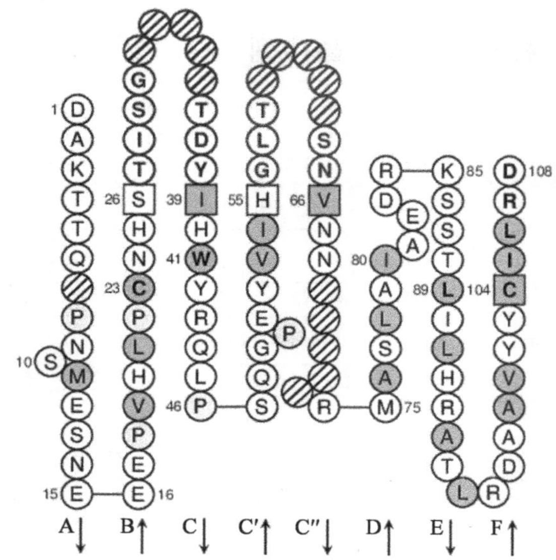

7. 基因组数据库编号

GDB：9953995　　　　　　LocusLink：28656

三十六、TRAV27

1. 命名法

TRAV27：T 细胞受体 α 可变区基因 27。

2. 定义和功能

TRAV27 是 TRAV27 亚组中一种独特的功能基因，也是该亚组所含的唯一已定位基因。

3. 基因位置

TRAV27 位于 14 号染色体 14q11.2 带上的 TRA/TRD 基因座内。

4. 人类 TRAV27 的核苷酸和氨基酸序列

```
                                  1   2   3   4   5   6   7   8   9  10  11  12  13  14  15  16  17  18  19  20
                                  T   Q   L   L   E   Q   S   P   Q   F   L   S   I   Q   E   G   E   N   L   T
AE000660,TRAV27*01               ACC CAG CTG CTG GAG CAG AGC CCT CAG TTT CTA AGC ATC CAA GAG GGA GAA AAT CTC ACT
L09760  ,TRAV27*01                   --- --- --- --- --- --- --- --- --- --- --- --- --- --- --- --- --- --- ---
X04957  ,TRAV27*02               --- --- --- --- --- --- --- --- --- --- --- --- --- --- --- --- --- --- --- ---
D13075  ,TRAV27*03               --- --- --- --- --- --- --- --- --- --- --- --- --- --- --- --- --- --- --- ---
L09759  ,TRAV27*03                   --- --- --- --- --- --- --- --- --- --- --- --- --- --- --- --- --- --- ---
U32521  ,TRAV27*01/*03 (1)       --- --- --- --- --- --- --- --- --- --- --- --- --- --- --- --- --- --- --- ---
```

```
                                                    _______________CDR1-IMGT_______________
                              21  22  23  24  25  26  27  28  29  30  31  32  33  34  35  36  37  38  39  40
                              V   Y   C   N   S   S   S   V   F   S   S                               L   Q
AE000660,TRAV27*01            GTG TAC TGC AAC TCC TCA AGT GTT TTT TCC AGC ... ... ... ... ... ... ... TTA CAA
L09760  ,TRAV27*01            --- --- --- --- --- --- --- --- --- --- --- ... ... ... ... ... ... ... --- ---
X04957  ,TRAV27*02            --- --- --- --- --- --- --- --- --- --- --- ... ... ... ... ... ... ... --- ---
D13075  ,TRAV27*03            --- --- --- --- --- --- --- --- --- --- --- ... ... ... ... ... ... ... --- ---
L09759  ,TRAV27*03            --- --- --- --- --- --- --- --- --- --- --- ... ... ... ... ... ... ... --- ---
U32521  ,TRAV27*01/*03 (1)    --- --- --- --- --- --- --- --- --- --- --- ... ... ... ... ... ... ... --- ---
```

```
                                                                                      _____________CDR2-
                              41  42  43  44  45  46  47  48  49  50  51  52  53  54  55  56  57  58  59  60
                              W   Y   R   Q   E   P   G   E   G   P   V   L   L   V   T   V   V   T   G   G
AE000660,TRAV27*01            TGG TAC AGA CAG GAG CCT GGG GAA GGT CCT GTC CTC CTG GTG ACA GTA GTT ACG GGT GGA
L09760  ,TRAV27*01            --- --- --- --- --- --- --- --- --- --- --- --- --- --- --- --- --- --- --- ---
X04957  ,TRAV27*02            --- --- --G --- --- --- --- --- --- --- --- --- --- --- --- --- --- --- --- ---
D13075  ,TRAV27*03            --- --- --- --- --- --- --- --- --- --- --- --- --- --- --- --- --- --- --- ---
L09759  ,TRAV27*03            --- --- --- --- --- --- --- --- --- --- --- --- --- --- --- --- --- --- --- ---
U32521  ,TRAV27*01/*03 (1)    --- --- --- --- --- --- --- --- --- --- --- --- --- --- --- --- --- --- --- ---
```

```
                              IMGT_______________
                              61  62  63  64  65  66  67  68  69  70  71  72  73  74  75  76  77  78  79  80
                              E                   V   K   K   L   K                               R   L   T
AE000660,TRAV27*01            GAA ... ... ... ... GTG AAG AAG CTG AAG ... ... ... ... ... ... ... AGA CTA ACC
L09760  ,TRAV27*01            --- ... ... ... ... --- --- --- --- --- ... ... ... ... ... ... ... --- --- ---
X04957  ,TRAV27*02            --- ... ... ... ... --- --- --- --- --- ... ... ... ... ... ... ... --- --- ---
D13075  ,TRAV27*03            --- ... ... ... ... --- --- --- --- --- ... ... ... ... ... ... ... --- --- ---
L09759  ,TRAV27*03            --- ... ... ... ... --- --- --- --- --- ... ... ... ... ... ... ... --- --- ---
U32521  ,TRAV27*01/*03 (1)    --- ... ... ... ... --- --- --- --- --- ... ... ... ... ... ... ... ---
```

```
                              81  82  83  84  84A 84B 84C 85  86  87  88  89  90  91  92  93  94  95  96  97  98  99  100
                              F   Q   F   G   D   A   R   K   D   S   S   L   H   I   T   A   A   Q   P   G   D   T   G
AE000660,TRAV27*01            TTT CAG TTT GGT GAT GCA AGA AAG GAC AGT TCT CTC CAC ATC ACT GCA GCC CAG CCT GGT GAT ACA GGC
L09760  ,TRAV27*01            --- --- --- --- --- --- --- --- --- --- --- --- --- --- --- --- --- --- --- --- --- --- ---
X04957  ,TRAV27*02            --- --- --- --- --- --- --- --- --- --- --- --- --- --- --- --G --- --- --- --- --- --- ---
                                                                                                      T
D13075  ,TRAV27*03            --- --- --- --- --- --- --- --- --- --- --- --- --- --- --- --G --- --- A-- --- --- --- ---
                                                                                                      T
L09759  ,TRAV27*03            --- --- --- --- --- --- --- --- --- --- --- --- --- --- --- --G --- --- A-- --- --- --- ---
U32521  ,TRAV27*01/*03 (1)
```

```
                                                  _CDR3-IMGT_
                              101 102 103 104 105 106
                              L   Y   L   C   A   G
AE000660,TRAV27*01            CTC TAC CTC TGT GCA GGA G
L09760  ,TRAV27*01            --- --- --- ---               。
                              H
X04957  ,TRAV27*02            -A- --- --- --- --- --        #c
                              H
D13075  ,TRAV27*03            -A- --- --- --- ---           #c
                              H
L09759  ,TRAV27*03            -A- --- --- ---
U32521  ,TRAV27*01/*03 (1)                                  。
```

#c：重排 cDNA

。：基因组 DNA，但是否为胚系或重排未知

注意：

（1）不能分配至指定等位基因的部分序列。

5. 构架和互补决定区

FR1-IMGT：26

CDR1-IMGT：5

FR2-IMGT：17　　　　CDR2-IMGT：3

FR3-IMGT：38（-1 aa：73）　　　　CDR3-IMGT：2

6. 人类 TRAV27*01 图示

编号：IMGT AE000660　　　　EMBL/GenBank/DDBJ：AE000660

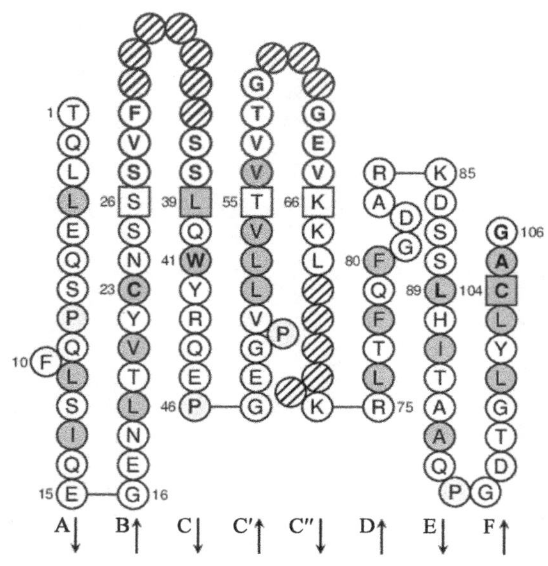

7. 基因组数据库编号

GDB：9953997　　　　LocusLink：28655

三十七、TRAV29/DV5

1. 命名法

TRAV29/DV5：T 细胞受体 α 可变区基因 29/δ 可变区基因 5。

2. 定义和功能

TRAV29/DV5 为功能基因（等位基因 TRAV29/DV5*01 和 TRAV29/DV5*02）或伪基因（等位基因 TRAV29/DV5*03）。TRAV29/DV5 属于 TRAV29 亚组，也是该亚组所含的唯一已定位基因。

TRAV29/DV5*03 是由于密码子 42 中的 a 1 nt 缺失形成的伪基因，可导致 FR2-IMGT 移码突变。

已发现 TRAV29/DV5 被同时重排至 TRD 基因座的（D）J 基因和 TRAJ 基因；TRD 基因座嵌入 TRA 基因座内。因此该基因可被用于进行 δ 链和 α 链的合成。

3. 基因位置

TRAV29/DV5 位于 14 号染色体 14q11.2 带上的 TRA/TRD 基因座内。

4. 人类 TRAV29/DV5 的核苷酸和氨基酸序列

```
                         1   2   3   4   5   6   7   8   9   10  11  12  13  14  15  16  17  18  19  20
                         D   Q   Q   V   K   Q   N   S   P   S   L   S   V   Q   E   G   R   I   S   I
AE000660  TRAV29/DV5*01  GAC CAG CAA GTT AAG CAA AAT TCA CCA TCC CTG AGC GTC CAG GAA GGA AGA ATT TCT ATT
M15565    TRAV29/DV5*01  --- --- --- --- --- --- --- --- --- --- --- --- --- --- --- --- --- --- --- ---
S81645    TRAV29/DV5*02  --- --- --- --- --- --- --- --- --- --- --- --- --- --- --- --- --- --- --- ---
AJ245565  TRAV29/DV5*03  --- --- --- --- --- --- --- --- --- --- --- --- --- --- --- --- --- --- --- ---

                                                     __________CDR1-IMGT__________
                         21  22  23  24  25  26  27  28  29  30  31  32  33  34  35  36  37  38  39  40
                         L   N   C   D   Y   T   N   S   M                           F   D   Y   F   L
AE000660  TRAV29/DV5*01  CTG AAC TGT GAC TAT ACT AAC AGC ATG ... ... ... ... ... ... TTT GAT TAT TTC CTA
M15565    TRAV29/DV5*01  --- --- --- --- --- --- --- --- --- ... ... ... ... ... ... --- --- --- --- ---
S81645    TRAV29/DV5*02  --- --- --- --- --- --- --- --- --- ... ... ... ... ... ... --- --- --- --- ---
AJ245565  TRAV29/DV5*03  --- --- --- --- --- --- --- --- --- ... ... ... ... ... ... --- --- --- --- ---

                                                                             __________CDR2-
                         41  42  43  44  45  46  47  48  49  50  51  52  53  54  55  56  57  58  59  60
                         W   Y   K   K   Y   P   A   E   G   P   T   F   L   I   S   I   S   S   I
AE000660  TRAV29/DV5*01  TGG TAC AAA AAA TAC CCT GCT GAA GGT CCT ACA TTC CTG ATA TCT ATA AGT TCC ATT ...
M15565    TRAV29/DV5*01  --- --- --- --- --- --- --- --- --- --- --- --- --- --- --- --- --- --- --- ...
S81645    TRAV29/DV5*02  --- --- --- --- --- --- --- --- --- --- --- --- --- --- --- --- --- --- --- ...
                              #
AJ245565  TRAV29/DV5*03  --- --. --- --- --- --- --- --- --- --- --- --- --- --- --- --- --- --- --- ...

IMGT__________
                         61  62  63  64  65  66  67  68  69  70  71  72  73  74  75  76  77  78  79  80
                                 K   D   K   N   E   D                       G   R   F   T   V   F   L
AE000660  TRAV29/DV5*01  ... ... AAG GAT AAA AAT GAA GAT ... ... ... ... ... GGA AGA TTC ACT GTC TTC TTA
M15565    TRAV29/DV5*01  ... ... --- --- --- --- --- --- ... ... ... ... ... --- --- --- --- --- --- ---
S81645    TRAV29/DV5*02  ... ... --- --- --- --- --- --- ... ... ... ... ... --- --- --- --- --T --- ---
AJ245565  TRAV29/DV5*03  ... ... --- --- --- --- --- --- ... ... ... ... ... --- --- --- --- --- --- ---

                         81  82  83  84  85  86  87  88  89  90  91  92  93  94  95  96  97  98  99  100
                         N   K   S   A   K   H   L   S   L   H   I   V   P   S   Q   P   G   D   S   A
AE000660  TRAV29/DV5*01  GTC TTC TTA AAC AAA AGT GCC AAG CAC CTC TCT CTG CAC ATT GTG CCC TCC CAG CCT GGA
M15565    TRAV29/DV5*01  --- --- --- --- --- --- --- --- --- --- --- --- --- --- --- --- --- --- --- ---
                                                                     D
S81645    TRAV29/DV5*02  --T --- --- --- --- --- --- --- --- --- --- --C G-- --- --- --- --- --- --- ---
AJ245565  TRAV29/DV5*03  --T --- --- --- --- --- --- --- --- --- --- --- --- --- --- --- --- --- --- ---

                                     ____CDR3-IMGT____
                         101 102 103 104 105 106 107 108
                         V   Y   F   C   A   A   S
AE000660  TRAV29/DV5*01  GTG TAC TTC TGT GCA GCA AGC G
                                                 K   G
M15565    TRAV29/DV5*01  --- --- --- --- --- --- -AG -GG G     #c
S81645    TRAV29/DV5*02  --- --- --- --- --- --- --- -         #c
AJ245565  TRAV29/DV5*03  --- --- --- --- --- --- --- -
```

#（在序列中）：移码突变

#c：重排 cDNA

5. 构架和互补决定区

FR1-IMGT：26

FR2-IMGT：17

FR3-IMGT：38（-1 aa：73）

CDR1-IMGT：6

CDR2-IMGT：3

CDR3-IMGT：3

6. 人类 TRAV29/DV5*01 图示

编号：IMGT AE000660

EMBL/GenBank/DDBJ：AE000660

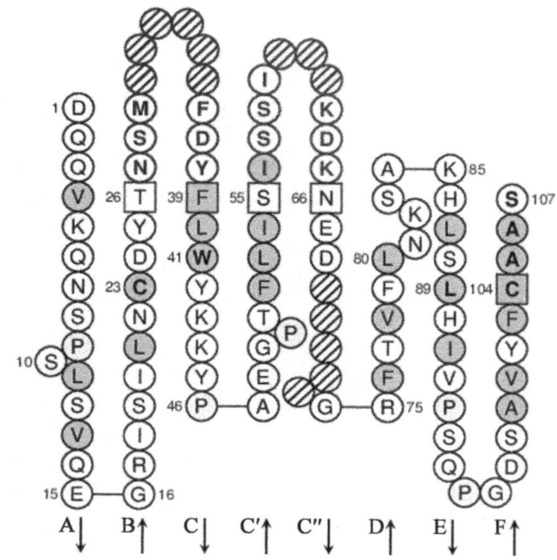

注意：

由 Wülfing C. 和 Plückthun A. 于 1995 年在《今日免疫学》第 16 期第 405-406 页中描述的 SIGSEQ2 计划预测的 6 个附加氨基酸被编号为 1A ~ 1H。

7. 基因组数据库编号

GDB：9954001

LocusLink：28653

三十八、TRAV30

1. 命名法

TRAV30：T 细胞受体 α 可变区基因 30。

2. 定义和功能

TRAV30 是 TRAV30 亚组中一种独特的功能基因，也是该亚组所含的唯一已定位基因。

3. 基因位置

TRAV30 位于 14 号染色体 14q11.2 带上的 TRA/TRD 基因座内。

4. 人类 TRAV30 的核苷酸和氨基酸序列

```
                          1   2   3   4   5   6   7   8   9  10  11  12  13  14  15  16  17  18  19  20
                          Q   Q   P   V       Q   S   P   Q   A   V   I   L   R   E   G   E   D   A   V
AE000660,TRAV30*01       CAA CAA CCA GTG ... CAG AGT CCT CAA GCC GTG ATC CTC CGA GAA GGG GAA GAT GCT GTC
S63879  ,TRAV30*01       --- --- --- --- ... --- --- --- --- --- --- --- --- --- --- --- --- --- --- ---
X58768  ,TRAV30*02       --- --- --- --- ... --- --- --- --- --- --- --- --- --- --- --- --- --- --- ---
L06883  ,TRAV30*03       --- --- --- --- ... --- --- --- --- --- --- --- --- --- --- --- --- --- --- ---
U32537  ,TRAV30*04       --- --- --- --- ... --- --- --- --- --- --- --- --- --- --- --- --- --- --- ---

                                                  ________CDR1-IMGT_________________________
                         21  22  23  24  25  26  27  28  29  30  31  32  33  34  35  36  37  38  39  40
                          I   N   C   S   S   S   K   A   L   Y   S                               V   H
AE000660,TRAV30*01       ATC AAC TGC AGT TCC TCC AAG GCT TTA TAT TCT ... ... ... ... ... ... ... GTA CAC
S63879  ,TRAV30*01       --- --- --- --- --- --- --- --- --- --- --- ... ... ... ... ... ... ... --- ---
                          T
X58768  ,TRAV30*02       -C- --- --- --- --- --- --- --- --- --- --- ... ... ... ... ... ... ... --- ---
L06883  ,TRAV30*03       --- --- --- --- --- --- --- --- --- --- --- ... ... ... ... ... ... ... --- ---
U32537  ,TRAV30*04       --- --- --- --- --- --- --- --- --- --- --- ... ... ... ... ... ... ... --- ---

                                                                                  ____________CDR2-
                         41  42  43  44  45  46  47  48  49  50  51  52  53  54  55  56  57  58  59  60
                          W   Y   R   Q   K   H   G   E   A   P   V   F   L   M   I   L   L   K   G   G
AE000660,TRAV30*01       TGG TAC AGG CAG AAG CAT GGT GAA GCA CCC GTC TTC CTG ATG ATA TTA CTG AAG GGT GGA
S63879  ,TRAV30*01       --- --- --- --- --- --- --- --- --- --- --- --- --- --- --- --- --- --- --- ---
X58768  ,TRAV30*02       --- --- --- --- --- --- --- --- --- --- --- --- --- --- --- --- --- --- --- ---
L06883  ,TRAV30*03       --- --- --- --- --- --- --- --- --- --- --- --- --- --- --- --- --- --- --- ---
U32537  ,TRAV30*04       --- --- --- --- --- --- --- --- --- --- --- --- --- --- --- --- --- --- --- ---

                         IMGT___________
                         61  62  63  64  65  66  67  68  69  70  71  72  73  74  75  76  77  78  79  80
                          E                   Q   K   G   H   E                               K   I   S
AE000660,TRAV30*01       GAA ... ... ... ... CAG AAG GGT CAT GAA ... ... ... ... ... ... ... AAA ATA TCT
S63879  ,TRAV30*01       --- ... ... ... ... --- --- --- --- --- ... ... ... ... ... ... ... --- --- ---
                                                  M   R   R
X58768  ,TRAV30*02       --- ... ... ... ... --- -T- C-- -G- --- ... ... ... ... ... ... ... --- --- ---
L06883  ,TRAV30*03       --- ... ... ... ... --- --- --- --- --- ... ... ... ... ... ... ... --- --- ---
                                                      R
U32537  ,TRAV30*04       --- ... ... ... ... --- --- C-- --- --- ... ... ... ... ... ... ... --- --- ---

                         81  82  83  84  84A 84B 84C 85  86  87  88  89  90  91  92  93  94  95  96  97  98  99 100
                          A   S   F   N   E   K   K   Q   Q   S   S   L   Y   L   T   A   S   Q   L   S   Y   S   G
AE000660,TRAV30*01       GCT TCA TTT AAT GAA AAA AAG CAG CAA AGC TCC CTG TAC CTT ACG GCC TCC CAG CTC AGT TAC TCA GGA
S63879  ,TRAV30*01       --- --- --- --- --- --- --- --- --- --- --- --- --- --- --- --- --- --- --- --- --- --- ---
X58768  ,TRAV30*02       --- --- --- --- --- --- --- --- --- --- --- --- --- --- --- --- --- --- --- --- --- --- ---
                                                      R
L06883  ,TRAV30*03       --- --- --- --- --- --- --- -G- --- --- --- --- --- --- --- --- --- --- --- --- --- --- ---
U32537  ,TRAV30*04       --- --- --- --- --- --- --- --- --- --- --- --- --- --- --- --- --- --- --- --- --- --- --

                                             ___CDR3-IMGT___
                         101 102 103 104 105 106 107 108                          T   Y   F   C   G   T   E
AE000660,TRAV30*01       ACC TAC TTC TGC GGC ACA GAG A
S63879  ,TRAV30*01       --- --- --- --- --- ---          #g
X58768  ,TRAV30*02       --- --- --- --- --G              #c
L06883  ,TRAV30*03       --- --- --- --- ---              #c
U32537  ,TRAV30*04                                        ∘
```

#c：重排 cDNA

#g：重排基因组 DNA

∘：基因组 DNA，但是否为胚系或重排未知

5. 构架和互补决定区

FR1-IMGT：25（-1 aa：5） CDR1-IMGT：5
FR2-IMGT：17 CDR2-IMGT：3
FR3-IMGT：38（-1 aa：73） CDR3-IMGT：3

6. 人类 TRAV30*01 图示

编号：IMGT AE000660 EMBL/GenBank/DDBJ：AE000660

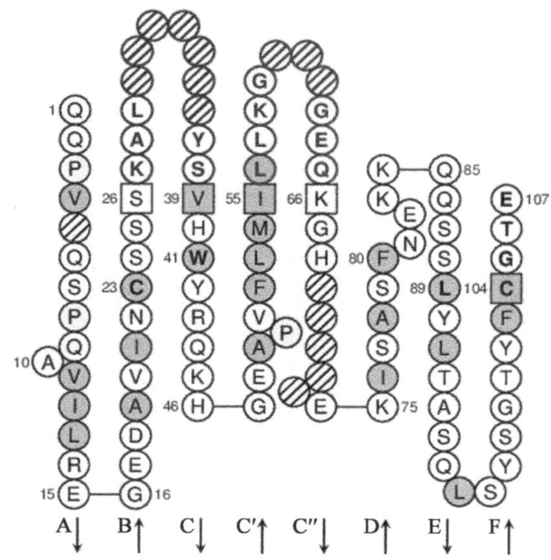

7. 基因组数据库编号

GDB：9954003 LocusLink：28652

三十九、TRAV34

1. 命名法

TRAV34：T 细胞受体 α 可变区基因 34。

2. 定义和功能

TRAV34 是 TRAV34 亚组中一种独特的功能基因，也是该亚组所含的唯一已定位基因。

3. 基因位置

TRAV34 位于 14 号染色体 14q11.2 带上的 TRA/TRD 基因座内。

4. 人类 TRAV34 的核苷酸和氨基酸序列

```
                           1   2   3   4   5   6   7   8   9  10  11  12  13  14  15  16  17  18  19  20
                           S   Q   E   L   E   Q   S   P   Q   S   L   I   V   Q   E   G   K   N   L   T
AE000660,TRAV34*01        AGC CAA GAA CTG GAG CAG AGT CCT CAG TCC TTG ATC GTC CAA GAG GGA AAG AAT CTC ACC
X58739  ,TRAV34*01        --- --- --- --- --- --- --- --- --- --- --- --- --- --- --- --- --- --- --- ---
U32534  ,TRAV34*01        --- --- --- --- --- --- --- --- --- --- --- --- --- --- --- --- --- --- --- ---

                                                    ____________CDR1-IMGT____________
                          21  22  23  24  25  26  27  28  29  30  31  32  33  34  35  36  37  38  39  40
                           I   N   C   T   S   S   K   T   L   Y   G                               L   Y
AE000660,TRAV34*01        ATA AAC TGC ACG TCA TCA AAG ACG TTA TAT GGC ... ... ... ... ... ... ... TTA TAC
X58739  ,TRAV34*01        --- --- --- --- --- --- --- --- --- --- --- ... ... ... ... ... ... ... --- ---
U32534  ,TRAV34*01        --- --- --- --- --- --- --- --- --- --- --- ... ... ... ... ... ... ... --- ---

                                                                                      _________CDR2-
                          41  42  43  44  45  46  47  48  49  50  51  52  53  54  55  56  57  58  59  60
                           W   Y   K   Q   K   Y   G   E   G   L   I   F   L   M   M   L   Q   K   G   G
AE000660,TRAV34*01        TGG TAT AAG CAA AAG TAT GGT GAA GGT CTT ATC TTC TTG ATG ATG CTA CAG AAA GGT GGG
X58739  ,TRAV34*01        --- --- --- --- --- --- --- --- --- --- --- --- --- --- --- --- --- --- --- ---
U32534  ,TRAV34*01        --- --- --- --- --- --- --- --- --- --- --- --- --- --- --- --- --- --- --- ---

                          IMGT__________
                          61  62  63  64  65  66  67  68  69  70  71  72  73  74  75  76  77  78  79  80
                           E                   E   K   S   H   E                               K   I   T
AE000660,TRAV34*01        GAA ... ... ... ... GAG AAA AGT CAT GAA ... ... ... ... ... ... ... AAG ATA ACT
X58739  ,TRAV34*01        --- ... ... ... ... --- --- --- --- --- ... ... ... ... ... ... ... --- --- ---
U32534  ,TRAV34*01        --- ... ... ... ... --- --- --- --- --- ... ... ... ... ... ... ... --- --- ---

                          81  82  83  84 84A 84B 84C  85  86  87  88  89  90  91  92  93  94  95  96  97  98  99 100
                           A   K   L   D   E   K   K   Q   Q   S   S   L   H   I   T   A   S   Q   P   S   H   A   G
AE000660,TRAV34*01        GCC AAG TTG GAT GAG AAA AAG CAG CAA AGT TCC CTG CAT ATC ACA GCC TCC CAG CCC AGC CAT GCA GGC
X58739  ,TRAV34*01        --- --- --- --- --- --- --- --- --- --- --- --- --- --- --- --- --- --- --- --- --- --- ---
U32534  ,TRAV34*01        --- --- --- --- --- --- --- --- --- --- --- --- --- --- --- --- -

                                          _CDR3-IMGT_
                          101 102 103 104 105 106 107
                           I   Y   L   C   G   A   D
AE000660,TRAV34*01        ATC TAC CTC TGT GGA GCA GAC A
X58739  ,TRAV34*01        --- --- --- --- ---                 #c
U32534  ,TRAV34*01                                            。
```

#c：重排 cDNA

。：基因组 DNA，但是否为胚系或重排未知

5. 构架和互补决定区

FR1-IMGT：26　　CDR1-IMGT：5

FR2-IMGT：17　　CDR2-IMGT：3

FR3-IMGT：38（-1 aa：73）　　CDR3-IMGT：3

6. 人类 TRAV34*01 图示

编号：IMGT AE000660　　EMBL/GenBank/DDBJ：AE000660

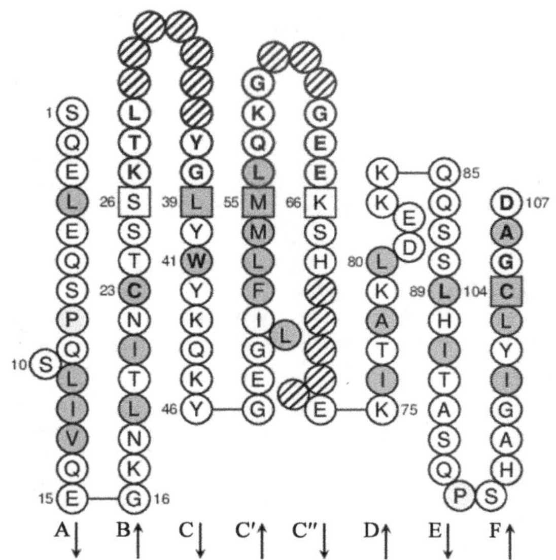

7. 基因组数据库编号

GDB：9954011　　　　　　　　LocusLink：28648

四十、TRAV35

1. 命名法

TRAV35：T 细胞受体 α 可变区基因 35。

2. 定义和功能

TRAV35 是 TRAV35 亚组中一种独特的功能基因，也是该亚组所含的唯一已定位基因。

3. 基因位置

TRAV35 位于 14 号染色体 14q11.2 带上的 TRA/TRD 基因座内。

4. 人类 TRAV35 的核苷酸和氨基酸序列

```
                       1   2   3   4   5   6   7   8   9  10  11  12  13  14  15  16  17  18  19  20
                       G   Q   Q   L   N   Q   S   P   Q   S   M   F   I   Q   E   G   E   D   V   S
AE000660,TRAV35*01    GGT CAA CAG CTG AAT CAG AGT CCT CAA TCT ATG TTT ATC CAG GAA GGA GAA GAT GTC TCC
X58738  ,TRAV35*02    --- --- --- --- --- --- --- --- --- --- --- --- --- --- --- --- --- --- --- ---
U32533  ,TRAV35*02    --- --- --- --- --- --- --- --- --- --- --- --- --- --- --- --- --- --- --- ---

                                              ___________________CDR1-IMGT___________________
                      21  22  23  24  25  26  27  28  29  30  31  32  33  34  35  36  37  38  39  40
                       M   N   C   T   S   S   S   I   F   N   T                               W   L
AE000660,TRAV35*01    ATG AAC TGC ACT TCT TCA AGC ATA TTT AAC ACC ... ... ... ... ... ... ... TGG CTA
X58738  ,TRAV35*02    --- --- --- --- --- --- --- --- --- --- --- ... ... ... ... ... ... ... --- ---
U32533  ,TRAV35*02    --- --- --- --- --- --- --- --- --- --- --- ... ... ... ... ... ... ... --- ---
```

```
                                                                                  _____________CDR2-
                    41  42  43  44  45  46  47  48  49  50  51  52  53  54  55  56  57  58  59  60
                    W   Y   K   Q   E   P   G   E   G   P   V   L   L   I   A   L   Y   K   A   G
AE000660,TRAV35*01  TGG TAC AAG CAG GAA CCT GGG GAA GGT CCT GTC CTC TTG ATA GCC TTA TAT AAG GCT GGT
                                    D
X58738  ,TRAV35*02  --- --- --- --- --C --- --- --- --- --- --- --- --- --- --- --- --- --- --- ---
                                    D
U32533  ,TRAV35*02  --- --- --- --- --C --- --- --- --- --- --- --- --- --- --- --- --- --- --- ---

                    IMGT_______________
                    61  62  63  64  65  66  67  68  69  70  71  72  73  74  75  76  77  78  79  80
                    E                   L   T   S   N   G                               R   L   T
AE000660,TRAV35*01  GAA ... ... ... ... TTG ACC TCA AAT GGA ... ... ... ... ... ... ... AGA CTG ACT
X58738  ,TRAV35*02  --- ... ... ... ... --- --- --- --- --- ... ... ... ... ... ... ... --- --- ---
U32533  ,TRAV35*02  --- ... ... ... ... --- --- --- --- --- ... ... ... ... ... ... ... --- --- ---

                    81  82  83  84  84A 84B 84C 85  86  87  88  89  90  91  92  93  94  95  96  97  98  99  100
                    A   Q   F   G   I   T   R   K   D   S   F   L   N   I   S   A   S   I   P   S   D   V   G
AE000660,TRAV35*01  GCT CAG TTT GGT ATA ACC AGA AAG GAC AGC TTC CTG AAT ATC TCA GCA TCC ATA CCT AGT GAT GTA GGC
X58738  ,TRAV35*02  --- --- --- --- --- --- --- --- --- --- --- --- --- --- --- --- --- --- --- --- --- --- ---
U32533  ,TRAV35*02  --- --- --- --- --- --- --- --- --- --- --- --- --- --- --- --- --- --- ---

                                        _CDR3-IMGT_
                    101 102 103 104 105 106 107
                    I   Y   F   C   A   G   Q
AE000660,TRAV35*01  ATC TAC TTC TGT GCT GGG CAG
X58738  ,TRAV35*02  --- --- --- --- ---                 #c
U32533  ,TRAV35*02                                      °
```

#c：重排 cDNA

°：基因组 DNA，但是否为胚系或重排未知

5. 构架和互补决定区

FR1-IMGT：26　　CDR1-IMGT：5

FR2-IMGT：17　　CDR2-IMGT：3

FR3-IMGT：38（-1 aa：73）　　CDR3-IMGT：3

6. 人类 TRAV35*01 图示

编号：IMGT AE000660　　EMBL/GenBank/DDBJ：AE000660

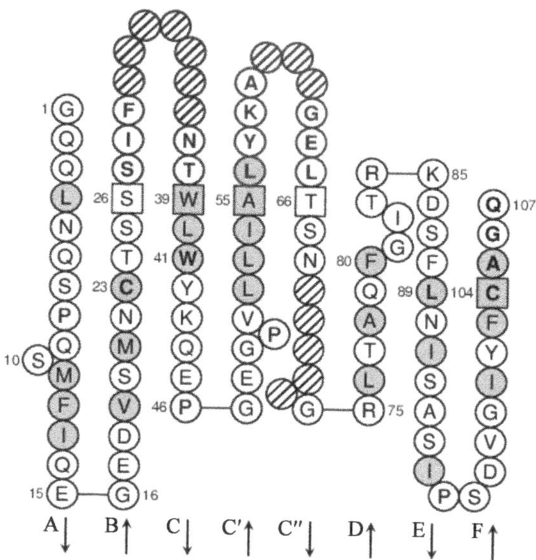

7. 基因组数据库编号

GDB：9954013　　　　　　　　　　LocusLink：28647

四十一、TRAV36/DV7

1. 命名法

TRAV36/DV7：T 细胞受体 α 可变区基因 36/δ 可变区基因 7。

2. 定义和功能

TRAV36/DV7 是 TRAV36 亚组中一种独特的功能基因，也是该亚组所含的唯一已定位基因。

已发现 TRAV36/DV7 被同时重排至 TRD 基因座的（D）J 基因和 TRAJ 基因；TRD 基因座嵌入 TRA 基因座内。因此该基因可被用于进行 δ 链和 α 链的合成。

3. 基因位置

TRAV36/DV7 位于 14 号染色体 14q11.2 带上的 TRA/TRD 基因座内。

4. 人类 TRAV36/DV7 的核苷酸和氨基酸序列

```
                         1   2   3   4   5   6   7   8   9  10  11  12  13  14  15  16  17  18  19  20
                         E   D   K   V   V   Q   S   P   L   S   L   V   V   H   E   G   D   T   V   T
AE000660,TRAV36/DV7*01  GAA GAC AAG GTG GTA CAA AGC CCT CTA TCT CTG GTT GTC CAC GAG GGA GAC ACC GTA ACT
                                                         Q
X61070  ,TRAV36/DV7*02  --- --- --- --- --- --- --- --- -A- --- --- --- --- --- --- --- --- --T --- ---
X58767  ,TRAV36/DV7*03  --- --- --- --- --- --- --- --- --- --- --- --- --- --- --- --- --- --T --- ---
Z46643  ,TRAV36/DV7*04  --- --- --- --- --- --- --- --- --- --- --- --- --- --- --- --- --- --T --- ---
U32536  ,TRAV36/DV7*04  --- --- --- --- --- --- --- --- --- --- --- --- --- --- --- --- --- --T --- ---

                                                ___________________CDR1-IMGT____________________
                        21  22  23  24  25  26  27  28  29  30  31  32  33  34  35  36  37  38  39  40
                         L   N   C   S   Y   E   V   T   N   F   R   S                           L   L
AE000660,TRAV36/DV7*01  CTC AAT TGC AGT TAT GAA GTG ACT AAC TTT CGA AGC ... ... ... ... ... ... CTA CTA
                                                 M                                                   Q
X61070  ,TRAV36/DV7*02  --- --- --- --- --- --- A-- --- --- --- --- --- ... ... ... ... ... ... --- -A-
                         P
X58767  ,TRAV36/DV7*03  -C- --- --- --- --- --- --- --- --- --- --- --- ... ... ... ... ... ... --- ---
Z46643  ,TRAV36/DV7*04  --- --- --- --- --- --- --- --- --- --- --- --- ... ... ... ... ... ... --- ---
U32536  ,TRAV36/DV7*04  --- --- --- --- --- --- --- --- --- --- --- --- ... ... ... ... ... ... --- ---

                                                                            ____________CDR2-
                        41  42  43  44  45  46  47  48  49  50  51  52  53  54  55  56  57  58  59  60
                         W   Y   K   Q   E   K   K   A   P       T   F   L   F   M   L   T   S   S   G
AE000660,TRAV36/DV7*01  TGG TAC AAG CAG GAA AAG AAA GCT CCC ... ACA TTT CTA TTT ATG CTA ACT TCA AGT GGA
X61070  ,TRAV36/DV7*02  --- --- --- --- --- --- --- --- --- ... --- --- --- --- --- --- --- --- --- ---
X58767  ,TRAV36/DV7*03  --- --- --- --- --- --- --- --- --- ... --- --- --- --- --- --- --- --- --- ---
Z46643  ,TRAV36/DV7*04  --- --- --- --- --- --- --- --- --- ... --- --- --- --- --- --- --- --- --- ---
U32536  ,TRAV36/DV7*04  --- --- --- --- --- --- --- --- --- ... --- --- --- --- --- --- --- --- --- ---

                        IMGT_______________
                        61  62  63  64  65  66  67  68  69  70  71  72  73  74  75  76  77  78  79  80
                         I                   E   K   K   S   G                               R   L   S
AE000660,TRAV36/DV7*01  ATT ... ... ... ... GAA AAG AAG TCA GGA ... ... ... ... ... ... ... AGA CTA AGT
X61070  ,TRAV36/DV7*02  --- ... ... ... ... --- --- --- --- --- ... ... ... ... ... ... ... --- --- ---
X58767  ,TRAV36/DV7*03  --- ... ... ... ... --- --- --- --- --- ... ... ... ... ... ... ... --- --- ---
```

```
Z46643  ,TRAV36/DV7*04  --- ... ... ... ... --- --- --- --- --- ... ... ... ... ... ... ... --- --- ---
U32536  ,TRAV36/DV7*04  --- ... ... ... ... --- --- --- --- --- ... ... ... ... ... ... ... --- --- ---

                        81  82  83  84  84A 84B 84C 85  86  87  88  89  90  91  92  93  94  95  96  97  98  99  100
                        S   I   L   D   K   K   E   L   S   S   I   L   N   I   T   A   T   Q   T   G   D   S   A
AE000660,TRAV36/DV7*01  AGC ATA TTA GAT AAG AAA GAA CTT TCC AGC ATC CTG AAC ATC ACA GCC ACC CAG ACC GGA GAC TCG GCC
                                                        F
X61070  ,TRAV36/DV7*02  --- --- --- --- --- --- --- --- -T- --- --- --- --- --- --- --- --- --- --- --- --- --- ---
                                                        F
X58767  ,TRAV36/DV7*03  --- --- --- --- --- --- --- --- -T- --- --- --- --- --- --- --- --- --- --- --- --- --- ---
                                                        F
Z46643  ,TRAV36/DV7*04  --- --- --- --- --- --- --- --- -T- --- --- --- --- --- --- --- --- --- --- --- --- --- ---
                                                        F
U32536  ,TRAV36/DV7*04  --- --- --- --- --- --- --- --- -T- --- --- --- --- --- --- --- --- --- --- --- --- --- --

                                            _CDR3-IMGT_
                        101 102 103 104 105 106 107
                        I   Y   L   C   A   V   E
AE000660,TRAV36/DV7*01  ATC TAC CTC TGT GCT GTG GAG G
                        V
X61070  ,TRAV36/DV7*02  G-- --- --- --- --- --- -          #c
                        V
X58767  ,TRAV36/DV7*03  G-- --- --- --- ---                #c
                        V
Z46643  ,TRAV36/DV7*04  G-- --- --- --- ---                #c
U32536  ,TRAV36/DV7*04                                     。
```

#c：重排 cDNA

。：基因组 DNA，但是否为胚系或重排未知

5. 构架和互补决定区

FR1-IMGT：26　　CDR1-IMGT：6

FR2-IMGT：16（-1 aa：50）　　CDR2-IMGT：3

FR3-IMGT：38（-1 aa：73）　　CDR3-IMGT：3

6. 人类 TRAV36/DV7*01 图示

编号：IMGT AE000660　　EMBL/GenBank/DDBJ：AE000660

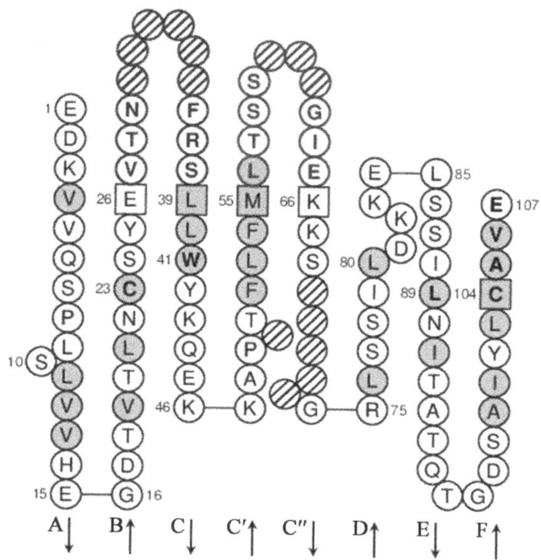

7. 基因组数据库编号

GDB：9954015　　　　　　　　LocusLink：28646

四十二、TRAV38-1

1. 命名法

TRAV38-1：T 细胞受体 α 可变区基因 38-1。

2. 定义和功能

TRAV38-1 为由两个已定位基因组成的 TRAV38 亚组的两个功能基因之一。

3. 基因位置

TRAV38-1 位于 14 号染色体 14q11.2 带上的 TRA/TRD 基因座内。

4. 人类 TRAV38-1 的核苷酸和氨基酸序列

```
                             1   2   3   4   5   6   7   8   9  10  11  12  13  14  15  16  17  18  19  20
                             A   Q   T   V   T   Q   S   Q   P   E   M   S   V   Q   E   A   E   T   V   T
AE000661,TRAV38-1*01        GCC CAG ACA GTC ACT CAG TCT CAA CCA GAG ATG TCT GTG CAG GAG GCA GAG ACT GTG ACC
D13074  ,TRAV38-1*01        --- --- --- --- --- --- --- --- --- --- --- --- --- --- --- --- --- --- --- ---
M64355  ,TRAV38-1*02        --- --- --- --- --- --- --- --- --- --- --- --- --- --- --- --- --- --- --- ---
M95394  ,TRAV38-1*03        --- --- --- --- --- --- --- --- --- --- --- --- --- --- --- --- --- --- --- ---
L06880  ,TRAV38-1*04        --- --- --- --- --- --- --C --G --- --- --- --- --- --- --- --- --- --- --- ---

                                                    _______________CDR1-IMGT________________________
                            21  22  23  24  25  26  27  28  29  30  31  32  33  34  35  36  37  38  39  40
                             L   S   C   T   Y   D   T   S   E   N   N   Y   Y                       L   F
AE000661,TRAV38-1*01        CTG AGT TGC ACA TAT GAC ACC AGT GAG AAT AAT TAT TAT ... ... ... ... ... TTG TTC
D13074  ,TRAV38-1*01        --- --- --- --- --- --- --- --- --- --- --- --- --- ... ... ... ... ... --- ---
                                                                     D
M64355  ,TRAV38-1*02        --- --- --- --- --- --- --- --- --- --- G-- --- --- ... ... ... ... ... --- ---
                                                                 S
M95394  ,TRAV38-1*03        --- --- --- --- --- --- --- --- --- -G- --- --- --- ... ... ... ... ... --- ---
L06880  ,TRAV38-1*04        --- --- --- --- --- --- --- --- --- --- --- --- --- ... ... ... ... ... --- ---

                                                                                            _______________CDR2-
                            41  42  43  44  45  46  47  48  49  50  51  52  53  54  55  56  57  58  59  60
                             W   Y   K   Q   P   P   S   R   Q   M   I   L   V   I   R   Q   E   A   Y   K
AE000661,TRAV38-1*01        TGG TAC AAG CAG CCT CCC AGC AGG CAG ATG ATT CTC GTT ATT CGC CAA GAA GCT TAT AAG
D13074  ,TRAV38-1*01        --- --- --- --- --- --- --- --- --- --- --- --- --- --- --- --- --- --- --- ---
M64355  ,TRAV38-1*02        --- --- --- --- --- --- --- --- --- --- --- --- --- --- --- --- --- --- --- ---
M95394  ,TRAV38-1*03        --- --- --A --- --- --- --- --- --- --- --- --- --- --- --- --- --- --- --- ---
L06880  ,TRAV38-1*04        --- --- --- --- --- --- --- --- --- --- --- --- --- --- --- --- --- --- --- ---

                            IMGT_______________
                            61  62  63  64  65  66  67  68  69  70  71  72  73  74  75  76  77  78  79  80
                             Q   Q               N   A   T   E   N                               R   F   S
AE000661,TRAV38-1*01        CAA CAG ... ... ... AAT GCA ACG GAG AAT ... ... ... ... ... ... ... CGT TTC TCT
D13074  ,TRAV38-1*01        --- --- ... ... ... --- --- --- --- --- ... ... ... ... ... ... ... --- --- ---
M64355  ,TRAV38-1*02        --- --- ... ... ... --- --- --- --- --- ... ... ... ... ... ... ... --- --- ---
M95394  ,TRAV38-1*03        --- --- ... ... ... --- --- --- --- --- ... ... ... ... ... ... ... --- --- ---
L06880  ,TRAV38-1*04        --- --- ... ... ... --- --- --- --- --- ... ... ... ... ... ... ... --- --- ---
```

```
                          81  82  83  84  84A 84B 84C 85  86  87  88  89  90  91  92  93  94  95  96  97  98  99  100
                          V   N   F   Q   K   A   A   K   S   F   S   L   K   I   S   D   S   Q   L   G   D   T   A
AE000661,TRAV38-1*01      GTG AAC TTC CAG AAA GCA GCC AAA TCC TTC AGT CTC AAG ATC TCA GAC TCA CAG CTG GGG GAC ACT GCG
D13074  ,TRAV38-1*01      --- --- --- --- --- --- --- --- --- --- --- --- --- --- --- --- --- --- --- --- --- --- ---
M64355  ,TRAV38-1*02      --- --- --- --- --- --- --- --- --- --- --- --- --- --- --- --- --- --- --- --- --- --- ---
M95394  ,TRAV38-1*03      --- --- --- --- --- --- --- --- --- --- --- --- --- --- --- --- --- --- --- --- --- --- ---
L06880  ,TRAV38-1*04      --- --- --- --- --- --- --- --- --- --- --- --- --- --- --- --- --- --- --- --- --- --- ---

                                              ___CDR3-IMGT___
                          101 102 103 104 105 106 107 108
                          M   Y   F   C   A   F   M   K
AE000661,TRAV38-1*01      ATG TAT TTC TGT GCT TTC ATG AAG CA
D13074  ,TRAV38-1*01      --- --- --- --- ---                  #c
M64355  ,TRAV38-1*02      --- --- --- --- --- -                #c
M95394  ,TRAV38-1*03      --- --- --- --- --- --- -            #c
L06880  ,TRAV38-1*04      --- --- --- --- --                   #c
```

#c：重排 cDNA

5. 构架和互补决定区

FR1-IMGT：26
FR2-IMGT：17
FR3-IMGT：38（-1 aa：73）

CDR1-IMGT：7
CDR2-IMGT：4
CDR3-IMGT：4

6. 人类 TRAV38-1*01 图示

编号：IMGT AE000661

EMBL/GenBank/DDBJ：AE000661

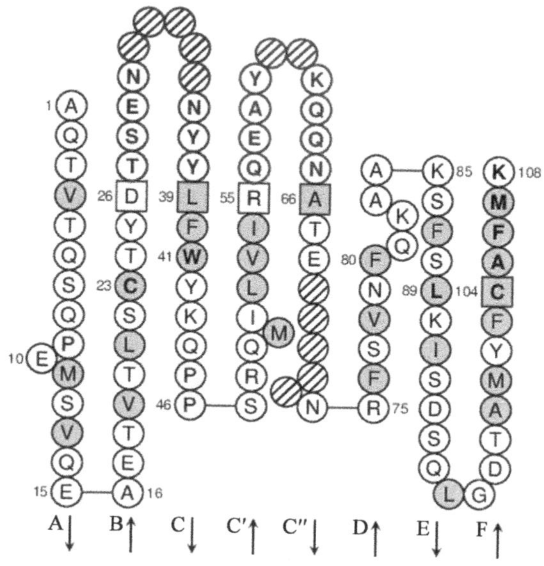

7. 基因组数据库编号

GDB：9954019

LocusLink：28644

四十三、TRAV38-2/DV8

1. 命名法

TRAV38-2/DV8：T 细胞受体 α 可变区基因 38-2/δ 可变区基因 8。

2. 定义和功能

TRAV38-2/DV8 为由两个已定位基因组成的 TRAV38 亚组的两个功能基因之一。

已发现 TRAV38-2/DV8 被同时重排至 TRD 基因座的（D）J 基因和 TRAJ 基因；TRD 基因座嵌入 TRA 基因座内。因此该基因可被用于进行 δ 链和 α 链的合成。

3. 基因位置

TRAV38-2/DV8 位于 14 号染色体 14q11.2 带上的 TRA/TRD 基因座内。

4. 人类 TRAV38-2/DV8 的核苷酸和氨基酸序列

```
                          1   2   3   4   5   6   7   8   9  10  11  12  13  14  15  16  17  18  19  20
                          A   Q   T   V   T   Q   S   Q   P   E   M   S   V   Q   E   A   E   T   V   T
AE000661,TRAV38-2*01     GCT CAG ACA GTC ACT CAG TCT CAA CCA GAG ATG TCT GTG CAG GAG GCA GAG ACC GTG ACC
Z29614  ,TRAV38-2*01     --- --- --- --- --- --- --- --- --- --- --- --- --- --- --- --- --- --- --- ---
Z46644  ,TRAV38-2*01     --- --- --- --- --- --- --- --- --- --- --- --- --- --- --- --- --- --- --- ---
U32524  ,TRAV38-2*01     --- --- --- --- --- --- --- --- --- --- --- --- --- --- --- --- --- --- --- ---
X58158  ,TRAV38-2*01     --- --- --- --- --- --- --- --- --- --- --- --- --- --- --- --- --- --- --- ---

                                                 ____________________CDR1-IMGT____________________
                         21  22  23  24  25  26  27  28  29  30  31  32  33  34  35  36  37  38  39  40
                          L   S   C   T   Y   D   T   S   E   S   D   Y   Y                       L   F
AE000661,TRAV38-2*01     CTG AGC TGC ACA TAT GAC ACC AGT GAG AGT GAT TAT TAT ... ... ... ... ... TTA TTC
Z29614  ,TRAV38-2*01     --- --- --- --- --- --- --- --- --- --- --- --- --- ... ... ... ... ... --- ---
Z46644  ,TRAV38-2*01     --- --- --- --- --- --- --- --- --- --- --- --- --- ... ... ... ... ... --- ---
U32524  ,TRAV38-2*01     --- --- --- --- --- --- --- --- --- --- --- --- --- ... ... ... ... ... --- ---
X58158  ,TRAV38-2*01     --- --- --- --- --- --- --- --- --- --- --- --- --- ... ... ... ... ... --- ---

                                                                                 ______________CDR2-
                         41  42  43  44  45  46  47  48  49  50  51  52  53  54  55  56  57  58  59  60
                          W   Y   K   Q   P   P   S   R   Q   M   I   L   V   I   R   Q   E   A   Y   K
AE000661,TRAV38-2*01     TGG TAC AAG CAG CCT CCC AGC AGG CAG ATG ATT CTC GTT ATT CGC CAA GAA GCT TAT AAG
Z29614  ,TRAV38-2*01     --- --- --- --- --- --- --- --- --- --- --- --- --- --- --- --- --- --- --- ---
Z46644  ,TRAV38-2*01     --- --- --- --- --- --- --- --- --- --- --- --- --- --- --- --- --- --- --- ---
U32524  ,TRAV38-2*01     --- --- --- --- --- --- --- --- --- --- --- --- --- --- --- -
X58158  ,TRAV38-2*01     --- --- --- --- --- --- --- --- --- --- --- --- --- --- --- --- --- --- -

                         IMGT___________
                         61  62  63  64  65  66  67  68  69  70  71  72  73  74  75  76  77  78  79  80
                          Q   Q               N   A   T   E   N                               R   F   S
AE000661,TRAV38-2*01     CAA CAG ... ... ... AAT GCA ACA GAG AAT ... ... ... ... ... ... ... CGT TTC TCT
Z29614  ,TRAV38-2*01     --- --- ... ... ... --- --- --- --- --- ... ... ... ... ... ... ... --- --- ---
Z46644  ,TRAV38-2*01     --- --- ... ... ... --- --- --- --- --- ... ... ... ... ... ... ... --- --- ---
U32524  ,TRAV38-2*01
X58158  ,TRAV38-2*01
```

```
                       81  82  83  84  84A 84B 84C 85  86  87  88  89  90  91  92  93  94  95  96  97  98  99  100
                       V   N   F   Q   K   A   A   K   S   F   S   L   K   I   S   D   S   Q   L   G   D   A   A
AE000661,TRAV38-2*01   GTG AAC TTC CAG AAA GCA GCC AAA TCC TTC AGT CTC AAG ATC TCA GAC TCA CAG CTG GGG GAT GCC GCG
Z29614  ,TRAV38-2*01   --- --- --- --- --- --- --- --- --- --- --- --- --- --- --- --- --- --- --- --- --- --- ---
Z46644  ,TRAV38-2*01   --- --- --- --- --- --- --- --- --- --- --- --- --- --- --- --- --- --- --- --- --- --- ---
U32524  ,TRAV38-2*01
X58158  ,TRAV38-2*01
```

```
                                           _CDR3-IMGT_
                       101 102 103 104 105 106 107
                       M   Y   F   C   A   Y   R   S
AE000661,TRAV38-2*01   ATG TAT TTC TGT GCT TAT AGG AGC G
Z29614  ,TRAV38-2*01   --- --- --- --- --- --- ---              #c
Z46644  ,TRAV38-2*01   --- --- --- --- --- --- --- ---          #g
U32524  ,TRAV38-2*01                                            。
X58158  ,TRAV38-2*01
```

#c：重排 cDNA

#g：重排基因组 DNA

。：基因组 DNA，但是否为胚系或重排未知

5. 构架和互补决定区

FR1-IMGT：26　　CDR1-IMGT：7

FR2-IMGT：17　　CDR2-IMGT：4

FR3-IMGT：38（-1 aa：73）　　CDR3-IMGT：4

6. 人类 TRAV38-2/DV8*01 图示

编号：IMGT AE000661　　EMBL/GenBank/DDBJ：AE000661

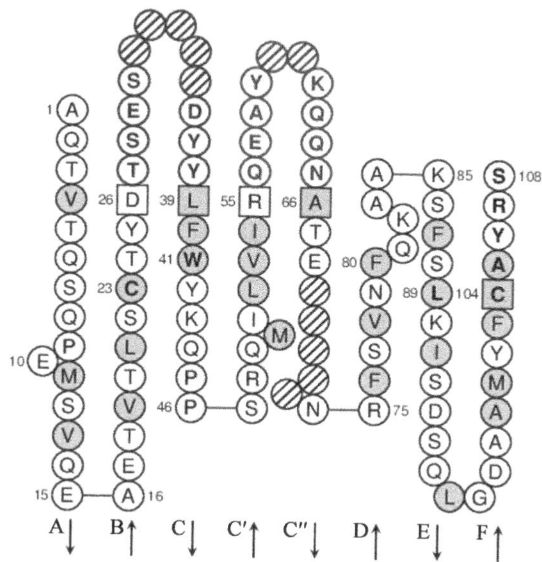

7. 基因组数据库编号

GDB：9954021　　　　　　　　LocusLink：28643

四十四、TRAV39

1. 命名法

TRAV39：T 细胞受体 α 可变区基因 39。

2. 定义和功能

TRAV39 是 TRAV39 亚组中一种独特的功能基因，也是该亚组所含的唯一已定位基因。

3. 基因位置

TRAV39 位于 14 号染色体 14q11.2 带上的 TRA/TRD 基因座内。

4. 人类 TRAV39 的核苷酸和氨基酸序列

```
                         1   2   3   4   5   6   7   8   9   10  11  12  13  14  15  16  17  18  19  20
                         E   L   K   V   E   Q   N   P   L   F   L   S   M   Q   E   G   K   N   Y   T
AE000661,TRAV39*01       GAG CTG AAA GTG GAA CAA AAC CCT CTG TTC CTG AGC ATG CAG GAG GGA AAA AAC TAT ACC
X58740  ,TRAV39*01       --- --- --- --- --- --- --- --- --- --- --- --- --- --- --- --- --- --- --- ---

                                     _____________CDR1-IMGT______________
                         21  22  23  24  25  26  27  28  29  30  31  32  33  34  35  36  37  38  39  40
                         I   Y   C   N   Y   S   T   T   S   D   R                               L   Y
AE000661,TRAV39*01       ATC TAC TGC AAT TAT TCA ACC ACT TCA GAC AGA ... ... ... ... ... ... ... CTG TAT
X58740  ,TRAV39*01       --- --- --- --- --- --- --- --- --- --- --- ... ... ... ... ... ... ... --- ---

                                                                                 ____________CDR2-
                         41  42  43  44  45  46  47  48  49  50  51  52  53  54  55  56  57  58  59  60
                         W   Y   R   Q   D   P   G   K   S   L   E   S   L   F   V   L   L   S   N   G
AE000661,TRAV39*01       TGG TAC AGG CAG GAT CCT GGG AAA AGT CTG GAA TCT CTG TTT GTG TTG CTA TCA AAT GGA
X58740  ,TRAV39*01       --- --- --- --- --- --- --- --- --- --- --- --- --- --- --- --- --- --- --- ---

                         IMGT__________
                         61  62  63  64  65  66  67  68  69  70  71  72  73  74  75  76  77  78  79  80
                         A                   V   K   Q   E   G                               R   L   M
AE000661,TRAV39*01       GCA ... ... ... ... GTG AAG CAG GAG GGA ... ... ... ... ... ... ... CGA TTA ATG
X58740  ,TRAV39*01       --- ... ... ... ... --- --- --- --- --- ... ... ... ... ... ... ... --- --- ---

                         81  82  83  84  84A 84B 84C 85  86  87  88  89  90  91  92  93  94  95  96  97  98  99  100
                         A   S   L   D   T   K   A   R   L   S   T   L   H   I   T   A   A   V   H   D   L   S   A
AE000661,TRAV39*01       GCC TCA CTT GAT ACC AAA GCC CGT CTC AGC ACC CTC CAC ATC ACA GCT GCC GTG CAT GAC CTC TCT GCC
X58740  ,TRAV39*01       --- --- --- --- --- --- --- --- --- --- --- --- --- --- --- --- --- --- --- --- --- --- ---

                                         __CDR3-IMGT__
                         101 102 103 104 105 106 107
                         T   Y   F   C   A   V   D
AE000661,TRAV39*01       ACC TAC TTC TGT GCC GTG GAC A
X58740  ,TRAV39*01       --- --- --- --- ---             #c
```

#c：重排 cDNA

5. 构架和互补决定区

FR1-IMGT：26
FR2-IMGT：17
FR3-IMGT：38（-1 aa：73）

CDR1-IMGT：5
CDR2-IMGT：3
CDR3-IMGT：3

6. 人类 TRAV39*01 图示

编号：IMGT AE000661

EMBL/GenBank/DDBJ：AE000661

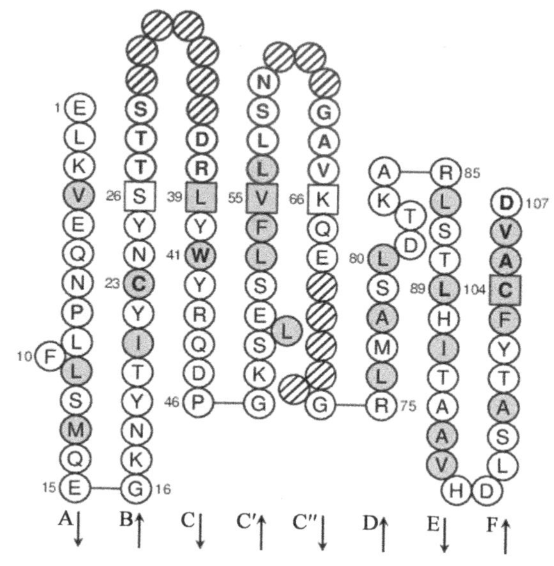

7. 基因组数据库编号

GDB：9954023

LocusLink：28642

四十五、TRAV40

1. 命名法

TRAV40：T 细胞受体 α 可变区基因 40。

2. 定义和功能

TRAV40 是 TRAV40 亚组中一种独特的功能基因，也是该亚组所含的唯一已定位基因。

3. 基因位置

TRAV40 位于 14 号染色体 14q11.2 带上的 TRA/TRD 基因座内。

4. 人类 TRAV40 的核苷酸和氨基酸序列

```
                      1   2   3   4   5   6   7   8   9  10  11  12  13  14  15  16  17  18  19  20
                      S   N   S   V   K   Q   T       G   Q   I   T   V   S   E   G   A   S   V   T
X73521  ,TRAV40*01   AGC AAT TCA GTC AAG CAG ACG ... GGC CAA ATA ACC GTC TCG GAG GGA GCA TCT GTG ACT
AE000661,TRAV40*01   --- --- --- --- --- --- --- ... --- --- --- --- --- --- --- --- --- --- --- ---

                                              ____________CDR1-IMGT____________
                     21  22  23  24  25  26  27  28  29  30  31  32  33  34  35  36  37  38  39  40
                      M   N   C   T   Y   T   S   T   G   Y   P   T                           L   F
X73521  ,TRAV40*01   ATG AAC TGC ACA TAC ACA TCC ACG GGG TAC CCT ACC ... ... ... ... ... ... CTT TTC
AE000661,TRAV40*01   --- --- --- --- --- --- --- --- --- --- --- --- ... ... ... ... ... ... --- ---

                                                                                  __________CDR2-
                     41  42  43  44  45  46  47  48  49  50  51  52  53  54  55  56  57  58  59  60
                      W   Y   V   E   Y   P   S   K   P   L   Q   L   L   Q   R   E   T   M
X73521  ,TRAV40*01   TGG TAT GTG GAA TAC CCC AGC AAA CCT CTG CAG CTT CTT CAG AGA GAG ACA ATG ... ...
AE000661,TRAV40*01   --- --- --- --- --- --- --- --- --- --- --- --- --- --- --- --- --- --- ... ...

                     IMGT__________
                     61  62  63  64  65  66  67  68  69  70  71  72  73  74  75  76  77  78  79  80
                                          E   N   S   K   N                               F   G   G
X73521  ,TRAV40*01   ... ... ... ... ... GAA AAC AGC AAA AAC ... ... ... ... ... ... ... TTC GGA GGC
AE000661,TRAV40*01   ... ... ... ... ... --- --- --- --- --- ... ... ... ... ... ... ... --- --- ---

                     81  82  83  84 84A 84B 84C  85  86  87  88  89  90  91  92  93  94  95  96  97  98  99 100
                      G   N   I   K   D           K   N   S   P   I   V   K   Y   S   V   Q   V   S   D   S   A
X73521  ,TRAV40*01   GGA AAT ATT AAA GAC ... ... AAA AAC TCC CCC ATT GTG AAA TAT TCA GTC CAG GTA TCA GAC TCA GCC
AE000661,TRAV40*01   --- --- --- --- --- ... ... --- --- --- --- --- --- --- --- --- --- --- --- --- --- --- ---

                                        __CDR3-IMGT__
                    101 102 103 104 105 106 107 108
                      V   Y   Y   C   L   L   G
X73521  ,TRAV40*01   GTG TAC TAC TGT CTT CTG GGA GA
AE000661,TRAV40*01   --- --- --- --- --- --- --- --
```

5. 构架和互补决定区

FR1-IMGT：25（-1 aa：8） CDR1-IMGT：6

FR2-IMGT：17 CDR2-IMGT：0

FR3-IMGT：36（-3 aa：66，73，82） CDR3-IMGT：3

6. 人类 TRAV40*01 图示

编号：IMGT X73521 EMBL/GenBank/DDBJ：X73521

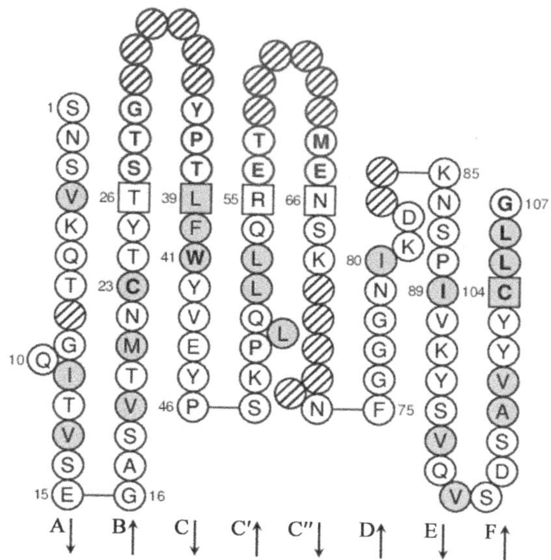

7. 基因组数据库编号

GDB：9954025　　　　LocusLink：28641

四十六、TRAV41

1. 命名法

TRAV41：T 细胞受体 α 可变区基因 41。

2. 定义和功能

TRAV41 是 TRAV41 亚组中一种独特的功能基因，也是该亚组所含的唯一已定位基因。

3. 基因位置

TRAV41 位于 14 号染色体 14q11.2 带上的 TRA/TRD 基因座内。

4. 人类 TRAV41 的核苷酸和氨基酸序列

```
                      1   2   3   4   5   6   7   8   9  10  11  12  13  14  15  16  17  18  19  20
                      K   N   E   V   E   Q   S   P   Q   N   L   T   A   Q   E   G   E   F   I   T
AE000661,TRAV41*01   AAA AAT GAA GTG GAG CAG AGT CCT CAG AAC CTG ACT GCC CAG GAA GGA GAA TTT ATC ACA
M17662  ,TRAV41*01   --- --- --- --- --- --- --- --- --- --- --- --- --- --- --- --- --- --- --- ---
U32528  ,TRAV41*01   --- --- --- --- --- --- --- --- --- --- --- --- --- --- --- --- --- --- --- ---

                                                 ____________CDR1-IMGT______________
                     21  22  23  24  25  26  27  28  29  30  31  32  33  34  35  36  37  38  39  40
                      I   N   C   S   Y   S   V   G   I   S   A                               L   H
AE000661,TRAV41*01   ATC AAC TGC AGT TAC TCG GTA GGA ATA AGT GCC ... ... ... ... ... ... ... TTA CAC
M17662  ,TRAV41*01   --- --- --- --- --- --- --- --- --- --- --- ... ... ... ... ... ... ... --- ---
U32528  ,TRAV41*01   --- --- --- --- --- --- --- --- --- --- --- ... ... ... ... ... ... ... --- ---

                                                                                  __________CDR2-
                     41  42  43  44  45  46  47  48  49  50  51  52  53  54  55  56  57  58  59  60
                      W   L   Q   Q   H   P   G   G   G   I   V   S   L   F   M   L   S   S   G
AE000661,TRAV41*01   TGG CTG CAA CAG CAT CCA GGA GGA GGC ATT GTT TCC TTG TTT ATG CTG AGC TCA GGG ...
M17662  ,TRAV41*01   --- --- --- --- --- --- --- --- --- --- --- --- --- --- --- --- --- --- --- ...
U32528  ,TRAV41*01   --- --- --- --- --- --- --- --- --- --- --- --- --- --- --- --- --- --- --- ...

                     IMGT__________
                     61  62  63  64  65  66  67  68  69  70  71  72  73  74  75  76  77  78  79  80
                                          K   K   K   H   G                               R   L   I
AE000661,TRAV41*01   ... ... ... ... ... AAG AAG AAG CAT GGA ... ... ... ... ... ... ... AGA TTA ATT
M17662  ,TRAV41*01   ... ... ... ... ... --- --- --- --- --- ... ... ... ... ... ... ... --- --- ---
U32528  ,TRAV41*01   ... ... ... ... ... --- --- --- --- --- ... ... ... ... ... ... ... --- --- ---

                     81  82  83  84 84A 84B 84C  85  86  87  88  89  90  91  92  93  94  95  96  97  98  99 100
                      A   T   I   N   I   Q   E   K   H   S   S   L   H   I   T   A   S   H   P   R   D   S   A
AE000661,TRAV41*01   GCC ACA ATA AAC ATA CAG GAA AAG CAC AGC TCC CTG CAC ATC ACA GCC TCC CAT CCC AGA GAC TCT GCC
M17662  ,TRAV41*01   --- --- --- --- --- --- --- --- --- --- --- --- --- --- --- --- --- --- --- --- --- --- ---
U32528  ,TRAV41*01   --- --- --- --- --- --- --- -

                                         _CDR3-IMGT_
                     101 102 103 104 105 106 107
                      V   Y   I   C   A   V   R
AE000661,TRAV41*01   GTC TAC ATC TGT GCT GTC AGA
                                              T
M17662  ,TRAV41*01   --- --- --- --- --- --- -CG     #c
U32528  ,TRAV41*01                                  。
```

#c：重排 cDNA

。：基因组 DNA，但是否为胚系或重排未知

5. 构架和互补决定区

FR1-IMGT：26	CDR1-IMGT：5
FR2-IMGT：17	CDR2-IMGT：1
FR3-IMGT：38（-1 aa：73）	CDR3-IMGT：3

6. 人类 TRAV41*01 图示

编号：IMGT AE000661　　EMBL/GenBank/DDBJ：AE000661

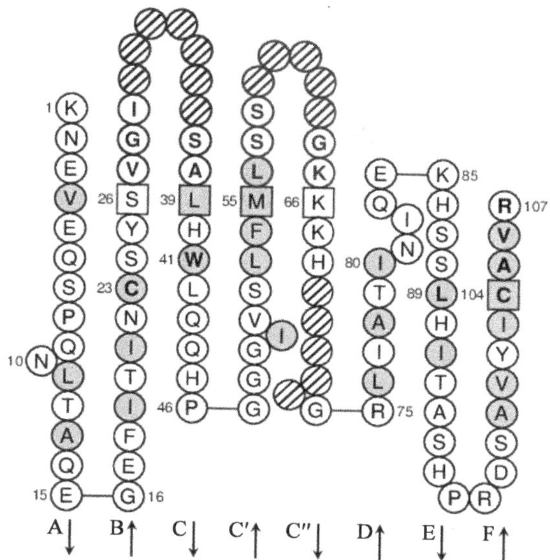

7. 基因组数据库编号

DB：995 4027 LocusLink：28640

人类 TRA V 区蛋白质展示

只显示各功能基因或 ORF V 区的 *01 等位基因。根据在基因座中 5′ 到 3′ 方向上的位置，每个亚组中的 TRAV 基因均被列出。加下划线者为 *N*- 糖基化位点（NXS/T，其中 X 不同于 P）。

TRAV 基因	FR1-IMGT（1 ~ 26）	CDR1-IMGT（27 ~ 38）	FR2-IMGT（39 ~ 55）	CDR2-IMGT（56 ~ 65）	FR3-IMGT（66 ~ 104）	CDR3-IMGT（105 ~ 115）
	1 10 20	30	40 50	60	70 80 90 100	110
AE000658,TRAV1-1	GQSLEQ.PSEVTAVEGAIVQINCTYQ	TSGFYG......	LSWYQQHDGGAPTFLSY	NA........	LDGLEET.GRFSSFLSRSDSYGYLLLQELQMKDSASYFC	AVR........
AE000658,TRAV1-2	GQNIDQ.PTEMTATEGAIVQINCTYQ	TSGFNG......	LFWYQQHAGEAPTFLSY	NV........	LDGLEEK.GRFSSFLSRSKGYSYLLLKELQMKDSASYLC	AVR........
AE000658,TRAV2	KDQVFQ.PSTVASSEGAVVEIFCNHS	VSNAYN......	FFWYLHFPGCAPRLLVK	....	GSKPSQQ.GRYNMTY..ERFSSSLLILQVREADAAVYYC	AVE........
AE000658,TRAV3	AQSVAQPEDQVNVAEGNPLTVKCTYS	VSGNPY......	LFWYVQYPNRGLQFLLK	YITG......	DNLVKGS.YGFEAEFNKSQTSFHLKKPSALVSDSALYFC	AVRD.......
AE000658,TRAV4	LAKTTQ.PISMDSYEGQEVNITCSHN	NIATNDY.....	ITWYQQFPSQGPRFIIQ	G.........	YKTKVTN.EVASLFIPADRKSSTLSLPRVSLSDTAVYYC	LVGD.......
AE000659,TRAV5	GEDVEQS.LFLSVREGDSSVINCTYT	DSSSTY......	LYWYKQEPGAGLQLLTY	IFS.......	NMDMKQD.QRLTVLLNKKDKHLSLRIADTQTGDSAIYFC	AES........
AE000659,TRAV6	SQKIEQNSEALNIQEGKTATLTCNYT	NYSPAY......	LQWYRQDPGRGPVFLLL	IRE.......	NEKEKRK.ERLKVTFDTTLKQSLFHITASQPADSATYLC	ALD........
AE000659,TRAV7	ENQVEHSPHFLGPQQGDVASMSCTYS	VSRFNN......	LQWYRQNTGMGPKHLLS	MYS.......	AGYEKQK.GRLNATL..LKNGSSLYITAVQPEDSATYFC	AVD........
AE000659,TRAV8-1	AQSVSQHNHHVILSEAASLELGCNYS	YGGTVN......	LFWYVQYPGQHLQLLLK	YFSG......	DPLVKGI.KGFEAEFIKSKFSFNLRKPSVQWSDTAEYFC	AVN........
AE000659,TRAV8-2	AQSVTQLDSHVSVSEGTPVLLRCNYS	SSYSPS......	LFWYVQHPNKGLQLLLK	YTSA......	ATLVKGI.NGFEAEFKKSETSFHLTKPSAHMSDAAEYFC	VVS........
AE000659,TRAV8-3	AQSVTQPDIHITVSEGASLELRCNYS	YGATPY......	LFWYVQSPGQGLQLLLK	YFSG......	DTLVQGI.KGFEAEFKRSQSSFNLRKPSVHWSDAAEYFC	AVG........
AE000659,TRAV8-4	AQSVTQLGSHVSVSEGALVLLRCNYS	SSVPPY......	LFWYVQYPNQGLQLLLK	YTSA......	ATLVKGI.NGFEAEFKKSETSFHLTKPSAHMSDAAEYFC	AVS........
X02850 ,TRAV8-6	AQSVTQLDSQVPVFEEAPVELRCNYS	SSVSVY......	LFWYVQYPNQGLQLLLK	YLSG......	STLVESI.NGFEAEFNKSQTSFHLRKPSVHISDTAEYFC	AVS........
AE000660,TRAV8-7	TQSVTQLDGHITVSEEAPLELKCNYS	YSGVPS......	LFWYVQYSSQSLQLLLK	DLTE......	ATQVKGI.RGFEAEFKKSETSFYLRKPSTHVSDAAEYFC	AVGDR......
AE000659,TRAV9-1	GDSVVQTEGQVLPSEGDSLIVNCSYE	TTQYPS......	LFWYVQYPGEGPQLHLK	AMK.......	ANDKGRN.KGFEAMYRKETTSFHLEKDSVQESDSAVYFC	ALS........
AE000659,TRAV9-2	GNSVTQMEGPVTLSEEAFLTINCTYT	ATGYPS......	LFWYVQYPGEGLQLLLK	ATK.......	ADDKGSN.KGFEATYRKETTSFHLEKGSVQVSDSAVYFC	ALS........
AE000659,TRAV10	KNQVEQSPQSLIILEGKNCTLQCNYT	VSPFSN......	LRWYKQDTGRGPVSLTI	MTF.......	SENTKSN.GRYTATLDADTKQSSLHITASQLSDSASYIC	VVS........
AE000659,TRAV12-1	RKEVEQDPGPFNVPEGATVAFNCTYS	NSASQS......	FFWYRQDCRKEPKLLMS	VY........	SSGN.ED.GRFTAQLNRASQYISLLIRDSKLSDSATYLC	VVN........
AE000659,TRAV12-2	QKEVEQNSGPLSVPEGAIASLNCTYS	DRGSQS......	FFWYRQYSGKSPELIMF	IY........	SNGDKED.GRFTAQLNKASQYVSLLIRDSQPSDSATYLC	AVN........
X06193 ,TRAV12-3	QKEVEQDPGPLSVPEGAIVSLNCTYS	NSAFQY......	FMWYRQYSRKGPELLMY	TY........	SSGNKED.GRFTAQVDKSSKYISLFIRDSQPSDSATYLC	AMS........
AE000659,TRAV13-1	GENVEQHPSTLSVQEGDSAVIKCTYS	DSASNY......	FPWYKQELGKGPQLIID	IRS.......	NVGEKKD.QRIAVTLNKTAKHFSLHITETQPEDSAVYFC	AAS........
AE000659,TRAV13-2	GESVGLHLPTLSVQEGDNSIINCAYS	NSASDY......	FIWYKQESGKGPQFIID	IRS.......	NMDKRQG.QRVTVLLNKTVKHLSLQIAATQPGDSAVYFC	AEN........
M21626 ,TRAV14/DV4	AQKITQTQPGMFVQEKEAVTLDCTYD	TSDPSYG.....	LFWYKQPSSGEMIFLIY	QGSY......	DQQNATE.GRYSLNFQKARKSANLVISASQLGDSAMYFC	AMRE.......
AE000660,TRAV17	SQQGEEDPQALSIQEGENATMNCSYK	TSINN.......	LQWYRQNSGRGLVHLIL	IRS.......	NEREKHS.GRLRVTLDTSKKSSSLLITASRAADTASYFC	ATD........
AE000659,TRAV16	AQRVTQPEKLLSVFKGAPVELKCNYS	YSGSPE......	LFWYVQYSRQRLQLLLR	....	HISRESI.KGFTADLNKGETSFHLKKPFAQEEDSAMYYC	ALS........

续表

TRAV 基因	FR1-IMGT（1 ~ 26）	CDR1-IMGT（27 ~ 38）	FR2-IMGT（39 ~ 55）	CDR2-IMGT（56 ~ 65）	FR3-IMGT（66 ~ 104）	CDR3-IMGT（105 ~ 115）
	1 10 20	30	40 50	60	70 80 90 100	110
AE000660,TRAV17	SQQGEEDPQALSIQEGENATMNCSYK	TSINN.......	LQWYRQNSGRGLVHLIL	IRS.......	NEREKHS.GRLRVTLDTSKKSSSLLITASRAADTASYFC	ATD........
AE000660,TRAV18	GDSVTQTEGPVTLPERAALTLNCTYQ	SSYSTF......	LFWYVQYLNKEPELLLK	SS........	ENQETDS.RGFQASPIKSDSSFHLEKPSVQLSDSAVYYC	ALR........
AE000660,TRAV19	AQKVTQAQTEISVVEKEDVTLDCVYE	TRDTTYY.....	LFWYKQPPSGELVFLIR	RNSF......	DEQNEIS.GRYSWNFQKSTSSFNFTITASQVVDSAVYFC	ALSE.......
AE000660,TRAV20	EDQVTQSPEALRLQEGESSSLNCSYT	VSGLRG......	LFWYRQDPGKGPEFLFT	LYS.......	AGEEKEK.ERLKATL..TKKESFLHITAPKPEDSATYLC	AVQ........
AE000660,TRAV21	KQEVTQIPAALSVPEGENLVLNCSFT	DSAIYN......	LQWFRQDPGKGLTSLLL	IQS.......	SQREQTS.GRLNASLDKSSGRSTLYIAASQPGDSATYLC	AVR........
AE000660,TRAV22	GIQVEQSPPDLILQEGANSTLRCNFS	DSVNN.......	LQWFHQNPWGQLINLFY	I.........	PSGTKQN.GRLSATTVATERYSLLYISSSQTTDSGVYFC	AVE........
AE000660,TRAV23/DV6	QQQVKQSPQSLIVQKGGISIINCAYE	NTAFDY......	FPWYQQFPGKGPALLIA	IRP.......	DVSEKKE.GRFTISFNKSAKQFSLHIMDSQPGDSATYFC	AAS........
AE000660,TRAV24	ILNVEQSPQSLHVQEGDSTNFTCSFP	SSNFYA......	LHWYRWETAKSPEALFV	MTL.......	NGDEKKK.GRISATLNTKEGYSYLYIKGSQPEDSATYLC	AF.........
AE000660,TRAV25	GQQVMQIPQYQHVQEGEDFTTYCNSS	TTLSN.......	IQWYKQRPGGHPVFLIQ	LVK.......	SGEVKKQ.KRLTFQFGEAKKNSSLHITATQTTDVGTYFC	AG.........
AE000660,TRAV26-1	DAKTTQ.PPSMDCAEGRAANLPCNHS	TISGNEY.....	VYWYRQIHSQGPQYIIH	G.........	LKNNETN.EMASLIITEDRKSSTLILPHATLRDTAVYYC	IVRV.......
AE000660,TRAV26-2	DAKTTQ.PNSMESNEEEPVHLPCNHS	TISGTDY.....	IHWYRQLPSQGPEYVIH	G.........	LTSNVNN.RMASLAIAEDRKSSTLILHRATLRDAAVYYC	ILRD.......
AE000660,TRAV27	TQLLEQSPQFLSIQEGENLTVYCNSS	SVFSS.......	LQWYRQEPGEGPVLLVT	VVT.......	GGEVKKL.KRLTFQFGDARKDSSLHITAAQPGDTGLYLC	AG.........
AE000660,TRAV29/DV5	DQQVKQNSPSLSVQEGRISILNCDYT	NSMFDY......	FLWYKKYPAEGPTFLIS	ISS.......	IKDKNED.GRFTVFLNKSAKHLSLHIVPSQPGDSAVYFC	AAS........
AE000660,TRAV30	QQPV.QSPQAVILREGEDAVINCSSS	KALYS.......	VHWYRQKHGEAPVFLMI	LLK.......	GGEQKGH.EKISASFNEKKQQSSLYLTASQLSYSGTYFC	GTE........
AE000660,TRAV34	SQELEQSPQSLIVQEGKNLTINCTSS	KTLYG.......	LYWYKQKYGEGLIFLMM	LQK.......	GGEEKSH.EKITAKLDEKKQQSSLHITASQPSHAGIYLC	GAD........
AE000660,TRAV35	GQQLNQSPQSMFIQEGEDVSMNCTSS	SIFNT.......	WLWYKQEPGEGPVLLIA	LYK.......	AGELTSN.GRLTAQFGITRKDSFLNISASIPSDVGIYFC	AGQ........
AE000660,TRAV36/DV7	EDKVVQSPLSLVVHEGDTVTLNCSYE	VTNFRS......	LLWYKQEKKAP.TFLFM	LTS.......	SGIEKKS.GRLSSILDKKELSSILNITATQTGDSAIYLC	AVE........
AE000661,TRAV38-1	AQTVTQSQPEMSVQEAETVTLSCTYD	TSENNYY.....	LFWYKQPPSRQMILVIR	QEAY......	KQQNATE.NRFSVNFQKAAKSFSLKISDSQLGDTAMYFC	AFMK.......
AE000661,TRAV38-2/DV8	AQTVTQSQPEMSVQEAETVTLSCTYD	TSESDYY.....	LFWYKQPPSRQMILVIR	QEAY......	KQQNATE.NRFSVNFQKAAKSFSLKISDSQLGDAAMYFC	AYRS.......
AE000661,TRAV39	ELKVEQNPLFLSMQEGKNYTIYCNYS	TTSDR.......	LYWYRQDPGKSLESLFV	LLS.......	NGAVKQE.GRLMASLDTKARLSTLHITAAVHDLSATYFC	AVD........
X73521 ,TRAV40	SNSVKQT.GQITVSEGASVTMNCTYT	STGYPT......	LFWYVEYPSKPLQLLQR	....	.ETMENS.KNFGGGNI.KDKNSPIVKYSVQVSDSAVYYC	LLG........
AE000661,TRAV41	KNEVEQSPQNLTAQEGEFITINCSYS	VGISA.......	LHWLQQHPGGGIVSLFM	L.........	SSGKKKH.GRLIATINIQEKHSSLHITASHPRDSAVYIC	AVR........

9. 重组信号

只显示各功能性 TRA V 区的 *01 等位基因重组信号。

TRAV 基因名称	V 重组信号（V-RS）		
	V- 七聚物	（bp）	V- 九聚物
TRAV1-1	CACAGTG	23	CCAAAATTC
TRAV1-2	CACGGTG	23	CCAAAATTC
TRAV2	CACAGAG	23	ACAGAAACA
TRAV3	CACACTG	23	ACACAAACT
TRAV4	CACAGTG	23	CCGTTTTCC
TRAV5	CACATTG	23	ACCCAAACC
TRAV6	CACAGTA	23	ACCCAAACT
TRAV7	CACAGTA	23	ATCCAAACA
TRAV8-1	CACAGTG	23	ACACAAACT
TRAV8-2	CACAGTG	22	ACACAAGCC
TRAV8-3	CACAGTG	23	ACACAAACT
TRAV8-4	CACAGTG	22	ACATAAACC
TRAV8-6	CACAGTG	22	ACACAAACT
TRAV8-7	GACTGTG	23	ACACAAACT
TRAV9-1	CACAGTG	23	GCACAAACT
TRAV9-2	CACAGTG	23	GCACAAACT
TRAV10	CACTGTG	23	ATGCAAACC
TRAV12-1	CACAGTG	23	ACCCAAACC
TRAV12-2	CACAGTG	23	ACCCAAACC
TRAV12-3	CACAGTG	27/23	ACCCAAACC
TRAV13-1	CACATTG	23	ACACAAACC
TRAV13-2	CACATTG	23	ACCCAAACC
TRAV14/DV4	CACAGTG	23	ACAAAAGCC
TRAV16	CACAGTA	22	ACACAAACC
TRAV17	CACAGTG	23	ACGCAAACC
TRAV18	CAGAGTG	23	GCACAAACC
TRAV19	CACAGTG	23	ACAAAAACC
TRAV20	CACAGCG	23	ATCAAAACC
TRAV21	CACAGTG	23	ACCCAAACT
TRAV22	CACAGTG	23	ACACAAACC

续表

TRAV 基因名称	V 重组信号（V-RS）		
	V- 七聚物	（bp）	V- 九聚物
TRAV23/DV6	CACAGTG	23	ACCCAAACC
TRAV24	CACAGTG	23	ACGCAAACC
TRAV25	CACAGTG	23	CTCCAAATC
TRAV26-1	CACACTG	23	CAATATCTC
TRAV26-2	CACAGTG	23	CAATATCTC
TRAV27	CACAGTG	23	ACCCAAACC
TRAV29/DV5	CACAGTG	23	ACTCAAACC
TRAV30	CACAGTG	23	ACTCAAACC
TRAV34	CACAGCG	23	CTCCAAACC
TRAV35	CACAGTG	23	ACTCAAACT
TRAV36/DV7	CACAGTG	23	ACTCAAATT
TRAV38-1	CACAATG	23	ACAGAAACC
TRAV38-2/DV8	CACAGTG	23	ACAGAAACC
TRAV39	CACAGTG	23	ACCCAAACC
TRAV40	CACTGTG	22	ACAAAAACC
TRAV41	CACAGTG	23	ACCTAAACT

参考文献

[1] Baer, R. et al.(1985)Cell 43, 705-713.

[2] Baer, R. et al.(1988)EMBO J. 7, 1661-1668.

[3] Bernard, O. et al.(1993)Leukemia 7, 1645-1653.

[4] Bortel, B. et al.(1992)J. Exp.Med.175, 765-777.

[5] Boysen, C. et al.(1996)Immunogenetics 44, 121-127.

[6] Boysen, C. et al.(1997)未发表.

[7] Charmley, P. et al. (1994)Immunogenetics 39, 138-145.

[8] Comelis, F.(1992)未发表.

[9] Croce, C.M. et al. (1985)Science 227, 1044-1047.

[10] Guglielmi, P. et al.(1988)Proc. Natl Acad. Sci. USA 85, 5634-5638.

[11] Hewitt, C.R.A. et al.(1992)J. Exp. Med. 175, 1493-1499.

[12] Hurley, C. K. et al.(1993)J. Immunol. 150, 1314-1324.

[13] Ibberson, M. R. et al.(1995)Genomics 28, 131-139.

[14] Ibberson, M. R. et al.(1998)Immunogenetics 47, 124-130.

[15] Kalams, S. A. et al.(1994)J. Exp. Med. 179, 1261-1271.

[16] Kimura, N. et al.(1987)Eur. J. Immunol. 17, 375-383.

[17] Klein, M. H. et al. (1987) Proc. Natl Acad. Sci. USA 84, 6884-6888.
[18] Korthauer, U. et al. (1992) Scand.J. Immunol. 36, 855-863.
[19] Lauzurica, P. et al. (1992) 未发表 .
[20] Leiden, J. M. et al. (1986) Immunogenetics 24, 17-23.
[21] Luria, S. et al. (1987) EMBO J. 6, 3307-3312.
[22] Migone, N. et al. (1995) Immunogenetics 42, 323-332.
[23] Obata, F. et al. (1993) Immunogenetics 38, 67-70.
[24] Plaza, P. et al. (1993) 未发表 .
[25] Pluschke, G. et al. (1991) Eur.J. Immunol.21, 2749-2754.
[26] Rabbitts, T.H. et al. (1985) EMBO J. 4, 1461-1465.
[27] Reyburn, H. et al. (1993) Immunogenetics 38, 287-291.
[28] Roman-Roman, S. et al. (1991) Eur.J. Immunol.21, 927-933.
[29] Santamaria, P. et al. (1993) Immunogenetics 38, 163-163.
[30] Satyanarayana, K. et al. (1988) Proc. Natl Acad. Sci. USA 85, 8166-8170.
[31] Sensi, M. et al. (1991) Melanoma Res.1, 261-271.
[32] Sim, G. K. et al. (1984) Nature 312, 771-775.
[33] Tsuruta, Y.et al. (1993) J. Immunol. Methods 161, 721-721.
[34] Wright, J.A. et al. (1991) Hum. Immunol. 32, 277-283.
[35] Yanagi, Y. et al. (1985) Proc. Natl Acad. Sci. USA 82, 3430-3434.
[36] Yassai, M. et al. (1992) Hum. Immunol. 34, 279-283.
[37] Yoshikai, Y. et al. (1985) Nature 316, 837-840.
[38] Yoshikai, Y. et al. (1986) J. Exp. Med. 164, 90-103.

Ⅱ 人类 T 细胞受体 TRB 基因

第 1 部分

TRBC

一、TRBC 1

1. 命名法

TRBC1：T 细胞受体 β 恒定区 1。

2. 定义和功能

TRBC1 为由两个已定位基因组成的 TRBC 群的两个功能基因之一。TRBC1 和 TRBC2 由邻近重复形成。

3. 基因位置

TRBC1 位于 7 号染色体 7q34 带上的 TRB 基因座内。

4. 人类 TRBC1 的核苷酸和氨基酸序列

外显子起始处括号间的核苷酸来自 DONOR-SPLICE（n 来自 ngt）。

形成链内二硫键的半胱氨酸以其编号和粗体字母 C 表示。

加下划线者为 *N*- 糖基化位点（NXS/T，其中 X 不同于 P）。

```
                                  1.7 1.6 1.5 1.4 1.3 1.2 1.1  1   2   3   4   5   6   7   8   9  10  11
                                   E   D   L   N   K   V   F   P   P   E   V   A   V   F   E   P   S   E
M12887         ,TRBC1*01 (EX1)  (G)AG GAC CTG AAC AAG GTG TTC CCA CCC GAG GTC GCT GTG TTT GAG CCA TCA GAA
M14157         ,TRBC1*01        (-)-- --- --- --- --- --- --- --- --- --- --- --- --- --- --- --- --- ---
L36092/U66061,TRBC1*02 (1)      (-)-- --- --- --- --- --- --- --- --- --- --- --- --- --- --- --- --- ---

                                                 ___AB_______                                       _______
                                                15.1    15.3
                                 12  13  14  15     15.2      16  17  18  19  20  21  22  23  24  25  26  27  28
                                  A   E   I   S   H            T   Q   K   A   T   L   V   C   L   A   T   G   F
M12887         ,TRBC1*01 (EX1)  GCA GAG ATC TCC CAC ... ...  ACC CAA AAG GCC ACA CTG GTG TGC CTG GCC ACA GGC TTC
M14157         ,TRBC1*01        --- --- --- --- --- ... ...  --- --- --- --- --- --- --- --- --- --- --- --- ---
L36092/U66061,TRBC1*02 (1)      --- --- --- --- --- ... ...  --- --- --- --- --- --- --- --- --- --- --- --- ---

                                _________BC_____________________                       __________CD______
                                                                                       45.1    45.3    45.5
                                 29  30  31  32  33  34  35  36  39  40  41  42  43  44  45   45.2    45.4
                                  F   P           D   H   V   E   L   S   W   W   V   N   G   K   E   V   H   S
M12887         ,TRBC1*01 (EX1)  TTC CCC ... ... GAC CAC GTG GAG CTG AGC TGG TGG GTG AAT GGG AAG GAG GTG CAC AGT
M14157         ,TRBC1*01        --- --- ... ... --- --- --- --- --- --- --- --- --- --- --- --- --- --- --- ---
L36092/U66061,TRBC1*02 (1)      --- --- ... ... --- --- --- --- --- --- --- --- --- --- --- --- --- --- --- ---
```

```
                                        _______                    _________________________DE_______________
                                          45.7                          84.1    84.3    84.5    84.7    85.6
                                        45.6      77  78  79  80  81  82  83  84    84.2    84.4    84.6    85.7    85.5
                                                  G   V   S   T   D   P   Q   P   L   K   E   Q   P   A   L        N   D
M12887           , TRBC1*01 (EX1)       ... ...  GGG GTC AGC ACG GAC CCG CAG CCC CTC AAG GAG CAG CCC GCC CTC ... AAT GAC
M14157           , TRBC1*01             ... ...  --- --- --- --- --- --- --- --- --- --- --- --- --- --- --- ... --- ---
L36092/U66061, TRBC1*02 (1)             ... ...  --- --- --- --A --- --- --- --- --- --- --- --- --- --- --- ... --- ---

                                        _______________                                                  _EF_____
                                        85.4    85.2                                                     96.1
                                            85.3    85.1  85  86  87  88  89  90  91  92  93  94  95  96      96.2  97  98
                                        S   R   Y   C   L   S   S   R   L   R   V   S   A   T   F   W   Q        N   P
M12887           , TRBC1*01 (EX1)       TCC AGA TAC TGC CTG AGC AGC CGC CTG AGG GTC TCG GCC ACC TTC TGG CAG ... AAC CCC
M14157           , TRBC1*01             --- --- --- --- --- --- --- --- --- --- --- --- --- --- --- --- --- ... --- ---
L36092/U66061, TRBC1*02 (1)             --- --- --- --- --- --- --- --- --- --- --- --- --- --- --- --- --- ... --- ---

                                                            ____________________________________________FG________
                                                                                    111.1   111.3   111.5   112.6
                                        99  100 101 102 103 104 105 106 107 108 109 110 111     111.2   111.4   111.6
                                        R   N   H   F   R   C   Q   V   Q   F   Y   G   L   S   E   N   D   E   W   T
M12887           , TRBC1*01 (EX1)       CGC AAC CAC TTC CGC TGT CAA GTC CAG TTC TAC GGG CTC TCG GAG AAT GAC GAG TGG ACC
M14157           , TRBC1*01             --- --- --- --- --- --- --- --- --- --- --- --- --- --- --- --- --- --- --- ---
L36092/U66061, TRBC1*02 (1)             --- --- --- --- --- --- --- --- --- --- --- --- --- --- --- --- --- --- --- ---

                                        ____________________________________________
                                            112.4   112.2
                                        112.5   112.3   112.1 112 113 114 115 116 117 118 119 120 121 122 123 124 125
                                        Q   D   R   A   K   P   V   T   Q   I   V   S   A   E   A   W   G   R   A
M12887           , TRBC1*01 (EX1)       CAG GAT AGG GCC AAA CCC GTC ACC CAG ATC GTC AGC GCC GAG GCC TGG GGT AGA GCA G
M14157           , TRBC1*01             --- --- --- --- --- --- --- --- --- --- --- --- --- --- --- --- --- --- --- -
L36092/U66061, TRBC1*02 (1)             --- --- --- --- --- --- --- --- --- --- --- --- --- --- --- --- --- --- --- -

                                        1   2   3   4   5   6
                                        D   C   G   F   T   S
M12887           , TRBC1*01 (EX2)       AC TGT GGC TTT ACC TCG G
M14157           , TRBC1*01             -- --- --- --- --- --- -
L36092/U66061, TRBC1*02 (1)             -- --- --- --- --- --- -

                                        1   2   3   4   5   6   7   8   9   10  11  12  13  14  15  16  17  18  19  20
                                        V   S   Y   Q   Q   G   V   L   S   A   T   I   L   Y   E   I   L   L   G   K
M12887           , TRBC1*01 (EX3)       TG TCC TAC CAG CAA GGG GTC CTG TCT GCC ACC ATC CTC TAT GAG ATC CTG CTA GGG AAG
M14157           , TRBC1*01             -- --- --- --- --- --- --- --- --- --- --- --- --- --- --- --- --- --- --- ---
L36092/U66061, TRBC1*02 (1)             -- --- --- --- --- --- --- --- --- --- --- --- --- --- --- --- --- --- --- ---

                                        21  22  23  24  25  26  27  28  29  30  31  32  33  34  35  36
                                        A   T   L   Y   A   V   L   V   S   A   L   V   L   M   A   M
M12887           , TRBC1*01 (EX3)       GCC ACC CTG TAT GCT GTG CTG GTC AGC GCC CTT GTG TTG ATG GCC ATG

M14157           , TRBC1*01             --- --- --- --- --- --- --- --- --- --- --- --- --- --- --- ---
L36092/U66061, TRBC1*02 (1)             --- --- --- --- --- --- --- --- --- --- --- --- --- --- --- ---
```

```
                                  1   2   3   4   5   6
                                  V   K   R   K   D   F   *
M12887         ,TRBC1*01 (EX4)  GTC AAG AGA AAG GAT TTC
M14157         ,TRBC1*01        --- --- --- --- --- ---
L36092/U66061,TRBC1*02 (1)      --- --- --- --- --- ---
```

注意：

（1）原 L36092 序列（684 973bp）已在 EMBL 中分成三段序列：267 156bp（U66059）、215 422bp（U66060）和 232 650bp（U66061）；L36092 已成为 U66059、U66060 和 U66061 的二级编号。在 IMGT 中，除 U66059、U66060 和 U66061 外，完全标注的原始序列 L36092 也已被保持为一级编号。

5. 基因组数据库编号

GDB：9954029　　LocusLink：28639

6. 蛋白质展示

TRBC1 基因的蛋白质展示请见第 399 页。

参考文献

[1] Tunnacliffe，A. et al.（1985）Proc.Natl Acad.Sci.USA 82，5068-5072.

[2] Toyonaga，B. et al.（1985）Proc.Natl Acad.Sci.USA 82，8624-8628.

[3] Rowen，L.et al.（1996）Science 272，1755-1762.

二、TRBC 2

1. 命名法

TRBC2：T 细胞受体 β 恒定区 2。

2. 定义和功能

TRBC2 为由两个已定位基因组成的 TRBC 群的两个功能基因之一。TRBC1 和 TRBC2 由邻近重复形成。

3. 基因位置

TRBC2 位于 7 号染色体 7q34 带上的 TRB 基因座内。

4. 人类 TRBC2 的核苷酸和氨基酸序列

外显子起始处括号间的核苷酸来自 DONOR-SPLICE（n 来自 ngt）。

形成链内二硫键的半胱氨酸以其编号和粗体字母 C 表示。

加下划线者为 *N*- 糖基化位点（NXS/T，其中 X 不同于 P）。

```
                                      1.7 1.6 1.5 1.4 1.3 1.2 1.1  1   2   3   4   5   6   7   8   9  10  11
                                       E   D   L   K   N   V   F   P   P   E   V   A   V   F   E   P   S   E
M12888          , TRBC2*01 (EX1)    (G)AG GAC CTG AAA AAC GTG TTC CCA CCC GAG GTC GCT GTG TTT GAG CCA TCA GAA
M12510          , TRBC2*01          (-)-- --- --- --- --- --- --- --- --- --- --- --- --- --- --- --- --- ---
L36092/U66061, TRBC2*02 (1)         (-)-- --- --- --- --- --- --- --- --- --- --- --- --- --- --- --- --- ---
```

```
                                             ___AB_______                                           _______
                                            15.1      15.3
                                  12  13  14  15   15.2      16  17  18  19  20  21  22  23  24  25  26  27  28
                                   A   E   I   S   H          T   Q   K   A   T   L   V   C   L   A   T   G   F
M12888          , TRBC2*01 (EX1)  GCA GAG ATC TCC CAC ... ... ACC CAA AAG GCC ACA CTG GTG TGC CTG GCC ACA GGC TTC
M12510          , TRBC2*01        --- --- --- --- --- ... ... --- --- --- --- --- --- --- --- --- --- --- --- ---
L36092/U66061, TRBC2*02 (1)       --- --- --- --- --- ... ... --- --- --- --- --- --- --A --- --- --- --- --- ---
```

```
                                  ________BC__________________                         __________CD______
                                                                                     45.1      45.3      45.5
                                  29  30  31  32  33  34  35  36  39  40  41  42  43  44  45   45.2      45.4
                                   Y   P           D   H   V   E   L   S   W   W   V   N   G   K   E   V   H   S
M12888          , TRBC2*01 (EX1)  TAC CCC ... ... GAC CAC GTG GAG CTG AGC TGG TGG GTG AAT GGG AAG GAG GTG CAC AGT
M12510          , TRBC2*01        --- --- ... ... --- --- --- --- --- --- --- --- --- --- --- --- --- --- --- ---
L36092/U66061, TRBC2*02 (1)       --- --- ... ... --- --- --- --- --- --- --- --- --- --- --- --- --- --- --- ---
```

```
                                  ______                            ___________________________DE__________
                                   45.7                             84.1      84.3      84.5      84.7      85.6
                                  45.6     77  78  79  80  81  82  83  84  84.2      84.4      84.6  85.7   85.5
                                           G   V   S   T   D   P   Q   P   L   K   E   Q   P   A   L       N   D
M12888          , TRBC2*01 (EX1)  ... ... GGG GTC AGC ACA GAC CCG CAG CCC CTC AAG GAG CAG CCC GCC CTC ... AAT GAC
M12510          , TRBC2*01        ... ... --- --- --- --- --- --- --- --- --- --- --- --- --- --- --- ... --- ---
L36092/U66061, TRBC2*02 (1)       ... ... --- --- --- --- --- --- --- --- --- --- --- --- --- --- --- ... --- ---
```

```
                                  ______________                                               _EF_____
                                  85.4     85.2                                                96.1
                                      85.3     85.1  85  86  87  88  89  90  91  92  93  94  95  96  96.2  97  98
                                   S   R   Y   C   L   S   S   R   L   R   V   S   A   T   F   W   Q        N   P
M12888          , TRBC2*01 (EX1)  TCC AGA TAC TGC CTG AGC AGC CGC CTG AGG GTC TCG GCC ACC TTC TGG CAG ... AAC CCC
M12510          , TRBC2*01        --- --- --- --- --- --- --- --- --- --- --- --- --- --- --- --- --- ... --- ---
L36092/U66061, TRBC2*02 (1)       --- --- --- --- --- --- --- --- --- --- --- --- --- --- --- --- --- ... --- ---
```

```
                                              _____________________________________________________FG_______
                                                                                  111.1     111.3     111.5     112.6
                                  99 100 101 102 103 104 105 106 107 108 109 110 111     111.2     111.4     111.6
                                   R   N   H   F   R   C   Q   V   Q   F   Y   G   L   S   E   N   D   E   W   T
M12888          , TRBC2*01 (EX1)  CGC AAC CAC TTC CGC TGT CAA GTC CAG TTC TAC GGG CTC TCG GAG AAT GAC GAG TGG ACC
M12510          , TRBC2*01        --- --- --- --- --- --- --- --- --- --- --- --- --- --- --- --- --- --- --- ---
L36092/U66061, TRBC2*02 (1)       --- --- --- --- --- --- --- --- --- --- --- --- --- --- --- --- --- --- --- ---
```

```
                                  ______________________________________
                                     112.4     112.2
                                  112.5     112.3     112.1 112 113 114 115 116 117 118 119 120 121 122 123 124 125
                                   Q   D   R   A   K   P   V   T   Q   I   V   S   A   E   A   W   G   R   A
M12888          , TRBC2*01 (EX1)  CAG GAT AGG GCC AAA CCT GTC ACC CAG ATC GTC AGC GCC GAG GCC TGG GGT AGA GCA G
M12510          , TRBC2*01        --- --- --- --- --- --- --- --- --- --- --- --- --- --- --- --- --- --- --- -
L36092/U66061, TRBC2*02 (1)       --- --- --- --- --- --C --- --- --- --- --- --- --- --- --- --- --- --- --- -
```

```
                                 1   2   3   4   5   6
                                 D   C   G   F   T   S
M12888         ,TRBC2*01 (EX2)   AC TGT GGC TTC ACC TCC G
M12510         ,TRBC2*01         -- --- --- --- --- --- -
L36092/U66061,TRBC2*02 (1)       -- --- --- --- --- --- -
```

```
                                 1   2   3   4   5   6   7   8   9   10  11  12  13  14  15  16  17  18  19  20
                                 E   S   Y   Q   Q   G   V   L   S   A   T   I   L   Y   E   I   L   L   G   K
M12888         ,TRBC2*01 (EX3)   AG TCT TAC CAG CAA GGG GTC CTG TCT GCC ACC ATC CTC TAT GAG ATC TTG CTA GGG AAG
M12510         ,TRBC2*01         -- --- --- --- --- --- --- --- --- --- --- --- --- --- --- --- --- --- --- ---
L36092/U66061,TRBC2*02 (1)       -- --- --- --- --- --- --- --- --- --- --- --- --- --- --- --- --- --- --- ---
```

```
                                 21  22  23  24  25  26  27  28  29  30  31  32  33  34  35  36
                                 A   T   L   Y   A   V   L   V   S   A   L   V   L   M   A   M
M12888         ,TRBC2*01 (EX3)   GCC ACC TTG TAT GCC GTG CTG GTC AGT GCC CTC GTG CTG ATG GCC ATG
M12510         ,TRBC2*01         --- --- --- --- --- --- --- --- --- --- --- --- --- --- --- ---
L36092/U66061,TRBC2*02 (1)       --- --- --- --- --- --- --- --- --- --- --- --- --- --- --- ---
```

```
                                 1   2   3   4   5   6   7   8
                                 V   K   R   K   D   S   R   G   *
M12888         ,TRBC2*01 (EX4)   GTC AAG AGA AAG GAT TCC AGA GGC
M12510         ,TRBC2*01         --- --- --- --- --- --- --- ---
L36092/U66061,TRBC2*02 (1)       --- --- --- --- --- --- --- ---
```

注意：

（1）原 L36092 序列（684 973bp）已在 EMBL 中分成三段序列：267 156bp（U66059）、215 422bp（U66060）和 232 650bp（U66061）；L36092 已成为 U66059、U66060 和 U66061 的二级编号。在 IMGT 中，除 U66059、U66060 和 U66061 外，完全标注的原始序列 L36092 也已被保持为一级编号。

5. 基因组数据库编号

GDB：9954031　　　　LocusLink：28638

6. 蛋白质展示

TRBC2 基因的蛋白质展示请见第 399 页。

参 考 文 献

[1] Tunnacliffe，A. et al.（1985）Proc.Natl Acad.Sci.USA 82，5068-5072.

[2] Toyonaga，B. et al.（1985）Proc.Natl Acad.Sci.USA 82，8624-8628.

[3] Rowen，L. et al.（1996）Science 272，1755-1762.

第 2 部分

TRBD

1. 命名法

T 细胞受体 β 多样性基因组。

2. 定义和功能

人类 TRBD 组包含两个已定位的功能基因：TRBD1 和 TRBD2。TRBD1 和 TRBD2 基因在顺反两个方向上均具有 2 个或 3 个可读框。

3. 基因位置

人类 TRBD 基因位于 7 号染色体 7q34 带上的 TRB 基因座内。TRBD1 位于 TRBJ1-1 至 TRBJ1-6 基因簇的上游。TRBD2 位于 TRBJ2-1 至 TRBJ2-7 基因簇的上游。

4. 人类 TRBD 基因的核苷酸和氨基酸序列及命名法

		直接 5′-3′ 方向	颠倒方向
		G T G G	A P C P
		G Q G	P P V
		D R G	P L S
TRBD1	K02545, TRBD1*01	GGGACAGGGGGC	GCCCCCTGTCCC
		G T S G G	P P R * S
		G L A G G	P P A S P
		D * R G	P P L V
TRBD2	X02987, TRBD2*01	GGGACTAGCGGGGGGG	CCCCCCCGCTAGTCCC
		G T S G R	P S R * S
		G L A G G	P P A S P
		D * R E	L P L V
	M14159, TRBD2*02	GGGACTAGCGGGAGGG	CCCTCCCGCTAGTCCC

5. 重组信号

5′D 重组信号（5′D-RS）			TRBD 基因和等位基因名称	3′D 重组信号（3′D-RS）		
5′D- 九聚物	（bp）	5′D- 七聚物		3′D- 七聚物	（bp）	3′D- 九聚物
TGTTTTTGT	12	CATTGTG	TRBD1*01	CACAATG	23	ACAAAAACC
CATTTTTGT	12	CATTGTG	TRBD2*01	CACGATG	23	ACAAAAAAC
CATTTTTGT	12	CATTGTG	TRBD2*02	CACGATG	23	ACAAAAAAC

参考文献

[1] Clark, S.P. et al.（1984）Nature 311, 387-389.

[2] Toyonaga, B. et al.（1985）Proc. Natl Acad.Sci. USA 82, 8624-8628.

[3] Tunnacliffe, A. et al.（1985）Nucleic Acids Res.13, 6651-6661.

第 3 部分

TRBJ

1. 命名法

TRBJ：T 细胞受体 β 连接区基因组。

2. 定义和功能

人类 TRBJ 基因组包含 14 个已定位基因；其中 12 ~ 13 个为功能基因，1 ~ 2 个为可读框。

TRBJ2-2P 为由于 J-PHE 被 J-SEGMENT 中的亮氨酸取代，以及缺失 J- 九聚物而形成的可读框。

TRBJ2-7*02 为由于 J-PHE 被 J-SEGMENT 中的缬氨酸取代而形成的可读框。

3. 基因位置

人类 TRBJ 基因位于 7 号染色体 7q34 带上 TRB 基因座内，TRBC 基因的上游。6 个 TRBJ 功能基因（TRBJ1-1 ~ TRBJ1-6）位于 TRBC1 上游，而 8 个 TRBJ 基因（TRBJ2-1 ~ TRBJ2-7，其中 6 ~ 7 个为功能基因）位于 TRBC2 上游。

4. 人类功能性或可读框 TRBJ 基因的核苷酸和氨基酸序列及命名法

```
                                             N   T   E   A   F   F   G   Q   G   T   R   L   T   V   V
K02545   ,TRBJ1-1*01                      TG AAC ACT GAA GCT TTC TTT GGA CAA GGC ACC AGA CTC ACA GTT GTA G

                                             N   Y   G   Y   T   F   G   S   G   T   R   L   T   V   V
K02545   ,TRBJ1-2*01                      CT AAC TAT GGC TAC ACC TTC GGT TCG GGG ACC AGG TTA ACC GTT GTA G

                                         S   G   N   T   I   Y   F   G   E   G   S   W   L   T   V   V
M14158   ,TRBJ1-3*01                   C TCT GGA AAC ACC ATA TAT TTT GGA GAG GGA AGT TGG CTC ACT GTT GTA G

                                         T   N   E   K   L   F   F   G   S   G   T   Q   L   S   V   L
M14158   ,TRBJ1-4*01                  CA ACT AAT GAA AAA CTG TTT TTT GGC AGT GGA ACC CAG CTC TCT GTC TTG G

                                         S   N   Q   P   Q   H   F   G   D   G   T   R   L   S   I   L
M14158   ,TRBJ1-5*01                   T AGC AAT CAG CCC CAG CAT TTT GGT GAT GGG ACT CGA CTC TCC ATC CTA G

                                     S   Y   N   S   P   L   H   F   G   N   G   T   R   L   T   V   T
M14158   ,TRBJ1-6*01               C TCC TAT AAT TCA CCC CTC CAC TTT GGG AAT GGG ACC AGG CTC ACT GTG ACA G
(1)L36092,U66061,TRBJ1-6*02        - --- --- --- --- --- --- --- --- --- --C --- --- --- --- --- --- --- -

                                         S   Y   N   E   Q   F   F   G   P   G   T   R   L   T   V   L
X02987   ,TRBJ2-1*01                   C TCC TAC AAT GAG CAG TTC TTC GGG CCA GGG ACA CGG CTC ACC GTG CTA G

                                         N   T   G   E   L   F   F   G   E   G   S   R   L   T   V   L
X02987   ,TRBJ2-2*01                  CG AAC ACC GGG GAG CTG TTT TTT GGA GAA GGC TCT AGG CTG ACC GTA CTG G

                                     L   R   G   A   A   G   R   L   G   G   G   L   L   V   L
X02987   ,TRBJ2-2P*01              CTG AGA GGC GCT GCT GGG CGT CTG GGC GGA GGA CTC CTG GTT CTG G

                                         S   T   D   T   Q   Y   F   G   P   G   T   R   L   T   V   L
X02987   ,TRBJ2-3*01                   AGC ACA GAT ACG CAG TAT TTT GGC CCA GGC ACC CGG CTG ACA GTG CTC G
```

```
                          A   K   N   I   Q   Y   F   G   A   G   T   R   L   S   V   L
X02987 ,TRBJ2-4*01      A GCC AAA AAC ATT CAG TAC TTC GGC GCC GGG ACC CGG CTC TCA GTG CTG G

                              Q   E   T   Q   Y   F   G   P   G   T   R   L   L   V   L
X02987 ,TRBJ2-5*01           AC CAA GAG ACC CAG TAC TTC GGG CCA GGC ACG CGG CTC CTG GTG CTC G

                      S   G   A   N   V   L   T   F   G   A   G   S   R   L   T   V   L
X02987 ,TRBJ2-6*01  C TCT GGG GCC AAC GTC CTG ACT TTC GGG GCC GGC AGC AGG CTG ACC GTG CTG G

                              S   Y   E   Q   Y   F   G   P   G   T   R   L   T   V   T
M14159 ,TRBJ2-7*01          C TCC TAC GAG CAG TAC TTC GGG CCG GGC ACC AGG CTC ACG GTC ACA G
                                                  V
X02987 ,TRBJ2-7*02          - --- --- --- --- --- G-- --- --- --- --- --- --- --- --- --- -
```

注意：

（1）原 L36092 序列（684 973bp）已在 EMEL 中分成三段序列：267 156bp（U66059）、215 422bp（U66060）和 232 650bp（U66061）；L36092 已成为 U66059、U66060 和 U66061 的二级编号。在 IMGT 中，除 U66059、U66060 和 U66061 外，完全标注的原始序列 L36092 也已被保持为一级编号。

5. 重组信号

J 重组信号（J-RS）			TRBJ 基因和等位基因名称
J- 九聚物	（bp）	J- 七聚物	
GATTTTCAC	12	CACTGTG	TRBJ1-1*01
CCTTTTAGA	12	TTATGTG	TRBJ1-2*01
GGTTTTGAA	12	GGCTGTG	TRBJ1-3*01
GGTTTTCCT	12	TGTTGTG	TRBJ1-4*01
GGGTTTGCC	12	CACTGTG	TRBJ1-5*01
GGGTTTTAT	12	AGCTGTG	TRBJ1-6*01
GGGTTTTAT	12	AGCTGTG	TRBJ1-6*02
GAATTCTGG	12	CACTGTG	TRBJ2-1*01
GGTTTGCGC	12	GGCTGTG	TRBJ2-2*01
del	del	GGCTGTG	TRBJ2-2P*01（ORF）
GGTTTTTGT	12	GGCTGTG	TRBJ2-3*01
AGTTTCTGT	12	GGCTGTG	TRBJ2-4*01
GGTTTTTGT	12	GGCCGTG	TRBJ2-5*01
GGTTTTTGC	12	GGCTGTG	TRBJ2-6*01
GGTTTGCAT	12	CTCCGTG	TRBJ2-7*01
GGTTTGCAT	12	CTCCGTG	TRBJ2-7*02（ORF）

del：已删除

参 考 文 献

[1] Clark, S.P.et al.(1984) Nature 311, 387-389.
[2] Rowen, L.et al.(1996) Science 272, 1755-1762.
[3] Toyonaga, B. et al.(1985) Proc. Natl Acad. Sci. USA 82, 8624-8628.
[4] Tunnacliffe, A. et al.(1985) Nucleic Acids Res.13, 6651-6661.

第 4 部分

TRBV

一、TRBV2

1. 命名法

TRBV2：T 细胞受体 β 可变区基因 2。

2. 定义和功能

TRBV2 是 TRBV2 亚组中一种独特的功能基因，也是该亚组 TRB 基因座中所含的唯一已定位基因。

3. 基因位置

TRBV2 位于 7 号染色体 7q34 带上的 TRB 基因座内。

4. 人类 TRBV2 的核苷酸和氨基酸序列

	1	2	3	4	5	6	7	8	9	10	11	12	13	14	15	16	17	18	19	20
	E	P	E	V	T	Q	T	P	S	H	Q	V	T	Q	M	G	Q	E	V	I
(1) L36092, U66059, TRBV2*01	GAA	CCT	GAA	GTC	ACC	CAG	ACT	CCC	AGC	CAT	CAG	GTC	ACA	CAG	ATG	GGA	CAG	GAA	GTG	ATC
M62379 , TRBV2*02	---	---	---	---	---	---	---	---	---	---	---	---	---	---	---	---	---	---	---	---
M64351 , TRBV2*03	---	---	---	---	---	---	---	---	---	---	---	---	---	---	---	---	---	---	---	---

	21	22	23	24	25	26	27	28	29	30	31	32	33	34	35	36	37	38	39	40
							CDR1-IMGT													
	L	R	C	V	P	I	S	N	H	L	Y								F	Y
(1) L36092, U66059, TRBV2*01	TTG	CGC	TGT	GTC	CCC	ATC	TCT	AAT	CAC	TTA	TAC	...	...	...	...	...	...	...	TTC	TAT
		H																		
M62379 , TRBV2*02	---	-A-	---	---	---	---	---	---	---	---	---	...	...	...	...	...	...	...	---	---
M64351 , TRBV2*03	---	---	---	---	---	---	---	---	---	---	---	...	...	...	...	...	...	...	---	---

	41	42	43	44	45	46	47	48	49	50	51	52	53	54	55	56	57	58	59	60
																				CDR2-
	W	Y	R	Q	I	L	G	Q	K	V	E	F	L	V	S	F	Y	N	N	E
(1) L36092, U66059, TRBV2*01	TGG	TAC	AGA	CAA	ATC	TTG	GGG	CAG	AAA	GTC	GAG	TTT	CTG	GTT	TCC	TTT	TAT	AAT	AAT	GAA
M62379 , TRBV2*02	---	---	---	---	---	---	---	---	---	---	---	---	---	---	---	---	---	---	---	---
M64351 , TRBV2*03	---	---	---	---	---	---	---	---	---	---	---	---	---	---	---	---	---	---	---	---

	61	62	63	64	65	66	67	68	69	70	71	72	73	74	75	76	77	78	79	80
	IMGT																			
	I					S	E	K	S	E	I	F	D	D	Q	F	S	V	E	R
(1) L36092, U66059, TRBV2*01	ATC	...	...	...	...	TCA	GAG	AAG	TCT	GAA	ATA	TTC	GAT	GAT	CAA	TTC	TCA	GTT	GAA	AGG
M62379 , TRBV2*02	---	...	...	...	...	---	---	---	---	---	---	---	---	---	---	---	---	---	---	---
M64351 , TRBV2*03	---	...	...	...	...	---	---	---	---	---	---	---	---	---	---	---	---	---	--G	---

	81	82	83	84	85	86	87	88	89	90	91	92	93	94	95	96	97	98	99	100
	P		D	G	S	N	F	T	L	K	I	R	S	T	K	L	E	D	S	A
(1)L36092, U66059, TRBV2*01	CCT	...	GAT	GGA	TCA	AAT	TTC	ACT	CTG	AAG	ATC	CGG	TCC	ACA	AAG	CTG	GAG	GAC	TCA	GCC
M62379 , TRBV2*02	---	...	---	---	---	---	---	---	---	---	---	---	---	---	---	---	---	---	---	---
M64351 , TRBV2*03	---	...	---	---	---	---	---	---	---	---	---	---	---	---	---	---	---	---	---	---

	101	102	103	104	105	106	107	108	109	
					CDR3-IMGT					
	M	Y	F	C	A	S	S	E		
(1)L36092, U66059, TRBV2*01	ATG	TAC	TTC	TGT	GCC	AGC	AGT	GAA	GC	
M62379 , TRBV2*02	---	---	---	---	---	---	---			#c
M64351 , TRBV2*03	---	---	---	---	---	---	---	---		#c

#c：重排 cDNA

5. 构架和互补决定区

FR1-IMGT：26

FR2-IMGT：17

FR3-IMGT：38（-1 aa：82）

CDR1-IMGT：5

CDR2-IMGT：6

CDR3-IMGT：4

6. 人类 TRBV2*01 图示

编号：IMGT 136092

EMBL/GenBank/DDBJ：136092

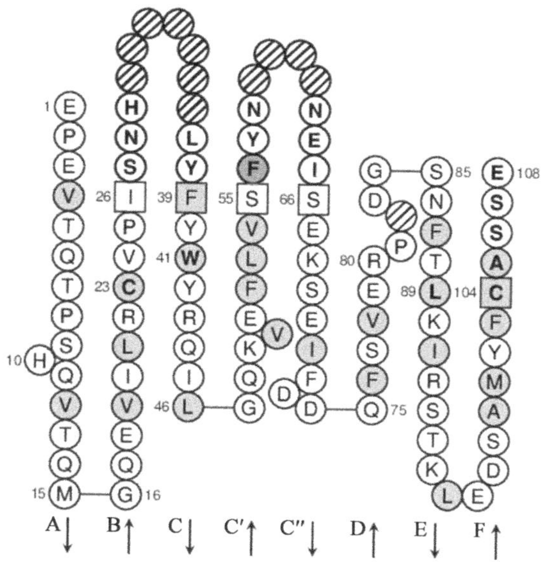

7. 基因组数据库编号

GDB：9954067

LocusLink：28620

二、TRBV3-1

1. 命名法

TRBV3-1：T 细胞受体 β 可变区基因 3-1。

2. 定义和功能

TRBV3-1 是 TRBV3 亚组中一种独特的功能基因，该亚组 TRB 基因座含有一个或两个（取决于各单倍型）已定位基因。

3. 基因位置

TRBV3-1 位于 7 号染色体 7q34 带上的 TRB 基因座内。

4. 人类 TRBV3-1 的核苷酸和氨基酸序列

	1	2	3	4	5	6	7	8	9	10	11	12	13	14	15	16	17	18	19	20
	D	T	A	V	S	Q	T	P	K	Y	L	V	T	Q	M	G	N	D	K	S
U07977 ,TRBV3-1*01	GAC	ACA	GCT	GTT	TCC	CAG	ACT	CCA	AAA	TAC	CTG	GTC	ACA	CAG	ATG	GGA	AAC	GAC	AAG	TCC
(1)L36092, U66059, TRBV3-1*01	---	---	---	---	---	---	---	---	---	---	---	---	---	---	---	---	---	---	---	---
L06889 ,TRBV3-1*02	---	---	---	---	---	---	---	---	---	---	---	---	---	---	---	---	---	---	---	---

	21	22	23	24	25	26	27	28	29	30	31	32	33	34	35	36	37	38	39	40
							CDR1-IMGT													
	I	K	C	E	Q	N	L	G	H	D	T								M	Y
U07977 ,TRBV3-1*01	ATT	AAA	TGT	GAA	CAA	AAT	CTG	GGC	CAT	GAT	ACT	...	...	...	...	...	...	...	ATG	TAT
(1)L36092, U66059, TRBV3-1*01	---	---	---	---	---	---	---	---	---	---	---	...	...	...	...	...	...	...	---	---
L06889 ,TRBV3-1*02	---	---	---	---	---	---	---	---	---	---	---	...	...	...	...	...	...	...	---	---

	41	42	43	44	45	46	47	48	49	50	51	52	53	54	55	56	57	58	59	60
																CDR2-				
	W	Y	K	Q	D	S	K	K	F	L	K	I	M	F	S	Y	N	N	K	E
U07977 ,TRBV3-1*01	TGG	TAT	AAA	CAG	GAC	TCT	AAG	AAA	TTT	CTG	AAG	ATA	ATG	TTT	AGC	TAC	AAT	AAT	AAG	GAG
(1)L36092, U66059, TRBV3-1*01	---	---	---	---	---	---	---	---	---	---	---	---	---	---	---	---	---	---	---	---
L06889 ,TRBV3-1*02	---	---	---	---	---	---	---	---	---	---	---	---	---	---	---	---	---	--C	---	---

	61	62	63	64	65	66	67	68	69	70	71	72	73	74	75	76	77	78	79	80
	IMGT																			
	L					I	I	N	E	T	V	P		N	R	F	S	P	K	S
U07977 ,TRBV3-1*01	CTC	...	...	...	...	ATT	ATA	AAT	GAA	ACA	GTT	CCA	...	AAT	CGC	TTC	TCA	CCT	AAA	TCT
(1)L36092, U66059, TRBV3-1*01	---	...	...	...	...	---	---	---	---	---	---	---	...	---	---	---	---	---	---	---
	I																			
L06889 ,TRBV3-1*02	A--	...	...	...	...	---	---	---	---	---	---	---	...	---	--A	---	---	---	---	---

	81	82	83	84	85	86	87	88	89	90	91	92	93	94	95	96	97	98	99	100
	P		D	K	A	H	L	N	L	H	I	N	S	L	E	L	G	D	S	A
U07977 , TRBV3-1*01	CCA	...	GAC	AAA	GCT	CAC	TTA	AAT	CTT	CAC	ATC	AAT	TCC	CTG	GAG	CTT	GGT	GAC	TCT	GCT
(1) L36092, U66059, TRBV3-1*01	---	...	---	---	---	---	---	---	---	---	---	---	---	---	---	---	---	---	---	---
						K														
L06889 , TRBV3-1*02	---	...	---	---	---	A-A	---	---	---	---	---	---	---	---	---	---	---	---	---	---

	101	102	103	104	105	106	107	108	109	
					CDR3-IMGT					
	V	Y	F	C	A	S	S	Q		
U07977 , TRBV3-1*01	GTG	TAT	TTC	TGT	GCC	AGC	AGC	CAA	GA	
(1) L36092, U66059, TRBV3-1*01	---	---	---	---	---	---	---	---	--	
L06889 , TRBV3-1*02	---	---	---	---	---	---				#c

#c：重排 cDNA

5. 构架和互补决定区

FR1-IMGT：26　　CDR1-IMGT：5

FR2-IMGT：17　　CDR2-IMGT：6

FR3-IMGT：37（-2 aa：73，82）　　CDR3-IMGT：4

6. 人类 TRBV3-1*01 图示

编号：IMGT U07977　　EMBL/GenBank/DDBJ：U07977

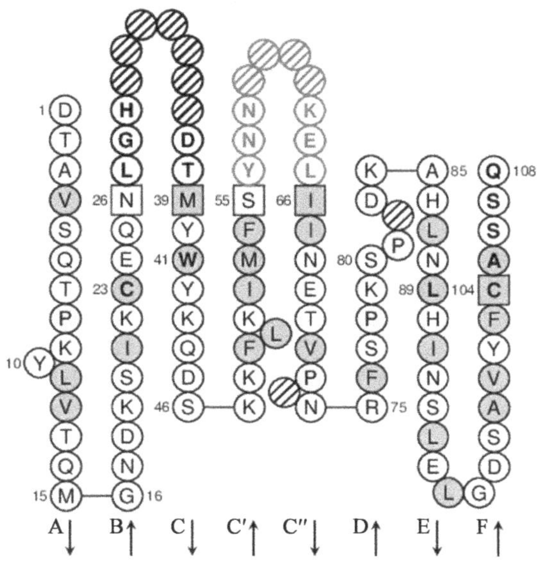

7. 基因组数据库编号

GDB：9954069　　LocusLink：28619

三、TRBV4-1

1. 命名法

TRBV4-1：T 细胞受体 β 可变区基因 4-1。

2. 定义和功能

TRBV4-1 是 TRBV4 亚组的 2 ~ 3 个功能基因之一；TRGV4 亚组 TRB 基因座含有两个或三个（取决于各单倍型）已定位基因。

3. 基因位置

TRBV4-1 位于 7 号染色体 7q34 带上的 TRB 基因座内。

4. 人类 TRBV4-1 的核苷酸和氨基酸序列

	1	2	3	4	5	6	7	8	9	10	11	12	13	14	15	16	17	18	19	20
	D	T	E	V	T	Q	T	P	K	H	L	V	M	G	M	T	N	K	K	S
U07977 , TRBV4-1*01	GAC	ACT	GAA	GTT	ACC	CAG	ACA	CCA	AAA	CAC	CTG	GTC	ATG	GGA	ATG	ACA	AAT	AAG	AAG	TCT
(1)L36092, U66059, TRBV4-1*01	---	---	---	---	---	---	---	---	---	---	---	---	---	---	---	---	---	---	---	---
M13855 , TRBV4-1*02										---	---	---	---	---	---	---	---	---	---	---

	21	22	23	24	25	26	27	28	29	30	31	32	33	34	35	36	37	38	39	40
							CDR1-IMGT													
	L	K	C	E	Q	H	M	G	H	R	A								M	Y
U07977 , TRBV4-1*01	TTG	AAA	TGT	GAA	CAA	CAT	ATG	GGG	CAC	AGG	GCT	...	...	...	...	...	...	...	ATG	TAT
(1)L36092, U66059, TRBV4-1*01	---	---	---	---	---	---	---	---	---	---	---	...	...	...	...	...	...	...	---	---
M13855 , TRBV4-1*02	---	---	---	---	---	---	---	---	---	---	--A	...	...	...	...	...	...	...	---	---

	41	42	43	44	45	46	47	48	49	50	51	52	53	54	55	56	57	58	59	60
																				CDR2-
	W	Y	K	Q	K	A	K	K	P	P	E	L	M	F	V	Y	S	Y	E	K
U07977 , TRBV4-1*01	TGG	TAC	AAG	CAG	AAA	GCT	AAG	AAG	CCA	CCG	GAG	CTC	ATG	TTT	GTC	TAC	AGC	TAT	GAG	AAA
(1)L36092, U66059, TRBV4-1*01	---	---	---	---	---	---	---	---	---	---	---	---	---	---	---	---	---	---	---	---
M13855 , TRBV4-1*02	---	---	---	---	---	---	---	---	---	---	---	---	---	---	---	---	---	---	---	---

	61	62	63	64	65	66	67	68	69	70	71	72	73	74	75	76	77	78	79	80
	IMGT																			
	L					S	I	N	E	S	V	P		S	R	F	S	P	E	C
U07977 , TRBV4-1*01	CTC	...	...	...	...	TCT	ATA	AAT	GAA	AGT	GTG	CCA	...	AGT	CGC	TTC	TCA	CCT	GAA	TGC
(1)L36092, U66059, TRBV4-1*01	---	...	...	...	...	---	---	---	---	---	---	---	...	---	---	---	---	---	---	---
M13855 , TRBV4-1*02	---	...	...	...	...	---	---	---	---	---	---	---	...	---	---	---	---	---	---	---

	81	82	83	84	85	86	87	88	89	90	91	92	93	94	95	96	97	98	99	100
	P		N	S	S	L	L	N	L	H	L	H	A	L	Q	P	E	D	S	A
U07977 , TRBV4-1*01	CCC	...	AAC	AGC	TCT	CTC	TTA	AAC	CTT	CAC	CTA	CAC	GCC	CTG	CAG	CCA	GAA	GAC	TCA	GCC
(1)L36092, U66059, TRBV4-1*01	---	...	---	---	---	---	---	---	---	---	---	---	---	---	---	---	---	---	---	---
M13855 , TRBV4-1*02	---	...	---	---	---	---	---	---	---	---	---	---	---	---	---	---	---	---	---	---

	101	102	103	104	105	106	107	108	109	
					CDR3-IMGT					
	L	Y	L	C	A	S	S	Q		
U07977 , TRBV4-1*01	CTG	TAT	CTC	TGC	GCC	AGC	AGC	CAA	GA	
(1)L36092, U66059, TRBV4-1*01	---	---	---	---	---	---	---	---	--	
M13855 , TRBV4-1*02	---	---	---	---	---	---	---	---	-	#c

#c：重排 cDNA

5. 构架和互补决定区

FR1-IMGT：26　　CDR1-IMGT：5

FR2-IMGT：17　　CDR2-IMGT：6

FR3-IMGT：37（-2 aa：73，82）　　CDR3-IMGT：4

6. 人类 TRBV4-1*01 图示

编号：IMGT U07977　　EMBL/GenBank/DDBJ：U07977

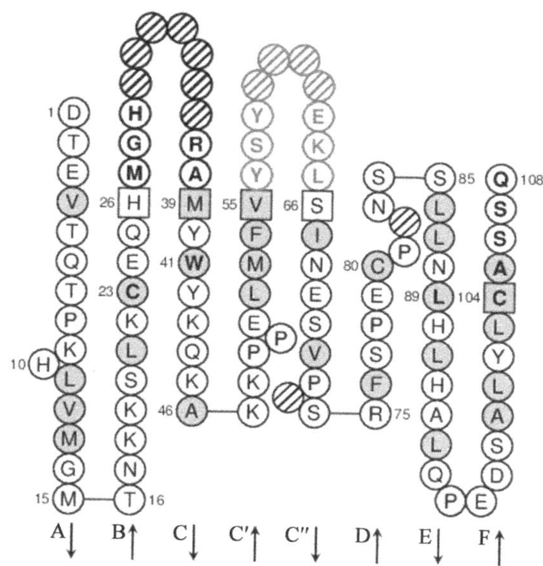

7. 基因组数据库编号

GDB：9954073　　LocusLink：28617

四、TRBV4-2

1. 命名法

TRBV4-2：T细胞受体β可变区基因4-2。

2. 定义和功能

TRBV4-2是TRBV4亚组的2～3个功能基因之一；TRGV4亚组TRB基因座含有两个或三个（取决于各单倍型）已定位基因。

3. 基因位置

TRBV4-2位于7号染色体7q34带上的TRB基因座内。

4. 人类TRBV4-2的核苷酸和氨基酸序列

	1	2	3	4	5	6	7	8	9	10	11	12	13	14	15	16	17	18	19	20
	E	T	G	V	T	Q	T	P	R	H	L	V	M	G	M	T	N	K	K	S
U07975 ,TRBV4-2*01	GAA	ACG	GGA	GTT	ACG	CAG	ACA	CCA	AGA	CAC	CTG	GTC	ATG	GGA	ATG	ACA	AAT	AAG	AAG	TCT
U07976 ,TRBV4-2*01	---	---	---	---	---	---	---	---	---	---	---	---	---	---	---	---	---	---	---	---
U07978 ,TRBV4-2*01	---	---	---	---	---	---	---	---	---	---	---	---	---	---	---	---	---	---	---	---
(1)L36092, U66059, TRBV4-2*01	---	---	---	---	---	---	---	---	---	---	---	---	---	---	---	---	---	---	---	---
L36190 ,TRBV4-2*01	---	---	---	---	---	---	---	---	---	---	---	---	---	---	---	---	---	---	---	---
AF009660, TRBV4-2*01	---	---	---	---	---	---	---	---	---	---	---	---	---	---	---	---	---	---	---	---
X58811 ,TRBV4-2*02	---	---	---	---	---	---	---	---	---	---	---	---	---	---	---	---	---	---	---	---

CDR1-IMGT

	21	22	23	24	25	26	27	28	29	30	31	32	33	34	35	36	37	38	39	40
	L	K	C	E	Q	H	L	G	H	N	A								M	Y
U07975 ,TRBV4-2*01	TTG	AAA	TGT	GAA	CAA	CAT	CTG	GGG	CAT	AAC	GCT	...	...	...	...	...	...	...	ATG	TAT
U07976 ,TRBV4-2*01	---	---	---	---	---	---	---	---	---	---	---	...	...	...	...	...	...	...	---	---
U07978 ,TRBV4-2*01	---	---	---	---	---	---	---	---	---	---	---	...	...	...	...	...	...	...	---	---
(1)L36092, U66059, TRBV4-2*01	---	---	---	---	---	---	---	---	---	---	---	...	...	...	...	...	...	...	---	---
L36190 ,TRBV4-2*01	---	---	---	---	---	---	---	---	---	---	---	...	...	...	...	...	...	...	---	---
AF009660, TRBV4-2*01	---	---	---	---	---	---	---	---	---	---	---	...	...	...	...	...	...	...	---	---
X58811 ,TRBV4-2*02	---	---	---	---	---	---	---	---	---	---	---	...	...	...	...	...	...	...	---	---

CDR2-

	41	42	43	44	45	46	47	48	49	50	51	52	53	54	55	56	57	58	59	60
	W	Y	K	Q	S	A	K	K	P	L	E	L	M	F	V	Y	N	F	K	E
U07975 ,TRBV4-2*01	TGG	TAC	AAG	CAA	AGT	GCT	AAG	AAG	CCA	CTG	GAG	CTC	ATG	TTT	GTC	TAC	AAC	TTT	AAA	GAA
U07976 ,TRBV4-2*01	---	---	---	---	---	---	---	---	---	---	---	---	---	---	---	---	---	---	---	---
U07978 ,TRBV4-2*01	---	---	---	---	---	---	---	---	---	---	---	---	---	---	---	---	---	---	---	---
(1)L36092, U66059, TRBV4-2*01	---	---	---	---	---	---	---	---	---	---	---	---	---	---	---	---	---	---	---	---
L36190 ,TRBV4-2*01	---	---	---	---	---	---	---	---	---	---	---	---	---	---	---	---	---	---	---	---
AF009660, TRBV4-2*01	---	---	---	---	---	---	---	---	---	---	---	---	---	---	---	---	---	---	---	---
X58811 ,TRBV4-2*02	---	---	---	---	---	---	---	---	---	---	---	---	---	---	---	---	---	---	---	---

IMGT

	61	62	63	64	65	66	67	68	69	70	71	72	73	74	75	76	77	78	79	80
	Q					T	E	N	N	S	V	P		S	R	F	S	P	E	C
U07975 , TRBV4-2*01	CAG	...	...	...	...	ACT	GAA	AAC	AAC	AGT	GTG	CCA	...	AGT	CGC	TTC	TCA	CCT	GAA	TGC
U07976 , TRBV4-2*01	---	...	...	...	...	---	---	---	---	---	---	---	...	---	---	---	---	---	---	---
U07978 , TRBV4-2*01	---	...	...	...	...	---	---	---	---	---	---	---	...	---	---	---	---	---	---	---
(1)L36092, U66059, TRBV4-2*01	---	...	...	...	...	---	---	---	---	---	---	---	...	---	---	---	---	---	---	---
L36190 , TRBV4-2*01	---	...	...	...	...	---	---	---	---	---	---	---	...	---	---	---	---	---	---	---
AF009660, TRBV4-2*01	---	...	...	...	...	---	---	---	---	---	---	---	...	---	---	---	---	---	---	---
X58811 , TRBV4-2*02	---	...	...	...	...	---	---	---	---	---	---	---	...	---	---	---	---	---	---	---

	81	82	83	84	85	86	87	88	89	90	91	92	93	94	95	96	97	98	99	100
	P		N	S	S	H	L	F	L	H	L	H	T	L	Q	P	E	D	S	A
U07975 , TRBV4-2*01	CCC	...	AAC	AGC	TCT	CAC	TTA	TTC	CTT	CAC	CTA	CAC	ACC	CTG	CAG	CCA	GAA	GAC	TCG	GCC
U07976 , TRBV4-2*01	---	...	---	---	---	---	---	---	---	---	---	---	---	---	---	---	---	---	---	---
U07978 , TRBV4-2*01	---	...	---	---	---	---	---	---	---	---	---	---	---	---	---	---	---	---	---	---
(1)L36092, U66059, TRBV4-2*01	---	...	---	---	---	---	---	---	---	---	---	---	---	---	---	---	---	---	---	---
L36190 , TRBV4-2*01	---	...	---	---	---	---	---	---	---	---	---	---	---	---	---	---	---	---	---	---
AF009660, TRBV4-2*01	---	...	---	---	---	---	---	---	---	---	---	---	---	---	---	---	---	---	---	---
								C												
X58811 , TRBV4-2*02	---	...	---	---	---	---	---	-G-	---	---	---	---	---	---	---	---	---	---	---	---

CDR3-IMGT

	101	102	103	104	105	106	107	108	109	
	L	Y	L	C	A	S	S	Q		
U07975 , TRBV4-2*01	CTG	TAT	CTC	TGT	GCC	AGC	AGC	CAA	GA	
U07976 , TRBV4-2*01	---	---	---	---	---	---	---	---	--	
U07978 , TRBV4-2*01	---	---	---	---	---	---	---	---	--	
(1)L36092, U66059, TRBV4-2*01	---	---	---	---	---	---	---	---	--	
L36190 , TRBV4-2*01	---	---	---	---	---	---	---	---	--	
AF009660, TRBV4-2*01	---	---	---	---	---	---	---	---	--	
							T			
X58811 , TRBV4-2*02	---	---	---	---	---	---	-C-			#c

#c：重排 cDNA

5. 构架和互补决定区

FR1-IMGT：26

FR2-IMGT：17

FR3-IMGT：37（-2 aa：73，82）

CDR1-IMGT：5

CDR2-IMGT：6

CDR3-IMGT：4

6. 人类 TRBV4-2*01 图示

编号：IMGT U07975

EMBL/GenBank/DDBJ：U07975

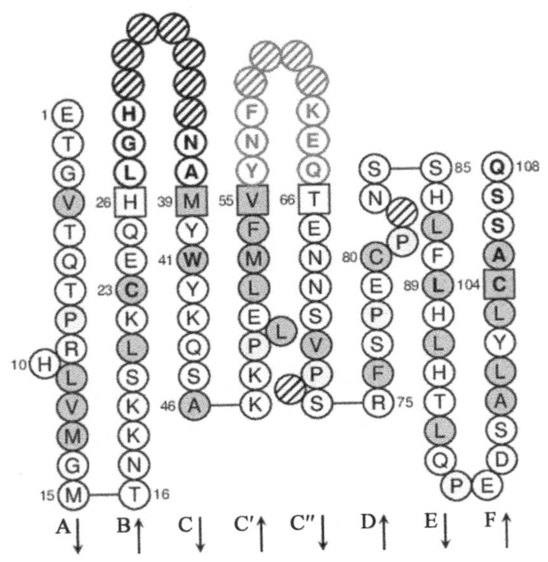

7. 基因组数据库编号

GDB：9954075　　　　LocusLink：28616

五、TRBV4-3

1. 命名法

TRBV4-3：T 细胞受体 β 可变区基因 4-3。

2. 定义和功能

TRBV4-3 是 TRBV4 亚组的 2～3 个功能基因之一，其呈现或不呈现取决于插入或缺失所致的多态性。TRBV4-3 属于 TRBV4 亚组；TRGV4 亚组 TRB 基因座含有两个或三个（取决于各单倍型）已定位基因。

3. 基因位置

TRBV4-3 在其单倍型中位于 7 号染色体 7q34 带上的 TRB 基因座中。

4. 人类 TRBV4-3 的核苷酸和氨基酸序列

	1	2	3	4	5	6	7	8	9	10	11	12	13	14	15	16	17	18	19	20
	E	T	G	V	T	Q	T	P	R	H	L	V	M	G	M	T	N	K	K	S
U07978 , TRBV4-3*01	GAA	ACG	GGA	GTT	ACG	CAG	ACA	CCA	AGA	CAC	CTG	GTC	ATG	GGA	ATG	ACA	AAT	AAG	AAG	TCT
(1) L36092, U66059, TRBV4-3*01	---	---	---	---	---	---	---	---	---	---	---	---	---	---	---	---	---	---	---	---
X58812 , TRBV4-3*02	---	---	---	---	---	---	---	---	---	---	---	---	---	---	---	---	---	---	---	---
L06888 , TRBV4-3*03	---	---	---	---	---	---	---	---	---	---	---	---	---	---	---	---	---	---	---	---
X57616 , TRBV4-3*04																		---	---	---

	21	22	23	24	25	26	27	28	29	30	31	32	33	34	35	36	37	38	39	40
							CDR1-IMGT													
	L	K	C	E	Q	H	L	G	H	N	A								M	Y
U07978 , TRBV4-3*01	TTG	AAA	TGT	GAA	CAA	CAT	CTG	GGT	CAT	AAC	GCT	...	...	...	...	...	...	...	ATG	TAT
(1) L36092, U66059, TRBV4-3*01	---	---	---	---	---	---	---	---	---	---	---	...	...	...	...	...	...	...	---	---
X58812 , TRBV4-3*02	---	---	---	---	---	---	---	---	---	---	---	...	...	...	...	...	...	...	---	---
L06888 , TRBV4-3*03	---	---	---	---	---	---	---	---	---	---	---	...	...	...	...	...	...	...	---	---
X57616 , TRBV4-3*04	---	---	---	---	---	---	---	--G	---	---	---	...	...	...	...	...	...	...	---	---

	41	42	43	44	45	46	47	48	49	50	51	52	53	54	55	56	57	58	59	60
																				CDR2-
	W	Y	K	Q	S	A	K	K	P	L	E	L	M	F	V	Y	S	L	E	E
U07978 , TRBV4-3*01	TGG	TAC	AAG	CAA	AGT	GCT	AAG	AAG	CCA	CTG	GAG	CTC	ATG	TTT	GTC	TAC	AGT	CTT	GAA	GAA
(1) L36092, U66059, TRBV4-3*01	---	---	---	---	---	---	---	---	---	---	---	---	---	---	---	---	---	---	---	---
X58812 , TRBV4-3*02	---	---	---	---	---	---	---	---	---	---	---	---	---	---	---	---	---	---	---	---
L06888 , TRBV4-3*03	---	---	---	---	---	---	---	---	---	---	---	---	---	---	---	---	---	---	---	---
X57616 , TRBV4-3*04	---	---	---	---	---	---	---	---	---	---	---	---	---	---	---	---	---	---	---	---

	61	62	63	64	65	66	67	68	69	70	71	72	73	74	75	76	77	78	79	80
	IMGT																			
	R					V	E	N	N	S	V	P		S	R	F	S	P	E	C
U07978 , TRBV4-3*01	CGG	...	...	...	...	GTT	GAA	AAC	AAC	AGT	GTG	CCA	...	AGT	CGC	TTC	TCA	CCT	GAA	TGC
(1) L36092, U66059, TRBV4-3*01	---	...	...	...	...	---	---	---	---	---	---	---	...	---	---	---	---	---	---	---
X58812 , TRBV4-3*02	---	...	...	...	...	---	---	---	---	---	---	---	...	---	---	---	---	---	---	---
L06888 , TRBV4-3*03	--T	...	...	...	...	---	---	---	---	---	---	---	...	---	---	---	---	---	---	---
X57616 , TRBV4-3*04	---	...	...	...	...	---	---	---	---	---	---	---	...	---	---	---	---	---	---	---

	81	82	83	84	85	86	87	88	89	90	91	92	93	94	95	96	97	98	99	100
	P		N	S	S	H	L	F	L	H	L	H	T	L	Q	P	E	D	S	A
U07978 , TRBV4-3*01	CCC	...	AAC	AGC	TCT	CAC	TTA	TTC	CTT	CAC	CTA	CAC	ACC	CTG	CAG	CCA	GAA	GAC	TCG	GCC
(1) L36092, U66059, TRBV4-3*01	---	...	---	---	---	---	---	---	---	---	---	---	---	---	---	---	---	---	---	---
								S												
X58812 , TRBV4-3*02	---	...	---	---	---	---	---	-C-	---	---	---	---	---	---	---	---	---	---	---	---
L06888 , TRBV4-3*03	---	...	---	---	---	---	---	---	---	---	---	---	---	---	---	---	---	---	---	---
X57616 , TRBV4-3*04	---	...	---	---	---	---	---	---	---	---	---	---	---	---	---	---	---	---	---	---

	101	102	103	104	105	106	107	108	109
					CDR3-IMGT				
	L	Y	L	C	A	S	S	Q	
U07978 , TRBV4-3*01	CTG	TAT	CTC	TGC	GCC	AGC	AGC	CAA	GA
(1) L36092, U66059, TRBV4-3*01	---	---	---	---	---	---	---	---	--

```
X58812 , TRBV4-3*02          --- --- --- --- --- --- ---          #c
L06888 , TRBV4-3*03          --- --- --- --- --- --- ---          #c
X57616 , TRBV4-3*04          --- --- --- --- --- --- ---          #c
```

#c：重排 cDNA

5. 构架和互补决定区

FR1-IMGT：26　　CDR1-IMGT：5

FR2-IMGT：17　　CDR2-IMGT：6

FR3-IMGT：37（-2 aa：73，82）　　CDR3-IMGT：4

6. 人类 TRBV4-3*01 图示

编号：IMGT U07978　　EMBL/GenBank/DDBJ：U07978

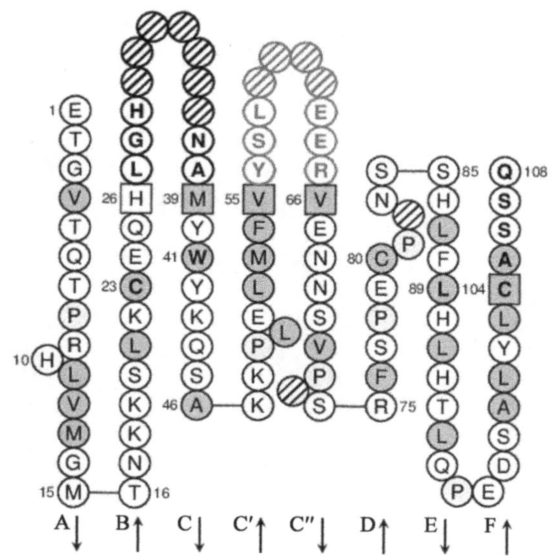

7. 基因组数据库编号

GDB：9954077　　LocusLink：28615

六、TRBV5-1

1. 命名法

TRBV5-1：T 细胞受体 β 可变区基因 5-1。

2. 定义和功能

TRBV5-1 是 TRBV5 亚组的 5 个功能基因之一；TRBV5 亚组由 TRB 基因座的 8 个已定位基因组成。

3. 基因位置

TRBV5-1 位于 7 号染色体 7q34 带上的 TRB 基因座内。

4. 人类 TRBV5-1 的核苷酸和氨基酸序列

```
                                  1   2   3   4   5   6   7   8   9   10  11  12  13  14  15  16  17  18  19  20
                                  K   A   G   V   T   Q   T   P   R   Y   L   I   K   T   R   G   Q   Q   V   T
(1)L36092, U66059, TRBV5-1*01     AAG GCT GGA GTC ACT CAA ACT CCA AGA TAT CTG ATC AAA ACG AGA GGA CAG CAA GTG ACA
                                   R                                      H
   M14271    , TRBV5-1*02         -G- --- --G --- --- --- --- --- --- C-- --- --- --- --- --- --- --- --- --- ---

                                                          ______________CDR1-IMGT____________________
                                  21  22  23  24  25  26  27  28  29  30  31  32  33  34  35  36  37  38  39  40
                                  L   S   C   S   P   I   S   G   H   R   S                               V   S
(1)L36092, U66059, TRBV5-1*01     CTG AGC TGC TCC CCT ATC TCT GGG CAT AGG AGT ... ... ... ... ... ... ... GTA TCC
                                       G
   M14271    , TRBV5-1*02         --- G-- --- --- --- --- --- --- --- --- --- ... ... ... ... ... ... ... --- ---

                                                                                          _______________CDR2-
                                  41  42  43  44  45  46  47  48  49  50  51  52  53  54  55  56  57  58  59  60
                                  W   Y   Q   Q   T   P   G   Q   G   L   Q   F   L   F   E   Y   F   S   E   T
(1)L36092, U66059, TRBV5-1*01     TGG TAC CAA CAG ACC CCA GGA CAG GGC CTT CAG TTC CTC TTT GAA TAC TTC AGT GAG ACA
                                                      L
   M14271    , TRBV5-1*02         --- --- --- --- --- -T- --- --- --- --- --- --- --- --- --- --- --- --- --- ---

                                  IMGT_______________
                                  61  62  63  64  65  66  67  68  69  70  71  72  73  74  75  76  77  78  79  80
                                  Q                   R   N   K   G   N   F   P       G   R   F   S   G   R   Q
(1)L36092, U66059, TRBV5-1*01     CAG ... ... ... ... AGA AAC AAA GGA AAC TTC CCT ... GGT CGA TTC TCA GGG CGC CAG
                                                                              L
   M14271    , TRBV5-1*02         --- ... ... ... ... --- --- --- --- --- --- -T- ... --- --- --- --- --- --- ---

                                  81  82  83  84  85  86  87  88  89  90  91  92  93  94  95  96  97  98  99  100
                                  F       S   N   S   R   S   E   M   N   V   S   T   L   E   L   G   D   S   A
(1)L36092, U66059, TRBV5-1*01     TTC ... TCT AAC TCT CGC TCT GAG ATG AAT GTG AGC ACC TTG GAG CTG GGG GAC TCG GCC
   M14271    , TRBV5-1*02         --- ... --- --- --- --- --- --- --- --- --- --- --- --- --- --- --- --- --- ---

                                                  _____CDR3-IMGT_____
                                  101 102 103 104 105 106 107 108 109
                                  L   Y   L   C   A   S   S   L
(1)L36092, U66059, TRBV5-1*01     CTT TAT CTT TGC GCC AGC AGC TTG G
   M14271    , TRBV5-1*02         --- --- --- --- --- ---             #c
```

#c：重排 cDNA

5. 构架和互补决定区

FR1-IMGT：26 CDR1-IMGT：5
FR2-IMGT：17 CDR2-IMGT：6
FR3-IMGT：37（-2 aa：73，82） CDR3-IMGT：4

6. 人类 TRBV5-1*01 图示

编号：IMGT L36092 EMB1/GenBank/DDBJ：L36092

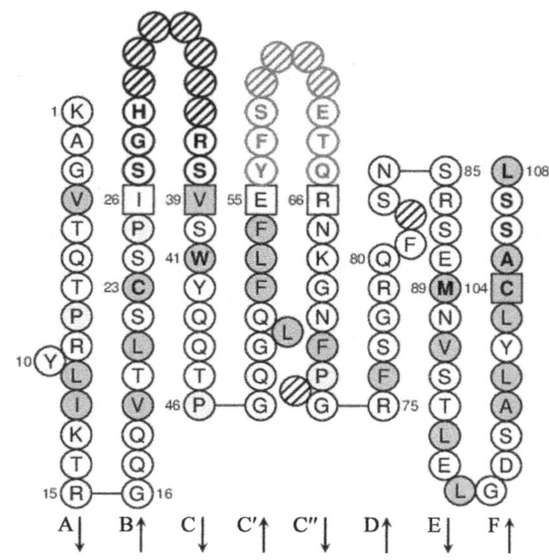

7. 基因组数据库编号

GDB：9954079 LocusLink：28614

七、TRBV5-3

1. 命名法

TRBV5-3：T 细胞受体 β 可变区基因 5-3。

2. 定义和功能

TRBV5-3 是由罕见 DONOR-SPLICE 所致的可读框：nat 代替 ngt。TRBV5-3 属于 TRBV5 亚组；TRBV5 亚组 TRB 基因座含有 8 个已定位基因，其中 5 个为功能基因。

3. 基因位置

TRBV5-3 位于 7 号染色体 7q34 带上的 TRB 基因座内。

4. 人类 TRBV5-3 的核苷酸和氨基酸序列

	1	2	3	4	5	6	7	8	9	10	11	12	13	14	15	16	17	18	19	20
	E	A	G	V	T	Q	S	P	T	H	L	I	K	T	R	G	Q	Q	V	T
X61439 , TRBV5-3*01	GAG	GCT	GGA	GTC	ACC	CAA	AGT	CCC	ACA	CAC	CTG	ATC	AAA	ACG	AGA	GGA	CAG	CAA	GTG	ACT
(1)L36092, U66059, TRBV5-3*01	---	---	---	---	---	---	---	---	---	---	---	---	---	---	---	---	---	---	---	---
AF009660, TRBV5-3*02	---	---	---	---	---	---	---	---	---	---	---	---	---	---	---	---	---	---	---	---

							CDR1-IMGT													
	21	22	23	24	25	26	27	28	29	30	31	32	33	34	35	36	37	38	39	40
	L	R	C	S	P	I	S	G	H	S	S								V	S
X61439 , TRBV5-3*01	CTG	AGA	TGC	TCT	CCT	ATC	TCT	GGG	CAC	AGC	AGT	...	...	...	...	...	...	...	GTG	TCC
(1)L36092, U66059, TRBV5-3*01	---	---	---	---	---	---	---	---	---	---	---	...	...	...	...	...	...	...	---	---
AF009660, TRBV5-3*02	---	---	---	---	---	---	---	---	---	---	---	...	...	...	...	...	...	...	---	---

																CDR2-				
	41	42	43	44	45	46	47	48	49	50	51	52	53	54	55	56	57	58	59	60
	W	Y	Q	Q	A	P	G	Q	G	P	Q	F	I	F	E	Y	A	N	E	L
X61439 , TRBV5-3*01	TGG	TAC	CAA	CAG	GCC	CCG	GGT	CAG	GGG	CCC	CAG	TTT	ATC	TTT	GAA	TAT	GCT	AAT	GAG	TTA
(1)L36092, U66059, TRBV5-3*01	---	---	---	---	---	---	---	---	---	---	---	---	---	---	---	---	---	---	---	---
AF009660, TRBV5-3*02	---	---	---	---	---	---	---	---	---	---	---	---	---	---	---	---	---	---	---	---

	IMGT																			
	61	62	63	64	65	66	67	68	69	70	71	72	73	74	75	76	77	78	79	80
	R					R	S	E	G	N	F	P		N	R	F	S	G	R	Q
X61439 , TRBV5-3*01	AGG	...	...	...	...	AGA	TCA	GAA	GGA	AAC	TTC	CCT	...	AAT	CGA	TTC	TCA	GGG	CGC	CAG
(1)L36092, U66059, TRBV5-3*01	---	...	...	...	...	---	---	---	---	---	---	---	...	---	---	---	---	---	---	---
AF009660, TRBV5-3*02	---	...	...	...	...	---	---	---	---	---	---	---	...	---	---	---	---	---	---	---

	81	82	83	84	85	86	87	88	89	90	91	92	93	94	95	96	97	98	99	100
	F		H	D	C	C	S	E	M	N	V	S	A	L	E	L	G	D	S	A
X61439 , TRBV5-3*01	TTC	...	CAT	GAC	TGT	TGC	TCT	GAG	ATG	AAT	GTG	AGT	GCC	TTG	GAG	CTG	GGG	GAC	TCG	GCC
(1)L36092, U66059, TRBV5-3*01	---	...	---	---	---	---	---	---	---	---	---	---	---	---	---	---	---	---	---	---
AF009660, TRBV5-3*02	---	...	---	---	-A-	---	---	---	---	---	---	---	---	---	---	---	---	---	---	---

					CDR3-IMGT				
	101	102	103	104	105	106	107	108	109
	L	Y	L	C	A	R	S	L	
X61439 , TRBV5-3*01	CTG	TAT	CTC	TGT	GCC	AGA	AGC	TTG	G
(1)L36092, U66059, TRBV5-3*01	---	---	---	---	---	---	---	---	-
AF009660, TRBV5-3*02	---	---	---	---	---	---	---	---	-

5. 构架和互补决定区

FR1-IMGT：26　　CDR1-IMGT：5

FR2-IMGT：17　　CDR2-IMGT：6

FR3-IMGT：37（-2 aa：73，82）　　CDR3-IMGT：4

6. 人类 TRBV5-3*01 图示

编号：IMGT X61439　　EMBL/GenBank/DDBJ：X61439

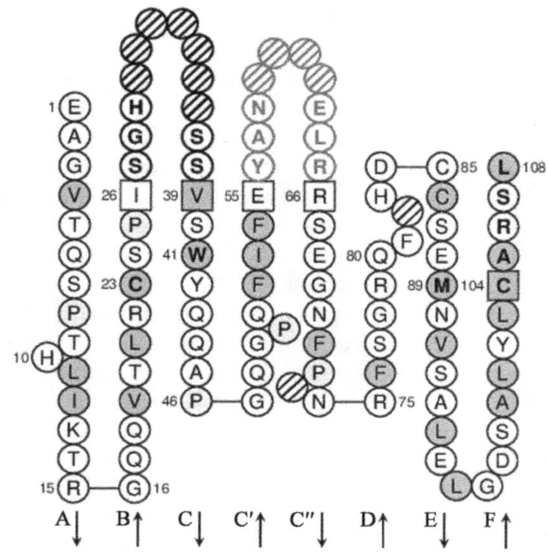

7. 基因组数据库编号

GDB：9954083　　LocusLink：28612

八、TRBV5-4

1. 命名法

TRBV5-4：T 细胞受体 β 可变区基因 5-4。

2. 定义和功能

TRBV5-4 是 TRBV5 亚组的 5 个功能基因之一；TRBV5 亚组由 TRB 基因座的 8 个已定位基因组成。

3. 基因位置

TRBV5-4 位于 7 号染色体 7q34 带上的 TRB 基因座内。

4. 人类 TRBV5-4 的核苷酸和氨基酸序列

```
                                     1   2   3   4   5   6   7   8   9  10  11  12  13  14  15  16  17  18  19  20
                                     E   T   G   V   T   Q   S   P   T   H   L   I   K   T   R   G   Q   Q   V   T
(1)L36092, U66060, TRBV5-4*01       GAG ACT GGA GTC ACC CAA AGT CCC ACA CAC CTG ATC AAA ACG AGA GGA CAG CAA GTG ACT
   AF009663, TRBV5-4*01             --- --- --- --- --- --- --- --- --- --- --- --- --- --- --- --- --- --- --- ---
   AF009662, TRBV5-4*01             --- --- --- --- --- --- --- --- --- --- --- --- --- --- --- --- --- --- --- ---
   X57615   , TRBV5-4*02            --- --- --- --- --- --- --- --- --- --- --- --- --- --- --- --- --- --- --- ---
   S50547   , TRBV5-4*03            --- --- --- --- --- --- --- --- --- --- --- --- --- --- --- --- --- --- --- ---
   X58804   , TRBV5-4*04                                                                            --- --- --- --A
```

```
                                                             ______________CDR1-IMGT______________
                                    21  22  23  24  25  26  27  28  29  30  31  32  33  34  35  36  37  38  39  40
                                     L   R   C   S   S   Q   S   G   H   N   T                               V   S
(1)L36092, U66060, TRBV5-4*01       CTG AGA TGC TCT TCT CAG TCT GGG CAC AAC ACT ... ... ... ... ... ... ... GTG TCC
   AF009663, TRBV5-4*01             --- --- --- --- --- --- --- --- --- --- --- ... ... ... ... ... ... ... --- ---
   AF009662, TRBV5-4*01             --- --- --- --- --- --- --- --- --- --- --- ... ... ... ... ... ... ... --- ---
   X57615   , TRBV5-4*02            --- --- --- --- --- --- --- --- --- --- --- ... ... ... ... ... ... ... --- ---
   S50547   , TRBV5-4*03            --- --- --- --- --- --- --- --- --- --- --- ... ... ... ... ... ... ... --- ---
   X58804   , TRBV5-4*04                                                    --- ... ... ... ... ... ... ... --- ---
```

```
                                                                                             __________CDR2-
                                    41  42  43  44  45  46  47  48  49  50  51  52  53  54  55  56  57  58  59  60
                                     W   Y   Q   Q   A   L   G   Q   G   P   Q   F   I   F   Q   Y   Y   R   E   E
(1)L36092, U66060, TRBV5-4*01       TGG TAC CAA CAG GCC CTG GGT CAG GGG CCC CAG TTT ATC TTT CAG TAT TAT AGG GAG GAA
   AF009663, TRBV5-4*01             --- --- --- --- --- --- --- --- --- --- --- --- --- --- --- --- --- --- --- ---
   AF009662, TRBV5-4*01             --- --- --- --- --- --- --- --- --- --- --- --- --- --- --- --- --- --- --- ---
   X57615   , TRBV5-4*02            --- --- --- --- --- --- --- --- --- --- --- --- --- --- --- --- --- --- --- ---
   S50547   , TRBV5-4*03            --- --- --- --- --- --- --- --- --- --- --- --- --- --- --- --- --- --- --- ---
   X58804   , TRBV5-4*04            --- --- --- --- --- --- --- --- --- --- --- --- --- --- --- --- --- --- --- ---
```

```
                                    IMGT______________
                                    61  62  63  64  65  66  67  68  69  70  71  72  73  74  75  76  77  78  79  80
                                     E                   N   G   R   G   N   F   P       P   R   F   S   G   L   Q
(1)L36092, U66060, TRBV5-4*01       GAG ... ... ... ... AAT GGC AGA GGA AAC TTC CCT ... CCT AGA TTC TCA GGT CTC CAG
   AF009663, TRBV5-4*01             --- ... ... ... ... --- --- --- --- --- --- --- ... --- --- --- --- --- --- ---
   AF009662, TRBV5-4*01             --- ... ... ... ... --- --- --- --- --- --- --- ... --- --- --- --- --- --- ---
   X57615   , TRBV5-4*02            --- ... ... ... ... --- --- --- --- --- --- --- ... --- --- --- --- --- --- ---
   S50547   , TRBV5-4*03            --- ... ... ... ... --- --- --- --- --- --- --- ... --- --- --- --- --- --- ---
                                                                             S
   X58804   , TRBV5-4*04            --- ... ... ... ... --- --- --- --- --- -C- --- ... --- --- --- --- --- --- ---
```

	81	82	83	84	85	86	87	88	89	90	91	92	93	94	95	96	97	98	99	100
	F		P	N	Y	S	S	E	L	N	V	N	A	L	E	L	D	D	S	A
(1)L36092, U66060, TRBV5-4*01	TTC	...	CCT	AAT	TAT	AGC	TCT	GAG	CTG	AAT	GTG	AAC	GCC	TTG	GAG	CTG	GAC	GAC	TCG	GCC
AF009663, TRBV5-4*01	---	...	---	---	---	---	---	---	---	---	---	---	---	---	---	---	---	---	---	---
AF009662, TRBV5-4*01	---	...	---	---	---	---	---	---	---	---	---	---	---	---	---	---	---	---	---	---
						N														
X57615 , TRBV5-4*02	---	...	---	---	---	-A-	---	---	---	---	---	---	---	---	---	---	---	---	---	---
S50547 , TRBV5-4*03	---	...	---	---	---	---	---	---	---	---	---	---	---	---	---	---	---	---	---	---
X58804 , TRBV5-4*04	---	...	---	---	---	---	---	---	---	---	---	---	---	---	---	---	---	---	---	---

					CDR3-IMGT					
	101	102	103	104	105	106	107	108	109	
	L	Y	L	C	A	S	S	L		
(1)L36092, U66060, TRBV5-4*01	CTG	TAT	CTC	TGT	GCC	AGC	AGC	TTG	G	
AF009663, TRBV5-4*01	---	---	---	---	---	---	---	---	-	
AF009662, TRBV5-4*01	---	---	---	---	---	---	---	---	-	
X57615 , TRBV5-4*02	---	---	---	---	---	---	---			#c
S50547 , TRBV5-4*03	---	---	---	---	---	---	---			#
X58804 , TRBV5-4*04	---	---	---	---	---	---	---			#c

#：重排

#c：重排 cDNA

5. 构架和互补决定区

FR1-IMGT：26　　CDR1-IMGT：5

FR2-IMGT：17　　CDR2-IMGT：6

FR3-IMGT：37（-2 aa：73，82）　　CDR3-IMGT：4

6. 人类 TRBV5-4*01 图示

编号：IMGT L36092　　EMBL/GenBank/DDBJ：L36092

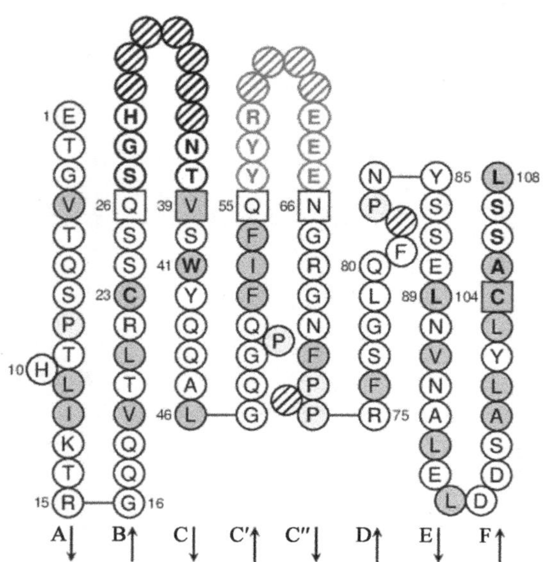

7. 基因组数据库编号

GDB：9954085　　　　　　　　LocusLink：28611

九、TRBV5-5

1. 命名法

TRBV5-5：T 细胞受体 β 可变区基因 5-5。

2. 定义和功能

TRBV5-5 是 TRBV5 亚组的 5 个功能基因之一；TRBV5 亚组由 TRB 基因座的 8 个已定位基因组成。

3. 基因位置

TRBV5-5 位于 7 号染色体 7q34 带上的 TRB 基因座内。

4. 人类 TRBV5-5 的核苷酸和氨基酸序列

	1	2	3	4	5	6	7	8	9	10	11	12	13	14	15	16	17	18	19	20
	D	A	G	V	T	Q	S	P	T	H	L	I	K	T	R	G	Q	Q	V	T
(1)L36092, U66060, TRBV5-5*01	GAC	GCT	GGA	GTC	ACC	CAA	AGT	CCC	ACA	CAC	CTG	ATC	AAA	ACG	AGA	GGA	CAG	CAA	GTG	ACT
AF009663, TRBV5-5*01	---	---	---	---	---	---	---	---	---	---	---	---	---	---	---	---	---	---	---	---
																		H		
X57611 , TRBV5-5*02	---	---	---	---	---	---	---	---	---	---	---	---	---	---	---	---	---	--C	---	---
X58801 , TRBV5-5*03	---	---	---	---	---	---	---	---	---	---	---	---	---	---	---	---	---	---	---	---

	21	22	23	24	25	26	27	28	29	30	31	32	33	34	35	36	37	38	39	40
							CDR1-IMGT													
	L	R	C	S	P	I	S	G	H	K	S								V	S
(1)L36092, U66060, TRBV5-5*01	CTG	AGA	TGC	TCT	CCT	ATC	TCT	GGG	CAC	AAG	AGT	...	...	...	...	...	...	...	GTG	TCC
AF009663, TRBV5-5*01	---	---	---	---	---	---	---	---	---	---	---	...	...	...	...	...	...	...	---	---
X57611 , TRBV5-5*02	---	---	---	---	---	---	---	---	---	---	---	...	...	...	...	...	...	...	---	---
								E												
X58801 , TRBV5-5*03	---	---	---	---	---	---	---	-A-	---	---	---	...	...	...	...	...	...	...	---	---

	41	42	43	44	45	46	47	48	49	50	51	52	53	54	55	56	57	58	59	60
																				CDR2-
	W	Y	Q	Q	V	L	G	Q	G	P	Q	F	I	F	Q	Y	Y	E	K	E
(1)L36092, U66060, TRBV5-5*01	TGG	TAC	CAA	CAG	GTC	CTG	GGT	CAG	GGG	CCC	CAG	TTT	ATC	TTT	CAG	TAT	TAT	GAG	AAA	GAA
AF009663, TRBV5-5*01	---	---	---	---	---	---	---	---	---	---	---	---	---	---	---	---	---	---	---	---
X57611 , TRBV5-5*02	---	---	---	---	---	---	---	---	---	---	---	---	---	---	---	---	---	---	---	---
X58801 , TRBV5-5*03	---	---	---	---	---	---	---	---	---	---	---	---	---	---	---	---	---	---	---	---

	61	62	63	64	65	66	67	68	69	70	71	72	73	74	75	76	77	78	79	80
	IMGT																			
	E					R	G	R	G	N	F	P		D	R	F	S	A	R	Q
(1)L36092, U66060, TRBV5-5*01	GAG	...	...	...	...	AGA	GGA	AGA	GGA	AAC	TTC	CCT	...	GAT	CGA	TTC	TCA	GCT	CGC	CAG

AF009663, TRBV5-5*01	---	...	...	...	...	---	---	---	---	---	---	---	...	---	---	---	---	---	---	---
X57611 , TRBV5-5*02	---	...	...	...	...	---	---	---	---	---	---	---	...	---	---	---	---	---	---	---
X58801 , TRBV5-5*03	---	...	...	...	...	---	---	---	---	---	---	---	...	---	---	---	---	---	---	---

	81	82	83	84	85	86	87	88	89	90	91	92	93	94	95	96	97	98	99	100
	F		P	N	Y	S	S	E	L	N	V	N	A	L	L	L	G	D	S	A
(1) L36092, U66060, TRBV5-5*01	TTC	...	CCT	AAC	TAT	AGC	TCT	GAG	CTG	AAT	GTG	AAC	GCC	TTG	TTG	CTG	GGG	GAC	TCG	GCC
AF009663, TRBV5-5*01	---	...	---	---	---	---	---	---	---	---	---	---	---	---	---	---	---	---	---	---
X57611 , TRBV5-5*02	---	...	---	---	---	---	---	---	---	---	---	---	---	---	---	---	---	---	---	---
X58801 , TRBV5-5*03	---	...	---	---	---	---	---	---	---	---	---	---	---	---	---	---	---	---	---	---

					CDR3-IMGT					
	101	102	103	104	105	106	107	108	109	
	L	Y	L	C	A	S	S	L		
(1) L36092, U66060, TRBV5-5*01	CTG	TAT	CTC	TGT	GCC	AGC	AGC	TTG	G	
AF009663, TRBV5-5*01	---	---	---	---	---	---	---	---	-	
X57611 , TRBV5-5*02	---	---	---	---	---	---	---			#c
X58801 , TRBV5-5*03	---	---	---	---	---	---	---			#c

#c：重排 cDNA

5. 构架和互补决定区

FR1-IMGT：26　　CDR1-IMGT：5

FR2-IMGT：17　　CDR2-IMGT：6

FR3-IMGT：37（-2 aa：73，82）　　CDR3-IMGT：4

6. 人类 TRBV5-5*01 图示

编号：IMGT L36092　　EMB1/GenBank/DDBJ：L36092

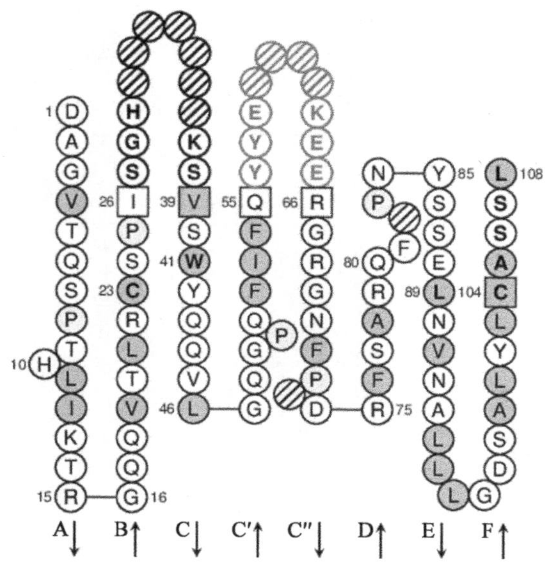

7. 基因组数据库编号

GDB：9954087　　　　　　　　LocusLink：28610

十、TRBV5-6

1. 命名法

TRBV5-6：T 细胞受体 β 可变区基因 5-6。

2. 定义和功能

TRBV5-6 是 TRBV5 亚组的 5 个功能基因之一；TRBV5 亚组由 TRB 基因座的 8 个已定位基因组成。

3. 基因位置

TRBV5-6 位于 7 号染色体 7q34 带上的 TRB 基因座内。

4. 人类 TRBV5-6 的核苷酸和氨基酸序列

	1	2	3	4	5	6	7	8	9	10	11	12	13	14	15	16	17	18	19	20
	D	A	G	V	T	Q	S	P	T	H	L	I	K	T	R	G	Q	Q	V	T
(1) L36092, U66060, TRBV5-6*01	GAC	GCT	GGA	GTC	ACC	CAA	AGT	CCC	ACA	CAC	CTG	ATC	AAA	ACG	AGA	GGA	CAG	CAA	GTG	ACT
AF009663, TRBV5-6*01	---	---	---	---	---	---	---	---	---	---	---	---	---	---	---	---	---	---	---	---

	21	22	23	24	25	26	27	28	29	30	31	32	33	34	35	36	37	38	39	40
							CDR1-IMGT													
	L	R	C	S	P	K	S	G	H	D	T								V	S
(1) L36092, U66060, TRBV5-6*01	CTG	AGA	TGC	TCT	CCT	AAG	TCT	GGG	CAT	GAC	ACT	...	...	...	...	...	...	...	GTG	TCC
AF009663, TRBV5-6*01	---	---	---	---	---	---	---	---	---	---	---	...	...	...	...	...	...	...	---	---

	41	42	43	44	45	46	47	48	49	50	51	52	53	54	55	56	57	58	59	60
																CDR2-				
	W	Y	Q	Q	A	L	G	Q	G	P	Q	F	I	F	Q	Y	Y	E	E	E
(1) L36092, U66060, TRBV5-6*01	TGG	TAC	CAA	CAG	GCC	CTG	GGT	CAG	GGG	CCC	CAG	TTT	ATC	TTT	CAG	TAT	TAT	GAG	GAG	GAA
AF009663, TRBV5-6*01	---	---	---	---	---	---	---	---	---	---	---	---	---	---	---	---	---	---	---	---

	61	62	63	64	65	66	67	68	69	70	71	72	73	74	75	76	77	78	79	80
	IMGT																			
	E					R	Q	R	G	N	F	P		D	R	F	S	G	H	Q
(1) L36092, U66060, TRBV5-6*01	GAG	...	...	...	...	AGA	CAG	AGA	GGC	AAC	TTC	CCT	...	GAT	CGA	TTC	TCA	GGT	CAC	CAG
AF009663, TRBV5-6*01	---	...	...	...	...	---	---	---	---	---	---	---	...	---	---	---	---	---	---	---

	81	82	83	84	85	86	87	88	89	90	91	92	93	94	95	96	97	98	99	100
	F		P	N	Y	S	S	E	L	N	V	N	A	L	L	L	G	D	S	A
(1) L36092, U66060, TRBV5-6*01	TTC	...	CCT	AAC	TAT	AGC	TCT	GAG	CTG	AAT	GTG	AAC	GCC	TTG	TTG	CTG	GGG	GAC	TCG	GCC
AF009663, TRBV5-6*01	---	...	---	---	---	---	---	---	---	---	---	---	---	---	---	---	---	---	---	---

```
                                    _____CDR3-IMGT_____
                            101 102 103 104 105 106 107 108 109
                             L   Y   L   C   A   S   S   L
(1)L36092,U66060,TRBV5-6*01 CTC TAT CTC TGT GCC AGC AGC TTG G
   AF009663,TRBV5-6*01      --- --- --- --- --- --- --- --- -
```

5. 构架和互补决定区

FR1-IMGT：26　　CDR1-IMGT：5

FR2-IMGT：17　　CDR2-IMGT：6

FR3-IMGT：37（-2 aa：73，82）　　CDR3-IMGT：4

6. 人类 TRBV5-6*01 图示

编号：IMGT L36092　　EMBL/GenBank/DDBJ：L36092

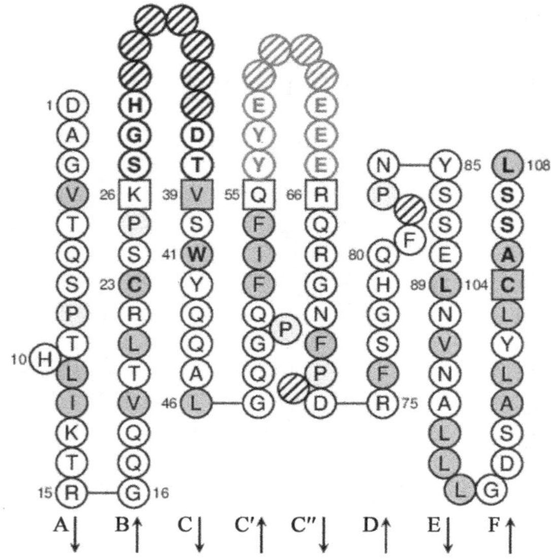

7. 基因组数据库编号

GDB：9954089　　LocusLink：28609

十一、TRBV5-7

1. 命名法

TRBV5-7：T 细胞受体 β 可变区基因 5-7。

2. 定义和功能

TRBV5-7 是由于 V-EXON 的 CONSERVED-TRP（tgg）被丝氨酸（tcg）取代所形成的可读框。TRBV5-7 属于 TRBV5 亚组；TRBV5 亚组 TRB 基因座含有 8 个已定位基因，其中 5 个为功能基因。

3. 基因位置

TRBV5-7 位于 7 号染色体 7q34 带上的 TRB 基因座内。

4. 人类 TRBV5-7 的核苷酸和氨基酸序列

	1	2	3	4	5	6	7	8	9	10	11	12	13	14	15	16	17	18	19	20
	D	A	G	V	T	Q	S	P	T	H	L	I	K	T	R	G	Q	H	V	T
(1) L36092, U66060, TRBV5-7*01	GAC	GCT	GGA	GTC	ACC	CAA	AGT	CCC	ACA	CAC	CTG	ATC	AAA	ACG	AGA	GGA	CAG	CAC	GTG	ACT
AF009663, TRBV5-7*01	---	---	---	---	---	---	---	---	---	---	---	---	---	---	---	---	---	---	---	---
L26226 , TRBV5-7*01	---	---	---	---	---	---	---	---	---	---	---	---	---	---	---	---	---	---	---	---

	21	22	23	24	25	26	27	28	29	30	31	32	33	34	35	36	37	38	39	40
							CDR1-IMGT													
	L	R	C	S	P	I	S	G	H	T	S								V	S
(1) L36092, U66060, TRBV5-7*01	CTG	AGA	TGC	TCT	CCT	ATC	TCT	GGG	CAC	ACC	AGT	...	...	...	...	...	...	...	GTG	TCC
AF009663, TRBV5-7*01	---	---	---	---	---	---	---	---	---	---	---	...	...	...	...	...	...	...	---	---
L26226 , TRBV5-7*01	---	---	---	---	---	---	---	---	---	---	---	...	...	...	...	...	...	...	---	---

	41	42	43	44	45	46	47	48	49	50	51	52	53	54	55	56	57	58	59	60
																				CDR2-
	S	Y	Q	Q	A	L	G	Q	G	P	Q	F	I	F	Q	Y	Y	E	K	E
(1) L36092, U66060, TRBV5-7*01	TCG	TAC	CAA	CAG	GCC	CTG	GGT	CAG	GGG	CCC	CAG	TTT	ATC	TTT	CAG	TAT	TAT	GAG	AAA	GAA
AF009663, TRBV5-7*01	---	---	---	---	---	---	---	---	---	---	---	---	---	---	---	---	---	---	---	---
L26226 , TRBV5-7*01	---	---	---	---	---	---	---	---	---	---	---	---	---	---	---	---	---	---	---	---

	61	62	63	64	65	66	67	68	69	70	71	72	73	74	75	76	77	78	79	80
	IMGT																			
	E					R	G	R	G	N	F	P		D	Q	F	S	G	H	Q
(1) L36092, U66060, TRBV5-7*01	GAG	...	...	...	...	AGA	GGA	AGA	GGA	AAC	TTC	CCT	...	GAT	CAA	TTC	TCA	GGT	CAC	CAG
AF009663, TRBV5-7*01	---	...	...	...	...	---	---	---	---	---	---	---	...	---	---	---	---	---	---	---
L26226 , TRBV5-7*01	---	...	...	...	...	---	---	---	---	---	---	---	...	---	---	---	---	---	---	---

	81	82	83	84	85	86	87	88	89	90	91	92	93	94	95	96	97	98	99	100
	F		P	N	Y	S	S	E	L	N	V	N	A	L	L	L	G	D	S	A
(1) L36092, U66060, TRBV5-7*01	TTC	...	CCT	AAC	TAT	AGC	TCT	GAG	CTG	AAT	GTG	AAC	GCC	TTG	TTG	CTA	GGG	GAC	TCG	GCC
AF009663, TRBV5-7*01	---	...	---	---	---	---	---	---	---	---	---	---	---	---	---	---	---	---	---	---
L26226 , TRBV5-7*01	---	...	---	---	---	---	---	---	---	---	---	---	---	---	---	---	---	---	---	-

	101	102	103	104	105	106	107	108	109	
					CDR3-IMGT					
	L	Y	L	C	A	S	S	L		
(1) L36092, U66060, TRBV5-7*01	CTC	TAT	CTC	TGT	GCC	AGC	AGC	TTG	G	
AF009663, TRBV5-7*01	---	---	---	---	---	---	---	---	-	
L26226 , TRBV5-7*01										。

。：基因组 DNA，但是否为胚系或重排未知

5. 构架和互补决定区

FR1-IMGT：26　　CDR1-IMGT：5

FR2-IMGT：17　　CDR2-IMGT：6

FR3-IMGT：37（-2 aa：73，82）　　CDR3-IMGT：4

6. 人类 TRBV5-7*01 图示

编号：IMGT L36092　　EMBL/GenBank/DDBJ：L36092

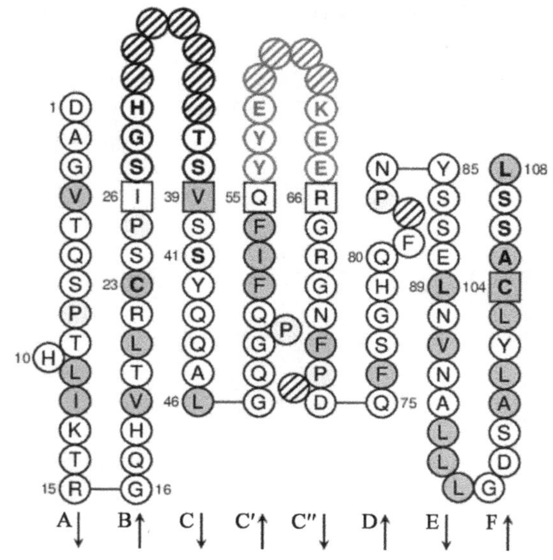

7. 基因组数据库编号

GDB：9954091　　LocusLink：28608

十二、TRBV5-8

1. 命名法

TRBV5-8：T 细胞受体 β 可变区基因 5-8。

2. 定义和功能

TRBV5-8 是 TRBV5 亚组的 5 个功能基因之一；TRBV5 亚组由 TRB 基因座的 8 个已定位基因组成。

3. 基因位置

TRBV5-8 位于 7 号染色体 7q34 带上的 TRB 基因座内。

4. 人类 TRBV5-8 的核苷酸和氨基酸序列

	1	2	3	4	5	6	7	8	9	10	11	12	13	14	15	16	17	18	19	20
	E	A	G	V	T	Q	S	P	T	H	L	I	K	T	R	G	Q	Q	A	T
(1)L36092, U66060, TRBV5-8*01	GAG	GCT	GGA	GTC	ACA	CAA	AGT	CCC	ACA	CAC	CTG	ATC	AAA	ACG	AGA	GGA	CAG	CAA	GCG	ACT
AF009663, TRBV5-8*01	---	---	---	---	---	---	---	---	---	---	---	---	---	---	---	---	---	---	---	---
X58803 , TRBV5-8*02															-	---	---	---	---	---

CDR1-IMGT (27–38)

	21	22	23	24	25	26	27	28	29	30	31	32	33	34	35	36	37	38	39	40
	L	R	C	S	P	I	S	G	H	T	S								V	Y
(1)L36092, U66060, TRBV5-8*01	CTG	AGA	TGC	TCT	CCT	ATC	TCT	GGG	CAC	ACC	AGT	...	...	...	...	...	...	...	GTG	TAC
AF009663, TRBV5-8*01	---	---	---	---	---	---	---	---	---	---	---	...	...	...	...	...	...	...	---	---
X58803 , TRBV5-8*02	---	---	---	---	---	---	---	---	---	---	---	...	...	...	...	...	...	...	---	---

CDR2-IMGT (56–65)

	41	42	43	44	45	46	47	48	49	50	51	52	53	54	55	56	57	58	59	60
	W	Y	Q	Q	A	L	G	L	G	L	Q	F	L	L	W	Y	D	E	G	E
(1)L36092, U66060, TRBV5-8*01	TGG	TAC	CAA	CAG	GCC	CTG	GGT	CTG	GGC	CTC	CAG	TTC	CTC	CTT	TGG	TAT	GAC	GAG	GGT	GAA
AF009663, TRBV5-8*01	---	---	---	---	---	---	---	---	---	---	---	---	---	---	---	---	---	---	---	---
												L								
X58803 , TRBV5-8*02	---	---	---	---	---	---	---	---	---	---	---	C--	---	---	---	---	---	---	---	---

	61	62	63	64	65	66	67	68	69	70	71	72	73	74	75	76	77	78	79	80
	E					R	N	R	G	N	F	P		P	R	F	S	G	R	Q
(1)L36092, U66060, TRBV5-8*01	GAG	...	...	...	...	AGA	AAC	AGA	GGA	AAC	TTC	CCT	...	CCT	AGA	TTT	TCA	GGT	CGC	CAG
AF009663, TRBV5-8*01	---	...	...	...	...	---	---	---	---	---	---	---	...	---	---	---	---	---	---	---
X58803 , TRBV5-8*02	---	...	...	...	...	---	---	---	---	---	---	---	...	---	---	---	---	---	---	---

	81	82	83	84	85	86	87	88	89	90	91	92	93	94	95	96	97	98	99	100
	F		P	N	Y	S	S	E	L	N	V	N	A	L	E	L	E	D	S	A
(1)L36092, U66060, TRBV5-8*01	TTC	...	CCT	AAT	TAT	AGC	TCT	GAG	CTG	AAT	GTG	AAC	GCC	TTG	GAG	CTG	GAG	GAC	TCG	GCC
AF009663, TRBV5-8*01	---	...	---	---	---	---	---	---	---	---	---	---	---	---	---	---	---	---	---	---
X58803 , TRBV5-8*02	---	...	---	---	---	---	---	---	---	---	---	---	---	---	---	---	---	---	---	---

CDR3-IMGT (105–108)

	101	102	103	104	105	106	107	108	109
	L	Y	L	C	A	S	S	L	
(1)L36092, U66060, TRBV5-8*01	CTG	TAT	CTC	TGT	GCC	AGC	AGC	TTG	G
AF009663, TRBV5-8*01	---	---	---	---	---	---	---	---	-
X58803 , TRBV5-8*02	---	---	---	---	---	---	---		#c

#c：重排 cDNA

5. 构架和互补决定区

FR1-IMGT：26　　CDR1-IMGT：5
FR2-IMGT：17　　CDR2-IMGT：6
FR3-IMGT：37（-2 aa：73，82）　　CDR3-IMGT：4

6. 人类 TRBV5-8*01 图示

编号：IMGT 136092　　EMB1/GenBank/DDBJ：136092

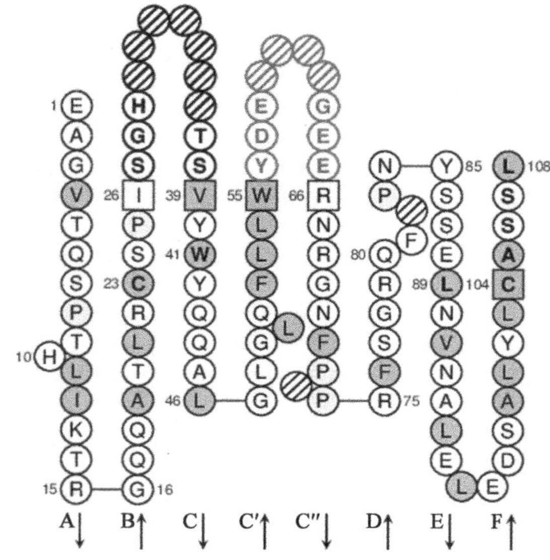

7. 基因组数据库编号

GDB：9954093　　LocusLink：28607

十三、TRBV6-1

1. 命名法

TRBV6-1：T 细胞受体 β 可变区基因 6-1。

2. 定义和功能

TRBV6-1 是 TRBV6 亚组的 5～7 个功能基因之一；TRBV6 亚组 TRB 基因座由 8～9 个（取决于各单倍型）已定位基因组成。

3. 基因位置

TRBV6-1 位于 7 号染色体 7q34 带上的 TRB 基因座内。

4. 人类 TRBV6-1 的核苷酸和氨基酸序列

	1	2	3	4	5	6	7	8	9	10	11	12	13	14	15	16	17	18	19	20
	N	A	G	V	T	Q	T	P	K	F	Q	V	L	K	T	G	Q	S	M	T
X61446 , TRBV6-1*01	AAT	GCT	GGT	GTC	ACT	CAG	ACC	CCA	AAA	TTC	CAG	GTC	CTG	AAG	ACA	GGA	CAG	AGC	ATG	ACA
(1) L36092, U66059, TRBV6-1*01	---	---	---	---	---	---	---	---	---	---	---	---	---	---	---	---	---	---	---	---

							CDR1-IMGT													
	21	22	23	24	25	26	27	28	29	30	31	32	33	34	35	36	37	38	39	40
	L	Q	C	A	Q	D	M	N	H	N	S								M	Y
X61446 , TRBV6-1*01	CTG	CAG	TGT	GCC	CAG	GAT	ATG	AAC	CAT	AAC	TCC	...	...	...	...	...	...	...	ATG	TAC
(1) L36092, U66059, TRBV6-1*01	---	---	---	---	---	---	---	---	---	---	---	...	...	...	...	...	...	...	---	---

																CDR2-				
	41	42	43	44	45	46	47	48	49	50	51	52	53	54	55	56	57	58	59	60
	W	Y	R	Q	D	P	G	M	G	L	R	L	I	Y	Y	S	A	S	E	G
X61446 , TRBV6-1*01	TGG	TAT	CGA	CAA	GAC	CCA	GGC	ATG	GGA	CTG	AGG	CTG	ATT	TAT	TAC	TCA	GCT	TCT	GAG	GGT
(1) L36092, U66059, TRBV6-1*01	---	---	---	---	---	---	---	---	---	---	---	---	---	---	---	---	---	---	---	---

	IMGT																			
	61	62	63	64	65	66	67	68	69	70	71	72	73	74	75	76	77	78	79	80
	T					T	D	K	G	E	V	P		N	G	Y	N	V	S	R
X61446 , TRBV6-1*01	ACC	...	...	...	...	ACT	GAC	AAA	GGA	GAA	GTC	CCC	...	AAT	GGC	TAC	AAT	GTC	TCC	AGA
(1) L36092, U66059, TRBV6-1*01	---	...	...	...	...	---	---	---	---	---	---	---	...	---	---	---	---	---	---	---

	81	82	83	84	85	86	87	88	89	90	91	92	93	94	95	96	97	98	99	100
	L		N	K	R	E	F	S	L	R	L	E	S	A	A	P	S	Q	T	S
X61446 , TRBV6-1*01	TTA	...	AAC	AAA	CGG	GAG	TTC	TCG	CTC	AGG	CTG	GAG	TCG	GCT	GCT	CCC	TCC	CAG	ACA	TCT
(1) L36092, U66059, TRBV6-1*01	---	...	---	---	---	---	---	---	---	---	---	---	---	---	---	---	---	---	---	---

					CDR3-IMGT				
	101	102	103	104	105	106	107	108	109
	V	Y	F	C	A	S	S	E	
X61446 , TRBV6-1*01	GTG	TAC	TTC	TGT	GCC	AGC	AGT	GAA	GC
(1) L36092, U66059, TRBV6-1*01	---	---	---	---	---	---	---	---	--

5. 构架和互补决定区

FR1-IMGT：26

FR2-IMGT：17

FR3-IMGT：37（-2 aa：73，82）

CDR1-IMGT：5

CDR2-IMGT：6

CDR3-IMGT：4

6. 人类 TRBV6-1*01 图示

编号：IMGT X61446　　　　EMBL/GenBank/DDBJ：X61446

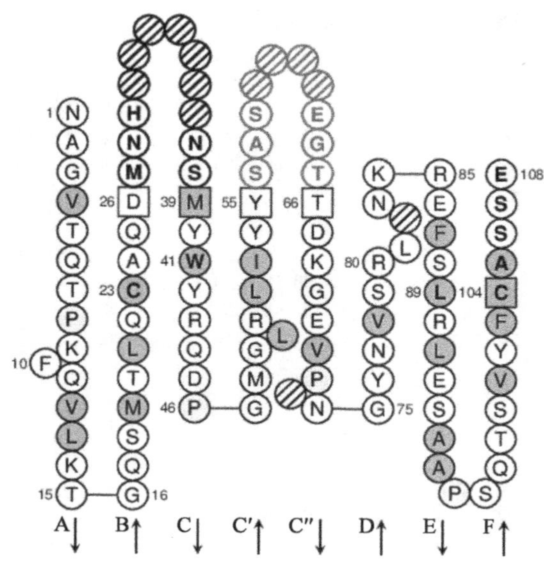

7. 基因组数据库编号

GDB：9954095　　　　LocusLink：28606

十四、TRBV6-2

1. 命名法

TRBV6-2：T 细胞受体 β 可变区基因 6-2。

2. 定义和功能

TRBV6-2 为功能基因（等位基因 TRBV6-2*01）或伪基因（等位基因 TRBV6-2*02 和 TRBV6-2*03）。

TRBV6-2 属于包括 8～9 个已定位基因（其中 5～7 个为功能基因，取决于各单倍型）的 TRBV6 亚组。

TRBV6-2*02 和 TRBV6-2*03 是由于密码子 49 中的 a 1 nt 缺失形成的伪基因，可导致移码突变。

3. 基因位置

TRBV6-2 位于 7 号染色体 7q34 带上的 TRB 基因座内。

4. 人类 TRBV6-2 的核苷酸和氨基酸序列

	1	2	3	4	5	6	7	8	9	10	11	12	13	14	15	16	17	18	19	20
	N	A	G	V	T	Q	T	P	K	F	R	V	L	K	T	G	Q	S	M	T
X61445 , TRBV6-2*01	AAT	GCT	GGT	GTC	ACT	CAG	ACC	CCA	AAA	TTC	CGG	GTC	CTG	AAG	ACA	GGA	CAG	AGC	ATG	ACA
U07975 , TRBV6-2*01	---	---	---	---	---	---	---	---	---	---	---	---	---	---	---	---	---	---	---	---
U07976 , TRBV6-2*01	---	---	---	---	---	---	---	---	---	---	---	---	---	---	---	---	---	---	---	---
U07978 , TRBV6-2*01	---	---	---	---	---	---	---	---	---	---	---	---	---	---	---	---	---	---	---	---
(1)L36092, U66059, TRBV6-2*01	---	---	---	---	---	---	---	---	---	---	---	---	---	---	---	---	---	---	---	---
L36190 , TRBV6-2*01	---	---	---	---	---	---	---	---	---	---	---	---	---	---	---	---	---	---	---	---
AF009660, TRBV6-2*01	---	---	---	---	---	---	---	---	---	---	---	---	---	---	---	---	---	---	---	---
X75418 , TRBV6-2*01	---	---	---	---	---	---	---	---	---	---	---	---	---	---	---	---	---	---	---	---
X75419 , TRBV6-2*01	---	---	---	---	---	---	---	---	---	---	---	---	---	---	---	---	---	---	---	---
M31347 , TRBV6-2*02	---	---	---	---	---	---	---	---	---	---	---	---	---	---	---	---	---	---	---	---
[1] , TRBV6-2*03	---	---	---	---	---	---	---	---	---	---	---	---	---	---	---	---	---	---	---	---

	21	22	23	24	25	26	27	28	29	30	31	32	33	34	35	36	37	38	39	40
							CDR1-IMGT													
	L	L	C	A	Q	D	M	N	H	E	Y								M	Y
X61445 , TRBV6-2*01	CTG	CTG	TGT	GCC	CAG	GAT	ATG	AAC	CAT	GAA	TAC	...	...	...	...	...	...	...	ATG	TAC
U07975 , TRBV6-2*01	---	---	---	---	---	---	---	---	---	---	---	...	...	...	...	...	...	...	---	---
U07976 , TRBV6-2*01	---	---	---	---	---	---	---	---	---	---	---	...	...	...	...	...	...	...	---	---
U07978 , TRBV6-2*01	---	---	---	---	---	---	---	---	---	---	---	...	...	...	...	...	...	...	---	---
(1)L36092, U66059, TRBV6-2*01	---	---	---	---	---	---	---	---	---	---	---	...	...	...	...	...	...	...	---	---
L36190 , TRBV6-2*01	---	---	---	---	---	---	---	---	---	---	---	...	...	...	...	...	...	...	---	---
AF009660, TRBV6-2*01	---	---	---	---	---	---	---	---	---	---	---	...	...	...	...	...	...	...	---	---
X75418 , TRBV6-2*01	---	---	---	---	---	---	---	---	---	---	---	...	...	...	...	...	...	...	---	---
X75419 , TRBV6-2*01	---	---	---	---	---	---	---	---	---	---	---	...	...	...	...	...	...	...	---	---
M31347 , TRBV6-2*02	---	---	---	---	---	---	---	---	---	---	---	...	...	...	...	...	...	...	---	---
										G										C
[1] , TRBV6-2*03	---	---	---	---	--A	---	---	---	---	-G-	---	...	...	...	...	...	...	...	---	-G-

	41	42	43	44	45	46	47	48	49	50	51	52	53	54	55	56	57	58	59	60
																CDR2-				
	W	Y	R	Q	D	P	G	M	G	L	R	L	I	H	Y	S	V	G	E	G
X61445 , TRBV6-2*01	TGG	TAT	CGA	CAA	GAC	CCA	GGC	ATG	GGG	CTG	AGG	CTG	ATT	CAT	TAC	TCA	GTT	GGT	GAG	GGT
U07975 , TRBV6-2*01	---	---	---	---	---	---	---	---	---	---	---	---	---	---	---	---	---	---	---	---
U07976 , TRBV6-2*01	---	---	---	---	---	---	---	---	---	---	---	---	---	---	---	---	---	---	---	---
U07978 , TRBV6-2*01	---	---	---	---	---	---	---	---	---	---	---	---	---	---	---	---	---	---	---	---
(1)L36092, U66059, TRBV6-2*01	---	---	---	---	---	---	---	---	---	---	---	---	---	---	---	---	---	---	---	---
L36190 , TRBV6-2*01	---	---	---	---	---	---	---	---	---	---	---	---	---	---	---	---	---	---	---	---
AF009660, TRBV6-2*01	---	---	---	---	---	---	---	---	---	---	---	---	---	---	---	---	---	---	---	---
X75418 , TRBV6-2*01	---	---	---	---	---	---	---	---	---	---	---	---	---	---	---	---	---	---	---	---
X75419 , TRBV6-2*01	---	---	---	---	---	---	---	---	---	---	---	---	---	---	---	---	---	---	---	---
									#											
M31347 , TRBV6-2*02	---	---	---	---	---	---	---	---	--.	---	---	---	---	---	---	---	---	---	---	---
							S		#											
[1] , TRBV6-2*03	---	---	---	---	---	---	A--	---	--.	---	---	---	---	---	---	---	---	---	---	---

	IMGT																			
	61	62	63	64	65	66	67	68	69	70	71	72	73	74	75	76	77	78	79	80
	T					T	A	K	G	E	V	P		D	G	Y	N	V	S	R
X61445 , TRBV6-2*01	ACA	...	...	...	...	ACT	GCC	AAA	GGA	GAG	GTC	CCT	...	GAT	GGC	TAC	AAT	GTC	TCC	AGA
U07975 , TRBV6-2*01	---	...	...	...	...	---	---	---	---	---	---	---	...	---	---	---	---	---	---	---
U07976 , TRBV6-2*01	---	...	...	...	...	---	---	---	---	---	---	---	...	---	---	---	---	---	---	---
U07978 , TRBV6-2*01	---	...	...	...	...	---	---	---	---	---	---	---	...	---	---	---	---	---	---	---
(1)L36092, U66059, TRBV6-2*01	---	...	...	...	...	---	---	---	---	---	---	---	...	---	---	---	---	---	---	---
L36190 , TRBV6-2*01	---	...	...	...	...	---	---	---	---	---	---	---	...	---	---	---	---	---	---	---
AF009660, TRBV6-2*01	---	...	...	...	...	---	---	---	---	---	---	---	...	---	---	---	---	---	---	---
X75418 , TRBV6-2*01	---	...	...	...	...	---	---	---	---	---	---	---	...	---	---	---	---	---	---	---
X75419 , TRBV6-2*01	---	...	...	...	...	---	---	---	---	---	---	---	...	---	---	---	---	---	---	---
M31347 , TRBV6-2*02	---	...	...	...	...	---	---	---	---	---	---	---	...	---	---	---	---	---	---	---
[1] , TRBV6-2*03	---	...	...	...	...	---	---	---	---	---	---	---	...	---	---	---	---	---	---	---

	81	82	83	84	85	86	87	88	89	90	91	92	93	94	95	96	97	98	99	100
	L		K	K	Q	N	F	L	L	G	L	E	S	A	A	P	S	Q	T	S
X61445 , TRBV6-2*01	TTA	...	AAA	AAA	CAG	AAT	TTC	CTG	CTG	GGG	TTG	GAG	TCG	GCT	GCT	CCC	TCC	CAA	ACA	TCT
U07975 , TRBV6-2*01	---	...	---	---	---	---	---	---	---	---	---	---	---	---	---	---	---	---	---	---
U07976 , TRBV6-2*01	---	...	---	---	---	---	---	---	---	---	---	---	---	---	---	---	---	---	---	---
U07978 , TRBV6-2*01	---	...	---	---	---	---	---	---	---	---	---	---	---	---	---	---	---	---	---	---
(1)L36092, U66059, TRBV6-2*01	---	...	---	---	---	---	---	---	---	---	---	---	---	---	---	---	---	---	---	---
L36190 , TRBV6-2*01	---	...	---	---	---	---	---	---	---	---	---	---	---	---	---	---	---	---	---	---
AF009660, TRBV6-2*01	---	...	---	---	---	---	---	---	---	---	---	---	---	---	---	---	---	---	---	---
X75418 , TRBV6-2*01	---	...	---	---	---	---	---	---	---	---	---	---	-							
X75419 , TRBV6-2*01	---	...	---	---	---	---	---	---	---	---	---	---	-							
M31347 , TRBV6-2*02	---	...	---	---	---	---	---	---	---	---	---	---	---	---	---	---	---	---	---	---
[1] , TRBV6-2*03	---	...	---	---	---	---	---	---	---	---	---	---	---	---	---	---	---	---	---	---

					CDR3-IMGT					
	101	102	103	104	105	106	107	108	109	
	V	Y	F	C	A	S	S	Y		
X61445 , TRBV6-2*01	GTG	TAC	TTC	TGT	GCC	AGC	AGT	TAC	TC	
U07975 , TRBV6-2*01	---	---	---	---	---	---	---	---	--	
U07976 , TRBV6-2*01	---	---	---	---	---	---	---	---	--	
U07978 , TRBV6-2*01	---	---	---	---	---	---	---	---	--	
(1)L36092, U66059, TRBV6-2*01	---	---	---	---	---	---	---	---	--	
L36190 , TRBV6-2*01	---	---	---	---	---	---	---	---	--	
AF009660, TRBV6-2*01	---	---	---	---	---	---	---	---	--	
X75418 , TRBV6-2*01										
X75419 , TRBV6-2*01										
								P		
M31347 , TRBV6-2*02	---	---	---	---	---	---	--C	CCT		#g
[1] , TRBV6-2*03	---	---	---	---	---	---				#

#（序列中）：移码突变

#：重排

#g：重排基因组 DNA

5. 构架和互补决定区

FR1-IMGT：26

FR2-IMGT：17

FR3-IMGT：37（-2 aa：73，82）

CDR1-IMGT：5

CDR2-IMGT：6

CDR3-IMGT：4

6. 人类 TRBV6-2*01 图示

编号：IMGT X61445

EMBL/GenBank/DDBJ：X61445

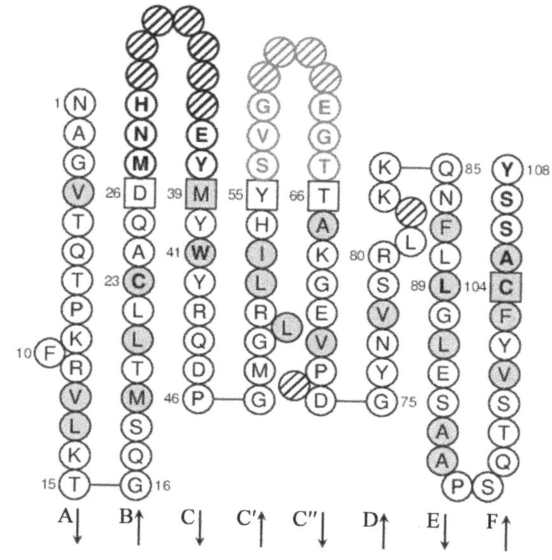

7. 基因组数据库编号

GDB：9954097

LocusLink：28605

十五、TRBV6-3

1. 命名法

TRBV6-3：T 细胞受体 β 可变区基因 6-3。

2. 定义和功能

TRBV6-3 是呈现或不呈现取决于插入或缺失所致的多态性的 5 ~ 7 个已定位基因之一。TRBV6-3 属于 TRBV6 亚组；TRBV6 亚组 TRB 基因座含有 8 ~ 9 个（取决于各单倍型）已定位基因。

3. 基因位置

TRBV6-3 位于 7 号染色体 7q34 带上的 TRB 基因座内。

4. 人类 TRBV6-3 的核苷酸和氨基酸序列

```
                                   1   2   3   4   5   6   7   8   9  10  11  12  13  14  15  16  17  18  19  20
                                   N   A   G   V   T   Q   T   P   K   F   R   V   L   K   T   G   Q   S   M   T
U07978   ,TRBV6-3*01              AAT GCT GGT GTC ACT CAG ACC CCA AAA TTC CGG GTC CTG AAG ACA GGA CAG AGC ATG ACA
(1)L36092,U66059,TRBV6-3*01       --- --- --- --- --- --- --- --- --- --- --- --- --- --- --- --- --- --- --- ---
L26229   ,TRBV6-3*01              --- --- --- --- --- --- --- --- --- --- --- --- --- --- --- --- --- --- --- ---

                                                          ______________CDR1-IMGT______________
                                  21  22  23  24  25  26  27  28  29  30  31  32  33  34  35  36  37  38  39  40
                                   L   L   C   A   Q   D   M   N   H   E   Y                               M   Y
U07978   ,TRBV6-3*01              CTG CTG TGT GCC CAG GAT ATG AAC CAT GAA TAC ... ... ... ... ... ... ... ATG TAC
(1)L36092,U66059,TRBV6-3*01       --- --- --- --- --- --- --- --- --- --- --- ... ... ... ... ... ... ... --- ---
L26229   ,TRBV6-3*01              --- --- --- --- --- --- --- --- --- --- --- ... ... ... ... ... ... ... --- ---

                                                                                              __________CDR2-
                                  41  42  43  44  45  46  47  48  49  50  51  52  53  54  55  56  57  58  59  60
                                   W   Y   R   Q   D   P   G   M   G   L   R   L   I   H   Y   S   V   G   E   G
U07978   ,TRBV6-3*01              TGG TAT CGA CAA GAC CCA GGC ATG GGG CTG AGG CTG ATT CAT TAC TCA GTT GGT GAG GGT
(1)L36092,U66059,TRBV6-3*01       --- --- --- --- --- --- --- --- --- --- --- --- --- --- --- --- --- --- --- ---
L26229   ,TRBV6-3*01              --- --- --- --- --- --- --- --- --- --- --- --- --- --- --- --- --- --- --- ---

                                  IMGT___________
                                  61  62  63  64  65  66  67  68  69  70  71  72  73  74  75  76  77  78  79  80
                                   T                   T   A   K   G   E   V   P       D   G   Y   N   V   S   R
U07978   ,TRBV6-3*01              ACA ... ... ... ... ACT GCC AAA GGA GAG GTC CCT ... GAT GGC TAC AAT GTC TCC AGA
(1)L36092,U66059,TRBV6-3*01       --- ... ... ... ... --- --- --- --- --- --- --- ... --- --- --- --- --- --- ---
L26229   ,TRBV6-3*01              --- ... ... ... ... --- --- --- --- --- --- --- ... --- --- --- --- --- --- ---

                                  81  82  83  84  85  86  87  88  89  90  91  92  93  94  95  96  97  98  99 100
                                   L       K   K   Q   N   F   L   L   G   L   E   S   A   A   P   S   Q   T   S
U07978   ,TRBV6-3*01              TTA ... AAA AAA CAG AAT TTC CTG CTG GGG TTG GAG TCG GCT GCT CCC TCC CAA ACA TCT
(1)L36092,U66059,TRBV6-3*01       --- ... --- --- --- --- --- --- --- --- --- --- --- --- --- --- --- --- --- ---
L26229   ,TRBV6-3*01              --- ... --- --- --- --- --- --- --- --- --- --- --- --- --- --- --- --- ---

                                                      ____CDR3-IMGT____
                                  101 102 103 104 105 106 107 108 109
                                   V   Y   F   C   A   S   S   Y
U07978   ,TRBV6-3*01              GTG TAC TTC TGT GCC AGC AGT TAC TC
(1)L36092,U66059,TRBV6-3*01       --- --- --- --- --- --- --- --- --
L26229   ,TRBV6-3*01                                                        。
```

。：基因组 DNA，但是否为胚系或重排未知

5. 构架和互补决定区

FR1-IMGT：26　　CDR1-IMGT：5

FR2-IMGT：17　　CDR2-IMGT：6

FR3-IMGT：37（-2 aa：73，82）　　CDR3-IMGT：4

6. 人类 TRBV6-3*01 图示

编号：IMGT U07978　　EMBL/GenBank/DDBJ：U07978

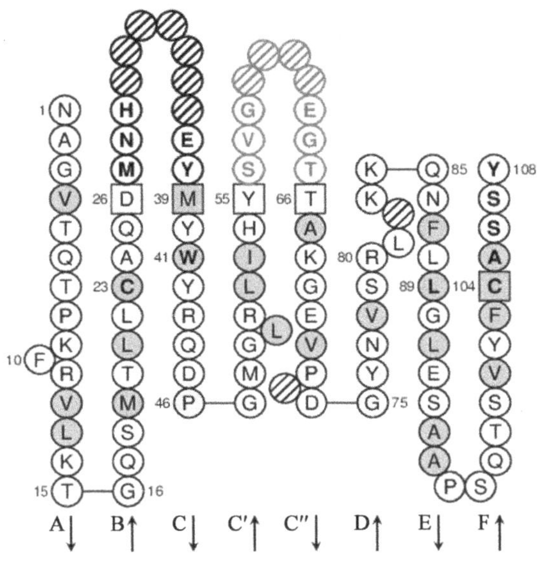

7. 基因组数据库编号

GDB：9954099　　LocusLink：28604

十六、TRBV6-4

1. 命名法

TRBV6-4：T 细胞受体 β 可变区基因 6-4。

2. 定义和功能

TRBV6-4 是 TRBV6 亚组的 5 ~ 7 个功能基因之一；TRBV6 亚组 TRB 基因座由 8 ~ 9 个（取决于各单倍型）已定位基因组成。

3. 基因位置

TRBV6-4 位于 7 号染色体 7q34 带上的 TRB 基因座内。

4. 人类 TRBV6-4 的核苷酸和氨基酸序列

	1	2	3	4	5	6	7	8	9	10	11	12	13	14	15	16	17	18	19	20
	I	A	G	I	T	Q	A	P	T	S	Q	I	L	A	A	G	R	R	M	T
X61653 , TRBV6-4*01	ATT	GCT	GGG	ATC	ACC	CAG	GCA	CCA	ACA	TCT	CAG	ATC	CTG	GCA	GCA	GGA	CGG	CGC	ATG	ACA
(1)L36092, U66059, TRBV6-4*01	---	---	---	---	---	---	---	---	---	---	---	---	---	---	---	---	---	---	---	---
	T																	S		
AF009660, TRBV6-4*02	-C-	---	---	---	---	---	---	---	---	---	---	---	---	---	---	---	---	A--	---	---

	21	22	23	24	25	26	27	28	29	30	31	32	33	34	35	36	37	38	39	40
							CDR1-IMGT													
	L	R	C	T	Q	D	M	R	H	N	A								M	Y
X61653 , TRBV6-4*01	CTG	AGA	TGT	ACC	CAG	GAT	ATG	AGA	CAT	AAT	GCC	...	...	...	...	...	...	...	ATG	TAC
(1)L36092, U66059, TRBV6-4*01	---	---	---	---	---	---	---	---	---	---	---	...	...	...	...	...	...	...	---	---
AF009660, TRBV6-4*02	---	---	---	---	---	---	---	---	---	---	---	...	...	...	...	...	...	...	---	---

	41	42	43	44	45	46	47	48	49	50	51	52	53	54	55	56	57	58	59	60
																CDR2-				
	W	Y	R	Q	D	L	G	L	G	L	R	L	I	H	Y	S	N	T	A	G
X61653 , TRBV6-4*01	TGG	TAT	AGA	CAA	GAT	CTA	GGA	CTG	GGG	CTA	AGG	CTC	ATC	CAT	TAT	TCA	AAT	ACT	GCA	GGT
(1)L36092, U66059, TRBV6-4*01	---	---	---	---	---	---	---	---	---	---	---	---	---	---	---	---	---	---	---	---
AF009660, TRBV6-4*02	---	---	---	---	---	---	---	---	---	---	---	---	---	---	---	---	---	---	---	---

	61	62	63	64	65	66	67	68	69	70	71	72	73	74	75	76	77	78	79	80
	IMGT																			
	T					T	G	K	G	E	V	P		D	G	Y	S	V	S	R
X61653 , TRBV6-4*01	ACC	...	...	...	...	ACT	GGC	AAA	GGA	GAA	GTC	CCT	...	GAT	GGT	TAT	AGT	GTC	TCC	AGA
(1)L36092, U66059, TRBV6-4*01	---	...	...	...	...	---	---	---	---	---	---	---	...	---	---	---	---	---	---	---
AF009660, TRBV6-4*02	---	...	...	...	...	---	---	---	---	---	---	---	...	---	---	---	---	---	---	---

	81	82	83	84	85	86	87	88	89	90	91	92	93	94	95	96	97	98	99	100
	A		N	T	D	D	F	P	L	T	L	A	S	A	V	P	S	Q	T	S
X61653 , TRBV6-4*01	GCA	...	AAC	ACA	GAT	GAT	TTC	CCC	CTC	ACG	TTG	GCG	TCT	GCT	GTA	CCC	TCT	CAG	ACA	TCT
(1)L36092, U66059, TRBV6-4*01	---	...	---	---	---	---	---	---	---	---	---	---	---	---	---	---	---	---	---	---
AF009660, TRBV6-4*02	---	...	---	---	---	---	---	---	---	---	---	---	---	---	---	---	---	---	---	---

	101	102	103	104	105	106	107	108	109
					CDR3-IMGT				
	V	Y	F	C	A	S	S	D	
X61653 , TRBV6-4*01	GTG	TAC	TTC	TGT	GCC	AGC	AGT	GAC	TC
(1)L36092, U66059, TRBV6-4*01	---	---	---	---	---	---	---	---	--
AF009660, TRBV6-4*02	---	---	---	---	---	---	---	---	--

5. 构架和互补决定区

FR1-IMGT：26	CDR1-IMGT：5
FR2-IMGT：17	CDR2-IMGT：6
FR3-IMGT：37（-2 aa：73，82）	CDR3-IMGT：4

6. 人类 TRBV6-4*01 图示

编号：IMGT X61653　　　　EMBL/GenBank/DDBJ：X61653

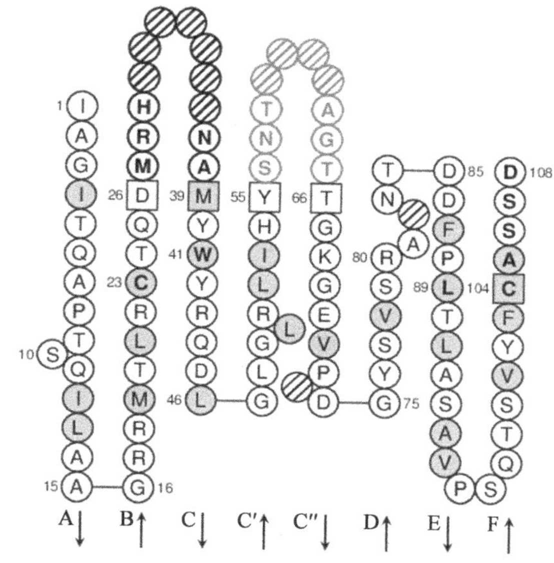

7. 基因组数据库编号

GDB：9954101　　　　LocusLink：28603

十七、TRBV6-5

1. 命名法

TRBV6-5：T 细胞受体 β 可变区基因 6-5。

2. 定义和功能

TRBV6-5 是 TRBV6 亚组的 5～7 个功能基因之一；TRBV6 亚组 TRB 基因座由 8～9 个（取决于各单倍型）已定位基因组成。

3. 基因位置

TRBV6-5 位于 7 号染色体 7q34 带上的 TRB 基因座内。

4. 人类 TRBV6-5 的核苷酸和氨基酸序列

	1	2	3	4	5	6	7	8	9	10	11	12	13	14	15	16	17	18	19	20
	N	A	G	V	T	Q	T	P	K	F	Q	V	L	K	T	G	Q	S	M	T
(1)L36092, U66059, U66060, TRBV6-5*01	AAT	GCT	GGT	GTC	ACT	CAG	ACC	CCA	AAA	TTC	CAG	GTC	CTG	AAG	ACA	GGA	CAG	AGC	ATG	ACA
AF009662, TRBV6-5*01	---	---	---	---	---	---	---	---	---	---	---	---	---	---	---	---	---	---	---	---
AF009663, TRBV6-5*01	---	---	---	---	---	---	---	---	---	---	---	---	---	---	---	---	---	---	---	---

	21	22	23	24	25	26	27	28	29	30	31	32	33	34	35	36	37	38	39	40
							CDR1-IMGT													
	L	Q	C	A	Q	D	M	N	H	E	Y								M	S
(1)L36092, U66059, U66060, TRBV6-5*01	CTG	CAG	TGT	GCC	CAG	GAT	ATG	AAC	CAT	GAA	TAC	...	...	...	...	...	...	...	ATG	TCC
AF009662, TRBV6-5*01	---	---	---	---	---	---	---	---	---	---	---	...	...	...	...	...	...	...	---	---
AF009663, TRBV6-5*01	---	---	---	---	---	---	---	---	---	---	---	...	...	...	...	...	...	...	---	---

	41	42	43	44	45	46	47	48	49	50	51	52	53	54	55	56	57	58	59	60
																CDR2-				
	W	Y	R	Q	D	P	G	M	G	L	R	L	I	H	Y	S	V	G	A	G
(1)L36092, U66059, U66060, TRBV6-5*01	TGG	TAT	CGA	CAA	GAC	CCA	GGC	ATG	GGG	CTG	AGG	CTG	ATT	CAT	TAC	TCA	GTT	GGT	GCT	GGT
AF009662, TRBV6-5*01	---	---	---	---	---	---	---	---	---	---	---	---	---	---	---	---	---	---	---	---
AF009663, TRBV6-5*01	---	---	---	---	---	---	---	---	---	---	---	---	---	---	---	---	---	---	---	---

	61	62	63	64	65	66	67	68	69	70	71	72	73	74	75	76	77	78	79	80
	IMGT																			
	I					T	D	Q	G	E	V	P		N	G	Y	N	V	S	R
(1)L36092, U66059, U66060, TRBV6-5*01	ATC	...	...	...	...	ACT	GAC	CAA	GGA	GAA	GTC	CCC	...	AAT	GGC	TAC	AAT	GTC	TCC	AGA
AF009662, TRBV6-5*01	---	...	...	...	...	---	---	---	---	---	---	---	...	---	---	---	---	---	---	---
AF009663, TRBV6-5*01	---	...	...	...	...	---	---	---	---	---	---	---	...	---	---	---	---	---	---	---

	81	82	83	84	85	86	87	88	89	90	91	92	93	94	95	96	97	98	99	100
	S		T	T	E	D	F	P	L	R	L	L	S	A	A	P	S	Q	T	S
(1)L36092, U66059, U66060, TRBV6-5*01	TCA	...	ACC	ACA	GAG	GAT	TTC	CCG	CTC	AGG	CTG	CTG	TCG	GCT	GCT	CCC	TCC	CAG	ACA	TCT
AF009662, TRBV6-5*01	---	...	---	---	---	---	---	---	---	---	---	---	---	---	---	---	---	---	---	---
AF009663, TRBV6-5*01	---	...	---	---	---	---	---	---	---	---	---	---	---	---	---	---	---	---	---	---

	101	102	103	104	105	106	107	108	109
					CDR3-IMGT				
	V	Y	F	C	A	S	S	Y	
(1)L36092, U66059, U66060, TRBV6-5*01	GTG	TAC	TTC	TGT	GCC	AGC	AGT	TAC	TC
AF009662, TRBV6-5*01	---	---	---	---	---	---	---	---	--
AF009663, TRBV6-5*01	---	---	---	---	---	---	---	---	--

5. 构架和互补决定区

FR1-IMGT：26　　CDR1-IMGT：5

FR2-IMGT：17　　CDR2-IMGT：6

FR3-IMGT：37（-2 aa：73，82） CDR3-IMGT：4

6. 人类 TRBV6-5*01 图示

编号：IMGT L36092 EMB1/GenBank/DDBJ：L36092

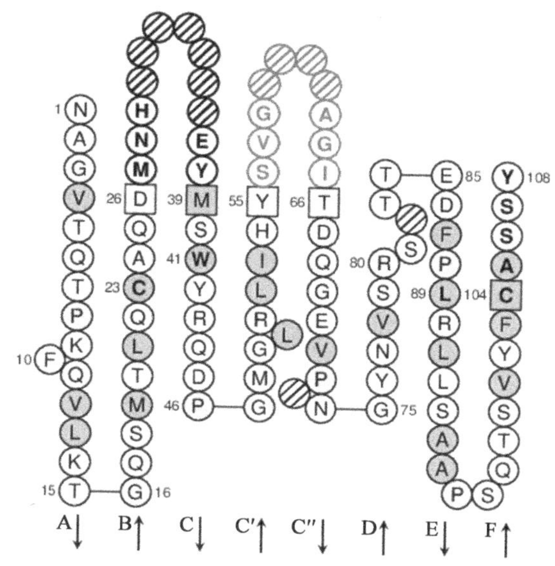

7. 基因组数据库编号

GDB：9954103 LocusLink：28602

十八、TRBV6-6

1. 命名法

TRBV6-6：T 细胞受体 β 可变区基因 6-6。

2. 定义和功能

TRBV6-6 是 TRBV6 亚组的 5～7 个功能基因之一；TRBV6 亚组 TRB 基因座由 8～9 个（取决于各单倍型）已定位基因组成。

3. 基因位置

TRBV6-6 位于 7 号染色体 7q34 带上的 TRB 基因座内。

4. 人类 TRBV6-6 的核苷酸和氨基酸序列

	1	2	3	4	5	6	7	8	9	10	11	12	13	14	15	16	17	18	19	20
	N	A	G	V	T	Q	T	P	K	F	R	I	L	K	I	G	Q	S	M	T
(1) L36092, U66060, TRBV6-6*01	AAT	GCT	GGT	GTC	ACT	CAG	ACC	CCA	AAA	TTC	CGC	ATC	CTG	AAG	ATA	GGA	CAG	AGC	ATG	ACA
AF009663, TRBV6-6*01	---	---	---	---	---	---	---	---	---	---	---	---	---	---	---	---	---	---	---	---
AF009662, TRBV6-6*02	---	---	---	---	---	---	---	---	---	---	---	---	---	---	---	---	---	---	---	---
X58815 , TRBV6-6*03		---	---	---	---	---	---	---	---	---	---	---	---	---	---	---	---	---	---	---
X74848 , TRBV6-6*04	---	---	---	---	---	---	---	---	---	---	---	---	---	---	---	---	---	---	---	---
L06892 , TRBV6-6*05	---	---	---	---	---	---	---	---	---	---	---	---	---	---	---	---	---	---	---	---

	21	22	23	24	25	26	27	28	29	30	31	32	33	34	35	36	37	38	39	40
							CDR1-IMGT													
	L	Q	C	T	Q	D	M	N	H	N	Y								M	Y
(1) L36092, U66060, TRBV6-6*01	CTG	CAG	TGT	ACC	CAG	GAT	ATG	AAC	CAT	AAC	TAC	...	...	...	...	...	...	...	ATG	TAC
AF009663, TRBV6-6*01	---	---	---	---	---	---	---	---	---	---	---	...	...	...	...	...	...	...	---	---
				A																
AF009662, TRBV6-6*02	---	---	---	G--	---	---	---	---	---	---	---	...	...	...	...	...	...	...	---	---
				A																
X58815 , TRBV6-6*03	---	---	---	G--	---	---	---	---	---	---	---	...	...	...	...	...	...	...	---	---
										E										
X74848 , TRBV6-6*04	---	---	---	---	---	---	---	---	---	G-A	---	...	...	...	...	...	...	...	---	---
				A																
L06892 , TRBV6-6*05	---	---	---	G--	---	---	---	---	---	---	---	...	...	...	...	...	...	...	---	---

	41	42	43	44	45	46	47	48	49	50	51	52	53	54	55	56	57	58	59	60
																				CDR2-
	W	Y	R	Q	D	P	G	M	G	L	K	L	I	Y	Y	S	V	G	A	G
(1) L36092, U66060, TRBV6-6*01	TGG	TAT	CGA	CAA	GAC	CCA	GGC	ATG	GGG	CTG	AAG	CTG	ATT	TAT	TAT	TCA	GTT	GGT	GCT	GGT
AF009663, TRBV6-6*01	---	---	---	---	---	---	---	---	---	---	---	---	---	---	---	---	---	---	---	---
AF009662, TRBV6-6*02	---	---	---	---	---	---	---	---	---	---	---	---	---	---	---	---	---	---	---	---
X58815 , TRBV6-6*03	---	---	---	---	---	---	---	---	---	---	---	---	---	---	---	---	---	---	---	---
X74848 , TRBV6-6*04	---	---	---	---	---	---	---	---	---	---	---	---	---	---	---	---	---	---	---	---
L06892 , TRBV6-6*05	---	---	---	---	---	---	---	---	---	---	---	---	---	---	---	---	---	---	---	---

	61	62	63	64	65	66	67	68	69	70	71	72	73	74	75	76	77	78	79	80
	IMGT																			
	I					T	D	K	G	E	V	P		N	G	Y	N	V	S	R
(1) L36092, U66060, TRBV6-6*01	ATC	...	...	...	...	ACT	GAT	AAA	GGA	GAA	GTC	CCG	...	AAT	GGC	TAC	AAC	GTC	TCC	AGA
AF009663, TRBV6-6*01	---	...	...	...	...	---	---	---	---	---	---	---	...	---	---	---	---	---	---	---
AF009662, TRBV6-6*02	---	...	...	...	...	---	--C	---	---	---	---	---	...	---	---	---	---	---	---	---
X58815 , TRBV6-6*03	---	...	...	...	...	---	---	---	---	---	---	---	...	---	---	---	---	---	---	---
X74848 , TRBV6-6*04	---	...	...	...	...	---	---	---	---	---	---	---	...	---	---	---	--T	---	---	---
L06892 , TRBV6-6*05	---	...	...	...	...	---	--C	---	---	---	---	---	...	---	---	---	---	---	---	---

	81	82	83	84	85	86	87	88	89	90	91	92	93	94	95	96	97	98	99	100
	S		T	T	E	D	F	P	L	R	L	E	L	A	A	P	S	Q	T	S
(1) L36092, U66060, TRBV6-6*01	TCA	...	ACC	ACA	GAG	GAT	TTC	CCG	CTC	AGG	CTG	GAG	TTG	GCT	GCT	CCC	TCC	CAG	ACA	TCT
AF009663, TRBV6-6*01	---	...	---	---	---	---	---	---	---	---	---	---	---	---	---	---	---	---	---	---

AF009662, TRBV6-6*02 --- ... --- --- --- --- --- --- --- --- --- --- --- --- --- --- --- --- --- ---
X58815 , TRBV6-6*03 --- ... --- --- --- --- --- --- --- --- --- --- --- --- --- --- --- --- --- ---
X74848 , TRBV6-6*04 --- ... --- --- --- --- --- --- --- --- --- --- --- --- --- --- --- --- --- ---

A
L06892 , TRBV6-6*05 --- ... --- --- --- --- --- --- --- --- --- --- --- --- --- G-- --- --- --- ---

	101	102	103	104	105	106	107	108	109	
					CDR3-IMGT					
	V	Y	F	C	A	S	S	Y		
(1) L36092, U66060, TRBV6-6*01	GTG	TAC	TTC	TGT	GCC	AGC	AGT	TAC	TC	
AF009663, TRBV6-6*01	---	---	---	---	---	---	---	---	--	
AF009662, TRBV6-6*02	---	---	---	---	---	---	---	---	--	
X58815 , TRBV6-6*03	---	---	---	---	---	---	---			#c
								R		
X74848 , TRBV6-6*04	---	---	---	---	---	---	---	CGA		#c
L06892 , TRBV6-6*05	---	---	---	---	---	---	--C			#c

#c：重排 cDNA

5. 构架和互补决定区

FR1-IMGT：26
FR2-IMGT：17
FR3-IMGT：37（-2 aa：73，82）

CDR1-IMGT：5
CDR2-IMGT：6
CDR3-IMGT：4

6. 人类 TRBV6-6*01 图示

编号：IMGT L36092

EMB1/GenBank/DDBJ：L36092

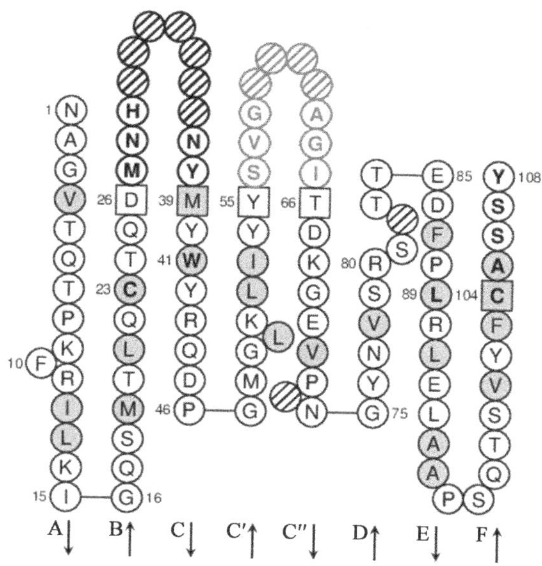

7. 基因组数据库编号

GDB：9954105　　　　　　　　　LocusLink：28601

十九、TRBV6-7

1. 命名法

TRBV6-7：T 细胞受体 β 可变区基因 6-7。

2. 定义和功能

TRBV6-7 是由于 V-EXON 的 CONSERVED-TRP（tgg）被精氨酸（egg）取代所形成的可读框。TRBV6-7 属于包括 8 ~ 9 个已定位基因（其中 5 ~ 7 个为功能基因，取决于各单倍型）的 TRBV6 亚组。

3. 基因位置

TRBV6-7 位于 7 号染色体 7q34 带上的 TRB 基因座内。

4. 人类 TRBV6-7 的核苷酸和氨基酸序列

```
                                 1   2   3   4   5   6   7   8   9  10  11  12  13  14  15  16  17  18  19  20
                                 N   A   G   V   T   Q   T   P   K   F   H   V   L   K   T   G   Q   S   M   T
(1)L36092, U66060, TRBV6-7*01   AAT GCT GGT GTC ACT CAG ACC CCA AAA TTC CAC GTC CTG AAG ACA GGA CAG AGC ATG ACT
   AF009663, TRBV6-7*01         --- --- --- --- --- --- --- --- --- --- --- --- --- --- --- --- --- --- --- ---
   L26227   , TRBV6-7*01        --- --- --- --- --- --- --- --- --- --- --- --- --- --- --- --- --- --- --- ---
```

```
                                                             ___________CDR1-IMGT___________
                                21  22  23  24  25  26  27  28  29  30  31  32  33  34  35  36  37  38  39  40
                                 L   L   C   A   Q   D   M   N   H   E   Y                               M   Y
(1)L36092, U66060, TRBV6-7*01   CTG CTG TGT GCC CAG GAT ATG AAC CAT GAA TAC ... ... ... ... ... ... ... ATG TAT
   AF009663, TRBV6-7*01         --- --- --- --- --- --- --- --- --- --- --- ... ... ... ... ... ... ... --- ---
   L26227   , TRBV6-7*01        --- --- --- --- --- --- --- --- --- --- --- ... ... ... ... ... ... ... --- ---
```

```
                                                                                         ___________CDR2-
                                41  42  43  44  45  46  47  48  49  50  51  52  53  54  55  56  57  58  59  60
                                 R   Y   R   Q   D   P   G   K   G   L   R   L   I   Y   Y   S   V   A   A   A
(1)L36092, U66060, TRBV6-7*01   CGG TAT CGA CAA GAC CCA GGC AAG GGG CTG AGG CTG ATT TAC TAC TCA GTT GCT GCT GCT
   AF009663, TRBV6-7*01         --- --- --- --- --- --- --- --- --- --- --- --- --- --- --- --- --- --- --- ---
   L26227   , TRBV6-7*01        --- --- --- --- --- --- --- --- --- --- --- --- --- --- --- --- --- --- --- ---
```

```
                                IMGT___________
                                61  62  63  64  65  66  67  68  69  70  71  72  73  74  75  76  77  78  79  80
                                 L                   T   D   K   G   E   V   P       N   G   Y   N   V   S   R
(1)L36092, U66060, TRBV6-7*01   CTC ... ... ... ... ACT GAC AAA GGA GAA GTT CCC ... AAT GGC TAC AAT GTC TCC AGA
   AF009663, TRBV6-7*01         --- ... ... ... ... --- --- --- --- --- --- --- ... --- --- --- --- --- --- ---
   L26227   , TRBV6-7*01        --- ... ... ... ... --- --- --- --- --- --- --- ... --- --- --- --- --- --- ---
```

	81	82	83	84	85	86	87	88	89	90	91	92	93	94	95	96	97	98	99	100
	S		N	T	E	D	F	P	L	K	L	E	S	A	A	P	S	Q	T	S
(1) L36092, U66060, TRBV6-7*01	TCA	...	AAC	ACA	GAG	GAT	TTC	CCC	CTC	AAG	CTG	GAG	TCA	GCT	GCT	CCC	TCT	CAG	ACT	TCT
AF009663, TRBV6-7*01	---	...	---	---	---	---	---	---	---	---	---	---	---	---	---	---	---	---	---	---
L26227 , TRBV6-7*01	---	...	---	---	---	---	---	---	---	---	---	---	---	---	---	---	---	---	---	-

	101	102	103	104	105	106	107	108	109
					CDR3-IMGT				
	V	Y	F	C	A	S	S	Y	
(1) L36092, U66060, TRBV6-7*01	GTT	TAC	TTC	TGT	GCC	AGC	AGT	TAC	TC
AF009663, TRBV6-7*01	---	---	---	---	---	---	---	---	--
L26227 , TRBV6-7*01									。

。：基因组 DNA，但是否为胚系或重排未知

5. 构架和互补决定区

FR1-IMGT：26　　CDR1-IMGT：5

FR2-IMGT：17　　CDR2-IMGT：6

FR3-IMGT：37（-2 aa：73，82）　　CDR3-IMGT：4

6. 人类 TRBV6-7*01 图示

编号：IMGT L36092　　EMBL/GenBank/DDBJ：L36092

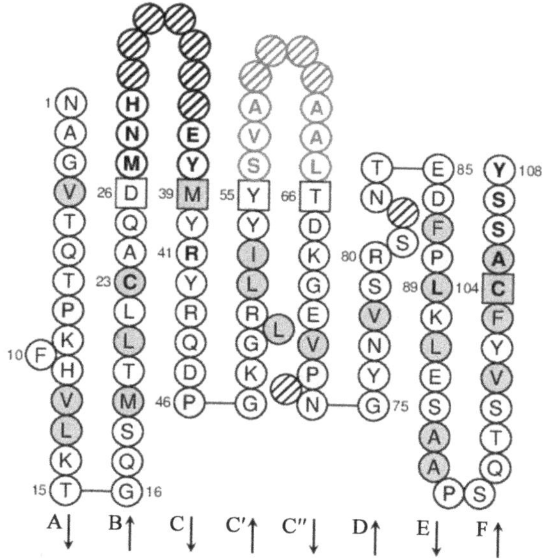

7. 基因组数据库编号

GDB：9954107　　LocusLink：28600

二十、TRBV6-8

1. 命名法

TRBV6-8：T 细胞受体 β 可变区基因 6-8。

2. 定义和功能

TRBV6-8 是 TRBV6 亚组的 5 ~ 7 个功能基因之一；TRBV6 亚组 TRB 基因座由 8 ~ 9 个（取决于各单倍型）已定位基因组成。

3. 基因位置

TRBV6-8 位于 7 号染色体 7q34 带上的 TRB 基因座内。

4. 人类 TRBV6-8 的核苷酸和氨基酸序列

	1	2	3	4	5	6	7	8	9	10	11	12	13	14	15	16	17	18	19	20
	N	A	G	V	T	Q	T	P	K	F	H	I	L	K	T	G	Q	S	M	T
(1)L36092, U66060, TRBV6-8*01	AAT	GCT	GGT	GTC	ACT	CAG	ACC	CCA	AAA	TTC	CAC	ATC	CTG	AAG	ACA	GGA	CAG	AGC	ATG	ACA
AF009663, TRBV6-8*01	---	---	---	---	---	---	---	---	---	---	---	---	---	---	---	---	---	---	---	---
L26228 , TRBV6-8*01	---	---	---	---	---	---	---	---	---	---	---	---	---	---	---	---	---	---	---	---

	21	22	23	24	25	26	27	28	29	30	31	32	33	34	35	36	37	38	39	40
							CDR1-IMGT													
	L	Q	C	A	Q	D	M	N	H	G	Y								M	S
(1)L36092, U66060, TRBV6-8*01	CTG	CAG	TGT	GCC	CAG	GAT	ATG	AAC	CAT	GGA	TAC	...	...	...	...	...	...	...	ATG	TCC
AF009663, TRBV6-8*01	---	---	---	---	---	---	---	---	---	---	---	...	...	...	...	...	...	...	---	---
L26228 , TRBV6-8*01	---	---	---	---	---	---	---	---	---	---	---	...	...	...	...	...	...	...	---	---

	41	42	43	44	45	46	47	48	49	50	51	52	53	54	55	56	57	58	59	60
																			CDR2-	
	W	Y	R	Q	D	P	G	M	G	L	R	L	I	Y	Y	S	A	A	A	G
(1)L36092, U66060, TRBV6-8*01	TGG	TAT	CGA	CAA	GAC	CCA	GGC	ATG	GGG	CTG	AGA	CTG	ATT	TAC	TAC	TCA	GCT	GCT	GCT	GGT
AF009663, TRBV6-8*01	---	---	---	---	---	---	---	---	---	---	---	---	---	---	---	---	---	---	---	---
L26228 , TRBV6-8*01	---	---	---	---	---	---	---	---	---	---	---	---	---	---	---	---	---	---	---	---

	61	62	63	64	65	66	67	68	69	70	71	72	73	74	75	76	77	78	79	80
	IMGT																			
	T					T	D	K		E	V	P		N	G	Y	N	V	S	R
(1)L36092, U66060, TRBV6-8*01	ACT	...	...	...	...	ACT	GAC	AAA	...	GAA	GTC	CCC	...	AAT	GGC	TAC	AAT	GTC	TCT	AGA
AF009663, TRBV6-8*01	---	...	...	...	...	---	---	---	...	---	---	---	...	---	---	---	---	---	---	---
L26228 , TRBV6-8*01	---	...	...	...	...	---	---	---	...	---	---	---	...	---	---	---	---	---	---	---

	81	82	83	84	85	86	87	88	89	90	91	92	93	94	95	96	97	98	99	100
	L		N	T	E	D	F	P	L	R	L	V	S	A	A	P	S	Q	T	S
(1)L36092, U66060, TRBV6-8*01	TTA	...	AAC	ACA	GAG	GAT	TTC	CCA	CTC	AGG	CTG	GTG	TCG	GCT	GCT	CCC	TCC	CAG	ACA	TCT
AF009663, TRBV6-8*01	---	...	---	---	---	---	---	---	---	---	---	---	---	---	---	---	---	---	---	---
L26228 , TRBV6-8*01	---	...	---	---	---	---	---	---	---	---	---	---	---	--						

	101	102	103	104	105	106	107	108	109
					CDR3-IMGT				
	V	Y	L	C	A	S	S	Y	
(1)L36092, U66060, TRBV6-8*01	GTG	TAC	TTG	TGT	GCC	AGC	AGT	TAC	TC
AF009663, TRBV6-8*01	---	---	---	---	---	---	---	---	--
L26228 , TRBV6-8*01									。

。：基因组 DNA，但是否为胚系或重排未知

5. 构架和互补决定区

FR1-IMGT：26　　CDR1-IMGT：5

FR2-IMGT：17　　CDR2-IMGT：6

FR3-IMGT：36（-3 aa：69，73，82）　　CDR3-IMGT：4

6. 人类 TRBV6-8*01 图示

编号：IMGT L36092　　EMB1/GenBank/DDBJ：L36092

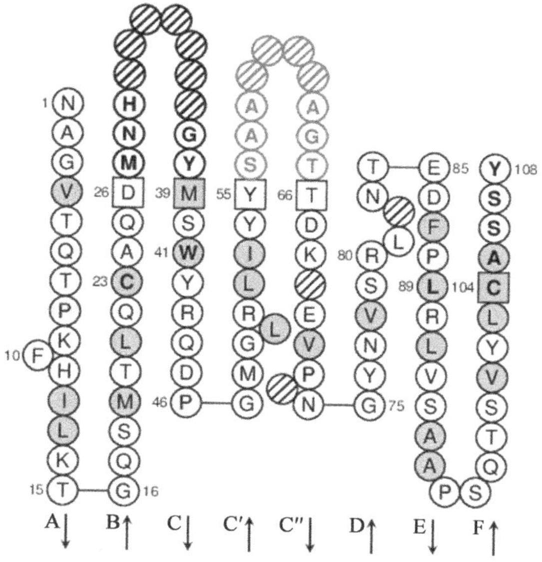

7. 基因组数据库编号

GDB：9954109　　LocusLink：28599

二十一、TRBV6-9

1. 命名法

TRBV6-9：T 细胞受体 β 可变区基因 6-9。

2. 定义和功能

TRBV6-9 是 TRBV6 亚组的 5 ~ 7 个功能基因之一；TRBV6 亚组 TRB 基因座由 8 ~ 9 个（取决于各单倍型）已定位基因组成。

3. 基因位置

TRBV6-9 位于 7 号染色体 7q34 带上的 TRB 基因座内。

4. 人类 TRBV6-9 的核苷酸和氨基酸序列

	1	2	3	4	5	6	7	8	9	10	11	12	13	14	15	16	17	18	19	20
	N	A	G	V	T	Q	T	P	K	F	H	I	L	K	T	G	Q	S	M	T
X61447 , TRBV6-9*01	AAT	GCT	GGT	GTC	ACT	CAG	ACC	CCA	AAA	TTC	CAC	ATC	CTG	AAG	ACA	GGA	CAG	AGC	ATG	ACA
(1) L36092, U66060, TRBV6-9*01	---	---	---	---	---	---	---	---	---	---	---	---	---	---	---	---	---	---	---	---
AF009663, TRBV6-9*01	---	---	---	---	---	---	---	---	---	---	---	---	---	---	---	---	---	---	---	---

							CDR1-IMGT													
	21	22	23	24	25	26	27	28	29	30	31	32	33	34	35	36	37	38	39	40
	L	Q	C	A	Q	D	M	N	H	G	Y								L	S
X61447 , TRBV6-9*01	CTG	CAG	TGT	GCC	CAG	GAT	ATG	AAC	CAT	GGA	TAC	...	...	...	...	...	...	...	TTG	TCC
(1) L36092, U66060, TRBV6-9*01	---	---	---	---	---	---	---	---	---	---	---	...	...	...	...	...	...	...	---	---
AF009663, TRBV6-9*01	---	---	---	---	---	---	---	---	---	---	---	...	...	...	...	...	...	...	---	---

																CDR2-				
	41	42	43	44	45	46	47	48	49	50	51	52	53	54	55	56	57	58	59	60
	W	Y	R	Q	D	P	G	M	G	L	R	R	I	H	Y	S	V	A	A	G
X61447 , TRBV6-9*01	TGG	TAT	CGA	CAA	GAC	CCA	GGC	ATG	GGG	CTG	AGG	CGC	ATT	CAT	TAC	TCA	GTT	GCT	GCT	GGT
(1) L36092, U66060, TRBV6-9*01	---	---	---	---	---	---	---	---	---	---	---	---	---	---	---	---	---	---	---	---
AF009663, TRBV6-9*01	---	---	---	---	---	---	---	---	---	---	---	---	---	---	---	---	---	---	---	---

	IMGT																			
	61	62	63	64	65	66	67	68	69	70	71	72	73	74	75	76	77	78	79	80
	I					T	D	K	G	E	V	P		D	G	Y	N	V	S	R
X61447 , TRBV6-9*01	ATC	...	...	...	...	ACT	GAC	AAA	GGA	GAA	GTC	CCC	...	GAT	GGC	TAC	AAT	GTA	TCC	AGA
(1) L36092, U66060, TRBV6-9*01	---	...	...	...	...	---	---	---	---	---	---	---	...	---	---	---	---	---	---	---
AF009663, TRBV6-9*01	---	...	...	...	...	---	---	---	---	---	---	---	...	---	---	---	---	---	---	---

	81	82	83	84	85	86	87	88	89	90	91	92	93	94	95	96	97	98	99	100
	S		N	T	E	D	F	P	L	R	L	E	S	A	A	P	S	Q	T	S
X61447　, TRBV6-9*01	TCA	...	AAC	ACA	GAG	GAT	TTC	CCG	CTC	AGG	CTG	GAG	TCA	GCT	GCT	CCC	TCC	CAG	ACA	TCT
(1) L36092, U66060, TRBV6-9*01	---	...	---	---	---	---	---	---	---	---	---	---	---	---	---	---	---	---	---	---
AF009663, TRBV6-9*01	---	...	---	---	---	---	---	---	---	---	---	---	---	---	---	---	---	---	---	---

	101	102	103	104	105	106	107	108	109
					CDR3-IMGT				
	V	Y	F	C	A	S	S	Y	
X61447　, TRBV6-9*01	GTA	TAC	TTC	TGT	GCC	AGC	AGT	TAT	TC
(1) L36092, U66060, TRBV6-9*01	---	---	---	---	---	---	---	---	--
AF009663, TRBV6-9*01	---	---	---	---	---	---	---	---	--

5. 构架和互补决定区

FR1-IMGT：26　　CDR1-IMGT：5

FR2-IMGT：17　　CDR2-IMGT：6

FR3-IMGT：37（-2 aa：73，82）　　CDR3-IMGT：4

6. 人类 TRBV6-9*01 图示

编号：IMGT X61447　　EMBL/GenBank /DDBJ：X61447

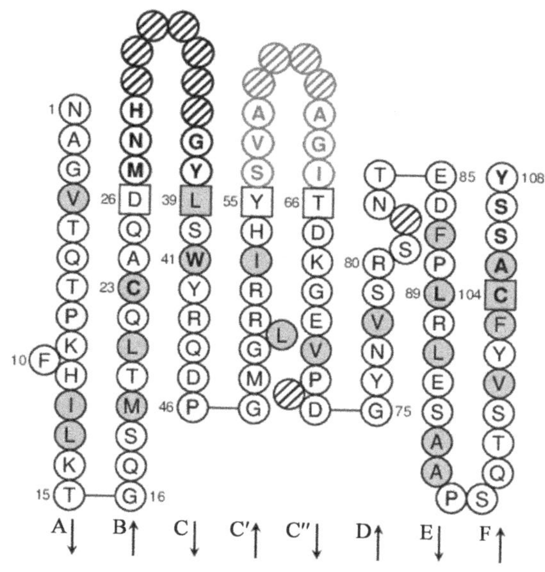

7. 基因组数据库编号

GDB：9954111　　LocusLink：28598

二十二、TRBV7-1

1. 命名法

TRBV7-1：T 细胞受体 β 可变区基因 7-1。

2. 定义和功能

TRBV7-1 是由于 FR1-IMGT 的第 1 个 CYS 被酪氨酸（tat）取代，并缺失 V- 间隔区及 V- 九聚物而形成的可读框。TRBV7-1 属于包括 9 个已定位基因（其中 5 ~ 6 个为 TRB 基因座功能基因）的 TRBV7 亚组。

3. 基因位置

TRBV7-1 位于 7 号染色体 7q34 带上的 TRB 基因座内。

4. 人类 TRBV7-1 的核苷酸和氨基酸序列

```
                                  1   2   3   4   5   6   7   8   9   10  11  12  13  14  15  16  17  18  19  20
                                  G   A   G   V   S   Q   S   L   R   H   K   V   A   K   K   G   K   D   V   A
X61444    , TRBV7-1*01            GGT GCT GGA GTC TCC CAG TCC CTG AGA CAC AAG GTA GCA AAG AAG GGA AAG GAT GTA GCT
(1)L36092, U66059, TRBV7-1*01     --- --- --- --- --- --- --- --- --- --- --- --- --- --- --- --- --- --- --- ---

                                                     __________CDR1-IMGT__________
                                  21  22  23  24  25  26  27  28  29  30  31  32  33  34  35  36  37  38  39  40
                                  L   R   Y   D   P   I   S   G   H   N   A                               L   Y
X61444    , TRBV7-1*01            CTC AGA TAT GAT CCA ATT TCA GGT CAT AAT GCC ... ... ... ... ... ... ... CTT TAT
(1)L36092, U66059, TRBV7-1*01     --- --- --- --- --- --- --- --- --- --- --- ... ... ... ... ... ... ... --- ---

                                                                                            __________CDR2-
                                  41  42  43  44  45  46  47  48  49  50  51  52  53  54  55  56  57  58  59  60
                                  W   Y   R   Q   S   L   G   Q   G   L   E   F   P   I   Y   F   Q   G   K   D
X61444    , TRBV7-1*01            TGG TAC CGA CAG AGC CTG GGG CAG GGC CTG GAG TTT CCA ATT TAC TTC CAA GGC AAG GAT
(1)L36092, U66059, TRBV7-1*01     --- --- --- --- --- --- --- --- --- --- --- --- --- --- --- --- --- --- --- ---

                                  IMGT____________
                                  61  62  63  64  65  66  67  68  69  70  71  72  73  74  75  76  77  78  79  80
                                  A                   A   D   K   S   G   L   P   R   D   R   F   S   A   Q   R
X61444    , TRBV7-1*01            GCA ... ... ... ... GCA GAC AAA TCG GGG CTT CCC CGT GAT CGG TTC TCT GCA CAG AGG
(1)L36092, U66059, TRBV7-1*01     --- ... ... ... ... --- --- --- --- --- --- --- --- --- --- --- --- --- --- ---

                                  81  82  83  84  85  86  87  88  89  90  91  92  93  94  95  96  97  98  99  100
                                  S       E   G   S   I   S   T   L   K   F   Q   R   T   Q   Q   G   D   L   A
X61444    , TRBV7-1*01            TCT ... GAG GGA TCC ATC TCC ACT CTG AAG TTC CAG CGC ACA CAG CAG GGG GAC TTG GCT
(1)L36092, U66059, TRBV7-1*01     --- ... --- --- --- --- --- --- --- --- --- --- --- --- --- --- --- --- --- ---

                                                      _____CDR3-IMGT_____
                                  101 102 103 104 105 106 107 108 109
                                  V   Y   L   C   A   S   S   S
X61444    , TRBV7-1*01            GTG TAT CTC TGT GCC AGC AGC TCA GC
(1)L36092, U66059, TRBV7-1*01     --- --- --- --- --- --- --- --- --
```

5. 构架和互补决定区

FR1-IMGT：26

FR2-IMGT：17

FR3-IMGT：38（-1 aa：82）

CDR1-IMGT：5

CDR2-IMGT：6

CDR3-IMGT：4

6. 人类 TRBV7-1*01 图示

编号：IMGT X61444

EMBL/GenBank/DDBJ：X61444

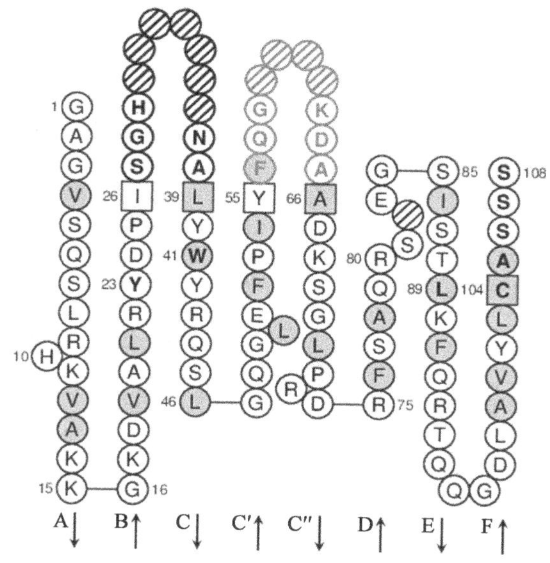

7. 基因组数据库编号

GDB：9954113

LocusLink：28597

二十三、TRBV7-2

1. 命名法

TRBV7-2：T 细胞受体 β 可变区基因 7-2。

2. 定义和功能

TRBV7-2 是 TRBV7 亚组的 5 ~ 6 个功能基因之一；TRBV7 亚组 TRB 基因座包含 9 个已定位基因。

3. 基因位置

TRBV7-2 位于 7 号染色体 7q34 带上的 TRB 基因座内。

4. 人类 TRBV7-2 的核苷酸和氨基酸序列

	1	2	3	4	5	6	7	8	9	10	11	12	13	14	15	16	17	18	19	20
	G	A	G	V	S	Q	S	P	S	N	K	V	T	E	K	G	K	D	V	E
X61442 , TRBV7-2*01	GGA	GCT	GGA	GTC	TCC	CAG	TCC	CCC	AGT	AAC	AAG	GTC	ACA	GAG	AAG	GGA	AAG	GAT	GTA	GAG
U07976 , TRBV7-2*01	---	---	---	---	---	---	---	---	---	---	---	---	---	---	---	---	---	---	---	---
U07978 , TRBV7-2*01	---	---	---	---	---	---	---	---	---	---	---	---	---	---	---	---	---	---	---	---
(1)L36092, U66059, TRBV7-2*01	---	---	---	---	---	---	---	---	---	---	---	---	---	---	---	---	---	---	---	---
X61443 , TRBV7-2*02	---	---	---	---	---	---	---	---	---	---	---	---	---	---	---	---	---	---	---	---
L36190 , TRBV7-2*02	---	---	---	---	---	---	---	---	---	---	---	---	---	---	---	---	---	---	---	---
AF009660, TRBV7-2*02	---	---	---	---	---	---	---	---	---	---	---	---	---	---	---	---	---	---	---	---
U07975 , TRBV7-2*03	---	---	---	---	---	---	---	---	---	---	---	---	---	---	---	---	---	---	---	---
M27387 , TRBV7-2*04	---	---	---	--T	---	---	---	---	---	---	---	---	---	---	---	---	---	---	---	---

CDR1-IMGT

	21	22	23	24	25	26	27	28	29	30	31	32	33	34	35	36	37	38	39	40
	L	R	C	D	P	I	S	G	H	T	A								L	Y
X61442 , TRBV7-2*01	CTC	AGG	TGT	GAT	CCA	ATT	TCA	GGT	CAT	ACT	GCC	...	...	...	...	...	...	...	CTT	TAC
U07976 , TRBV7-2*01	---	---	---	---	---	---	---	---	---	---	---	...	...	...	...	...	...	...	---	---
U07978 , TRBV7-2*01	---	---	---	---	---	---	---	---	---	---	---	...	...	...	...	...	...	...	---	---
(1)L36092, U66059, TRBV7-2*01	---	---	---	---	---	---	---	---	---	---	---	...	...	...	...	...	...	...	---	---
X61443 , TRBV7-2*02	---	---	---	---	---	---	---	---	---	---	---	...	...	...	...	...	...	...	---	---
L36190 , TRBV7-2*02	---	---	---	---	---	---	---	---	---	---	---	...	...	...	...	...	...	...	---	---
AF009660, TRBV7-2*02	---	---	---	---	---	---	---	---	---	---	---	...	...	...	...	...	...	...	---	---
U07975 , TRBV7-2*03	---	---	---	---	---	---	---	---	---	---	---	...	...	...	...	...	...	...	---	---
M27387 , TRBV7-2*04	---	---	---	---	---	---	---	---	---	---	---	...	...	...	...	...	...	...	---	---

CDR2-

	41	42	43	44	45	46	47	48	49	50	51	52	53	54	55	56	57	58	59	60
	W	Y	R	Q	S	L	G	Q	G	L	E	F	L	I	Y	F	Q	G	N	S
X61442 , TRBV7-2*01	TGG	TAC	CGA	CAG	AGC	CTG	GGG	CAG	GGC	CTG	GAG	TTT	TTA	ATT	TAC	TTC	CAA	GGC	AAC	AGT
U07976 , TRBV7-2*01	---	---	---	---	---	---	---	---	---	---	---	---	---	---	---	---	---	---	---	---
U07978 , TRBV7-2*01	---	---	---	---	---	---	---	---	---	---	---	---	---	---	---	---	---	---	---	---
(1)L36092, U66059, TRBV7-2*01	---	---	---	---	---	---	---	---	---	---	---	---	---	---	---	---	---	---	---	---
X61443 , TRBV7-2*02	---	---	---	---	R --G	---	---	---	---	---	---	---	---	---	---	---	---	---	---	---
L36190 , TRBV7-2*02	---	---	---	---	R --G	---	---	---	---	---	---	---	---	---	---	---	---	---	---	---
AF009660, TRBV7-2*02	---	---	---	---	R --G	---	---	---	---	---	---	---	---	---	---	---	---	---	---	---
U07975 , TRBV7-2*03	---	---	---	---	R --G	---	---	---	---	---	---	---	---	---	---	---	---	---	---	---
M27387 , TRBV7-2*04	---	---	---	---	---	---	---	---	---	---	---	---	---	---	---	---	---	---	---	---

```
                                   IMGT_______________
                                    61  62  63  64  65  66  67  68  69  70  71  72  73  74  75  76  77  78  79  80
                                    A                   P   D   K   S   G   L   P   S   D   R   F   S   A   E   R
 X61442   ,TRBV7-2*01              GCA ... ... ... ... CCA GAC AAA TCA GGG CTG CCC AGT GAT CGC TTC TCT GCA GAG AGG
 U07976   ,TRBV7-2*01              --- ... ... ... ... --- --- --- --- --- --- --- --- --- --- --- --- --- --- ---
 U07978   ,TRBV7-2*01              --- ... ... ... ... --- --- --- --- --- --- --- --- --- --- --- --- --- --- ---
(1)L36092,U66059,TRBV7-2*01        --- ... ... ... ... --- --- --- --- --- --- --- --- --- --- --- --- --- --- ---
 X61443   ,TRBV7-2*02              --- ... ... ... ... --- --- --- --- --- --- --- --- --- --- --- --- --- --- ---
 L36190   ,TRBV7-2*02              --- ... ... ... ... --- --- --- --- --- --- --- --- --- --- --- --- --- --- ---
 AF009660,TRBV7-2*02               --- ... ... ... ... --- --- --- --- --- --- --- --- --- --- --- --- --- --- ---
 U07975   ,TRBV7-2*03              --- ... ... ... ... --- --- --- --- --- --- --- --- --- --- --- --- --- --- ---
 M27387   ,TRBV7-2*04              --- ... ... ... ... --- --- --- --- --- --- --- --- --- --- --- --- --- --- ---

                                    81  82  83  84  85  86  87  88  89  90  91  92  93  94  95  96  97  98  99 100
                                    T       G   G   S   V   S   T   L   T   I   Q   R   T   Q   Q   E   D   S   A
 X61442   ,TRBV7-2*01              ACT ... GGG GGA TCC GTC TCC ACT CTG ACG ATC CAG CGC ACA CAG CAG GAG GAC TCG GCC
 U07976   ,TRBV7-2*01              --- ... --- --- --- --- --- --- --- --- --- --- --- --- --- --- --- --- --- ---
 U07978   ,TRBV7-2*01              --- ... --- --- --- --- --- --- --- --- --- --- --- --- --- --- --- --- --- ---
(1)L36092,U66059,TRBV7-2*01        --- ... --- --- --- --- --- --- --- --- --- --- --- --- --- --- --- --- --- ---
                                                E
 X61443   ,TRBV7-2*02              --- ... --- -A- --- --- --- --- --- --- --- --- --- --- --- --- --- --- --- ---
                                                E
 L36190   ,TRBV7-2*02              --- ... --- -A- --- --- --- --- --- --- --- --- --- --- --- --- --- --- --- ---
                                                E
 AF009660,TRBV7-2*02               --- ... --- -A- --- --- --- --- --- --- --- --- --- --- --- --- --- --- --- ---
                                                E
 U07975   ,TRBV7-2*03              --- ... --- -A- --- --- --- --- --- --- --- --- --- --- --- --- --- --- --- ---
 M27387   ,TRBV7-2*04              --- ... --- --- --- --- --- --- --- --- --- --- --- --- --- --- --- --- --- ---

                                                       _____CDR3-IMGT_____
                                   101 102 103 104 105 106 107 108 109
                                    V   Y   L   C   A   S   S   L
 X61442   ,TRBV7-2*01              GTG TAT CTC TGT GCC AGC AGC TTA GC
 U07976   ,TRBV7-2*01              --- --- --- --- --- --- --- --- --
 U07978   ,TRBV7-2*01              --- --- --- --- --- --- --- --- --
(1)L36092,U66059,TRBV7-2*01        --- --- --- --- --- --- --- --- --
 X61443   ,TRBV7-2*02              --- --- --- --- --- --- --- --- --
 L36190   ,TRBV7-2*02              --- --- --- --- --- --- --- --- --
 AF009660,TRBV7-2*02               --- --- --- --- --- --- --- --- --
                                                    T
 U07975   ,TRBV7-2*03              --- --- --- --- A-- --- --- --- --
 M27387   ,TRBV7-2*04              --- --- --- --- --- --- --- --- -       #c
```

#c：重排 cDNA

5. 构架和互补决定区

FR1-IMGT：26　　CDR1-IMGT：5

FR2-IMGT：17　　CDR2-IMGT：6

FR3-IMGT：38（-1 aa：82）　　CDR3-IMGT：4

6. 人类 TRBV7-2*01 图示

编号：IMGT X61442　　　　EMBL/GenBank/DDBJ：X61442

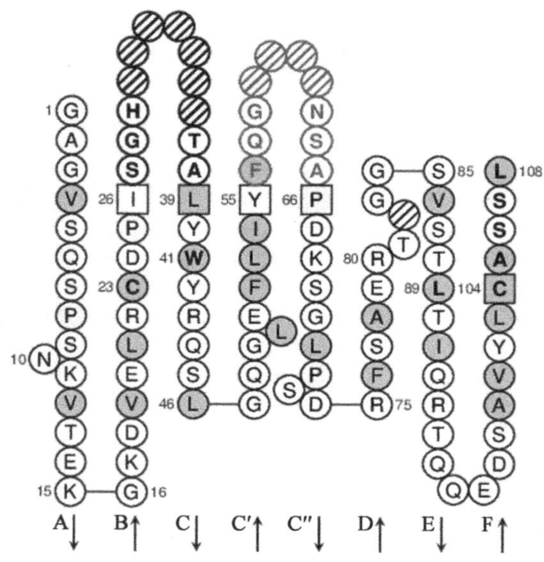

7. 基因组数据库编号

GDB：9954115　　　　LocusLink：28596

二十四、TRBV7-3

1. 命名法

TRBV7-3：T 细胞受体 β 可变区基因 7-3。

2. 定义和功能

TRBV7-3 为功能基因（等位基因 TRBV7-3*01、TRBV7-3*04 和 TRBV7-3*05）或可读框（等位基因 TRBV7-3*02 和 TRBV7-3*03）。

TRBV7-3 属于 TRB 基因座包含 9 个已定位基因（其中 5～6 个为功能基因）的 TRBV7 亚组。

TRBV7-3*02 和 TRBV7-3*03 是由 FR3-IMGT 的第 2 个 CYS（tgt）被精氨酸（cgt）取代而形成的可读框。

3. 基因位置

TRBV7-3 位于 7 号染色体 7q34 带上的 TRB 基因座内。

4. 人类 TRBV7-3 的核苷酸和氨基酸序列

	1	2	3	4	5	6	7	8	9	10	11	12	13	14	15	16	17	18	19	20
	G	A	G	V	S	Q	T	P	S	N	K	V	T	E	K	G	K	Y	V	E
X61440 , TRBV7-3*01	GGT	GCT	GGA	GTC	TCC	CAG	ACC	CCC	AGT	AAC	AAG	GTC	ACA	GAG	AAG	GGA	AAA	TAT	GTA	GAG
L33104 , TRBV7-3*01	---	---	---	---	---	---	---	---	---	---	---	---	---	---	---	---	---	---	---	---
(1)L36092, U66059, TRBV7-3*01	---	---	---	---	---	---	---	---	---	---	---	---	---	---	---	---	---	---	---	---
M67511 , TRBV7-3*01																				
M67512 , TRBV7-3*01																				
																		D		
M97943 , TRBV7-3*02	---	---	---	---	---	---	---	---	---	---	---	---	---	---	---	---	---	G--	---	---
																		D		
L33103 , TRBV7-3*02	---	---	---	---	---	---	---	---	---	---	---	---	---	---	---	---	---	G--	---	---
																		D		
L33105 , TRBV7-3*03	---	---	---	---	---	---	---	---	---	---	---	---	---	---	---	---	---	G--	---	---
																		D		
AF009660, TRBV7-3*03	---	---	---	---	---	---	---	---	---	---	---	---	---	---	---	---	---	G--	---	---
X74843 , TRBV7-3*04	---	---	---	---	---	---	---	---	---	---	---	---	---	---	---	---	---	---	---	---
																			W	
M13550 , TRBV7-3*05																			*TGG*	---

CDR1-IMGT (27–38)

	21	22	23	24	25	26	27	28	29	30	31	32	33	34	35	36	37	38	39	40
	L	R	C	D	P	I	S	G	H	T	A								L	Y
X61440 , TRBV7-3*01	CTC	AGG	TGT	GAT	CCA	ATT	TCA	GGT	CAT	ACT	GCC	...	...	...	...	...	...	...	CTT	TAC
L33104 , TRBV7-3*01	---	---	---	---	---	---	---	---	---	---	---	...	...	...	...	...	...	...	---	---
(1)L36092, U66059, TRBV7-3*01	---	---	---	---	---	---	---	---	---	---	---	...	...	...	...	...	...	...	---	---
M67511 , TRBV7-3*01					---	---	---	---	---	---	---	...	...	...	...	...	...	...	---	---
M67512 , TRBV7-3*01					---	---	---	---	---	---	---	...	...	...	...	...	...	...	---	---
M97943 , TRBV7-3*02	---	---	---	---	---	---	---	---	---	---	---	...	...	...	...	...	...	...	---	---
L33103 , TRBV7-3*02	---	---	---	---	---	---	---	---	---	---	---	...	...	...	...	...	...	...	---	---
L33105 , TRBV7-3*03	---	---	---	---	---	---	---	---	---	---	---	...	...	...	...	...	...	...	---	---
AF009660, TRBV7-3*03	---	---	---	---	---	---	---	---	---	---	---	...	...	...	...	...	...	...	---	---
X74843 , TRBV7-3*04	---	---	---	---	---	---	---	---	---	---	---	...	...	...	...	...	...	...	---	---
M13550 , TRBV7-3*05	---	---	---	---	---	---	---	---	---	---	---	...	...	...	...	...	...	...	---	---

CDR2- (56–60)

	41	42	43	44	45	46	47	48	49	50	51	52	53	54	55	56	57	58	59	60
	W	Y	R	Q	S	L	G	Q	G	P	E	F	L	I	Y	F	Q	G	T	G
X61440 , TRBV7-3*01	TGG	TAC	CGA	CAA	AGC	CTG	GGG	CAG	GGC	CCA	GAG	TTT	CTA	ATT	TAC	TTC	CAA	GGC	ACG	GGT
L33104 , TRBV7-3*01	---	---	---	---	---	---	---	---	---	---	---	---	---	---	---	---	---	---	---	---
(1)L36092, U66059, TRBV7-3*01	---	---	---	---	---	---	---	---	---	---	---	---	---	---	---	---	---	---	---	---
M67511 , TRBV7-3*01	---	---	---	---	---	---	---	---	---	---	---	---	---	---	---	---	---	---	---	---
M67512 , TRBV7-3*01	---	---	---	---	---	---	---	---	---	---	---	---	---	---	---	---	---	---	---	---
M97943 , TRBV7-3*02	---	---	---	---	---	---	---	---	---	---	---	---	---	---	---	---	---	---	---	---
L33103 , TRBV7-3*02	---	---	---	---	---	---	---	---	---	---	---	---	---	---	---	---	---	---	---	---
L33105 , TRBV7-3*03	---	---	---	---	---	---	---	---	---	---	---	---	---	---	---	---	---	---	---	---
AF009660, TRBV7-3*03	---	---	---	---	---	---	---	---	---	---	---	---	---	---	---	---	---	---	---	---
X74843 , TRBV7-3*04	---	---	---	---	---	---	---	---	---	---	---	---	---	---	---	---	---	---	---	---
												L								
M13550 , TRBV7-3*05	---	---	---	---	---	---	---	---	---	---	---	C--	---	---	---	---	---	---	---	---

IMGT (61–65)

	61	62	63	64	65	66	67	68	69	70	71	72	73	74	75	76	77	78	79	80
	A					A	D	D	S	G	L	P	N	D	R	F	F	A	V	R
X61440 , TRBV7-3*01	GCG	...	...	...	...	GCA	GAT	GAC	TCA	GGG	CTG	CCC	AAC	GAT	CGG	TTC	TTT	GCA	GTC	AGG

```
 L33104  , TRBV7-3*01                --- ... ... ... ... --- --- --- --- --- --- --- --- --- --- --- --- --- --- ---
(1)L36092, U66059, TRBV7-3*01        --- ... ... ... ... --- --- --- --- --- --- --- --- --- --- --- --- --- --- ---
 M67511  , TRBV7-3*01                --- ... ... ... ... --- --- --- --- --- --- --- --- --- --- --- --- --- --- ---
 M67512  , TRBV7-3*01                --- ... ... ... ... --- --- --- --- --- --- --- --- --- --- --- --- --- --- ---
                                                                                     K
 M97943  , TRBV7-3*02                --- ... ... ... ... --- --- --- --- --- --- --- --A --- --- --- --- --- --- ---
                                                                                     K
 L33103  , TRBV7-3*02                --- ... ... ... ... --- --- --- --- --- --- --- --A --- --- --- --- --- --- ---
                                                                                     K
 L33105  , TRBV7-3*03                --- ... ... ... ... --- --- --- --- --- --- --- --A --- --- --- --- --- --- ---
                                                                                     K
 AF009660, TRBV7-3*03                --- ... ... ... ... --- --- --- --- --- --- --- --A --- --- --- --- --- --- ---
 X74843  , TRBV7-3*04                --- ... ... ... ... --- --- --- --- --- --- --- --- --- --- --- --- --- --- ---
 M13550  , TRBV7-3*05                --- ... ... ... ... --- --- --- --- --- --- --- --- --- --- --- --- --- --- ---

                                     81  82  83  84  85  86  87  88  89  90  91  92  93  94  95  96  97  98  99  100
                                      P       E   G   S   V   S   T   L   K   I   Q   R   T   E   R   G   D   S   A
 X61440  , TRBV7-3*01                CCT ... GAG GGA TCC GTC TCT ACT CTG AAG ATC CAG CGC ACA GAG CGG GGG GAC TCA GCC
 L33104  , TRBV7-3*01                --- ... --- --- --- --- --- --- --- --- --- --- --- --- --- --- --- --- --- ---
(1)L36092, U66059, TRBV7-3*01        --- ... --- --- --- --- --- --- --- --- --- --- --- --- --- --- --- --- --- ---
 M67511  , TRBV7-3*01                --- ... --- --- --- --- --- --- --- --- --- --- --- --- --- --- --- --- --- ---
 M67512  , TRBV7-3*01                --- ... --- --- --- --- --- --- --- --- --- --- --- --- --- --- --- --- --- ---
                                                                                             Q
 M97943  , TRBV7-3*02                --- ... --- --- --- --- --- --- --- --- --- --- --- --- --- -A- --- --- --- ---
                                                                                             Q
 L33103  , TRBV7-3*02                --- ... --- --- --- --- --- --- --- --- --- --- --- --- --- -A- --- --- --- ---
                                                                                             Q
 L33105  , TRBV7-3*03                --- ... --- --- --- --- --- --- --- --- --- --- --- --- --- -A- --- --- --- ---
                                                                                             Q
 AF009660, TRBV7-3*03                --- ... --- --- --- --- --- --- --- --- --- --- --- --- --- -A- --- --- --- ---
 X74843  , TRBV7-3*04                --- ... --- --- --- --- --- --- --- --- --- --- --- --- --- --- --- --- --T ---
 M13550  , TRBV7-3*05                --- ... --- --- --- --- --- --- --- --- --- --- --- --- --- --- --- --- --- ---

                                                 _____CDR3-IMGT_____
                                     101 102 103 104 105 106 107 108 109
                                      V   Y   L   C   A   S   S   L
 X61440  , TRBV7-3*01                GTG TAT CTC TGT GCC AGC AGC TTA AC
 L33104  , TRBV7-3*01                --- --- --- --- --- --- --- --- --
(1)L36092, U66059, TRBV7-3*01        --- --- --- --- --- --- --- --- --
 M67511  , TRBV7-3*01                --- --- --- --- ---                    。
 M67512  , TRBV7-3*01                --- --- --- --- ---                    。
                                                  R
 M97943  , TRBV7-3*02                --- --- --- C-- --- --- --- --- --
                                                  R
 L33103  , TRBV7-3*02                --- --- --- C-- --- --- --- --- --
                                      A           R
 L33105  , TRBV7-3*03                -C- --- --- C-- --- --- --- ---
                                      A           R
 AF009660, TRBV7-3*03                -C- --- --- C-- --- --- --- --- --
 X74843  , TRBV7-3*04                --- --- --- --- --- --- ---            #c
 M13550  , TRBV7-3*05                --- --- --- --- --- --- ---            #c
```

#c：重排 cDNA

。：基因组 DNA，但是否为胚系或重排未知

5. 构架和互补决定区

FR1-IMGT：26

FR2-IMGT：17

FR3-IMGT：38（-1 aa：82）

CDR1-IMGT：5

CDR2-IMGT：6

CDR3-IMGT：4

6. 人类 TRBV7-3*01 图示

编号：IMGT X61440

EMBL/GenBank/DDBJ：X61440

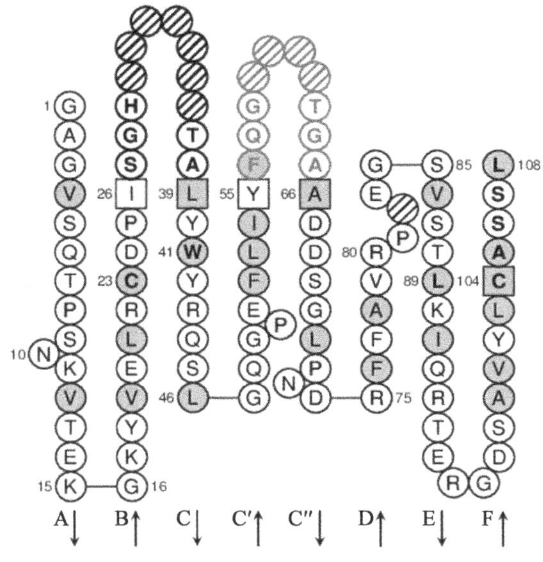

7. 基因组数据库编号

GDB：9954117

LocusLink：28595

二十五、TRBV7-4

1. 命名法

TRBV7-4：T 细胞受体 β 可变区基因 7-4。

2. 定义和功能

TRBV7-4 为功能基因（等位基因 TRBV7-4*01）或伪基因（等位基因 TRBV7-4*02）。TRBV7-4 属于 TRB 基因座包含 9 个已定位基因（其中 5 ~ 6 个为功能基因）的 TRBV7 亚组。

TRBV7-4*02 是由于密码子 85 中的 1 nt 缺失形成的伪基因，可导致 FR3-IMGT 移码突变。

3. 基因位置

TRBV7-4 位于 7 号染色体 7q34 带上的 TRB 基因座内。

4. 人类 TRBV7-4 的核苷酸和氨基酸序列

	1	2	3	4	5	6	7	8	9	10	11	12	13	14	15	16	17	18	19	20
	G	A	G	V	S	Q	S	P	R	Y	K	V	A	K	R	G	R	D	V	A
(1)L36092, U66060, TRBV7-4*01	GGT	GCT	GGA	GTC	TCC	CAG	TCC	CCA	AGG	TAC	AAA	GTC	GCA	AAG	AGG	GGA	CGG	GAT	GTA	GCT
AF009662, TRBV7-4*01	---	---	---	---	---	---	---	---	---	---	---	---	---	---	---	---	---	---	---	---
AF009663, TRBV7-4*01	---	---	---	---	---	---	---	---	---	---	---	---	---	---	---	---	---	---	---	---
L14432 , TRBV7-4*01	---	---	---	---	---	---	---	---	---	---	---	---	---	---	---	---	---	---	---	---
L14459 , TRBV7-4*01	---	---	---	---	---	---	---	---	---	---	---	---	---	---	---	---	---	---	---	---
L13762 , TRBV7-4*02	---	---	---	---	---	---	---	---	---	---	---	---	---	---	---	---	---	---	---	---
L14431 , TRBV7-4*02	---	---	---	---	---	---	---	---	---	---	---	---	---	---	---	---	---	---	---	---

	21	22	23	24	25	26	27	28	29	30	31	32	33	34	35	36	37	38	39	40
							CDR1-IMGT													
	L	R	C	D	S	I	S	G	H	V	T								L	Y
(1)L36092, U66060, TRBV7-4*01	CTC	AGG	TGT	GAT	TCA	ATT	TCG	GGT	CAT	GTA	ACC	...	...	...	...	...	...	...	CTT	TAT
AF009662, TRBV7-4*01	---	---	---	---	---	---	---	---	---	---	---	...	...	...	...	...	...	...	---	---
AF009663, TRBV7-4*01	---	---	---	---	---	---	---	---	---	---	---	...	...	...	...	...	...	...	---	---
L14432 , TRBV7-4*01	---	---	---	---	---	---	---	---	---	---	---	...	...	...	...	...	...	...	---	---
L14459 , TRBV7-4*01																				
L13762 , TRBV7-4*02	---	---	---	---	---	---	---	---	---	---	---	...	...	...	...	...	...	...	---	---
L14431 , TRBV7-4*02	---	---	---	---	---	---	---	---	---	---	---	...	...	...	...	...	...	...	---	---

	41	42	43	44	45	46	47	48	49	50	51	52	53	54	55	56	57	58	59	60
																				CDR2-
	W	Y	R	Q	T	L	G	Q	G	S	E	V	L	T	Y	S	Q	S	D	A
(1)L36092, U66060, TRBV7-4*01	TGG	TAC	CGA	CAG	ACC	CTG	GGG	CAG	GGC	TCA	GAG	GTT	CTG	ACT	TAC	TCC	CAG	AGT	GAT	GCT
AF009662, TRBV7-4*01	---	---	---	---	---	---	---	---	---	---	---	---	---	---	---	---	---	---	---	---
AF009663, TRBV7-4*01	---	---	---	---	---	---	---	---	---	---	---	---	---	---	---	---	---	---	---	---
L14432 , TRBV7-4*01	---	---	---	---	---	---	---	---	---	---	---	---	---	---	---	---	---	---	---	---
L14459 , TRBV7-4*01																				
L13762 , TRBV7-4*02	---	---	---	---	---	---	---	---	---	---	---	---	---	---	---	---	---	---	---	---
L14431 , TRBV7-4*02	---	---	---	---	---	---	---	---	---	---	---	---	---	---	---	---	---	---	---	---

	61	62	63	64	65	66	67	68	69	70	71	72	73	74	75	76	77	78	79	80
	IMGT																			
	Q					R	D	K	S	G	R	P	S	G	R	F	S	A	E	R
(1)L36092, U66060, TRBV7-4*01	CAA	...	...	...	...	CGA	GAC	AAA	TCA	GGG	CGG	CCC	AGT	GGT	CGG	TTC	TCT	GCA	GAG	AGG
AF009662, TRBV7-4*01	---	...	...	...	...	---	---	---	---	---	---	---	---	---	---	---	---	---	---	---
AF009663, TRBV7-4*01	---	...	...	...	...	---	---	---	---	---	---	---	---	---	---	---	---	---	---	---
L14432 , TRBV7-4*01	---	...	...	...	...	---	---	---	---	---	---	---	---	---	---	---	---	---	---	---
L14459 , TRBV7-4*01																				
L13762 , TRBV7-4*02	---	...	...	...	...	---	---	---	---	---	---	---	---	---	---	---	---	---	---	---
L14431 , TRBV7-4*02	---	...	...	...	...	---	---	---	---	---	---	---	---	---	---	---	---	---	---	---

	81	82	83	84	85	86	87	88	89	90	91	92	93	94	95	96	97	98	99	100
	P		E	R	S	V	S	T	L	K	I	Q	R	T	E	Q	G	D	S	A
(1)L36092, U66060, TRBV7-4*01	CCT	...	GAG	AGA	TCC	GTC	TCC	ACT	CTG	AAG	ATC	CAG	CGC	ACA	GAG	CAG	GGG	GAC	TCA	GCT
AF009662, TRBV7-4*01	---	...	---	---	---	---	---	---	---	---	---	---	---	---	---	---	---	---	---	---

```
AF009663, TRBV7-4*01     --- ... --- --- --- --- --- --- --- --- --- --- --- --- --- --- --- --- --- ---
L14432  , TRBV7-4*01     --- ... --- --- --- --- --- --- --- --- --- --- --- --- --- --- --- --- --- ...
L14459  , TRBV7-4*01

                                         #               P
L13762  , TRBV7-4*02     --- ... --- --- --.  --- --- --- -C- --- --- --- --- --- --- --- --- --- ---
L14431  , TRBV7-4*02     --- ... --- --- --.  --- --- --- --- --- --- --- --- --- --- --- --- --- --- ---

                                             _____CDR3-IMGT_____
                                 101 102 103 104 105 106 107 108 109
                                  V   Y   L   C   A   S   S   L
(1)L36092, U66060, TRBV7-4*01    GTG TAT CTC TGT GCC AGC AGC TTA GC
   AF009662, TRBV7-4*01          --- --- --- --- --- --- --- --- --
   AF009663, TRBV7-4*01          --- --- --- --- --- --- --- --- --
   L14432  , TRBV7-4*01                                              。
   L14459  , TRBV7-4*01                                              。
   L13762  , TRBV7-4*02                                              。
   L14431  , TRBV7-4*02                                              。
```

#（序列中）：移码突变

。：基因组 DNA，但是否为胚系或重排未知

5. 构架和互补决定区

FR1-IMGT：26

FR2-IMGT：17

FR3-IMGT：38（-1 aa：82）

CDR1-IMGT：5

CDR2-IMGT：6

CDR3-IMGT：4

6. 人类 TRBV7-4*01 图示

编号：IMGT 136092

EMB1/GenBank/DDBJ：136092

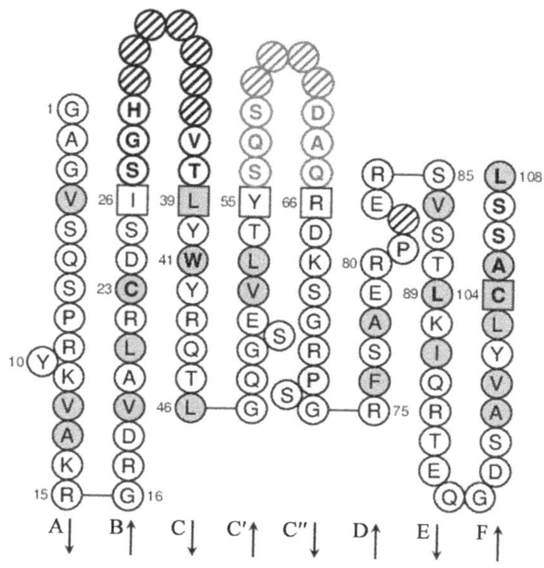

7. 基因组数据库编号

GDB：9954119　　　　LocusLink：28594

二十六、TRBV7-6

1. 命名法

TRBV7-6：T 细胞受体 β 可变区基因 7-6。

2. 定义和功能

TRBV7-6 是 TRBV7 亚组的 5 ~ 6 个功能基因之一；TRBV7 亚组 TRB 基因座包含 9 个已定位基因。

3. 基因位置

TRBV7-6 位于 7 号染色体 7q34 带上的 TRB 基因座内。

4. 人类 TRBV7-6 的核苷酸和氨基酸序列

	1	2	3	4	5	6	7	8	9	10	11	12	13	14	15	16	17	18	19	20
	G	A	G	V	S	Q	S	P	R	Y	K	V	T	K	R	G	Q	D	V	A
(1)L36092, U66060, TRBV7-6*01	GGT	GCT	GGA	GTC	TCC	CAG	TCT	CCC	AGG	TAC	AAA	GTC	ACA	AAG	AGG	GGA	CAG	GAT	GTA	GCT
AF009663, TRBV7-6*01	---	---	---	---	---	---	---	---	---	---	---	---	---	---	---	---	---	---	---	---
L14480 , TRBV7-6*01	---	---	---	---	---	---	---	---	---	---	---	---	---	---	---	---	---	---	---	---
M97504 , TRBV7-6*01	---	---	---	---	---	---	---	---	---	---	---	---	---	---	---	---	---	---	---	---
X58806 , TRBV7-6*02	---	---	---	---	---	---	---	---	---	---	---	---	---	---	---	---	---	---	---	---

	21	22	23	24	25	26	27	28	29	30	31	32	33	34	35	36	37	38	39	40
							CDR1-IMGT													
	L	R	C	D	P	I	S	G	H	V	S								L	Y
(1)L36092, U66060, TRBV7-6*01	CTC	AGG	TGT	GAT	CCA	ATT	TCG	GGT	CAT	GTA	TCC	...	...	...	...	...	...	...	CTT	TAT
AF009663, TRBV7-6*01	---	---	---	---	---	---	---	---	---	---	---	...	...	...	...	...	...	...	---	---
L14480 , TRBV7-6*01	---	---	---	---	---	---	---	---	---	---	---	...	...	...	...	...	...	...	---	---
M97504 , TRBV7-6*01	---	---	---	---																
X58806 , TRBV7-6*02	---	---	---	---	---	--C	---	---	---	---	---	...	...	...	...	...	...	...	---	---

	41	42	43	44	45	46	47	48	49	50	51	52	53	54	55	56	57	58	59	60
																CDR2-				
	W	Y	R	Q	A	L	G	Q	G	P	E	F	L	T	Y	F	N	Y	E	A
(1)L36092, U66060, TRBV7-6*01	TGG	TAC	CGA	CAG	GCC	CTG	GGG	CAG	GGC	CCA	GAG	TTT	CTG	ACT	TAC	TTC	AAT	TAT	GAA	GCC
AF009663, TRBV7-6*01	---	---	---	---	---	---	---	---	---	---	---	---	---	---	---	---	---	---	---	---
L14480 , TRBV7-6*01	---	---	---	---	---	---	---	---	---	---	---	---	---	---	---	---	---	---	---	---
M97504 , TRBV7-6*01																				
X58806 , TRBV7-6*02	---	---	---	---	---	---	---	---	---	---	---	---	---	---	---	---	---	---	---	---

	IMGT																			
	61	62	63	64	65	66	67	68	69	70	71	72	73	74	75	76	77	78	79	80
	Q					Q	D	K	S	G	L	P	N	D	R	F	S	A	E	R
(1)L36092, U66060, TRBV7-6*01	CAA	...	...	...	...	CAA	GAC	AAA	TCA	GGG	CTG	CCC	AAT	GAT	CGG	TTC	TCT	GCA	GAG	AGG
AF009663, TRBV7-6*01	---	...	...	...	...	---	---	---	---	---	---	---	---	---	---	---	---	---	---	---
L14480 , TRBV7-6*01	---	...	...	...	...	---	---	---	---	---	---	---	---	---	---	---	---	---	---	---
M97504 , TRBV7-6*01																				
X58806 , TRBV7-6*02	---	...	...	...	...	---	---	---	---	---	---	---	---	---	---	---	---	---	---	---

	81	82	83	84	85	86	87	88	89	90	91	92	93	94	95	96	97	98	99	100
	P		E	G	S	I	S	T	L	T	I	Q	R	T	E	Q	R	D	S	A
(1)L36092, U66060, TRBV7-6*01	CCT	...	GAG	GGA	TCC	ATC	TCC	ACT	CTG	ACG	ATC	CAG	CGC	ACA	GAG	CAG	CGG	GAC	TCG	GCC
AF009663, TRBV7-6*01	---	...	---	---	---	---	---	---	---	---	---	---	---	---	---	---	---	---	---	---
L14480 , TRBV7-6*01	---	...	---	---	---	---	---	---	---	---	---	---	---	---	---	---	---	---	---	
M97504 , TRBV7-6*01																				
X58806 , TRBV7-6*02	---	...	---	---	---	---	---	---	---	---	---	---	---	---	---	---	---	---	---	---

					CDR3-IMGT					
	101	102	103	104	105	106	107	108	109	
	M	Y	R	C	A	S	S	L		
(1)L36092, U66060, TRBV7-6*01	ATG	TAT	CGC	TGT	GCC	AGC	AGC	TTA	GC	
AF009663, TRBV7-6*01	---	---	---	---	---	---	---	---	--	
L14480 , TRBV7-6*01										。
M97504 , TRBV7-6*01										。
X58806 , TRBV7-6*02	---	---	---	---	---	---	---			#c

#c：重排 cDNA

。：基因组 DNA，但是否为胚系或重排未知

5. 构架和互补决定区

FR1-IMGT：26

FR2-IMGT：17

FR3-IMGT：38（-1 aa：82）

CDR1-IMGT：5

CDR2-IMGT：6

CDR3-IMGT：4

6. 人类 TRBV7-6*01 图示

编号：IMGT L36092

EMBL/GenBank/DDBJ：L36092

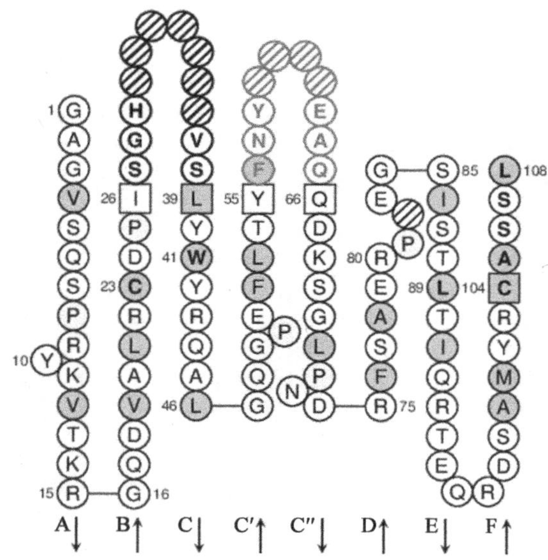

7. 基因组数据库编号

GDB：9954123　　　　LocusLink：28592

二十七、TRBV7-7

1. 命名法

TRBV7-7：T 细胞受体 β 可变区基因 7-7。

2. 定义和功能

TRBV7-7 是 TRBV7 亚组的 5～6 个功能基因之一；TRBV7 亚组 TRB 基因座包含 9 个已定位基因。

3. 基因位置

TRBV7-7 位于 7 号染色体 7q35 带上的 TRB 基因座内。

4. 人类 TRBV7-7 的核苷酸和氨基酸序列

	1	2	3	4	5	6	7	8	9	10	11	12	13	14	15	16	17	18	19	20
	G	A	G	V	S	Q	S	P	R	Y	K	V	T	K	R	G	Q	D	V	T
(1)L36092, U66060, TRBV7-7*01	GGT	GCT	GGA	GTC	TCC	CAG	TCT	CCC	AGG	TAC	AAA	GTC	ACA	AAG	AGG	GGA	CAG	GAT	GTA	ACT
AF009663, TRBV7-7*01	---	---	---	---	---	---	---	---	---	---	---	---	---	---	---	---	---	---	---	---
L14483 , TRBV7-7*01	---	---	---	---	---	---	---	---	---	---	---	---	---	---	---	---	---	---	---	---
M97505 , TRBV7-7*01	---	---	---	---	---	---	---	---	---	---	---	---	---	---	---	---	---	---	---	---
X57607 , TRBV7-7*02	---	---	---	---	---	---	---	---	---	---	---	---	---	---	---	---	---	---	---	---

	21	22	23	24	25	26	27	28	29	30	31	32	33	34	35	36	37	38	39	40
							CDR1-IMGT													
	L	R	C	D	P	I	S	S	H	A	T								L	Y
(1) L36092, U66060, TRBV7-7*01	CTC	AGG	TGT	GAT	CCA	ATT	TCG	AGT	CAT	GCA	ACC	...	...	...	...	...	...	...	CTT	TAT
AF009663, TRBV7-7*01	---	---	---	---	---	---	---	---	---	---	---	...	...	...	...	...	...	...	---	---
L14483 , TRBV7-7*01	---	---	---	---	---	---	---	---	---	---	---	...	...	...	...	...	...	...	---	---
M97505 , TRBV7-7*01	---	---	---																	
										V										
X57607 , TRBV7-7*02	---	---	---	---	---	---	---	---	---	-T-	---	...	...	...	...	...	...	...	---	---

	41	42	43	44	45	46	47	48	49	50	51	52	53	54	55	56	57	58	59	60
																CDR2-				
	W	Y	Q	Q	A	L	G	Q	G	P	E	F	L	T	Y	F	N	Y	E	A
(1) L36092, U66060, TRBV7-7*01	TGG	TAT	CAA	CAG	GCC	CTG	GGG	CAG	GGC	CCA	GAG	TTT	CTG	ACT	TAC	TTC	AAT	TAT	GAA	GCT
AF009663, TRBV7-7*01	---	---	---	---	---	---	---	---	---	---	---	---	---	---	---	---	---	---	---	---
L14483 , TRBV7-7*01	---	---	---	---	---	---	---	---	---	---	---	---	---	---	---	---	---	---	---	---
M97505 , TRBV7-7*01																				
X57607 , TRBV7-7*02	---	---	---	---	---	---	---	---	---	---	---	---	---	---	---	---	---	---	---	---

	61	62	63	64	65	66	67	68	69	70	71	72	73	74	75	76	77	78	79	80
	IMGT																			
	Q					P	D	K	S	G	L	P	S	D	R	F	S	A	E	R
(1) L36092, U66060, TRBV7-7*01	CAA	...	...	...	...	CCA	GAC	AAA	TCA	GGG	CTG	CCC	AGT	GAT	CGG	TTC	TCT	GCA	GAG	AGG
AF009663, TRBV7-7*01	---	...	...	...	...	---	---	---	---	---	---	---	---	---	---	---	---	---	---	---
L14483 , TRBV7-7*01	---	...	...	...	...	---	---	---	---	---	---	---	---	---	---	---	---	---	---	---
M97505 , TRBV7-7*01																				
X57607 , TRBV7-7*02	---	...	...	...	...	---	---	---	---	---	---	---	---	---	---	---	---	---	---	---

	81	82	83	84	85	86	87	88	89	90	91	92	93	94	95	96	97	98	99	100
	P		E	G	S	I	S	T	L	T	I	Q	R	T	E	Q	R	D	S	A
(1) L36092, U66060, TRBV7-7*01	CCT	...	GAG	GGA	TCC	ATC	TCC	ACT	CTG	ACG	ATT	CAG	CGC	ACA	GAG	CAG	CGG	GAC	TCA	GCC
AF009663, TRBV7-7*01	---	...	---	---	---	---	---	---	---	---	---	---	---	---	---	---	---	---	---	---
L14483 , TRBV7-7*01	---	...	---	---	---	---	---	---	---	---	---	---	---	---	---	---	---	---	---	
M97505 , TRBV7-7*01																				
X57607 , TRBV7-7*02	---	...	---	---	---	---	---	---	---	---	---	---	---	---	---	---	---	---	---	---

	101	102	103	104	105	106	107	108	109	
					CDR3-IMGT					
	M	Y	R	C	A	S	S	L		
(1) L36092, U66060, TRBV7-7*01	ATG	TAT	CGC	TGT	GCC	AGC	AGC	TTA	GC	
AF009663, TRBV7-7*01	---	---	---	---	---	---	---	---	--	
L14483 , TRBV7-7*01										°
M97505 , TRBV7-7*01										°
X57607 , TRBV7-7*02	---	---	---	---	---	---	---			#c

#c：重排 cDNA

°：基因组 DNA，但是否为胚系或重排未知

5. 构架和互补决定区

FR1-IMGT：26
FR2-IMGT：17
FR3-IMGT：38（-1 aa：82）

CDR1-IMGT：5
CDR2-IMGT：6
CDR3-IMGT：4

6. 人类 TRBV7-7*01 图示

编号：IMGT L36092

EMBL/GenBank/DDBJ：L36092

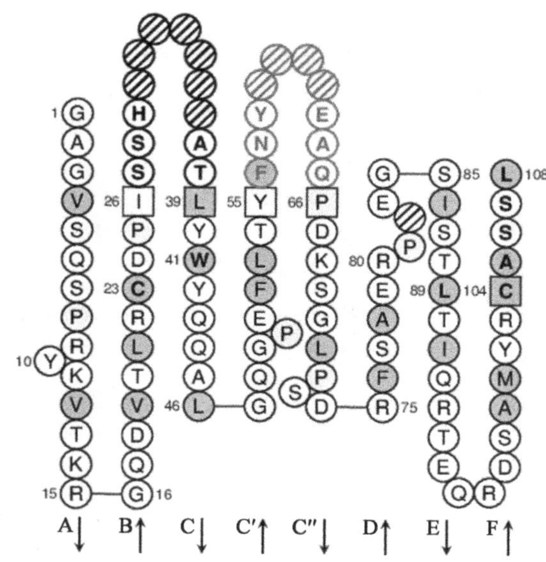

7. 基因组数据库编号

GDB：9954125

LocusLink：28591

二十八、TRBV7-8

1. 命名法

TRBV7-8：T 细胞受体 β 可变区基因 7-8。

2. 定义和功能

TRBV7-8 是 TRBV7 亚组的 5～6 个功能基因之一；TRBV7 亚组 TRB 基因座包含 9 个已定位基因。

3. 基因位置

TRBV7-8 位于 7 号染色体 7q34 带上的 TRB 基因座内。

4. 人类 TRBV7-8 的核苷酸和氨基酸序列

	1	2	3	4	5	6	7	8	9	10	11	12	13	14	15	16	17	18	19	20
	G	A	G	V	S	Q	S	P	R	Y	K	V	A	K	R	G	Q	D	V	A
M11953 , TRBV7-8*01	GGT	GCT	GGA	GTC	TCC	CAG	TCC	CCT	AGG	TAC	AAA	GTC	GCA	AAG	AGA	GGA	CAG	GAT	GTA	GCT
(1) L36092, U66060, TRBV7-8*01	---	---	---	---	---	---	---	---	---	---	---	---	---	---	---	---	---	---	---	---
AF009663, TRBV7-8*01	---	---	---	---	---	---	---	---	---	---	---	---	---	---	---	---	---	---	---	---
X61441 , TRBV7-8*02	---	---	---	---	---	---	---	---	---	---	---	---	---	---	---	---	---	---	---	---
M27384 , TRBV7-8*03	---	---	---	---	---	---	---	---	---	---	---	---	---	---	---	---	---	---	---	---

	21	22	23	24	25	26	27	28	29	30	31	32	33	34	35	36	37	38	39	40
							CDR1-IMGT													
	L	R	C	D	P	I	S	G	H	V	S								L	F
M11953 , TRBV7-8*01	CTC	AGG	TGT	GAT	CCA	ATT	TCG	GGT	CAT	GTA	TCC	...	...	...	...	...	...	...	CTT	TTT
(1) L36092, U66060, TRBV7-8*01	---	---	---	---	---	---	---	---	---	---	---	...	...	...	...	...	...	...	---	---
AF009663, TRBV7-8*01	---	---	---	---	---	---	---	---	---	---	---	...	...	...	...	...	...	...	---	---
X61441 , TRBV7-8*02	---	---	---	---	---	---	---	---	---	---	---	...	...	...	...	...	...	...	---	---
M27384 , TRBV7-8*03	---	---	---	---	---	---	---	---	---	---	---	...	...	...	...	...	...	...	---	---

	41	42	43	44	45	46	47	48	49	50	51	52	53	54	55	56	57	58	59	60
																CDR2-				
	W	Y	Q	Q	A	L	G	Q	G	P	E	P	L	T	Y	F	Q	N	E	A
M11953 , TRBV7-8*01	TGG	TAC	CAA	CAG	GCC	CTG	GGG	CAG	GGG	CCA	GAG	TTT	CTG	ACT	TAT	TTC	CAG	AAT	GAA	GCT
(1) L36092, U66060, TRBV7-8*01	---	---	---	---	---	---	---	---	---	---	---	---	---	---	---	---	---	---	---	---
AF009663, TRBV7-8*01	---	---	---	---	---	---	---	---	---	---	---	---	---	---	---	---	---	---	---	---
X61441 , TRBV7-8*02	---	---	---	---	---	---	---	---	---	---	---	---	---	---	---	---	---	---	---	---
M27384 , TRBV7-8*03	---	---	---	---	---	--C	---	---	---	---	---	---	---	---	---	---	---	---	---	---

	61	62	63	64	65	66	67	68	69	70	71	72	73	74	75	76	77	78	79	80
	IMGT																			
	Q					L	D	K	S	G	L	P	S	D	R	F	F	A	E	R
M11953 , TRBV7-8*01	CAA	...	...	...	...	CTA	GAC	AAA	TCG	GGG	CTG	CCC	AGT	GAT	CGC	TTC	TTT	GCA	GAA	AGG
(1) L36092, U66060, TRBV7-8*01	---	...	...	...	...	---	---	---	---	---	---	---	---	---	---	---	---	---	---	---
AF009663, TRBV7-8*01	---	...	...	...	...	---	---	---	---	---	---	---	---	---	---	---	---	---	---	---
X61441 , TRBV7-8*02	---	...	...	...	...	---	---	---	---	---	---	---	---	---	---	---	---	---	---	---
M27384 , TRBV7-8*03	---	...	...	...	...	---	---	---	---	---	---	---	---	---	---	---	---	---	---	---

	81	82	83	84	85	86	87	88	89	90	91	92	93	94	95	96	97	98	99	100
	P		E	G	S	V	S	T	L	K	I	Q	R	T	Q	Q	E	D	S	A
M11953 , TRBV7-8*01	CCT	...	GAG	GGA	TCC	GTC	TCC	ACT	CTG	AAG	ATC	CAG	CGC	ACA	CAG	CAG	GAG	GAC	TCC	GCC
(1) L36092, U66060, TRBV7-8*01	---	...	---	---	---	---	---	---	---	---	---	---	---	---	---	---	---	---	---	---
AF009663, TRBV7-8*01	---	...	---	---	---	---	---	---	---	---	---	---	---	---	---	---	---	---	---	---
																K				
X61441 , TRBV7-8*02	---	...	---	---	---	---	---	---	---	---	---	---	---	---	---	A--	---	---	---	---
M27384 , TRBV7-8*03	---	...	---	---	---	---	---	---	---	---	---	---	---	---	---	---	---	---	---	---

	101	102	103	104	105	106	107	108	109	
					CDR3-IMGT					
	V	Y	L	C	A	S	S	L		
M11953 , TRBV7-8*01	GTG	TAT	CTC	TGT	GCC	AGC	AGC	TTA	GC	
(1)L36092, U66060, TRBV7-8*01	---	---	---	---	---	---	---	---	--	
AF009663, TRBV7-8*01	---	---	---	---	---	---	---	---	--	
X61441 , TRBV7-8*02	---	---	---	---	---	---	---	---	--	
								R		
M27384 , TRBV7-8*03	---	---	---	---	---	---	---	CG-		#c

#c：重排 cDNA

5. 构架和互补决定区

FR1-IMGT：26 CDR1-IMGT：5

FR2-IMGT：17 CDR2-IMGT：6

FR3-IMGT：38（-1 aa：82） CDR3-IMGT：4

6. 人类 TRBV7-8*01 图示

编号：IMGT M11953 EMBL/GenBank/DDBJ：M11953

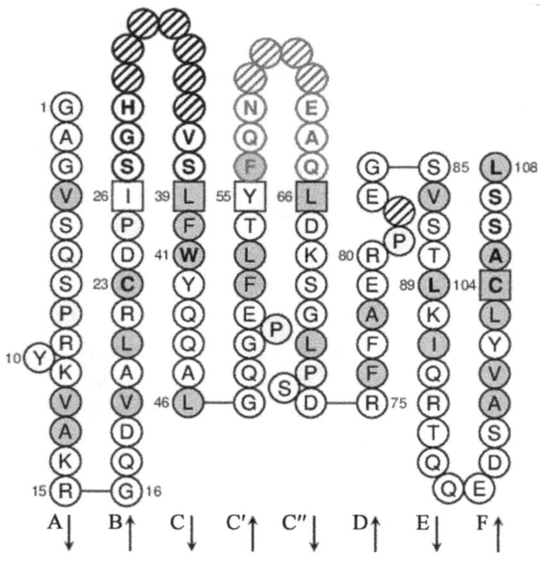

7. 基因组数据库编号

GDB：9954127 LocusLink：28590

二十九、TRBV7-9

1. 命名法

TRBV7-9：T 细胞受体 β 可变区基因 7-9。

2. 定义和功能

TRBV7-9 是 TRBV7 亚组的 5～6 个功能基因之一；TRBV7 亚组 TRB 基因座包含 9 个已定位基因。

3. 基因位置

TRBV7-9 位于 7 号染色体 7q34 带上的 TRB 基因座内。

4. 人类 TRBV7-9 的核苷酸和氨基酸序列

	1	2	3	4	5	6	7	8	9	10	11	12	13	14	15	16	17	18	19	20
	D	T	G	V	S	Q	N	P	R	H	K	I	T	K	R	G	Q	N	V	T
(1)L36092, U66060, TRBV7-9*01	GAT	ACT	GGA	GTC	TCC	CAG	AAC	CCC	AGA	CAC	AAG	ATC	ACA	AAG	AGG	GGA	CAG	AAT	GTA	ACT
AF009661, TRBV7-9*01	---	---	---	---	---	---	---	---	---	---	---	---	---	---	---	---	---	---	---	---
U03115 , TRBV7-9*01											-	---	---	---	---	---	---	---	---	---
X64741 , TRBV7-9*01	---	---	---	---	---	---	---	---	---	---	---	---	---	---	---	---	---	---	---	---
											N									
M15564 , TRBV7-9*02	---	---	---	---	---	---	---	---	---	---	--C	---	---	---	---	---	---	---	---	---
							D													
AF009663, TRBV7-9*03	---	---	---	---	---	---	G--	---	---	---	---	---	---	---	---	---	---	---	---	---
	I	S				H														
M14261 , TRBV7-9*04	ATA	T--	---	---	---	--C	---	---	---	---	---	---	---	---	---	---	---	---	---	---
M27385 , TRBV7-9*05	---	---	---	---	---	---	---	---	---	---	---	---	---	---	---	---	---	---	---	---
X74844 , TRBV7-9*06	---	---	---	---	---	---	---	---	---	---	---	---	---	---	---	---	---	---	---	---
L14854 , TRBV7-9*07																				

	21	22	23	24	25	26	27	28	29	30	31	32	33	34	35	36	37	38	39	40
							CDR1-IMGT													
	F	R	C	D	P	I	S	E	H	N	R								L	Y
(1)L36092, U66060, TRBV7-9*01	TTC	AGG	TGT	GAT	CCA	ATT	TCT	GAA	CAC	AAC	CGC	...	...	...	...	...	...	...	CTT	TAT
AF009661, TRBV7-9*01	---	---	---	---	---	---	---	---	---	---	---	...	...	...	...	...	...	...	---	---
U03115 , TRBV7-9*01	---	---	---	---	---	---	---	---	---	---	---	...	...	...	...	...	...	...	---	---
X64741 , TRBV7-9*01	---	---	---	---	---	---	---	---	---	---	---	...	...	...	...	...	...	...	---	---
M15564 , TRBV7-9*02	---	---	---	---	---	---	---	---	---	---	---	...	...	...	...	...	...	...	---	---
AF009663, TRBV7-9*03	---	---	---	---	---	---	---	---	---	---	---	...	...	...	...	...	...	...	---	---
M14261 , TRBV7-9*04	---	---	---	---	---	---	---	---	---	---	---	...	...	...	...	...	...	...	---	---
M27385 , TRBV7-9*05	---	---	---	---	---	---	---	---	---	---	---	...	...	...	...	...	...	...	---	---
X74844 , TRBV7-9*06	---	---	---	---	---	---	---	---	---	---	---	...	...	...	...	...	...	...	---	---
L14854 , TRBV7-9*07									---	---	---	...	...	...	...	...	...	...	---	---

	41	42	43	44	45	46	47	48	49	50	51	52	53	54	55	56	57	58	59	60
																CDR2-				
	W	Y	R	Q	T	L	G	Q	G	P	E	F	L	T	Y	F	Q	N	E	A
(1) L36092, U66060, TRBV7-9*01	TGG	TAC	CGA	CAG	ACC	CTG	GGG	CAG	GGC	CCA	GAG	TTT	CTG	ACT	TAC	TTC	CAG	AAT	GAA	GCT
AF009661, TRBV7-9*01	---	---	---	---	---	---	---	---	---	---	---	---	---	---	---	---	---	---	---	---
U03115 , TRBV7-9*01	---	---	---	---	---	---	---	---	---	---	---	---	---	---	---	---	---	---	---	---
X64741 , TRBV7-9*01	---	---	---	---	---	---	---	---	---	---	---	---	---	---	---	---	---	---	---	---
M15564 , TRBV7-9*02	---	---	---	---	---	---	---	---	---	---	---	---	---	---	---	---	---	---	---	---
AF009663, TRBV7-9*03	---	---	---	---	---	---	---	---	---	---	---	---	---	---	---	---	---	---	---	---
					N	P														
M14261 , TRBV7-9*04	---	---	---	---	-A-	-CT	---	---	---	---	---	---	---	---	---	---	---	---	---	---
M27385 , TRBV7-9*05	---	---	---	---	---	---	---	---	---	---	---	---	---	---	---	---	---	---	---	---
X74844 , TRBV7-9*06	---	---	---	---	---	---	---	---	---	---	---	---	---	---	---	---	---	---	---	---
L14854 , TRBV7-9*07	---	---	---	---	---	---	---	---	---	---	---	---	---	---	---	---	---	---	---	---

	61	62	63	64	65	66	67	68	69	70	71	72	73	74	75	76	77	78	79	80
	IMGT																			
	Q					L	E	K	S	R	L	L	S	D	R	F	S	A	E	R
(1) L36092, U66060, TRBV7-9*01	CAA	...	...	...	...	CTA	GAA	AAA	TCA	AGG	CTG	CTC	AGT	GAT	CGG	TTC	TCT	GCA	GAG	AGG
AF009661, TRBV7-9*01	---	...	...	...	...	---	---	---	---	---	---	---	---	---	---	---	---	---	---	---
U03115 , TRBV7-9*01	---	...	...	...	...	---	---	---	---	---	---	---	---	---	---	---	---	---	---	---
X64741 , TRBV7-9*01	---	...	...	...	...	---	---	---	---	---	---	---	---	---	---					
M15564 , TRBV7-9*02	---	...	...	...	...	---	---	---	---	---	---	---	---	---	---	---	---	---	---	---
AF009663, TRBV7-9*03	---	...	...	...	...	---	---	---	---	---	---	---	---	---	---	---	---	---	---	---
										G						I				
M14261 , TRBV7-9*04	---	...	...	...	...	--G	---	---	---	G--	---	---	---	---	---	A--	---	---	---	---
M27385 , TRBV7-9*05	---	...	...	...	...	---	---	---	---	---	---	---	---	---	---	---	---	---	---	---
X74844 , TRBV7-9*06	---	...	...	...	...	---	---	---	---	---	---	---	---	---	---	---	---	---	---	---
L14854 , TRBV7-9*07	---	...	...	...	...	---	---	---	---	---	---	---	---	---	---	---	---	---	---	---

	81	82	83	84	85	86	87	88	89	90	91	92	93	94	95	96	97	98	99	100
	P		K	G	S	F	S	T	L	E	I	Q	R	T	E	Q	G	D	S	A
(1) L36092, U66060, TRBV7-9*01	CCT	...	AAG	GGA	TCT	TTC	TCC	ACC	TTG	GAG	ATC	CAG	CGC	ACA	GAG	CAG	GGG	GAC	TCG	GCC
AF009661, TRBV7-9*01	---	...	---	---	---	---	---	---	---	---	---	---	---	---	---	---	---	---	---	---
U03115 , TRBV7-9*01	---	...	---	---	---	---	---	---	---	---	---	---	---	---	---	---	---	---	---	---
X64741 , TRBV7-9*01																				
M15564 , TRBV7-9*02	---	...	---	---	---	---	---	---	---	---	---	---	---	---	---	---	---	---	---	---
AF009663, TRBV7-9*03	---	...	---	---	---	---	---	---	---	---	---	---	---	---	---	---	---	---	---	---
M14261 , TRBV7-9*04	---	...	---	---	---	---	---	---	---	---	---	---	---	---	---	---	---	---	---	---
						L														
M27385 , TRBV7-9*05	---	...	---	---	---	C--	---	---	---	---	---	---	---	---	---	---	---	---	---	---
						L														
X74844 , TRBV7-9*06	---	...	---	---	---	C-T	---	---	---	---	---	---	---	---	---	---	---	---	---	---
																E				
L14854 , TRBV7-9*07	---	...	---	---	---	---	---	---	---	---	---	---	---	---	---	G--	---	---	---	---

	101	102	103	104	105	106	107	108	109
					CDR3-IMGT				
	M	Y	L	C	A	S	S	L	
(1) L36092, U66060, TRBV7-9*01	ATG	TAT	CTC	TGT	GCC	AGC	AGC	TTA	GC

```
AF009661,TRBV7-9*01          --- --- --- --- --- --- --- --- --
U03115  ,TRBV7-9*01          --- --- --- --- --- --- --- --- --
X64741  ,TRBV7-9*01          --- --- --- --- --- --- --- --- --      。
M15564  ,TRBV7-9*02          --- --- --- --- --- --- --- --- --      #c
AF009663,TRBV7-9*03          --- --- --- --- --- --- --- --- --      #c
M14261  ,TRBV7-9*04          --- --- --- --- --- --- ---             #c
                                                      T   K
M27385  ,TRBV7-9*05          --- --- --- --- --- --- -C- AA-         #c
                                                      T   L
X74844  ,TRBV7-9*06          --- --- --- --- --- --- -CG --G         #c

L14854  ,TRBV7-9*07          --- --- --- --- --- --- --- AG          #c
```

#c：重排 cDNA

。：基因组 DNA，但是否为胚系或重排未知

5. 构架和互补决定区

FR1-IMGT：26

FR2-IMGT：17

FR3-IMGT：38（-1 aa：82）

CDR1-IMGT：5

CDR2-IMGT：6

CDR3-IMGT：4

6. 人类 TRBV7-9*01 图示

编号：IMGT L36092

EMBL/GenBank/DDBJ：L36092

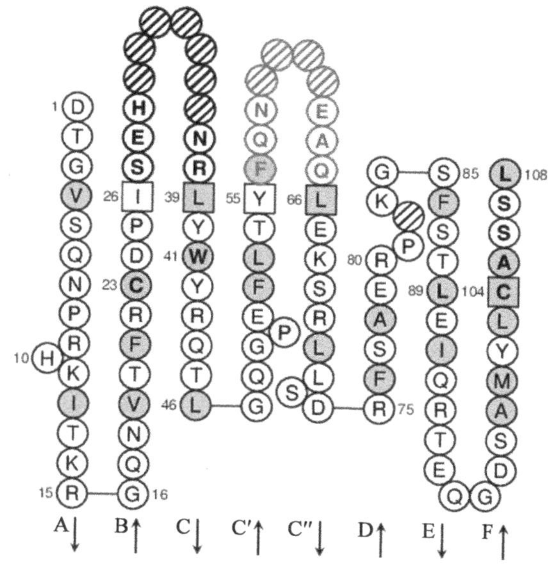

7. 基因组数据库编号

GDB：9954129

LocusLink：28589

三十、TRBV9

1. 命名法

TRBV9：T 细胞受体 β 可变区基因 9。

2. 定义和功能

TRBV9 是 TRBV9 亚组中一种独特的功能基因，也是该亚组 TRB 基因座中所含的唯一已定位基因。

3. 基因位置

TRBV9 位于 7 号染色体 7q34 带上的 TRB 基因座内。

4. 人类 TRBV9 的核苷酸和氨基酸序列

	1	2	3	4	5	6	7	8	9	10	11	12	13	14	15	16	17	18	19	20
	D	S	G	V	T	Q	T	P	K	H	L	I	T	A	T	G	Q	R	V	T
(1) L36092, U66059, TRBV9*01	GAT	TCT	GGA	GTC	ACA	CAA	ACC	CCA	AAG	CAC	CTG	ATC	ACA	GCA	ACT	GGA	CAG	CGA	GTG	ACG
AF009660, TRBV9*02	---	---	---	---	---	---	---	---	---	---	---	---	---	---	---	---	---	---	---	---
M27380 , TRBV9*03	---	---	---	---	---	---	---	---	---	---	---	---	---	---	---	---	---	---	---	---

	21	22	23	24	25	26	27	28	29	30	31	32	33	34	35	36	37	38	39	40
							CDR1-IMGT													
	L	R	C	S	P	R	S	G	D	L	S								V	Y
(1) L36092, U66059, TRBV9*01	CTG	AGA	TGC	TCC	CCT	AGG	TCT	GGA	GAC	CTC	TCT	...	...	...	...	...	...	...	GTG	TAC
AF009660, TRBV9*02	---	---	---	---	---	---	---	---	---	---	---	...	...	...	...	...	...	...	---	---
M27380 , TRBV9*03	---	---	---	---	---	---	---	---	---	---	---	...	...	...	...	...	...	...	---	---

	41	42	43	44	45	46	47	48	49	50	51	52	53	54	55	56	57	58	59	60
																CDR2-				
	W	Y	Q	Q	S	L	D	Q	G	L	Q	F	L	I	Q	Y	Y	N	G	E
(1) L36092, U66059, TRBV9*01	TGG	TAC	CAA	CAG	AGC	CTG	GAC	CAG	GGC	CTC	CAG	TTC	CTC	ATT	CAG	TAT	TAT	AAT	GGA	GAA
															H					
AF009660, TRBV9*02	---	---	---	---	---	---	---	---	---	---	---	---	---	---	--C	---	---	---	---	---
M27380 , TRBV9*03	---	---	---	---	---	---	---	---	---	---	---	---	---	---	--A	---	---	---	---	---

	61	62	63	64	65	66	67	68	69	70	71	72	73	74	75	76	77	78	79	80
	IMGT																			
	E					R	A	K	G	N	I	L		E	R	F	S	A	Q	Q
(1) L36092, U66059, TRBV9*01	GAG	...	...	...	...	AGA	GCA	AAA	GGA	AAC	ATT	CTT	...	GAA	CGA	TTC	TCC	GCA	CAA	CAG
AF009660, TRBV9*02	---	...	...	...	...	---	---	---	---	---	---	---	...	---	---	---	---	---	---	---
M27380 , TRBV9*03	---	...	...	...	...	---	---	---	---	---	---	---	...	---	---	---	---	---	---	---

	81	82	83	84	85	86	87	88	89	90	91	92	93	94	95	96	97	98	99	100
	F		P	D	L	H	S	E	L	N	L	S	S	L	E	L	G	D	S	A
(1) L36092, U66059, TRBV9*01	TTC	...	CCT	GAC	TTG	CAC	TCT	GAA	CTA	AAC	CTG	AGC	TCT	CTG	GAG	CTG	GGG	GAC	TCA	GCT
AF009660, TRBV9*02	---	...	---	---	---	---	---	---	---	---	---	---	---	---	---	---	---	---	---	---
M27380 , TRBV9*03	---	...	---	---	---	---	---	---	---	---	---	---	---	---	---	---	---	---	---	---

	101	102	103	104	105	106	107	108	109	
					CDR3-IMGT					
	L	Y	F	C	A	S	S	V		
(1) L36092, U66059, TRBV9*01	TTG	TAT	TTC	TGT	GCC	AGC	AGC	GTA	G	
AF009660, TRBV9*02	---	---	---	---	---	---	---	---	-	
M27380 , TRBV9*03	---	---	---	---	---	---	---			#c

#c：重排 cDNA

5. 构架和互补决定区

FR1-IMGT：26
FR2-IMGT：17
FR3-IMGT：37（-2 aa：73，82）

CDR1-IMGT：5
CDR2-IMGT：6
CDR3-IMGT：4

6. 人类 TRBV9*01 图示

编号：IMGT 136092

EMBL/G enBank/DDBJ：136092

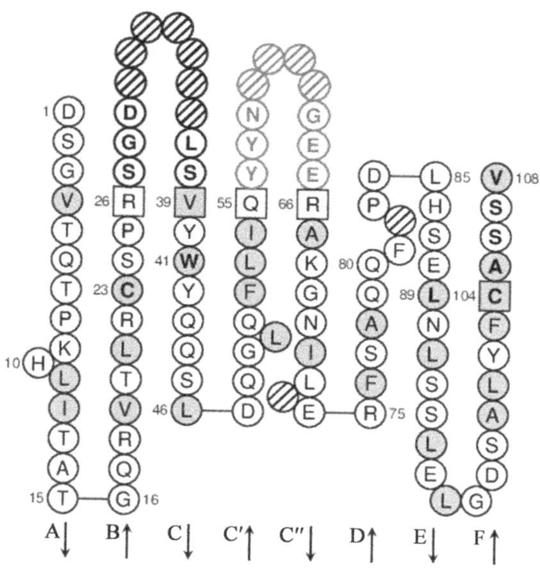

7. 基因组数据库编号

GDB：995 4135

LocusLink：28586

三十一、TRBV10-1

1. 命名法

TRBV10-1：T 细胞受体 β 可变区基因 10-1。

2. 定义和功能

TRBV10-1 为功能基因（等位基因 TRBV10-1*01 和 TRBV10-1*02）或伪基因（等位基因 TRBV10-1*03）。

TRBV10-1 属于 TRB 基因座包含 3 个已定位基因（其中 2～3 个为功能基因）的 TRBV10 亚组。

TRBV10-1*03 为由于 FR3-IMGT 中第 92 位谷氨酸（gag）被终止密码子（tag）取代而形成的伪基因。

3. 基因位置

TRBV10-1 位于 7 号染色体 7q34 带上的 TRB 基因座内。

4. 人类 TRBV10-1 的核苷酸和氨基酸序列

	1	2	3	4	5	6	7	8	9	10	11	12	13	14	15	16	17	18	19	20
	D	A	E	I	T	Q	S	P	R	H	K	I	T	E	T	G	R	Q	V	T
U17050 ,TRBV10-1*01	GAT	GCT	GAA	ATC	ACC	CAG	AGC	CCA	AGA	CAC	AAG	ATC	ACA	GAG	ACA	GGA	AGG	CAG	GTG	ACC
(1)L36092,U66059,TRBV10-1*01	---	---	---	---	---	---	---	---	---	---	---	---	---	---	---	---	---	---	---	---
L26230 ,TRBV10-1*01	---	---	---	---	---	---	---	---	---	---	---	---	---	---	---	---	---	---	---	---
AF009660,TRBV10-1*02	---	---	---	---	---	---	---	---	---	---	---	---	---	---	---	---	---	---	---	---
U17051 ,TRBV10-1*03																	---	---	---	---

	21	22	23	24	25	26	27	28	29	30	31	32	33	34	35	36	37	38	39	40
							CDR1-IMGT													
	L	A	C	H	Q	T	W	N	H	N	N								M	F
U17050 ,TRBV10-1*01	TTG	GCG	TGT	CAC	CAG	ACT	TGG	AAC	CAC	AAC	AAT	...	...	...	...	...	...	...	ATG	TTC
(1)L36092,U66059,TRBV10-1*01	---	---	---	---	---	---	---	---	---	---	---	...	...	...	...	...	...	...	---	---
L26230 ,TRBV10-1*01	---	---	---	---	---	---	---	---	---	---	---	...	...	...	...	...	...	...	---	---
AF009660,TRBV10-1*02	---	---	---	---	---	---	---	---	---	---	---	...	...	...	...	...	...	...	---	---
U17051 ,TRBV10-1*03	---	---	---	---	---	---	---	---	---	---	---	...	...	...	...	...	...	...	---	---

	41	42	43	44	45	46	47	48	49	50	51	52	53	54	55	56	57	58	59	60
																				CDR2-
	W	Y	R	Q	D	L	G	H	G	L	R	L	I	H	Y	S	Y	G	V	Q
U17050 ,TRBV10-1*01	TGG	TAT	CGA	CAA	GAC	CTG	GGA	CAT	GGG	CTG	AGG	CTG	ATC	CAT	TAC	TCA	TAT	GGT	GTT	CAA
(1)L36092,U66059,TRBV10-1*01	---	---	---	---	---	---	---	---	---	---	---	---	---	---	---	---	---	---	---	---
L26230 ,TRBV10-1*01	---	---	---	---	---	---	---	---	---	---	---	---	---	---	---	---	---	---	---	---
																				H
AF009660,TRBV10-1*02	---	---	---	---	---	---	---	---	---	---	---	---	---	---	---	---	---	---	---	--C

																				H
U17051 , TRBV10-1*03	---	---	---	---	---	---	---	---	---	---	---	---	---	---	---	---	---	---	---	--C

IMGT

	61	62	63	64	65	66	67	68	69	70	71	72	73	74	75	76	77	78	79	80
	D					T	N	K	G	E	V	S		D	G	Y	S	V	S	R
U17050 , TRBV10-1*01	GAC	...	...	...	...	ACT	AAC	AAA	GGA	GAA	GTC	TCA	...	GAT	GGC	TAC	AGT	GTC	TCT	AGA
(1)L36092, U66059, TRBV10-1*01	---	...	...	...	...	---	---	---	---	---	---	---	...	---	---	---	---	---	---	---
L26230 , TRBV10-1*01	---	...	...	...	...	---	---	---	---	---	---	---	...	---	---	---	---	---	---	---
AF009660, TRBV10-1*02	---	...	...	...	...	---	---	---	---	---	---	---	...	---	---	---	---	---	---	---
U17051 , TRBV10-1*03	---	...	...	...	...	---	---	---	---	---	---	---	...	---	---	---	---	---	---	---

	81	82	83	84	85	86	87	88	89	90	91	92	93	94	95	96	97	98	99	100
	S		N	T	E	D	L	P	L	T	L	E	S	A	A	S	S	Q	T	S
U17050 , TRBV10-1*01	TCA	...	AAC	ACA	GAG	GAC	CTC	CCC	CTC	ACT	CTG	GAG	TCT	GCT	GCC	TCC	TCC	CAG	ACA	TCT
(1)L36092, U66059, TRBV10-1*01	---	...	---	---	---	---	---	---	---	---	---	---	---	---	---	---	---	---	---	---
L26230 , TRBV10-1*01	---	...	---	---	---	---	---	---	---	---	---	---	---	---	---	---	---	---	---	
AF009660, TRBV10-1*02	---	...	---	---	---	---	---	---	---	---	---	---	---	---	---	---	---	---	---	---
												*								
U17051 , TRBV10-1*03	---	...	---	---	---	---	---	---	---	---	---	T--	---	---	---	---	---	---	---	---

CDR3-IMGT (105–108)

	101	102	103	104	105	106	107	108	109	
	V	Y	F	C	A	S	S	E		
U17050 , TRBV10-1*01	GTA	TAT	TTC	TGC	GCC	AGC	AGT	GAG	TC	
(1)L36092, U66059, TRBV10-1*01	---	---	---	---	---	---	---	---	--	
L26230 , TRBV10-1*01										°
AF009660, TRBV10-1*02	---	---	---	---	---	---	---	---	--	
U17051 , TRBV10-1*03	--									°

*：终止密码子突变

°：基因组 DNA，但是否为胚系或重排未知

5. 构架和互补决定区

FR1-IMGT：26

FR2-IMGT：17

FR3-IMGT：37（-2 aa：73，82）

CDR1-IMGT：5

CDR2-IMGT：6

CDR3-IMGT：4

6. 人类 TRBV10-1*01 图示

编号：IMGT U17050

EMBL/GenBank/DDBJ：U17050

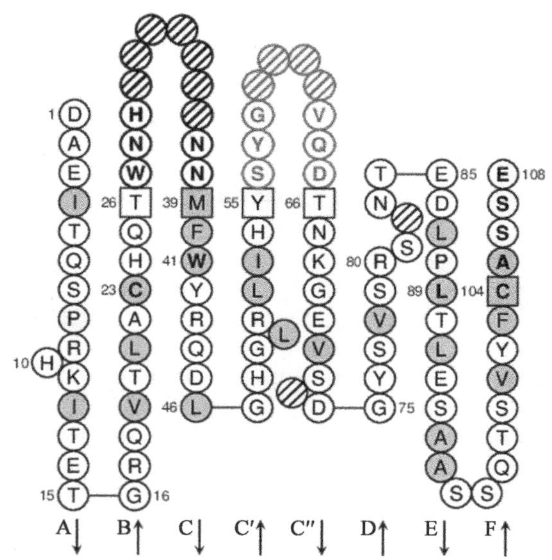

7. 基因组数据库编号

GDB：9954137　　　　LocusLink：28585

三十二、TRBV10-2

1. 命名法

TRBV10-2：T 细胞受体 β 可变区基因 10-2。

2. 定义和功能

TRBV10-2 是 TRBV10 亚组的 2 ~ 3 个功能基因之一；TRBV10 亚组 TRB 基因座包含 3 个已定位基因。

3. 基因位置

TRBV10-2 位于 7 号染色体 7q34 带上的 TRB 基因座内。

4. 人类 TRBV10-2 的核苷酸和氨基酸序列

	1	2	3	4	5	6	7	8	9	10	11	12	13	14	15	16	17	18	19	20
	D	A	G	I	T	Q	S	P	R	Y	K	I	T	E	T	G	R	Q	V	T
U17049 , TRBV10-2*01	GAT	GCT	GGA	ATC	ACC	CAG	AGC	CCA	AGA	TAC	AAG	ATC	ACA	GAG	ACA	GGA	AGG	CAG	GTG	ACC
(1)L36092, U66059, TRBV10-2*01	---	---	---	---	---	---	---	---	---	---	---	---	---	---	---	---	---	---	---	---
U17048 , TRBV10-2*02																-	---	---	---	---

CDR1-IMGT (27–38)

	21	22	23	24	25	26	27	28	29	30	31	32	33	34	35	36	37	38	39	40
	L	M	C	H	Q	T	W	S	H	S	Y								M	F
U17049 , TRBV10-2*01	TTG	ATG	TGT	CAC	CAG	ACT	TGG	AGC	CAC	AGC	TAT	...	...	...	...	...	...	...	ATG	TTC
(1)L36092, U66059, TRBV10-2*01	---	---	---	---	---	---	---	---	---	---	---	...	...	...	...	...	...	...	---	---
U17048 , TRBV10-2*02	---	---	---	---	---	---	---	---	---	---	---	...	...	...	...	...	...	...	---	---

CDR2-IMGT (56–65)

	41	42	43	44	45	46	47	48	49	50	51	52	53	54	55	56	57	58	59	60
	W	Y	R	Q	D	L	G	H	G	L	R	L	I	Y	Y	S	A	A	A	D
U17049 , TRBV10-2*01	TGG	TAT	CGA	CAA	GAC	CTG	GGA	CAT	GGG	CTG	AGG	CTG	ATC	TAT	TAC	TCA	GCA	GCT	GCT	GAT
(1)L36092, U66059, TRBV10-2*01	---	---	---	---	---	---	---	---	---	---	---	---	---	---	---	---	---	---	---	---
U17048 , TRBV10-2*02	---	---	---	---	---	---	---	---	---	---	---	---	---	---	---	---	---	---	---	---

	61	62	63	64	65	66	67	68	69	70	71	72	73	74	75	76	77	78	79	80
	I					T	D	K	G	E	V	P		D	G	Y	V	V	S	R
U17049 , TRBV10-2*01	ATT	...	...	...	...	ACA	GAT	AAA	GGA	GAA	GTC	CCC	...	GAT	GGC	TAT	GTT	GTC	TCC	AGA
(1)L36092, U66059, TRBV10-2*01	---	...	...	...	...	---	---	---	---	---	---	---	...	---	---	---	---	---	---	---
U17048 , TRBV10-2*02	---	...	...	...	...	---	---	---	---	---	---	---	...	---	---	--C	---	---	---	---

	81	82	83	84	85	86	87	88	89	90	91	92	93	94	95	96	97	98	99	100
	S		K	T	E	N	F	P	L	T	L	E	S	A	T	R	S	Q	T	S
U17049 , TRBV10-2*01	TCC	...	AAG	ACA	GAG	AAT	TTC	CCC	CTC	ACT	CTG	GAG	TCA	GCT	ACC	CGC	TCC	CAG	ACA	TCT
(1)L36092, U66059, TRBV10-2*01	---	...	---	---	---	---	---	---	---	---	---	---	---	---	---	---	---	---	---	---
U17048 , TRBV10-2*02	---	...	---	---	---	---	---	---	---	---	---	---	---	---	---	---	---	---	---	---

CDR3-IMGT (105–109)

	101	102	103	104	105	106	107	108	109	
	V	Y	F	C	A	S	S	E		
U17049 , TRBV10-2*01	GTG	TAT	TTC	TGC	GCC	AGC	AGT	GAG	TC	
(1)L36092, U66059, TRBV10-2*01	---	---	---	---	---	---	---	---	--	
U17048 , TRBV10-2*02	---									。

。：基因组 DNA，但是否为胚系或重排未知

5. 构架和互补决定区

FR1-IMGT：26
FR2-IMGT：17
FR3-IMGT：37（-2 aa：73，82）

CDR1-IMGT：5
CDR2-IMGT：6
CDR3-IMGT：4

6. 人类 TRBV10-2*01 图示

编号：IMGT U17049　　　　EMBL/GenBank/DDBJ：U17049

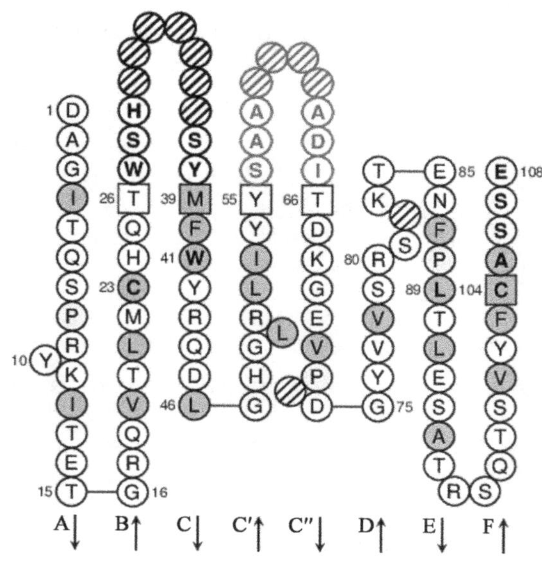

7. 基因组数据库编号

GDB：9954139　　　　LocusLink：28584

三十三、TRBV10-3

1. 命名法

TRBV10-3：T 细胞受体 β 可变区基因 10-3。

2. 定义和功能

TRBV10-3 是 TRBV10 亚组的 2 ~ 3 个功能基因之一；TRBV10 亚组 TRB 基因座包含 3 个已定位基因。

3. 基因位置

TRBV10-3 位于 7 号染色体 7q34 带上的 TRB 基因座内。

4. 人类 TRBV10-3 的核苷酸和氨基酸序列

	1	2	3	4	5	6	7	8	9	10	11	12	13	14	15	16	17	18	19	20
	D	A	G	I	T	Q	S	P	R	H	K	V	T	E	T	G	T	P	V	T
U03115 , TRBV10-3*01	GAT	GCT	GGA	ATC	ACC	CAG	AGC	CCA	AGA	CAC	AAG	GTC	ACA	GAG	ACA	GGA	ACA	CCA	GTG	ACT
(1) L36092, U66060, TRBV10-3*01	---	---	---	---	---	---	---	---	---	---	---	---	---	---	---	---	---	---	---	---
AF009661, TRBV10-3*01	---	---	---	---	---	---	---	---	---	---	---	---	---	---	---	---	---	---	---	---
AF009663, TRBV10-3*01	---	---	---	---	---	---	---	---	---	---	---	---	---	---	---	---	---	---	---	---
L33100 , TRBV10-3*01	---	---	---	---	---	---	---	---	---	---	---	---	---	---	---	---	---	---	---	---
U17047 , TRBV10-3*02	---	---	---	---	---	---	---	---	---	---	---	---	---	---	---	---	---	---	---	---
L33101 , TRBV10-3*03	---	---	---	---	---	---	---	---	---	---	---	---	---	---	---	---	---	---	---	---
L33102 , TRBV10-3*04	---	---	---	---	---	---	---	---	---	---	---	---	---	---	---	---	---	---	---	---

	21	22	23	24	25	26	27	28	29	30	31	32	33	34	35	36	37	38	39	40
							CDR1-IMGT													
	L	R	C	H	Q	T	E	N	H	R	Y								M	Y
U03115 , TRBV10-3*01	CTG	AGA	TGT	CAC	CAG	ACT	GAG	AAC	CAC	CGC	TAT	...	...	...	...	...	...	...	ATG	TAC
(1) L36092, U66060, TRBV10-3*01	---	---	---	---	---	---	---	---	---	---	---	...	...	...	...	...	...	...	---	---
AF009661, TRBV10-3*01	---	---	---	---	---	---	---	---	---	---	---	...	...	...	...	...	...	...	---	---
AF009663, TRBV10-3*01	---	---	---	---	---	---	---	---	---	---	---	...	...	...	...	...	...	...	---	---
L33100 , TRBV10-3*01	---	---	---	---	---	---	---	---	---	---	---	...	...	...	...	...	...	...	---	---
U17047 , TRBV10-3*02	---	---	---	--T	---	---	---	---	---	---	---	...	...	...	...	...	...	...	---	---
L33101 , TRBV10-3*03	---	---	---	---	---	---	---	---	---	---	--C	...	...	...	...	...	...	...	---	---
L33102 , TRBV10-3*04	---	---	---	---	---	---	---	---	---	---	--C	...	...	...	...	...	...	...	---	---

	41	42	43	44	45	46	47	48	49	50	51	52	53	54	55	56	57	58	59	60
																				CDR2-
	W	Y	R	Q	D	P	G	H	G	L	R	L	I	H	Y	S	Y	G	V	K
U03115 , TRBV10-3*01	TGG	TAT	CGA	CAA	GAC	CCG	GGG	CAT	GGG	CTG	AGG	CTG	ATC	CAT	TAC	TCA	TAT	GGT	GTT	AAA
(1) L36092, U66060, TRBV10-3*01	---	---	---	---	---	---	---	---	---	---	---	---	---	---	---	---	---	---	---	---
AF009661, TRBV10-3*01	---	---	---	---	---	---	---	---	---	---	---	---	---	---	---	---	---	---	---	---
AF009663, TRBV10-3*01	---	---	---	---	---	---	---	---	---	---	---	---	---	---	---	---	---	---	---	---
L33100 , TRBV10-3*01	---	---	---	---	---	---	---	---	---	---	---	---	---	---	---	---	---	---	---	---
U17047 , TRBV10-3*02	---	---	---	---	---	---	---	---	---	---	---	---	---	---	---	---	---	---	---	---
L33101 , TRBV10-3*03	---	---	---	---	---	---	---	---	---	---	---	--A	---	---	---	---	---	---	---	---
L33102 , TRBV10-3*04	---	---	---	---	---	---	---	---	---	---	---	---	---	---	---	---	---	---	---	---

	61	62	63	64	65	66	67	68	69	70	71	72	73	74	75	76	77	78	79	80
	IMGT																			
	D					T	D	K	G	E	V	S		D	G	Y	S	V	S	R
U03115 , TRBV10-3*01	GAT	...	...	...	...	ACT	GAC	AAA	GGA	GAA	GTC	TCA	...	GAT	GGC	TAT	AGT	GTC	TCT	AGA
(1) L36092, U66060, TRBV10-3*01	---	...	...	...	...	---	---	---	---	---	---	---	...	---	---	---	---	---	---	---
AF009661, TRBV10-3*01	---	...	...	...	...	---	---	---	---	---	---	---	...	---	---	---	---	---	---	---
AF009663, TRBV10-3*01	---	...	...	...	...	---	---	---	---	---	---	---	...	---	---	---	---	---	---	---
L33100 , TRBV10-3*01	---	...	...	...	...	---	---	---	---	---	---	---	...	---	---	---	---	---	---	---
U17047 , TRBV10-3*02	---	...	...	...	...	---	---	---	---	---	---	---	...	---	---	---	---	---	---	---
L33101 , TRBV10-3*03	---	...	...	...	...	---	---	---	---	---	---	---	...	---	---	---	---	---	---	---
L33102 , TRBV10-3*04	---	...	...	...	...	---	---	---	---	---	---	---	...	---	---	---	---	---	---	---

	81	82	83	84	85	86	87	88	89	90	91	92	93	94	95	96	97	98	99	100
	S		K	T	E	D	F	L	L	T	L	E	S	A	T	S	S	Q	T	S
U03115 , TRBV10-3*01	TCA	...	AAG	ACA	GAG	GAT	TTC	CTC	CTC	ACT	CTG	GAG	TCC	GCT	ACC	AGC	TCC	CAG	ACA	TCT

```
(1)L36092, U66060, TRBV10-3*01   --- ... --- --- --- --- --- --- --- --- --- --- --- --- --- --- --- --- --- ---
   AF009661, TRBV10-3*01         --- ... --- --- --- --- --- --- --- --- --- --- --- --- --- --- --- --- --- ---
   AF009663, TRBV10-3*01         --- ... --- --- --- --- --- --- --- --- --- --- --- --- --- --- --- --- --- ---
   L33100   , TRBV10-3*01        --- ... --- --- --- --- --- --- --- --- --- --- --- --- --- --- --- --- --- ---
   U17047   , TRBV10-3*02        --- ... --- --- --- --- --- --- --- --- --- --- --- --- --- --- --- --- --- ---
   L33101   , TRBV10-3*03        --- ... --- --- --- --- --- --- --- --- --- --- --- --- --- --- --- --- --- ---
   L33102   , TRBV10-3*04        --- ... --- --- --- --- --- --- --- --- --- --- --- --- --- --- --- --- --- ---

                                                     ____CDR3-IMGT____
                                 101 102 103 104 105 106 107 108 109
                                  V   Y   F   C   A   I   S   E
   U03115   , TRBV10-3*01        GTG TAC TTC TGT GCC ATC AGT GAG TC
(1)L36092, U66060, TRBV10-3*01   --- --- --- --- --- --- --- --- --
   AF009661, TRBV10-3*01         --- --- --- --- --- --- --- --- --
   AF009663, TRBV10-3*01         --- --- --- --- --- --- --- --- --
   L33100   , TRBV10-3*01        --- --- --- ---                      。
   U17047   , TRBV10-3*02        --- --- --- --- --- --- --- --- --
   L33101   , TRBV10-3*03        --- --- --- ---                      。
   L33102   , TRBV10-3*04        --- --- --- ---                      。
```

。：基因组 DNA，但是否为胚系或重排未知

5. 构架和互补决定区

FR1-IMGT：26　　CDR1-IMGT：5

FR2-IMGT：17　　CDR2-IMGT：6

FR3-IMGT：37（-2 aa：73，82）　　CDR3-IMGT：4

6. 人类 TRBV10-3*01 图示

编号：IMGT U03115　　EMBL/GenBank/DDBJ：U03115

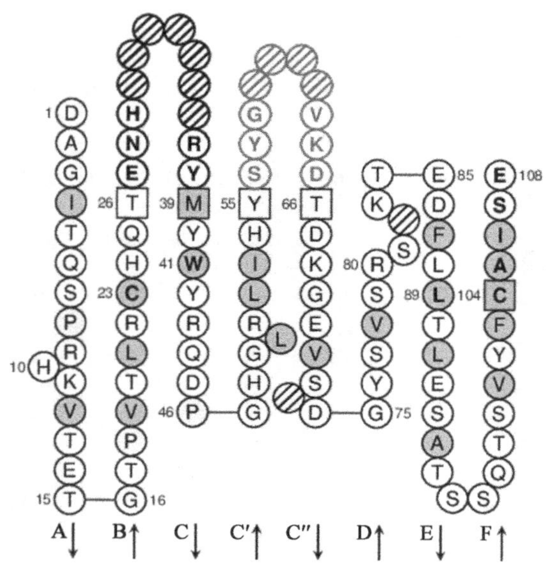

7. 基因组数据库编号

GDB：9954141　　　　　　　　　LocusLink：28583

三十四、TRBV11-1

1. 命名法

TRBV11-1：T 细胞受体 β 可变区基因 11-1。

2. 定义和功能

TRBV11-1 是 TRBV11 亚组的 3 个功能基因之一；TRBV11 亚组 TRB 基因座包含 3 个已定位基因。

3. 基因位置

TRBV11-1 位于 7 号染色体 7q34 带上的 TRB 基因座内。

4. 人类 TRBV11-1 的核苷酸和氨基酸序列

```
                                 1   2   3   4   5   6   7   8   9   10  11  12  13  14  15  16  17  18  19  20
                                 E   A   E   V   A   Q   S   P   R   Y   K   I   T   E   K   S   Q   A   V   A
M33233   , TRBV11-1*01           GAA GCT GAA GTT GCC CAG TCC CCC AGA TAT AAG ATT ACA GAG AAA AGC CAG GCT GTG GCT
(1)L36092, U66059, TRBV11-1*01   --- --- --- --- --- --- --- --- --- --- --- --- --- --- --- --- --- --- --- ---

                                                         ________________CDR1-IMGT____________________
                                 21  22  23  24  25  26  27  28  29  30  31  32  33  34  35  36  37  38  39  40
                                 F   W   C   D   P   I   S   G   H   A   T                               L   Y
M33233   , TRBV11-1*01           TTT TGG TGT GAT CCT ATT TCT GGC CAT GCT ACC ... ... ... ... ... ... ... CTT TAC
(1)L36092, U66059, TRBV11-1*01   --- --- --- --- --- --- --- --- --- --- --- ... ... ... ... ... ... ... --- ---

                                                                                             ____________CDR2-
                                 41  42  43  44  45  46  47  48  49  50  51  52  53  54  55  56  57  58  59  60
                                 W   Y   R   Q   I   L   G   Q   G   P   E   L   L   V   Q   F   Q   D   E   S
M33233   , TRBV11-1*01           TGG TAC CGG CAG ATC CTG GGA CAG GGC CCG GAG CTT CTG GTT CAA TTT CAG GAT GAG AGT
(1)L36092, U66059, TRBV11-1*01   --- --- --- --- --- --- --- --- --- --- --- --- --- --- --- --- --- --- --- ---

                                 IMGT______________
                                 61  62  63  64  65  66  67  68  69  70  71  72  73  74  75  76  77  78  79  80
                                 V                   V   D   D   S   Q   L   P   K   D   R   F   S   A   E   R
M33233   , TRBV11-1*01           GTA ... ... ... ... GTA GAT GAT TCA CAG TTG CCT AAG GAT CGA TTT TCT GCA GAG AGG
(1)L36092, U66059, TRBV11-1*01   --- ... ... ... ... --- --- --- --- --- --- --- --- --- --- --- --- --- --- ---

                                 81  82  83  84  85  86  87  88  89  90  91  92  93  94  95  96  97  98  99  100
                                 L       K   G   V   D   S   T   L   K   I   Q   P   A   E   L   G   D   S   A
M33233   , TRBV11-1*01           CTC ... AAA GGA GTA GAC TCC ACT CTC AAG ATC CAG CCT GCA GAG CTT GGG GAC TCG GCC
(1)L36092, U66059, TRBV11-1*01   --- ... --- --- --- --- --- --- --- --- --- --- --- --- --- --- --- --- --- ---

                                                 ____CDR3-IMGT____
                                 101 102 103 104 105 106 107 108 109
                                 M   Y   L   C   A   S   S   L
M33233   , TRBV11-1*01           ATG TAT CTC TGT GCC AGC AGC TTA GC
(1)L36092, U66059, TRBV11-1*01   --- --- --- --- --- --- --- --- --
```

5. 构架和互补决定区

FR1-IMGT：26

FR2-IMGT：17

FR3-IMGT：38（-1 aa：82）

CDR1-IMGT：5

CDR2-IMGT：6

CDR3-IMGT：4

6. 人类 TRBV11-1*01 图示

编号：IMGT M33233

EMBL/GenBank/DDBJ：M33233

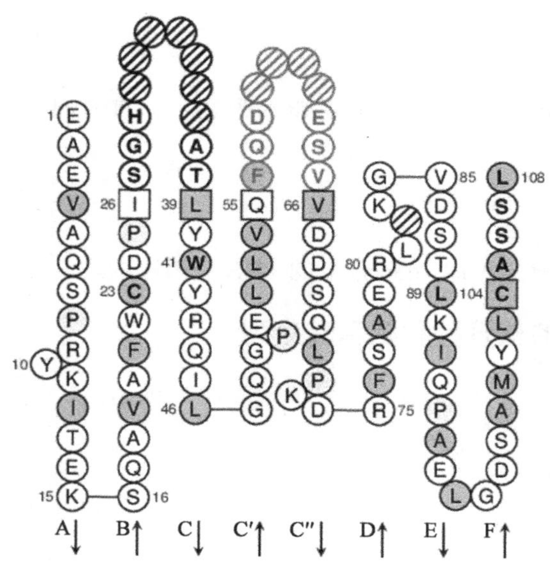

7. 基因组数据库编号

GDB：9954143

LocusLink：28582

三十五、TRBV11-2

1. 命名法

TRBV11-2：T 细胞受体 β 可变区基因 11-2。

2. 定义和功能

TRBV11-2 是 TRBV11 亚组的 3 个功能基因之一；TRBV11 亚组 TRB 基因座包含 3 个已定位基因。

3. 基因位置

TRBV11-2位于7号染色体7q34带上的TRB基因座内。

4. 人类TRBV11-2的核苷酸和氨基酸序列

	1	2	3	4	5	6	7	8	9	10	11	12	13	14	15	16	17	18	19	20
	E	A	G	V	A	Q	S	P	R	Y	K	I	I	E	K	R	Q	S	V	A
(1)L36092, U66059, TRBV11-2*01	GAA	GCT	GGA	GTT	GCC	CAG	TCT	CCC	AGA	TAT	AAG	ATT	ATA	GAG	AAA	AGG	CAG	AGT	GTG	GCT
M33235 , TRBV11-2*02	---	---	---	---	---	---	---	---	---	---	---	---	---	---	---	---	---	---	---	---
X58796 , TRBV11-2*03	---	---	---	---	---	---	---	---	---	---	---	---	---	---	---	---	---	---	---	---

	21	22	23	24	25	26	27	28	29	30	31	32	33	34	35	36	37	38	39	40
							CDR1-IMGT													
	F	W	C	N	P	I	S	G	H	A	T								L	Y
(1)L36092, U66059, TRBV11-2*01	TTT	TGG	TGC	AAT	CCT	ATA	TCT	GGC	CAT	GCT	ACC	...	...	...	...	...	...	...	CTT	TAC
M33235 , TRBV11-2*02	---	---	---	---	---	---	---	---	---	---	---	...	...	...	...	...	...	...	---	---
X58796 , TRBV11-2*03	---	---	---	---	---	---	---	---	---	---	---	...	...	...	...	...	...	...	---	---

	41	42	43	44	45	46	47	48	49	50	51	52	53	54	55	56	57	58	59	60
																CDR2-				
	W	Y	Q	Q	I	L	G	Q	G	P	K	L	L	I	Q	F	Q	N	N	G
(1)L36092, U66059, TRBV11-2*01	TGG	TAC	CAG	CAG	ATC	CTG	GGA	CAG	GGC	CCA	AAG	CTT	CTG	ATT	CAG	TTT	CAG	AAT	AAC	GGT
M33235 , TRBV11-2*02	---	---	---	---	---	---	---	---	---	---	---	---	---	---	---	---	---	---	---	---
X58796 , TRBV11-2*03	---	---	---	---	---	---	---	---	---	---	---	---	---	---	---	---	---	---	---	---

	61	62	63	64	65	66	67	68	69	70	71	72	73	74	75	76	77	78	79	80
	IMGT																			
	V					V	D	D	S	Q	L	P	K	D	R	F	S	A	E	R
(1)L36092, U66059, TRBV11-2*01	GTA	...	...	...	...	GTG	GAT	GAT	TCA	CAG	TTG	CCT	AAG	GAT	CGA	TTT	TCT	GCA	GAG	AGG
M33235 , TRBV11-2*02	---	...	...	...	...	---	---	---	---	---	---	---	---	---	---	---	---	---	---	---
X58796 , TRBV11-2*03	---	...	...	...	...	---	---	---	---	---	---	---	---	---	---	---	---	---	---	---

	81	82	83	84	85	86	87	88	89	90	91	92	93	94	95	96	97	98	99	100
	L		K	G	V	D	S	T	L	K	I	Q	P	A	K	L	E	D	S	A
(1)L36092, U66059, TRBV11-2*01	CTC	...	AAA	GGA	GTA	GAC	TCC	ACT	CTC	AAG	ATC	CAG	CCT	GCA	AAG	CTT	GAG	GAC	TCG	GCC
																		N		
M33235 , TRBV11-2*02	---	...	---	---	---	---	---	---	---	---	---	---	---	---	---	---	---	A--	---	---
X58796 , TRBV11-2*03	---	...	---	---	---	---	---	---	---	---	---	--A	---	---	---	---	---	---	---	---

	101	102	103	104	105	106	107	108	109	
					CDR3-IMGT					
	V	Y	L	C	A	S	S	L		
(1)L36092, U66059, TRBV11-2*01	GTG	TAT	CTC	TGT	GCC	AGC	AGC	TTA	GA	
M33235 , TRBV11-2*02	---	---	---	---	---	---	--T			。
X58796 , TRBV11-2*03	---	---	---	---	---	---	---			#c

#c：重排cDNA

。：基因组DNA，但是否为胚系或重排未知

5. 构架和互补决定区

FR1-IMGT：26
FR2-IMGT：17
FR3-IMGT：38（-1 aa：82）

CDR1-IMGT：5
CDR2-IMGT：6
CDR3-IMGT：4

6. 人类 TRBV11-2*01 图示

编号：IMGT 136092

EMB1/GenBank/DDBJ：136092

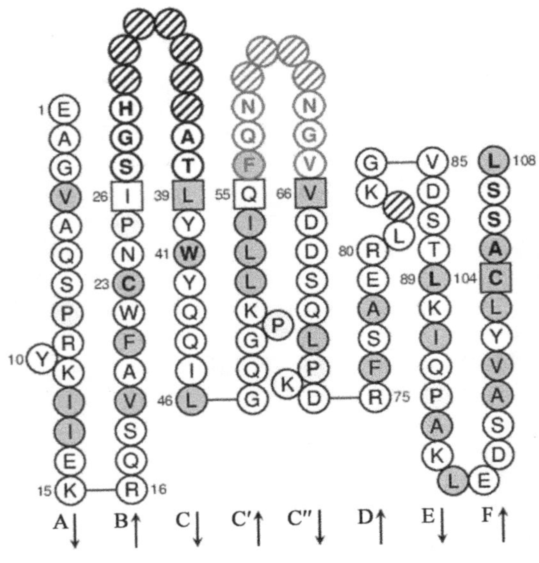

7. 基因组数据库编号

GDB：9954145

LocusLink：28581

三十六、TRBV11-3

1. 命名法

TRBV11-3：T 细胞受体 β 可变区基因 11-3。

2. 定义和功能

TRBV11-3 是 TRBV11 亚组的 3 个功能基因之一；TRBV11 亚组 TRB 基因座包含 3 个已定位基因。

3. 基因位置

TRBV11-3 位于 7 号染色体 7q34 带上的 TRB 基因座内。

4. 人类 TRBV11-3 的核苷酸和氨基酸序列

	1	2	3	4	5	6	7	8	9	10	11	12	13	14	15	16	17	18	19	20
	E	A	G	V	V	Q	S	P	R	Y	K	I	I	E	K	K	Q	P	V	A
U03115 , TRBV11-3*01	GAA	GCT	GGA	GTG	GTT	CAG	TCT	CCC	AGA	TAT	AAG	ATT	ATA	GAG	AAA	AAA	CAG	CCT	GTG	GCT
(1)L36092, U66060, TRBV11-3*01	---	---	---	---	---	---	---	---	---	---	---	---	---	---	---	---	---	---	---	---
AF009661, TRBV11-3*01	---	---	---	---	---	---	---	---	---	---	---	---	---	---	---	---	---	---	---	---
AF009663, TRBV11-3*01	---	---	---	---	---	---	---	---	---	---	---	---	---	---	---	---	---	---	---	---
X58797 , TRBV11-3*02	---	---	---	---	---	---	---	---	---	---	---	---	---	---	---	--G	---	---	---	---
M62377 , TRBV11-3*03						G-	---	---	---	---	---	---	---	---	--G	---	---	---	---	---
[1] , TRBV11-3*04	---	---	---	---	---	---	---	---	---	---	---	---	---	---	---	---	---	---	---	---

	21	22	23	24	25	26	27	28	29	30	31	32	33	34	35	36	37	38	39	40
							CDR1-IMGT													
	F	W	C	N	P	I	S	G	H	N	T								L	Y
U03115 , TRBV11-3*01	TTT	TGG	TGC	AAT	CCT	ATT	TCT	GGC	CAC	AAT	ACC	...	...	...	...	...	...	...	CTT	TAC
(1)L36092, U66060, TRBV11-3*01	---	---	---	---	---	---	---	---	---	---	---	...	...	...	...	...	...	...	---	---
AF009661, TRBV11-3*01	---	---	---	---	---	---	---	---	---	---	---	...	...	...	...	...	...	...	---	---
AF009663, TRBV11-3*01	---	---	---	---	---	---	---	---	---	---	---	...	...	...	...	...	...	...	---	---
X58797 , TRBV11-3*02	---	---	---	---	---	---	---	---	---	---	---	...	...	...	...	...	...	...	---	---
M62377 , TRBV11-3*03	---	---	---	---	--A	---	---	---	---	---	---	...	...	...	...	...	...	...	---	---
[1] , TRBV11-3*04	---	---	---	---	---	---	---	---	---	---	---	...	...	...	...	...	...	...	---	---

	41	42	43	44	45	46	47	48	49	50	51	52	53	54	55	56	57	58	59	60
																CDR2-				
	W	Y	L	Q	N	L	G	Q	G	P	E	L	L	I	R	Y	E	N	E	E
U03115 , TRBV11-3*01	TGG	TAC	CTG	CAG	AAC	TTG	GGA	CAG	GGC	CCG	GAG	CTT	CTG	ATT	CGA	TAT	GAG	AAT	GAG	GAA
(1)L36092, U66060, TRBV11-3*01	---	---	---	---	---	---	---	---	---	---	---	---	---	---	---	---	---	---	---	---
AF009661, TRBV11-3*01	---	---	---	---	---	---	---	---	---	---	---	---	---	---	---	---	---	---	---	---
AF009663, TRBV11-3*01	---	---	---	---	---	---	---	---	---	---	---	---	---	---	---	---	---	---	---	---
			R																	
X58797 , TRBV11-3*02	---	---	-G-	---	---	---	---	---	---	---	---	---	---	---	---	---	---	---	---	---
M62377 , TRBV11-3*03	---	---	---	---	---	---	---	---	---	---	---	---	---	---	---	---	---	---	---	---
			R																	
[1] , TRBV11-3*04	---	---	-G-	---	---	---	---	---	---	---	---	---	---	---	---	---	---	---	---	---

	61	62	63	64	65	66	67	68	69	70	71	72	73	74	75	76	77	78	79	80
	IMGT																			
	A					V	D	D	S	Q	L	P	K	D	R	F	S	A	E	R
U03115 , TRBV11-3*01	GCA	...	...	...	...	GTA	GAC	GAT	TCA	CAG	TTG	CCT	AAG	GAT	CGA	TTT	TCT	GCA	GAG	AGG
(1)L36092, U66060, TRBV11-3*01	---	...	...	...	...	---	---	---	---	---	---	---	---	---	---	---	---	---	---	---
AF009661, TRBV11-3*01	---	...	...	...	...	---	---	---	---	---	---	---	---	---	---	---	---	---	---	---
AF009663, TRBV11-3*01	---	...	...	...	...	---	---	---	---	---	---	---	---	---	---	---	---	---	---	---
X58797 , TRBV11-3*02	---	...	...	...	...	---	---	---	---	---	---	---	---	---	---	---	---	---	---	---
M62377 , TRBV11-3*03	---	...	...	...	...	---	---	---	---	---	---	---	---	---	---	---	---	---	---	---
[1] , TRBV11-3*04	---	...	...	...	...	---	---	---	---	---	---	---	---	---	---	---	---	---	---	---

	81	82	83	84	85	86	87	88	89	90	91	92	93	94	95	96	97	98	99	100
	L		K	G	V	D	S	T	L	K	I	Q	P	A	E	L	G	D	S	A
U03115 , TRBV11-3*01	CTC	...	AAA	GGA	GTA	GAC	TCC	ACT	CTC	AAG	ATC	CAG	CCT	GCA	GAG	CTT	GGG	GAC	TCG	GCC

```
(1)L36092,U66060,TRBV11-3*01   --- ... --- --- --- --- --- --- --- --- --- --- --- --- --- --- --- --- --- ---
   AF009661,TRBV11-3*01        --- ... --- --- --- --- --- --- --- --- --- --- --- --- --- --- --- --- --- ---
   AF009663,TRBV11-3*01        --- ... --- --- --- --- --- --- --- --- --- --- --- --- --- --- --- --- --- ---
   X58797  ,TRBV11-3*02        --- ... --- --- --- --- --- --- --- --- --- --- --- --- --- --- --- --- --- ---
   M62377  ,TRBV11-3*03        --- ... --- --- --- --- --- --- --- --- --- --- --A --- --- --- --- --- --- ---
   [1]     ,TRBV11-3*04        --- ... --- --- --- --- --- --- --- --- --- --- --- --- --- --- --- --- --- ---

                                                   ____CDR3-IMGT____
                               101 102 103 104 105 106 107 108 109
                                V   Y   L   C   A   S   S   L
   U03115  ,TRBV11-3*01        GTG TAT CTC TGT GCC AGC AGC TTA GA
(1)L36092,U66060,TRBV11-3*01   --- --- --- --- --- --- --- --- --
   AF009661,TRBV11-3*01        --- --- --- --- --- --- --- --- --
   AF009663,TRBV11-3*01        --- --- --- --- --- --- --- --- --
   X58797  ,TRBV11-3*02        --- --- --- --- --- --- ---             #c
                                M
   M62377  ,TRBV11-3*03        A-- --- --- --- --- --- ---             #c
   [1]     ,TRBV11-3*04        --- --- --- --- --- --- ---             #
```

#：重排

#c：重排 cDNA

5. 构架和互补决定区

FR1-IMGT：26　　　　CDR1-IMGT：5

FR2-IMGT：17　　　　CDR2-IMGT：6

FR3-IMGT：38（-1 aa：82）　　　　CDR3-IMGT：4

6. 人类 TRBV11-3*01 图示

编号：IMGT M33234　　　　EMBL/GenBank/DDBJ：M33234

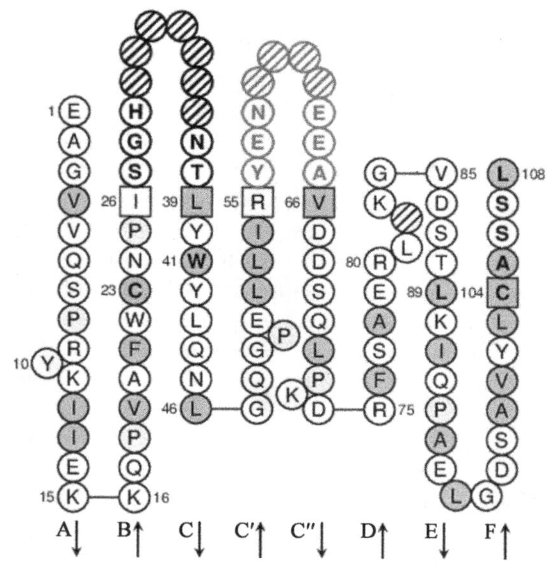

7. 基因组数据库编号

GDB：9954147　　LocusLink：28580

三十七、TRBV12-3

1. 命名法

TRBV12-3：T 细胞受体 β 可变区基因 12-3。

2. 定义和功能

TRBV12-3 是 TRBV12 亚组的 3 个功能基因之一；TRBV12 亚组 TRB 基因座包含 5 个已定位基因。

3. 基因位置

TRBV12-3 位于 7 号染色体 7q34 带上的 TRB 基因座内。

4. 人类 TRBV12-3 的核苷酸和氨基酸序列

	1	2	3	4	5	6	7	8	9	10	11	12	13	14	15	16	17	18	19	20
	D	A	G	V	I	Q	S	P	R	H	E	V	T	E	M	G	Q	E	V	T
X07192 , TRBV12-3*01	GAT	GCT	GGA	GTT	ATC	CAG	TCA	CCC	CGC	CAT	GAG	GTG	ACA	GAG	ATG	GGA	CAA	GAA	GTG	ACT
U03115 , TRBV12-3*01	---	---	---	---	---	---	---	---	---	---	---	---	---	---	---	---	---	---	---	---
(1)L36092, U66060, TRBV12-3*01	---	---	---	---	---	---	---	---	---	---	---	---	---	---	---	---	---	---	---	---
AF009661, TRBV12-3*01	---	---	---	---	---	---	---	---	---	---	---	---	---	---	---	---	---	---	---	---

	21	22	23	24	25	26	27	28	29	30	31	32	33	34	35	36	37	38	39	40
							CDR1-IMGT													
	L	R	C	K	P	I	S	G	H	N	S								L	F
X07192 , TRBV12-3*01	CTG	AGA	TGT	AAA	CCA	ATT	TCA	GGC	CAC	AAC	TCC	...	...	...	...	...	...	...	CTT	TTC
U03115 , TRBV12-3*01	---	---	---	---	---	---	---	---	---	---	---	...	...	...	...	...	...	...	---	---
(1)L36092, U66060, TRBV12-3*01	---	---	---	---	---	---	---	---	---	---	---	...	...	...	...	...	...	...	---	---
AF009661, TRBV12-3*01	---	---	---	---	---	---	---	---	---	---	---	...	...	...	...	...	...	...	---	---

	41	42	43	44	45	46	47	48	49	50	51	52	53	54	55	56	57	58	59	60
																				CDR2-
	W	Y	R	Q	T	M	M	R	G	L	E	L	L	I	Y	F	N	N	N	V
X07192 , TRBV12-3*01	TGG	TAC	AGA	CAG	ACC	ATG	ATG	CGG	GGA	CTG	GAG	TTG	CTC	ATT	TAC	TTT	AAC	AAC	AAC	GTT
U03115 , TRBV12-3*01	---	---	---	---	---	---	---	---	---	---	---	---	---	---	---	---	---	---	---	---
(1)L36092, U66060, TRBV12-3*01	---	---	---	---	---	---	---	---	---	---	---	---	---	---	---	---	---	---	---	---
AF009661, TRBV12-3*01	---	---	---	---	---	---	---	---	---	---	---	---	---	---	---	---	---	---	---	---

	61	62	63	64	65	66	67	68	69	70	71	72	73	74	75	76	77	78	79	80
	IMGT																			
	P					I	D	D	S	G	M	P	E	D	R	F	S	A	K	M

```
X07192    , TRBV12-3*01          CCG ... ... ... ... ATA GAT GAT TCA GGG ATG CCC GAG GAT CGA TTC TCA GCT AAG ATG
U03115    , TRBV12-3*01          --- ... ... ... ... --- --- --- --- --- --- --- --- --- --- --- --- --- --- ---
(1)L36092, U66060, TRBV12-3*01   --- ... ... ... ... --- --- --- --- --- --- --- --- --- --- --- --- --- --- ---
AF009661, TRBV12-3*01            --- ... ... ... ... --- --- --- --- --- --- --- --- --- --- --- --- --- --- ---

                                 81  82  83  84  85  86  87  88  89  90  91  92  93  94  95  96  97  98  99  100
                                 P       N   A   S   F   S   T   L   K   I   Q   P   S   E   P   R   D   S   A
X07192    , TRBV12-3*01          CCT ... AAT GCA TCA TTC TCC ACT CTG AAG ATC CAG CCC TCA GAA CCC AGG GAC TCA GCT
U03115    , TRBV12-3*01          --- ... --- --- --- --- --- --- --- --- --- --- --- --- --- --- --- --- --- ---
(1)L36092, U66060, TRBV12-3*01   --- ... --- --- --- --- --- --- --- --- --- --- --- --- --- --- --- --- --- ---
AF009661, TRBV12-3*01            --- ... --- --- --- --- --- --- --- --- --- --- --- --- --- --- --- --- --- ---

                                                 _____CDR3-IMGT_____
                                 101 102 103 104 105 106 107 108 109
                                 V   Y   F   C   A   S   S   L
X07192    , TRBV12-3*01          GTG TAC TTC TGT GCC AGC AGT TTA GC
U03115    , TRBV12-3*01          --- --- --- --- --- --- --- --- --
(1)L36092, U66060, TRBV12-3*01   --- --- --- --- --- --- --- --- --
AF009661, TRBV12-3*01            --- --- --- --- --- --- --- --- --
```

5. 构架和互补决定区

FR1-IMGT：26　　CDR1-IMGT：5

FR2-IMGT：17　　CDR2-IMGT：6

FR3-IMGT：38（-1 aa：82）　　CDR3-IMGT：4

6. 人类 TRBV12-3*01 图示

编号：IMGT X07192　　EMBL/GenBank/DDBJ：X07192

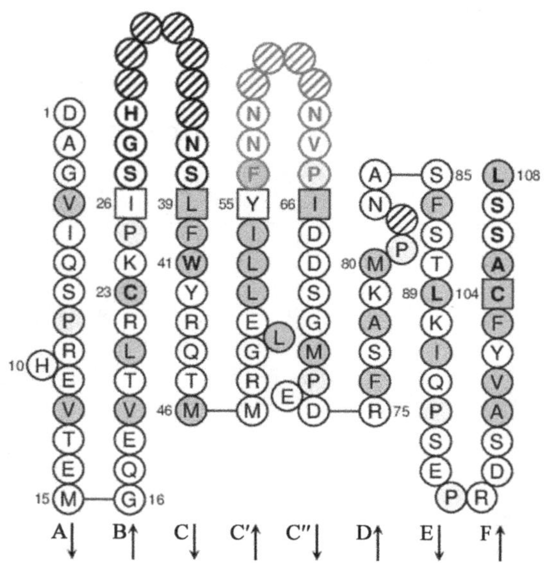

7. 基因组数据库编号

GDB：9954153　　LocusLink：28577

三十八、TRBV12-4

1. 命名法

TRBV12-4：T 细胞受体 β 可变区基因 12-4。

2. 定义和功能

TRBV12-4 是 TRBV12 亚组的 3 个功能基因之一；TRBV12 亚组 TRB 基因座包含 5 个已定位基因。

3. 基因位置

TRBV12-4 位于 7 号染色体 7q34 带上的 TRB 基因座内。

4. 人类 TRBV12-4 的核苷酸和氨基酸序列

	1	2	3	4	5	6	7	8	9	10	11	12	13	14	15	16	17	18	19	20
	D	A	G	V	I	Q	S	P	R	H	E	V	T	E	M	G	Q	E	V	T
K02546 , TRBV12-4*01	GAT	GCT	GGA	GTT	ATC	CAG	TCA	CCC	CGG	CAC	GAG	GTG	ACA	GAG	ATG	GGA	CAA	GAA	GTG	ACT
X07222 , TRBV12-4*01	---	---	---	---	---	---	---	---	---	---	---	---	---	---	---	---	---	---	---	---
U03115 , TRBV12-4*01	---	---	---	---	---	---	---	---	---	---	---	---	---	---	---	---	---	---	---	---
(1)L36092, U66060, TRBV12-4*01	---	---	---	---	---	---	---	---	---	---	---	---	---	---	---	---	---	---	---	---
M14264 , TRBV12-4*02	---	---	---	---	---	---	---	---	---	---	---	---	---	---	---	---	---	---	---	---

							CDR1-IMGT													
	21	22	23	24	25	26	27	28	29	30	31	32	33	34	35	36	37	38	39	40
	L	R	C	K	P	I	S	G	H	D	Y								L	F
K02546 , TRBV12-4*01	CTG	AGA	TGT	AAA	CCA	ATT	TCA	GGA	CAC	GAC	TAC	...	...	...	...	...	...	...	CTT	TTC
X07222 , TRBV12-4*01	---	---	---	---	---	---	---	---	---	---	---	...	...	...	...	...	...	...	---	---
U03115 , TRBV12-4*01	---	---	---	---	---	---	---	---	---	---	---	...	...	...	...	...	...	...	---	---
(1)L36092, U66060, TRBV12-4*01	---	---	---	---	---	---	---	---	---	---	---	...	...	...	...	...	...	...	---	---
M14264 , TRBV12-4*02	---	---	---	---	---	---	---	---	--T	---	---	...	...	...	...	...	...	...	---	---

																CDR2-				
	41	42	43	44	45	46	47	48	49	50	51	52	53	54	55	56	57	58	59	60
	W	Y	R	Q	T	M	M	R	G	L	E	L	L	I	Y	F	N	N	N	V
K02546 , TRBV12-4*01	TGG	TAC	AGA	CAG	ACC	ATG	ATG	CGG	GGA	CTG	GAG	TTG	CTC	ATT	TAC	TTT	AAC	AAC	AAC	GTT
X07222 , TRBV12-4*01	---	---	---	---	---	---	---	---	---	---	---	---	---	---	---	---	---	---	---	---
U03115 , TRBV12-4*01	---	---	---	---	---	---	---	---	---	---	---	---	---	---	---	---	---	---	---	---
(1)L36092, U66060, TRBV12-4*01	---	---	---	---	---	---	---	---	---	---	---	---	---	---	---	---	---	---	---	---
M14264 , TRBV12-4*02	---	---	---	---	---	---	---	---	---	---	---	---	---	---	---	---	---	---	---	---

```
                                          IMGT________________
                                          61  62  63  64  65  66  67  68  69  70  71  72  73  74  75  76  77  78  79  80
                                          P                   I   D   D   S   G   M   P   E   D   R   F   S   A   K   M
K02546   ,TRBV12-4*01                     CCG ... ... ... ... ATA GAT GAT TCA GGG ATG CCC GAG GAT CGA TTC TCA GCT AAG ATG
X07222   ,TRBV12-4*01                     --- ... ... ... ... --- --- --- --- --- --- --- --- --- --- --- --- --- --- ---
U03115   ,TRBV12-4*01                     --- ... ... ... ... --- --- --- --- --- --- --- --- --- --- --- --- --- --- ---
(1)L36092,U66060,TRBV12-4*01              --- ... ... ... ... --- --- --- --- --- --- --- --- --- --- --- --- --- --- ---
M14264   ,TRBV12-4*02                     --- ... ... ... ... --- --- --- --- --- --- --- --- --- --- --- --- --- --- ---

                                          81  82  83  84  85  86  87  88  89  90  91  92  93  94  95  96  97  98  99  100
                                          P       N   A   S   F   S   T   L   K   I   Q   P   S   E   P   R   D   S   A
K02546   ,TRBV12-4*01                     CCT ... AAT GCA TCA TTC TCC ACT CTG AAG ATC CAG CCC TCA GAA CCC AGG GAC TCA GCT
X07222   ,TRBV12-4*01                     --- ... --- --- --- --- --- --- --- --- --- --- --- --- --- --- --- --- --- ---
U03115   ,TRBV12-4*01                     --- ... --- --- --- --- --- --- --- --- --- --- --- --- --- --- --- --- --- ---
(1)L36092,U66060,TRBV12-4*01              --- ... --- --- --- --- --- --- --- --- --- --- --- --- --- --- --- --- --- ---
                                                                              R
M14264   ,TRBV12-4*02                     --- ... --- --- --- --- --- --- --- -G- --- --- --- --- --- --- --- --- --- ---

                                                          _____CDR3-IMGT_____
                                          101 102 103 104 105 106 107 108 109
                                          V   Y   F   C   A   S   S   L
K02546   ,TRBV12-4*01                     GTG TAC TTC TGT GCC AGC AGT TTA GC
X07222   ,TRBV12-4*01                     --- --- --- --- --- --- --- --- --
U03115   ,TRBV12-4*01                     --- --- --- --- --- --- --- --- --
(1)L36092,U66060,TRBV12-4*01              --- --- --- --- --- --- --- --- --
M14264   ,TRBV12-4*02                     --- --- --- --- --- --- --- ---         #c
```

#c：重排 cDNA

5. 构架和互补决定区

FR1-IMGT：26　　CDR1-IMGT：5

FR2-IMGT：17　　CDR2-IMGT：6

FR3-IMGT：38（-1 aa：82）　　CDR3-IMGT：4

6. 人类 TRBV12-4*01 图示

编号：IMGT K02546　　EMBL/GenBank/DDBJ：K02546

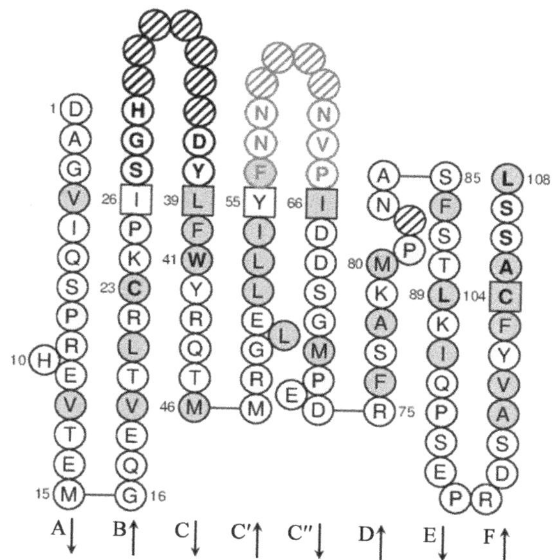

7. 基因组数据库编号

GDB：9954155 LocusLink：28576

三十九、TRBV12-5

1. 命名法

TRBV12-5：T 细胞受体 β 可变区基因 12-5。

2. 定义和功能

TRBV12-5 是 TRBV12 亚组的 3 个功能基因之一；TRBV12 亚组 TRB 基因座包含 5 个已定位基因。

3. 基因位置

TRBV12-5 位于 7 号染色体 7q34 带上的 TRB 基因座内。

4. 人类 TRBV12-5 的核苷酸和氨基酸序列

	1	2	3	4	5	6	7	8	9	10	11	12	13	14	15	16	17	18	19	20
	D	A	R	V	T	Q	T	P	R	H	K	V	T	E	M	G	Q	E	V	T
X07223 , TRBV12-5*01	GAT	GCT	AGA	GTC	ACC	CAG	ACA	CCA	AGG	CAC	AAG	GTG	ACA	GAG	ATG	GGA	CAA	GAA	GTA	ACA
U03115 , TRBV12-5*01	---	---	---	---	---	---	---	---	---	---	---	---	---	---	---	---	---	---	---	---
(1)L36092, U66060, TRBV12-5*01	---	---	---	---	---	---	---	---	---	---	---	---	---	---	---	---	---	---	---	---

CDR1-IMGT (27–38)

	21	22	23	24	25	26	27	28	29	30	31	32	33	34	35	36	37	38	39	40
	M	R	C	Q	P	I	L	G	H	N	T								V	F
X07223 , TRBV12-5*01	ATG	AGA	TGT	CAG	CCA	ATT	TTA	GGC	CAC	AAT	ACT	...	...	...	...	...	...	...	GTT	TTC
U03115 , TRBV12-5*01	---	---	---	---	---	---	---	---	---	---	---	...	...	...	...	...	...	...	---	---
(1)L36092, U66060, TRBV12-5*01	---	---	---	---	---	---	---	---	---	---	---	...	...	...	...	...	...	...	---	---

CDR2-IMGT (56–65)

	41	42	43	44	45	46	47	48	49	50	51	52	53	54	55	56	57	58	59	60
	W	Y	R	Q	T	M	M	Q	G	L	E	L	L	A	Y	F	R	N	R	A
X07223 , TRBV12-5*01	TGG	TAC	AGA	CAG	ACC	ATG	ATG	CAA	GGA	CTG	GAG	TTG	CTG	GCT	TAC	TTC	CGC	AAC	CGG	GCT
U03115 , TRBV12-5*01	---	---	---	---	---	---	---	---	---	---	---	---	---	---	---	---	---	---	---	---
(1)L36092, U66060, TRBV12-5*01	---	---	---	---	---	---	---	---	---	---	---	---	---	---	---	---	---	---	---	---

	61	62	63	64	65	66	67	68	69	70	71	72	73	74	75	76	77	78	79	80
	P					L	D	D	S	G	M	P	K	D	R	F	S	A	E	M
X07223 , TRBV12-5*01	CCT	...	...	...	...	CTA	GAT	GAT	TCG	GGG	ATG	CCG	AAG	GAT	CGA	TTC	TCA	GCA	GAG	ATG
U03115 , TRBV12-5*01	---	...	...	...	...	---	---	---	---	---	---	---	---	---	---	---	---	---	---	---
(1)L36092, U66060, TRBV12-5*01	---	...	...	...	...	---	---	---	---	---	---	---	---	---	---	---	---	---	---	---

	81	82	83	84	85	86	87	88	89	90	91	92	93	94	95	96	97	98	99	100
	P		D	A	T	L	A	T	L	K	I	Q	P	S	E	P	R	D	S	A
X07223 , TRBV12-5*01	CCT	...	GAT	GCA	ACT	TTA	GCC	ACT	CTG	AAG	ATC	CAG	CCC	TCA	GAA	CCC	AGG	GAC	TCA	GCT
U03115 , TRBV12-5*01	---	...	---	---	---	---	---	---	---	---	---	---	---	---	---	---	---	---	---	---
(1)L36092, U66060, TRBV12-5*01	---	...	---	---	---	---	---	---	---	---	---	---	---	---	---	---	---	---	---	---

CDR3-IMGT (105–108)

	101	102	103	104	105	106	107	108	109
	V	Y	F	C	A	S	G	L	
X07223 , TRBV12-5*01	GTG	TAT	TTT	TGT	GCT	AGT	GGT	TTG	GT
U03115 , TRBV12-5*01	---	---	---	---	---	---	---	---	--
(1)L36092, U66060, TRBV12-5*01	---	---	---	---	---	---	---	---	--

5. 构架和互补决定区

FR1-IMGT：26

FR2-IMGT：17

FR3-IMGT：38（-1 aa：82）

CDR1-IMGT：5

CDR2-IMGT：6

CDR3-IMGT：4

6. 人类 TRBV12-5*01 图示

编号：IMGT X07223　　　　EMBL/GenBank/DDBJ：X07223

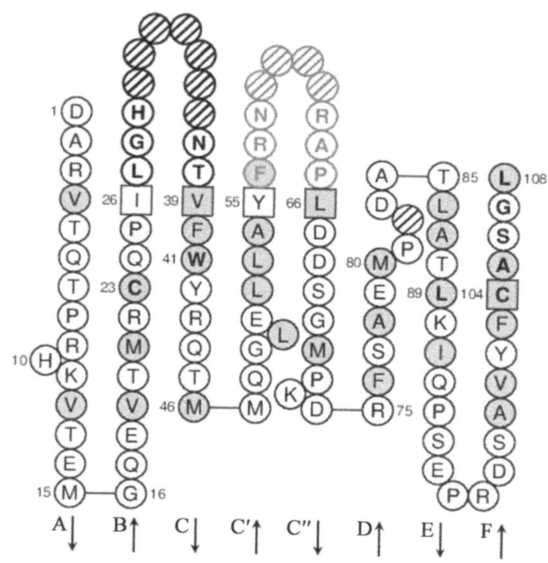

7. 基因组数据库编号

GDB：9954157　　　　LocusLink：28575

四十、TRBV13

1. 命名法

TRBV13：T 细胞受体 β 可变区基因 13。

2. 定义和功能

TRBV13 是 TRBV13 亚组中一种独特的功能基因，也是该亚组 TRB 基因座中所含的唯一已定位基因。

3. 基因位置

TRBV13 位于 7 号染色体 7q34 带上的 TRB 基因座内。

4. 人类 TRBV13 的核苷酸和氨基酸序列

	1	2	3	4	5	6	7	8	9	10	11	12	13	14	15	16	17	18	19	20
	A	A	G	V	I	Q	S	P	R	H	L	I	K	E	K	R	E	T	A	T
U03115 , TRBV13*01	GCT	GCT	GGA	GTC	ATC	CAG	TCC	CCA	AGA	CAT	CTG	ATC	AAA	GAA	AAG	AGG	GAA	ACA	GCC	ACT
(1)L36092, U66060, TRBV13*01	---	---	---	---	---	---	---	---	---	---	---	---	---	---	---	---	---	---	---	---
AF009661, TRBV13*01	---	---	---	---	---	---	---	---	---	---	---	---	---	---	---	---	---	---	---	---
AF009663, TRBV13*01	---	---	---	---	---	---	---	---	---	---	---	---	---	---	---	---	---	---	---	---
U96844 , TRBV13*01	---	---	---	---	---	---	---	---	---	---	---	---	---	---	---	---	---	---	---	---
													R							
M62378 , TRBV13*02	---	---	---	---	---	---	---	---	---	---	---	---	-G-	---	---	---	---	---	---	---

CDR1-IMGT (27–38)

	21	22	23	24	25	26	27	28	29	30	31	32	33	34	35	36	37	38	39	40
	L	K	C	Y	P	I	P	R	H	D	T								V	Y
U03115 , TRBV13*01	CTG	AAA	TGC	TAT	CCT	ATC	CCT	AGA	CAC	GAC	ACT	...	...	...	...	...	...	...	GTC	TAC
(1)L36092, U66060, TRBV13*01	---	---	---	---	---	---	---	---	---	---	---	...	...	...	...	...	...	...	---	---
AF009661, TRBV13*01	---	---	---	---	---	---	---	---	---	---	---	...	...	...	...	...	...	...	---	---
AF009663, TRBV13*01	---	---	---	---	---	---	---	---	---	---	---	...	...	...	...	...	...	...	---	---
U96844 , TRBV13*01	---	---	---	---	---	---	---	---	---	---	---	...	...	...	...	...	...	...	---	---
M62378 , TRBV13*02	---	---	---	---	---	---	---	---	---	---	---	...	...	...	...	...	...	...	---	---

CDR2-

	41	42	43	44	45	46	47	48	49	50	51	52	53	54	55	56	57	58	59	60
	W	Y	Q	Q	G	P	G	Q	D	P	Q	F	L	I	S	F	Y	E	K	M
U03115 , TRBV13*01	TGG	TAC	CAG	CAG	GGT	CCA	GGT	CAG	GAC	CCC	CAG	TTC	CTC	ATT	TCG	TTT	TAT	GAA	AAG	ATG
(1)L36092, U66060, TRBV13*01	---	---	---	---	---	---	---	---	---	---	---	---	---	---	---	---	---	---	---	---
AF009661, TRBV13*01	---	---	---	---	---	---	---	---	---	---	---	---	---	---	---	---	---	---	---	---
AF009663, TRBV13*01	---	---	---	---	---	---	---	---	---	---	---	---	---	---	---	---	---	---	---	---
U96844 , TRBV13*01	---	---	---	---	---	---	---	---	---	---	---	---	---	---	---	---	---	---	---	---
													F							
M62378 , TRBV13*02	---	---	---	---	--C	---	---	---	---	---	---	---	T--	---	---	---	---	---	---	---

IMGT

	61	62	63	64	65	66	67	68	69	70	71	72	73	74	75	76	77	78	79	80
	Q					S	D	K	G	S	I	P		D	R	F	S	A	Q	Q
U03115 , TRBV13*01	CAG	...	...	...	...	AGC	GAT	AAA	GGA	AGC	ATC	CCT	...	GAT	CGA	TTC	TCA	GCT	CAA	CAG
(1)L36092, U66060, TRBV13*01	---	...	...	...	...	---	---	---	---	---	---	---	...	---	---	---	---	---	---	---
AF009661, TRBV13*01	---	...	...	...	...	---	---	---	---	---	---	---	...	---	---	---	---	---	---	---
AF009663, TRBV13*01	---	...	...	...	...	---	---	---	---	---	---	---	...	---	---	---	---	---	---	---
U96844 , TRBV13*01	---	...	...	...	...	---	---	---	---	---	---	---	...	---	---	---	---	---	---	---
M62378 , TRBV13*02	---	...	...	...	...	---	---	---	---	---	---	---	...	---	---	---	---	---	---	---

	81	82	83	84	85	86	87	88	89	90	91	92	93	94	95	96	97	98	99	100
	F		S	D	Y	H	S	E	L	N	M	S	S	L	E	L	G	D	S	A
U03115 , TRBV13*01	TTC	...	AGT	GAC	TAT	CAT	TCT	GAA	CTG	AAC	ATG	AGC	TCC	TTG	GAG	CTG	GGG	GAC	TCA	GCC
(1)L36092, U66060, TRBV13*01	---	...	---	---	---	---	---	---	---	---	---	---	---	---	---	---	---	---	---	---
AF009661, TRBV13*01	---	...	---	---	---	---	---	---	---	---	---	---	---	---	---	---	---	---	---	---
AF009663, TRBV13*01	---	...	---	---	---	---	---	---	---	---	---	---	---	---	---	---	---	---	---	---

```
U96844   , TRBV13*01          --- ... --- --- --- --- --- --- --- --- --- --- --- --- --- --- --- --- --- ---
M62378   , TRBV13*02          --- ... --- --- --- --- --- --- --- --- --- --- --- --- --- --- --- --- --- ---

                                                   ____CDR3-IMGT____
                              101 102 103 104 105 106 107 108 109
                               L   Y   F   C   A   S   S   L
U03115   , TRBV13*01          CTG TAC TTC TGT GCC AGC AGC TTA GG
(1)L36092, U66060, TRBV13*01  --- --- --- --- --- --- --- --- --
AF009661, TRBV13*01           --- --- --- --- --- --- --- --- --
AF009663, TRBV13*01           --- --- --- --- --- --- --- --- --
U96844   , TRBV13*01          --- --- --- --- --- --- --- --- --
M62378   , TRBV13*02          --- --- --- --- --- --- ---            #c
```

#c：重排 cDNA

5. 构架和互补决定区

FR1-IMGT：26

FR2-IMGT：17

FR3-IMGT：37（-2 aa：73，82）

CDR1-IMGT：5

CDR2-IMGT：6

CDR3-IMGT：4

6. 人类 TRBV13*01 图示

编号：IMGT U03115

EMBL/GenBank/DDBJ：U03115

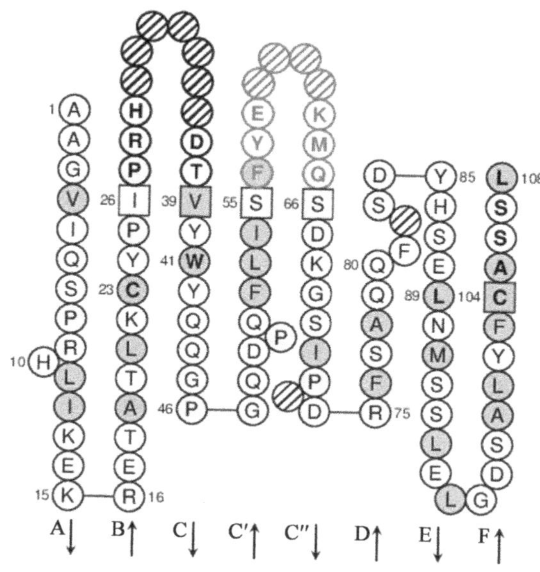

7. 基因组数据库编号

GDB：9954159

LocusLink：28574

四十一、TRBV14

1. 命名法

TRBV14：T 细胞受体 β 可变区基因 14。

2. 定义和功能

TRBV14 是 TRBV14 亚组中一种独特的功能基因，也是该亚组 TRB 基因座中所含的唯一已定位基因。

3. 基因位置

TRBV14 位于 7 号染色体 7q34 带上的 TRB 基因座内。

4. 人类 TRBV14 的核苷酸和氨基酸序列

	1	2	3	4	5	6	7	8	9	10	11	12	13	14	15	16	17	18	19	20
	E	A	G	V	T	Q	F	P	S	H	S	V	I	E	K	G	Q	T	V	T
X06154 ,TRBV14*01	GAA	GCT	GGA	GTT	ACT	CAG	TTC	CCC	AGC	CAC	AGC	GTA	ATA	GAG	AAG	GGC	CAG	ACT	GTG	ACT
U03115 ,TRBV14*01	---	---	---	---	---	---	---	---	---	---	---	---	---	---	---	---	---	---	---	---
(1)L36092, U66060, TRBV14*01	---	---	---	---	---	---	---	---	---	---	---	---	---	---	---	---	---	---	---	---
X57722 ,TRBV14*02	---	---	---	---	---	---	---	---	---	---	---	---	---	---	---	---	---	---	---	---

CDR1-IMGT

	21	22	23	24	25	26	27	28	29	30	31	32	33	34	35	36	37	38	39	40
	L	R	C	D	P	I	S	G	H	D	N								L	Y
X06154 ,TRBV14*01	CTG	AGA	TGT	GAC	CCA	ATT	TCT	GGA	CAT	GAT	AAT	...	...	...	...	...	...	...	CTT	TAT
U03115 ,TRBV14*01	---	---	---	---	---	---	---	---	---	---	---	...	...	...	...	...	...	...	---	---
(1)L36092, U66060, TRBV14*01	---	---	---	---	---	---	---	---	---	---	---	...	...	...	...	...	...	...	---	---
X57722 ,TRBV14*02	---	---	---	---	---	---	---	---	---	---	---	...	...	...	...	...	...	...	---	---

CDR2-

	41	42	43	44	45	46	47	48	49	50	51	52	53	54	55	56	57	58	59	60
	W	Y	R	R	V	M	G	K	E	I	K	F	L	L	H	F	V	K	E	S
X06154 ,TRBV14*01	TGG	TAT	CGA	CGT	GTT	ATG	GGA	AAA	GAA	ATA	AAA	TTT	CTG	TTA	CAT	TTT	GTG	AAA	GAG	TCT
U03115 ,TRBV14*01	---	---	---	---	---	---	---	---	---	---	---	---	---	---	---	---	---	---	---	---
(1)L36092, U66060, TRBV14*01	---	---	---	---	---	---	---	---	---	---	---	---	---	---	---	---	---	---	---	---
X57722 ,TRBV14*02	---	---	---	---	---	---	---	---	---	---	---	---	---	---	---	---	---	---	---	---

IMGT

	61	62	63	64	65	66	67	68	69	70	71	72	73	74	75	76	77	78	79	80
	K					Q	D	E	S	G	M	P	N	N	R	F	L	A	E	R
X06154 ,TRBV14*01	AAA	...	...	...	...	CAG	GAT	GAG	TCC	GGT	ATG	CCC	AAC	AAT	CGA	TTC	TTA	GCT	GAA	AGG
U03115 ,TRBV14*01	---	...	...	...	...	---	---	---	---	---	---	---	---	---	---	---	---	---	---	---
(1)L36092, U66060, TRBV14*01	---	...	...	...	...	---	---	---	---	---	---	---	---	---	---	---	---	---	---	---
X57722 ,TRBV14*02	---	...	...	...	...	---	---	--A	---	---	---	---	---	---	---	---	---	---	---	---

	81	82	83	84	85	86	87	88	89	90	91	92	93	94	95	96	97	98	99	100
	T		G	G	T	Y	S	T	L	K	V	Q	P	A	E	L	E	D	S	G
X06154 ,TRBV14*01	ACT	...	GGA	GGG	ACG	TAT	TCT	ACT	CTG	AAG	GTG	CAG	CCT	GCA	GAA	CTG	GAG	GAT	TCT	GGA
U03115 ,TRBV14*01	---	...	---	---	---	---	---	---	---	---	---	---	---	---	---	---	---	---	---	---
(1)L36092,U66060,TRBV14*01	---	...	---	---	---	---	---	---	---	---	---	---	---	---	---	---	---	---	---	---
X57722 ,TRBV14*02	---	...	---	---	---	---	---	---	---	---	---	---	---	---	---	---	---	---	---	---

	101	102	103	104	105	106	107	108	109	
					CDR3-IMGT					
	V	Y	F	C	A	S	S	Q		
X06154 ,TRBV14*01	GTT	TAT	TTC	TGT	GCC	AGC	AGC	CAA	GA	
U03115 ,TRBV14*01	---	---	---	---	---	---	---	---	--	
(1)L36092,U66060,TRBV14*01	---	---	---	---	---	---	---	---	--	
X57722 ,TRBV14*02	---	---	---	---	---	---	---			#g

#g：重排基因组 DNA

5. 构架和互补决定区

FR1-IMGT：26　　CDR1-IMGT：5

FR2-IMGT：17　　CDR2-IMGT：6

FR3-IMGT：38（-1 aa：82）　　CDR3-IMGT：4

6. 人类 TRBV14*01 图示

编号：IMGT X06154　　EMBL/GenBank/DDBJ：X06154

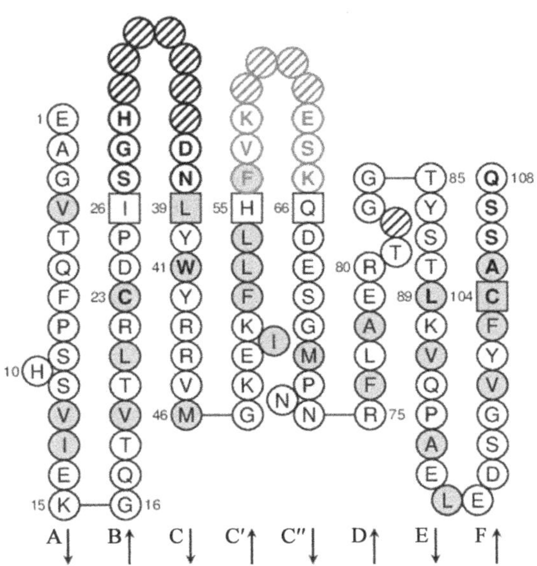

7. 基因组数据库编号

GDB：9954161　　LocusLink：28573

四十二、TRBV15

1. 命名法

TRBV15：T 细胞受体 β 可变区基因 15。

2. 定义和功能

TRBV15 是 TRBV15 亚组中一种独特的功能基因，也是该亚组 TRB 基因座中所含的唯一已定位基因。

3. 基因位置

TRBV15 位于 7 号染色体 7q34 带上的 TRB 基因座内。

4. 人类 TRBV15 的核苷酸和氨基酸序列

	1	2	3	4	5	6	7	8	9	10	11	12	13	14	15	16	17	18	19	20
	D	A	M	V	I	Q	N	P	R	Y	Q	V	T	Q	F	G	K	P	V	T
U03115 , TRBV15*01	GAT	GCC	ATG	GTC	ATC	CAG	AAC	CCA	AGA	TAC	CAG	GTT	ACC	CAG	TTT	GGA	AAG	CCA	GTG	ACC
(1)L36092, U66060, TRBV15*01	---	---	---	---	---	---	---	---	---	---	---	---	---	---	---	---	---	---	---	---
X58800 , TRBV15*02	---	---	---	---	---	---	---	---	---	---	---	---	---	---	---	---	---	---	---	---
											R									
M62376 , TRBV15*03	---	---	---	---	---	---	---	---	---	---	-G-	---	---	---	---	---	---	---	---	---

CDR1-IMGT（27～38）

	21	22	23	24	25	26	27	28	29	30	31	32	33	34	35	36	37	38	39	40
	L	S	C	S	Q	T	L	N	H	N	V								M	Y
U03115 , TRBV15*01	CTG	AGT	TGT	TCT	CAG	ACT	TTG	AAC	CAT	AAC	GTC	...	...	...	...	...	...	...	ATG	TAC
(1)L36092, U66060, TRBV15*01	---	---	---	---	---	---	---	---	---	---	---	...	...	...	...	...	...	...	---	---
X58800 , TRBV15*02	---	---	---	---	---	---	---	---	---	---	---	...	...	...	...	...	...	...	---	---
M62376 , TRBV15*03	---	---	---	---	---	---	---	---	---	---	---	...	...	...	...	...	...	...	---	---

CDR2-IMGT（56～65）

	41	42	43	44	45	46	47	48	49	50	51	52	53	54	55	56	57	58	59	60
	W	Y	Q	Q	K	S	S	Q	A	P	K	L	L	F	H	Y	Y	D	K	D
U03115 , TRBV15*01	TGG	TAC	CAG	CAG	AAG	TCA	AGT	CAG	GCC	CCA	AAG	CTG	CTG	TTC	CAC	TAC	TAT	GAC	AAA	GAT
(1)L36092, U66060, TRBV15*01	---	---	---	---	---	---	---	---	---	---	---	---	---	---	---	---	---	---	---	---
X58800 , TRBV15*02	---	---	---	---	---	---	---	---	---	---	---	---	---	---	---	---	---	---	---	---
																		N		
M62376 , TRBV15*03	---	---	---	---	---	---	---	---	---	---	---	---	---	---	---	---	---	A--	---	---

	61	62	63	64	65	66	67	68	69	70	71	72	73	74	75	76	77	78	79	80
	F					N	N	E	A	D	T	P		D	N	F	Q	S	R	R
U03115 , TRBV15*01	TTT	...	...	...	...	AAC	AAT	GAA	GCA	GAC	ACC	CCT	...	GAT	AAC	TTC	CAA	TCC	AGG	AGG
(1)L36092, U66060, TRBV15*01	---	...	...	...	...	---	---	---	---	---	---	---	...	---	---	---	---	---	---	---
X58800 , TRBV15*02	---	...	...	...	...	---	---	---	---	---	---	---	...	---	---	---	---	---	---	---

M62376 , TRBV15*03	--- ... ... --- --- --- --- --- --- --- ... --- --- --- --- --- --- ---

	81	82	83	84	85	86	87	88	89	90	91	92	93	94	95	96	97	98	99	100
	P		N	T	S	F	C	F	L	D	I	R	S	P	G	L	G	D	T	A
U03115 , TRBV15*01	CCG	...	AAC	ACT	TCT	TTC	TGC	TTT	CTT	GAC	ATC	CGC	TCA	CCA	GGC	CTG	GGG	GAC	ACA	GCC
(1)L36092, U66060, TRBV15*01	---	...	---	---	---	---	---	---	---	---	---	---	---	---	---	---	---	---	---	---
																			A	
X58800 , TRBV15*02	---	...	---	---	---	---	---	---	---	---	---	---	---	---	---	---	---	---	G--	---
																			A	
M62376 , TRBV15*03	---	...	---	---	---	---	---	---	--A	---	---	---	---	---	---	---	---	---	G--	---

	101	102	103	104	105	106	107	108	109	
					CDR3-IMGT					
	M	Y	L	C	A	T	S	R		
U03115 , TRBV15*01	ATG	TAC	CTG	TGT	GCC	ACC	AGC	AGA	GA	
(1)L36092, U66060, TRBV15*01	---	---	---	---	---	---	---	---	--	
X58800 , TRBV15*02	---	---	---	---	---	---	---			#c
			Q							
M62376 , TRBV15*03	---	---	-A-	---	---	---	---			#c

#c：重排 cDNA

5. 构架和互补决定区

FR1-IMGT：26　　CDR1-IMGT：5

FR2-IMGT：17　　CDR2-IMGT：6

FR3-IMGT：37（-2 aa：73，82）　　CDR3-IMGT：4

6. 人类 TRBV15*01 图示

编号：IMGT 003115　　EMBL/GenBank/DDBJ：003115

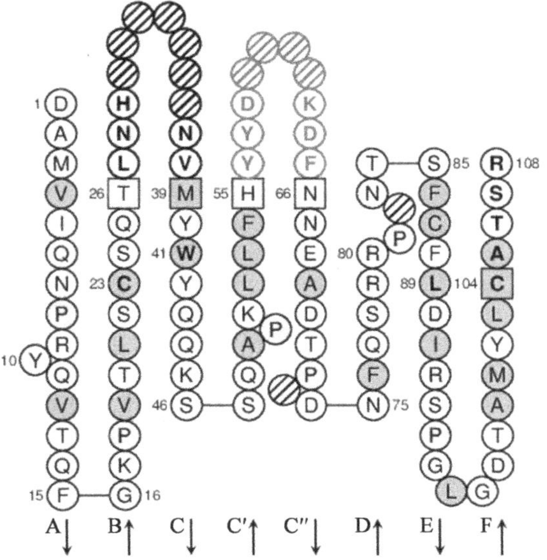

7. 基因组数据库编号

GDB：9954163　　　　LocusLink：28572

四十三、TRBV16

1. 命名法

TRBV16：T 细胞受体 β 可变区基因 16。

2. 定义和功能

TRBV16 为功能基因（等位基因 TRBV16*01 和 TRBV16*03）或伪基因（等位基因 TRBV16*02）。

TRBV16 属于 TRBV16 亚组，也是该亚组 TRB 基因座中所含的唯一已定位基因。

TRBV16*02 为由于 FR1-IMGT 中第 31 位酪氨酸（tat）被终止密码子（tag）取代而形成的伪基因。

3. 基因位置

TRBV16 位于 7 号染色体 7q34 带上的 TRB 基因座内。

4. 人类 TRBV16 的核苷酸和氨基酸序列

	1	2	3	4	5	6	7	8	9	10	11	12	13	14	15	16	17	18	19	20
	G	E	E	V	A	Q	T	P	K	H	L	V	R	G	E	G	Q	K	A	K
L26231 , TRBV16*01	GGT	GAA	GAA	GTC	GCC	CAG	ACT	CCA	AAA	CAT	CTT	GTC	AGA	GGG	GAA	GGA	CAG	AAA	GCA	AAA
U03115 , TRBV16*02	---	---	---	---	---	---	---	---	---	---	---	---	---	---	---	---	---	---	---	---
(1)L36092, U66060, TRBV16*02	---	---	---	---	---	---	---	---	---	---	---	---	---	---	---	---	---	---	---	---
L26054 , TRBV16*03	---	---	---	---	---	---	---	---	---	---	---	---	---	---	---	---	---	---	---	---

	21	22	23	24	25	26	27	28	29	30	31	32	33	34	35	36	37	38	39	40
							CDR1-IMGT													
	L	Y	C	A	P	I	K	G	H	S	Y								V	F
L26231 , TRBV16*01	TTA	TAT	TGT	GCC	CCA	ATA	AAA	GGA	CAC	AGT	TAT	...	...	...	...	...	...	...	GTT	TTT
											*									
U03115 , TRBV16*02	---	---	---	---	---	---	---	---	---	---	--G	...	...	...	...	...	...	...	---	---
											*									
(1)L36092, U66060, TRBV16*02	---	---	---	---	---	---	---	---	---	---	--G	...	...	...	...	...	...	...	---	---
L26054 , TRBV16*03	---	---	---	---	---	---	---	---	---	---	---	...	...	...	...	...	...	...	---	---

	41	42	43	44	45	46	47	48	49	50	51	52	53	54	55	56	57	58	59	60
																CDR2-				
	W	Y	Q	Q	V	L	K	N	E	F	K	F	L	I	S	F	Q	N	E	N
L26231 , TRBV16*01	TGG	TAC	CAA	CAG	GTC	CTG	AAA	AAC	GAG	TTC	AAG	TTC	TTG	ATT	TCC	TTC	CAG	AAT	GAA	AAT
U03115 , TRBV16*02	---	---	---	---	---	---	---	---	---	---	---	---	---	---	---	---	---	---	---	---

(1)L36092, U66060, TRBV16*02	---	---	---	---	---	---	---	---	---	---	---	---	---	---	---	---	---	---	---	---
														V						
L26054 , TRBV16*03	---	---	---	---	---	---	---	---	---	---	---	---	---	G--	---	---	---	---	---	---

IMGT________

	61	62	63	64	65	66	67	68	69	70	71	72	73	74	75	76	77	78	79	80
	V					F	D	E	T	G	M	P	K	E	R	F	S	A	K	C
L26231 , TRBV16*01	GTC	...	...	...	...	TTT	GAT	GAA	ACA	GGT	ATG	CCC	AAG	GAA	AGA	TTT	TCA	GCT	AAG	TGC
U03115 , TRBV16*02	---	...	...	...	...	---	---	---	---	---	---	---	---	---	---	---	---	---	---	---
(1)L36092, U66060, TRBV16*02	---	...	...	...	...	---	---	---	---	---	---	---	---	---	---	---	---	---	---	---
L26054 , TRBV16*03	---	...	...	...	...	---	---	---	---	---	---	---	---	---	---	---	---	---	---	---

	81	82	83	84	85	86	87	88	89	90	91	92	93	94	95	96	97	98	99	100
	L		P	N	S	P	C	S	L	E	I	Q	A	T	K	L	E	D	S	A
L26231 , TRBV16*01	CTC	...	CCA	AAT	TCA	CCC	TGT	AGC	CTT	GAG	ATC	CAG	GCT	ACG	AAG	CTT	GAG	GAT	TCA	GCA
U03115 , TRBV16*02	---	...	---	---	---	---	---	---	---	---	---	---	---	---	---	---	---	---	---	---
(1)L36092, U66060, TRBV16*02	---	...	---	---	---	---	---	---	---	---	---	---	---	---	---	---	---	---	---	---
L26054 , TRBV16*03	---	...	---	---	---	---	---	---	---	---	---	---	---	---	---	---	---	---	---	---

_____CDR3-IMGT_____ (105–109)

	101	102	103	104	105	106	107	108	109	
	V	Y	F	C	A	S	S	Q		
L26231 , TRBV16*01	GTG	TAT	TTT	TGT	GCC	AGC	AGC	CAA	TC	
U03115 , TRBV16*02	---	---	---	---	---	---	---	---	--	
(1)L36092, U66060, TRBV16*02	---	---	---	---	---	---	---	---	--	
L26054 , TRBV16*03	---	---	---	---	---	---	---			#c

*：终止密码子突变

#c：重排 cDNA

5. 构架和互补决定区

FR1-IMGT：26　　CDR1-IMGT：5

FR2-IMGT：17　　CDR2-IMGT：6

FR3-IMGT：38（-1aa：82）　　CDR3-IMGT：4

6. 人类 TRBV16*01 图示

编号：IMGT 126231　　EMB1/GenBank/DDBJ：126231

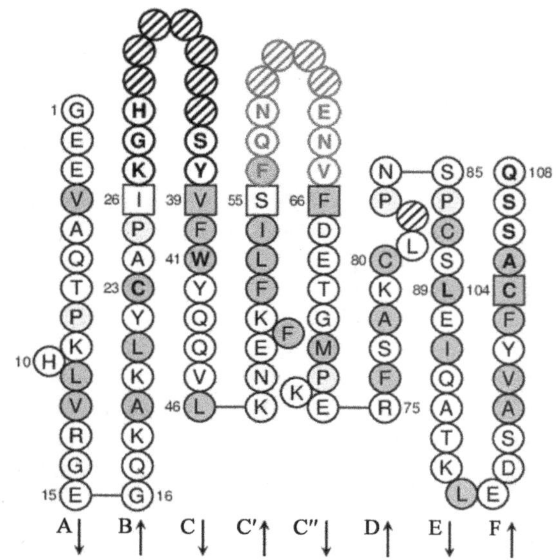

7. 基因组数据库编号

GDB：9954165　　　　　　LocusLink：28571

四十四、TRBV17

1. 命名法

TRBV17：T 细胞受体 β 可变区基因 17。

2. 定义和功能

TRBV17 为 TRBV17 亚组的可读框，也是该亚组 TRB 基因座中所含的唯一已定位基因。

TRBV17 为由于 FR3-IMGT 的第 2 个 CYS 被酪氨酸（tac）取代而形成的可读框。

3. 基因位置

TRBV17 位于 7 号染色体 7q34 带上的 TRB 基因座内。

4. 人类TRBV17的核苷酸和氨基酸序列

	1	2	3	4	5	6	7	8	9	10	11	12	13	14	15	16	17	18	19	20
	E	P	G	V	S	Q	T	P	R	H	K	V	T	N	M	G	Q	E	V	I
U03115 , TRBV17*01	GAG	CCT	GGA	GTC	AGC	CAG	ACC	CCC	AGA	CAC	AAG	GTC	ACC	AAC	ATG	GGA	CAG	GAG	GTG	ATT
(1) L36092, U66060, TRBV17*01	---	---	---	---	---	---	---	---	---	---	---	---	---	---	---	---	---	---	---	---

CDR1-IMGT (27–38)

	21	22	23	24	25	26	27	28	29	30	31	32	33	34	35	36	37	38	39	40
	L	R	C	D	P	S	S	G	H	M	F								V	H
U03115 , TRBV17*01	CTG	AGG	TGC	GAT	CCA	TCT	TCT	GGT	CAC	ATG	TTT	...	...	...	...	...	...	...	GTT	CAC
(1) L36092, U66060, TRBV17*01	---	---	---	---	---	---	---	---	---	---	---	...	...	...	...	...	...	...	---	---

CDR2-IMGT (56–65)

	41	42	43	44	45	46	47	48	49	50	51	52	53	54	55	56	57	58	59	60
	W	Y	R	Q	N	L	R	Q	E	M	K	L	L	I	S	F	Q	Y	Q	N
U03115 , TRBV17*01	TGG	TAC	CGA	CAG	AAT	CTG	AGG	CAA	GAA	ATG	AAG	TTG	CTG	ATT	TCC	TTC	CAG	TAC	CAA	AAC
(1) L36092, U66060, TRBV17*01	---	---	---	---	---	---	---	---	---	---	---	---	---	---	---	---	---	---	---	---

	61	62	63	64	65	66	67	68	69	70	71	72	73	74	75	76	77	78	79	80
	I					A	V	D	S	G	M	P	K	E	R	F	T	A	E	R
U03115 , TRBV17*01	ATT	...	...	...	...	GCA	GTT	GAT	TCA	GGG	ATG	CCC	AAG	GAA	CGA	TTC	ACA	GCT	GAA	AGA
(1) L36092, U66060, TRBV17*01	---	...	...	...	...	---	---	---	---	---	---	---	---	---	---	---	---	---	---	---

	81	82	83	84	85	86	87	88	89	90	91	92	93	94	95	96	97	98	99	100
	P		N	G	T	S	S	T	L	K	I	H	P	A	E	P	R	D	S	A
U03115 , TRBV17*01	CCT	...	AAC	GGA	ACG	TCT	TCC	ACG	CTG	AAG	ATC	CAT	CCC	GCA	GAG	CCG	AGG	GAC	TCA	GCC
(1) L36092, U66060, TRBV17*01	---	...	---	---	---	---	---	---	---	---	---	---	---	---	---	---	---	---	---	---

CDR3-IMGT (105–108)

	101	102	103	104	105	106	107	108
	V	Y	L	Y	S	S	G	
U03115 , TRBV17*01	GTG	TAT	CTC	TAC	AGT	AGC	GGT	GG
(1) L36092, U66060, TRBV17*01	---	---	---	---	---	---	---	--

5. 构架和互补决定区

FR1-IMGT：26
FR2-IMGT：17
FR3-IMGT：38（-1 aa：82）

CDR1-IMGT：5
CDR2-IMGT：6
CDR3-IMGT：3

6. 人类TRBV17*01图示

编号：IMGT U03115

EMBL/GenBank/DDBJ：U03115

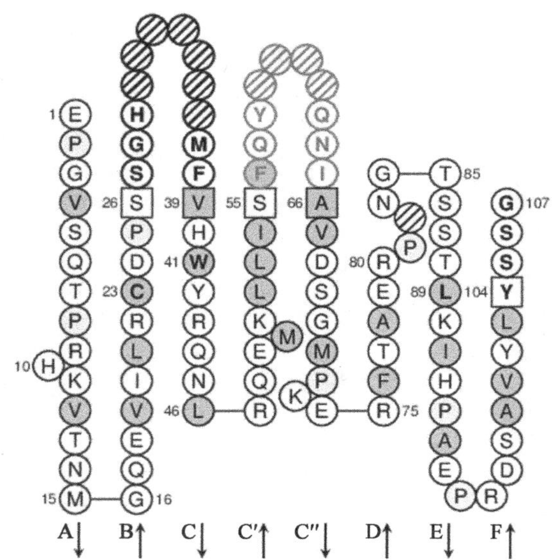

7. 基因组数据库编号

GDB：9954167　　　　LocusLink：28570

四十五、TRBV18

1. 命名法

TRBV18：T 细胞受体 β 可变区基因 18。

2. 定义和功能

TRBV18 是 TRBV18 亚组中一种独特的功能基因，也是该亚组 TRB 基因座中所含的唯一已定位基因。

3. 基因位置

TRBV18 位于 7 号染色体 7q34 带上的 TRB 基因座内。

4. 人类 TRBV18 的核苷酸和氨基酸序列

	1	2	3	4	5	6	7	8	9	10	11	12	13	14	15	16	17	18	19	20
	N	A	G	V	M	Q	N	P	R	H	L	V	R	R	R	G	Q	E	A	R
(1)L36092, U66060, TRBV18*01	AAT	GCC	GGC	GTC	ATG	CAG	AAC	CCA	AGA	CAC	CTG	GTC	AGG	AGG	AGG	GGA	CAG	GAG	GCA	AGA

							CDR1-IMGT													
	21	22	23	24	25	26	27	28	29	30	31	32	33	34	35	36	37	38	39	40
	L	R	C	S	P	M	K	G	H	S	H								V	Y
(1)L36092, U66060, TRBV18*01	CTG	AGA	TGC	AGC	CCA	ATG	AAA	GGA	CAC	AGT	CAT	...	...	...	...	...	...	...	GTT	TAC

																CDR2-				
	41	42	43	44	45	46	47	48	49	50	51	52	53	54	55	56	57	58	59	60
	W	Y	R	Q	L	P	E	E	G	L	K	F	M	V	Y	L	Q	K	E	N
(1)L36092, U66060, TRBV18*01	TGG	TAT	CGG	CAG	CTC	CCA	GAG	GAA	GGT	CTG	AAA	TTC	ATG	GTT	TAT	CTC	CAG	AAA	GAA	AAT

	IMGT																			
	61	62	63	64	65	66	67	68	69	70	71	72	73	74	75	76	77	78	79	80
	I					I	D	E	S	G	M	P	K	E	R	F	S	A	E	F
(1)L36092, U66060, TRBV18*01	ATC	...	...	...	...	ATA	GAT	GAG	TCA	GGA	ATG	CCA	AAG	GAA	CGA	TTT	TCT	GCT	GAA	TTT

	81	82	83	84	85	86	87	88	89	90	91	92	93	94	95	96	97	98	99	100
	P		K	E	G	P	S	I	L	R	I	Q	Q	V	V	R	G	D	S	A
(1)L36092, U66060, TRBV18*01	CCC	...	AAA	GAG	GGC	CCC	AGC	ATC	CTG	AGG	ATC	CAG	CAG	GTA	GTG	CGA	GGA	GAT	TCG	GCA

					CDR3-IMGT				
	101	102	103	104	105	106	107	108	109
	A	Y	F	C	A	S	S	P	
(1)L36092, U66060, TRBV18*01	GCT	TAT	TTC	TGT	GCC	AGC	TCA	CCA	CC

5. 构架和互补决定区

FR1-IMGT：26　　CDR1-IMGT：5

FR2-IMGT：17　　CDR2-IMGT：6

FR3-IMGT：38（-1 aa：82）　　CDR3-IMGT：4

6. 人类 TRBV18*01 图示

编号：IMGT L36092　　EMBL/GenBank/DDBJ：L36092

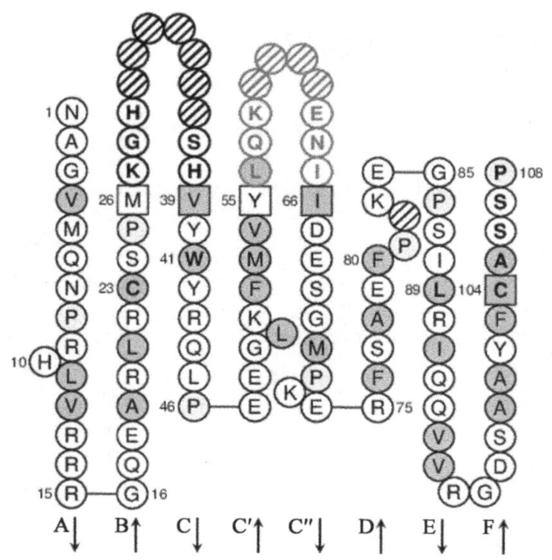

7. 基因组数据库编号

GDB：9954169　　　　LocusLink：28569

四十六、TRBV19

1. 命名法

TRBV19：T 细胞受体 β 可变区基因 19。

2. 定义和功能

TRBV19 是 TRBV19 亚组中一种独特的功能基因，也是该亚组 TRB 基因座中所含的唯一已定位基因。

3. 基因位置

TRBV19 位于 7 号染色体 7q34 带上的 TRB 基因座内。

4. 人类 TRBV19 的核苷酸和氨基酸序列

	1	2	3	4	5	6	7	8	9	10	11	12	13	14	15	16	17	18	19	20
	D	G	G	I	T	Q	S	P	K	Y	L	F	R	K	E	G	Q	N	V	T
(1)L36092, U66060, U66061, TRBV19*01	GAT	GGT	GGA	ATC	ACT	CAG	TCC	CCA	AAG	TAC	CTG	TTC	AGA	AAG	GAA	GGA	CAG	AAT	GTG	ACC
U48259 , TRBV19*02	---	---	---	---	---	---	---	---	---	---	---	---	---	---	---	---	---	---	---	---
U48260 , TRBV19*02	---	---	---	---	---	---	---	---	---	---	---	---	---	---	---	---	---	---	---	---
M97725 , TRBV19*03	---	---	---	---	---	---	---	---	---	---	---	---	---	---	---	---	---	---	---	---

	21	22	23	24	25	26	27	28	29	30	31	32	33	34	35	36	37	38	39	40
							CDR1-IMGT													
	L	S	C	E	Q	N	L	N	H	D	A								M	Y
(1)L36092, U66060, U66061, TRBV19*01	CTG	AGT	TGT	GAA	CAG	AAT	TTG	AAC	CAC	GAT	GCC	...	...	...	...	...	...	...	ATG	TAC
U48259 , TRBV19*02	---	---	---	---	---	---	---	---	---	---	---	...	...	...	...	...	...	...	---	---
U48260 , TRBV19*02	---	---	---	---	---	---	---	---	---	---	---	...	...	...	...	...	...	...	---	---
M97725 , TRBV19*03	---	---	---	---	---	---	---	---	---	---	---	...	...	...	...	...	...	...	---	---

	41	42	43	44	45	46	47	48	49	50	51	52	53	54	55	56	57	58	59	60
																CDR2-				
	W	Y	R	Q	D	P	G	Q	G	L	R	L	I	Y	Y	S	Q	I	V	N
(1)L36092, U66060, U66061, TRBV19*01	TGG	TAC	CGA	CAG	GAC	CCA	GGG	CAA	GGG	CTG	AGA	TTG	ATC	TAC	TAC	TCA	CAG	ATA	GTA	AAT
					V												H			
U48259 , TRBV19*02	---	---	---	---	-T-	---	---	---	---	---	---	---	---	---	---	---	--C	---	---	---
U48260 , TRBV19*02	---	---	---	---	---	---	---	---	---	---	---	---	---	---	---	---	---	---	---	---
																	H			
M97725 , TRBV19*03	---	---	---	---	---	---	---	---	---	---	---	---	---	---	---	---	--C	---	---	---

	61	62	63	64	65	66	67	68	69	70	71	72	73	74	75	76	77	78	79	80
	IMGT																			
	D					F	Q	K	G	D	I	A		E	G	Y	S	V	S	R
(1)L36092, U66060, U66061, TRBV19*01	GAC	...	...	...	...	TTT	CAG	AAA	GGA	GAT	ATA	GCT	...	GAA	GGG	TAC	AGC	GTC	TCT	CGG
U48259 , TRBV19*02	---	...	...	...	...	---	---	---	---	---	---	---	...	---	---	---	---	---	---	---
U48260 , TRBV19*02	---	...	...	...	...	---	---	---	---	---	---	---	...	---	---	---	---	---	---	---
M97725 , TRBV19*03	---	...	...	...	...	---	---	---	---	---	---	---	...	---	---	---	---	---	---	---

	81	82	83	84	85	86	87	88	89	90	91	92	93	94	95	96	97	98	99	100
	E		K	K	E	S	F	P	L	T	V	T	S	A	Q	K	N	P	T	A
(1)L36092, U66060, U66061, TRBV19*01	GAG	...	AAG	AAG	GAA	TCC	TTT	CCT	CTC	ACT	GTG	ACA	TCG	GCC	CAA	AAG	AAC	CCG	ACA	GCT
U48259 , TRBV19*02	---	...	---	---	---	---	---	---	---	---	---	---	---	---	---	---	---	---	---	---
U48260 , TRBV19*02	---	...	---	---	---	---	---	---	---	---	---	---	---	---	---	---	---	---	---	---
M97725 , TRBV19*03	---	...	---	---	---	---	---	---	---	---	---	---	---	---	---	---	---	---	---	---

	101	102	103	104	105	106	107	108	109	
					CDR3-IMGT					
	F	Y	L	C	A	S	S	I		
(1)L36092, U66060, U66061, TRBV19*01	TTC	TAT	CTC	TGT	GCC	AGT	AGT	ATA	GA	
U48259 , TRBV19*02	---	---	---	---	---	---	---	---	--	
U48260 , TRBV19*02	---	---	---	---	---	---	---	---	--	
M97725 , TRBV19*03	---	---	---	---	---	---	--			#c

#c：重排 cDNA

5. 构架和互补决定区

FR1-IMGT：26　　　　　　CDR1-IMGT：5
FR2-IMGT：17　　　　　　CDR2-IMGT：6
FR3-IMGT：37（-2 aa：73，82）　　CDR3-IMGT：4

6. 人类 TRBV19*01 图示

编号：IMGT U48260　　　　EMBL/GenBank/DDBJ：U48260

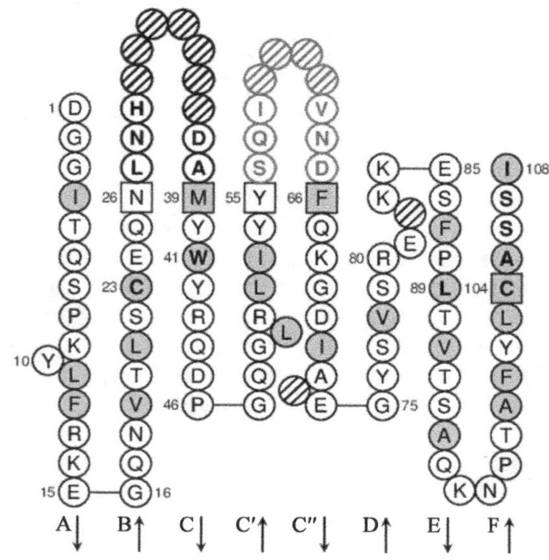

7. 基因组数据库编号

GDB：9954171　　　　LocusLink：28568

四十七、TRBV20-1

1. 命名法

TRBV20-1：T 细胞受体 β 可变区基因 20-1。

2. 定义和功能

TRBV20-1 是 TRBV20-1 亚组中一种独特的功能基因，也是该亚组 TRB 基因座中所含的唯一已定位基因。

3. 基因位置

TRBV20-1 位于 7 号染色体 7q34 带上的 TRB 基因座内。

4. 人类 TRBV20-1 的核苷酸和氨基酸序列

	1	2	3	4	5	6	7	8	9	10	11	12	13	14	15	16	17	18	19	20
	G	A	V	V	S	Q	H	P	S	W	V	I	C	K	S	G	T	S	V	K
M11955 , TRBV20-1*01	GGT	GCT	GTC	GTC	TCT	CAA	CAT	CCG	AGC	TGG	GTT	ATC	TGT	AAG	AGT	GGA	ACC	TCT	GTG	AAG
(1)L36092, U66060, U66061, TRBV20-1*01	---	---	---	---	---	---	---	---	---	---	---	---	---	---	---	---	---	---	---	---
X72719 , TRBV20-1*02	---	---	---	---	---	---	---	---	---	R A--	---	---	---	---	---	---	---	---	---	---
M11954 , TRBV20-1*03	---	---	---	---	---	---	---	---	---	---	---	---	---	---	---	---	---	---	---	---
M14263 , TRBV20-1*04	---	---	---	---	---	---	---	---	---	R A--	---	---	---	---	---	---	---	---	---	---
X57604 , TRBV20-1*05	---	---	---	---	---	---	---	---	---	R A--	---	---	---	---	---	---	---	---	---	---
D13088 , TRBV20-1*06	---	---	---	---	---	---	---	---	--T	R A--	---	---	---	---	---	---	---	---	---	---
X74852 , TRBV20-1*07	---	---	---	---	---	---	---	---	---	R A--	---	---	---	---	---	---	---	---	---	---

	21	22	23	24	25	26	27	28	29	30	31	32	33	34	35	36	37	38	39	40
							CDR1-IMGT													
	I	E	C	R	S	L	D	F	Q	A	T	T							M	F
M11955 , TRBV20-1*01	ATC	GAG	TGC	CGT	TCC	CTG	GAC	TTT	CAG	GCC	ACA	ACT	...	...	...	...	...	...	ATG	TTT
(1)L36092, U66060, U66061, TRBV20-1*01	---	---	---	---	---	---	---	---	---	---	---	---	...	...	...	...	...	...	---	---
X72719 , TRBV20-1*02	---	---	---	---	---	---	---	---	---	---	---	---	...	...	...	...	...	...	---	---
M11954 , TRBV20-1*03	---	---	---	---	---	---	---	---	---	---	---	---	...	...	...	...	...	...	---	---
M14263 , TRBV20-1*04	---	---	---	---	---	T--	---	---	---	---	---	---	...	...	...	...	...	...	---	---
X57604 , TRBV20-1*05	---	---	---	---	---	---	---	---	---	---	---	---	...	...	...	...	...	...	---	---
D13088 , TRBV20-1*06	---	---	---	---	---	---	---	---	---	---	---	---	...	...	...	...	...	...	---	---
X74852 , TRBV20-1*07	---	---	---	---	---	---	---	---	---	---	---	---	...	...	...	...	...	...	---	---

	41	42	43	44	45	46	47	48	49	50	51	52	53	54	55	56	57	58	59	60
																CDR2-				
	W	Y	R	Q	F	P	K	Q	S	L	M	L	M	A	T	S	N	E	G	S
M11955 , TRBV20-1*01	TGG	TAT	CGT	CAG	TTC	CCG	AAA	CAG	AGT	CTC	ATG	CTG	ATG	GCA	ACT	TCC	AAT	GAG	GGC	TCC
(1)L36092, U66060, U66061, TRBV20-1*01	---	---	---	---	---	---	---	---	---	---	---	---	---	---	---	---	---	---	---	---
X72719 , TRBV20-1*02	---	---	---	---	---	---	---	---	---	---	---	---	---	---	---	---	---	---	---	---
M11954 , TRBV20-1*03	---	---	---	---	---	---	---	---	---	---	---	---	---	---	---	---	---	---	---	C -G-
M14263 , TRBV20-1*04	---	---	---	---	---	---	---	K A--	---	---	---	---	---	---	---	---	---	---	---	---
X57604 , TRBV20-1*05	---	---	---	---	---	---	---	K A--	---	---	---	---	---	---	---	---	---	---	---	---
D13088 , TRBV20-1*06	---	---	---	---	---	---	---	K A--	---	---	---	---	---	---	---	---	---	---	---	---
X74852 , TRBV20-1*07	---	---	---	---	---	---	---	K A--	---	---	---	Q -A-	I --C	---	---	---	---	---	---	---

```
                                                IMGT_______________
                                                61  62  63  64  65  66  67  68  69  70  71  72  73  74  75  76  77  78  79  80
                                                K   A               T   Y   E   Q   G   V   E   K   D   K   F   L   I   N   H
M11955    ,TRBV20-1*01                          AAG GCC ... ... ... ACA TAC GAG CAA GGC GTC GAG AAG GAC AAG TTT CTC ATC AAC CAT
(1)L36092,U66060,U66061,TRBV20-1*01             --- --- ... ... ... --- --- --- --- --- --- --- --- --- --- --- --- --- --- ---
X72719    ,TRBV20-1*02                          --- --- ... ... ... --- --- --- --- --- --- --- --- --- --- --- --- --- --- ---
M11954    ,TRBV20-1*03                          --- --- ... ... ... --- --- --- --- --- --- --- --- --- --- --- --- --- --- ---
M14263    ,TRBV20-1*04                          --- --- ... ... ... --- --- --- --- --- --- --- --- --- --- --- --- --- --- ---
X57604    ,TRBV20-1*05                          --- --- ... ... ... --- --- --- --- --- --- --- --- --- --- --- --- --- --- ---
D13088    ,TRBV20-1*06                          --- --- ... ... ... --- --- --- --- --- --- --- --- --- --- --- --- --- --- ---
X74852    ,TRBV20-1*07                          --- --- ... ... ... --- --- --- --- --- --- --- --- --- --- --- --- --- --- ---

                                                81  82  83  84  85  86  87  88  89  90  91  92  93  94  95  96  97  98  99  100
                                                A       S   L   T   L   S   T   L   T   V   T   S   A   H   P   E   D   S   S
M11955    ,TRBV20-1*01                          GCA ... AGC CTG ACC TTG TCC ACT CTG ACA GTG ACC AGT GCC CAT CCT GAA GAC AGC AGC
(1)L36092,U66060,U66061,TRBV20-1*01             --- ... --- --- --- --- --- --- --- --- --- --- --- --- --- --- --- --- --- ---
X72719    ,TRBV20-1*02                          --- ... --- --- --- --- --- --- --- --- --- --- --- --- --- --- --- --- --- ---
M11954    ,TRBV20-1*03                          --- ... --- --- --- --- --- --- --- --- --- --- --- --- --- --- --- --- --- ---
M14263    ,TRBV20-1*04                          --- ... --- --- --- --- --- --- --- --- --- --- --- --- --- --- --- --- --- ---
X57604    ,TRBV20-1*05                          --- ... --- --- --- --- --- --- --- --- --- --- --- --- --- --- --- --- --- ---
D13088    ,TRBV20-1*06                          --- ... --- --- --- --- --- --- --- --- --- --- --- --- --- --- --- --- --- ---
X74852    ,TRBV20-1*07                          --- ... --- --- --- --- --- --- --- --- --- --- --- --- --- --- --- --- --- ---

                                                                    ___CDR3-IMGT___
                                                101 102 103 104 105 106 107 108
                                                F   Y   I   C   S   A   R
M11955    ,TRBV20-1*01                          TTC TAC ATC TGC AGT GCT AGA GA
(1)L36092,U66060,U66061,TRBV20-1*01             --- --- --- --- --- --- --- --
X72719    ,TRBV20-1*02                          --- --- --- --- --- ---
M11954    ,TRBV20-1*03                          --- --- --- --- --- ---             #g

                                                                        S
M14263    ,TRBV20-1*04                          --- --- --- --- --- --- --T         #c
X57604    ,TRBV20-1*05                          --- --- --- --- --- --- ---         #g
D13088    ,TRBV20-1*06                          --- --- --- --- --- ---             #c
X74852    ,TRBV20-1*07                          --- --- --- --- --- --- ---         #c
```

#c：重排 cDNA

#g：重排基因组 DNA

5. 构架和互补决定区

FR1-IMGT：26　　CDR1-IMGT：6

FR2-IMGT：17　　CDR2-IMGT：7

FR3-IMGT：38（-1 aa：82）　　CDR3-IMGT：3

6. 人类 TRBV20-1*01 图示

编号：IMGT M11955　　EMBL/GenBank/DDBJ：M11955

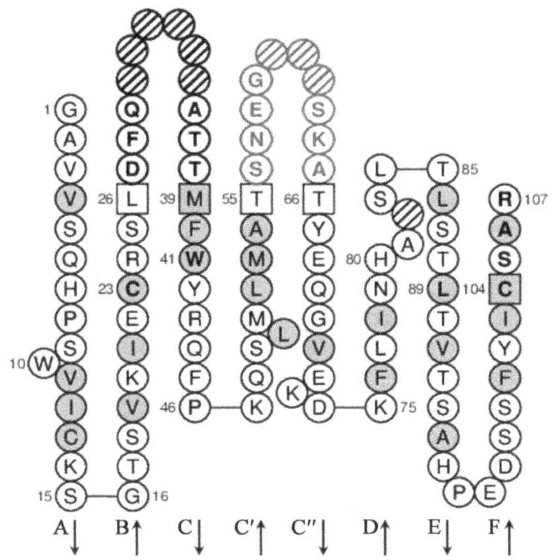

7. 基因组数据库编号

GDB：9954173　　　　LocusLink：28567

四十八、TRBV23-1

1. 命名法

TRBV23-1：T 细胞受体 β 可变区基因 23-1。

2. 定义和功能

TRBV23-1 为 TRBV23 亚组的可读框，也是该亚组 TRB 基因座中所含的唯一已定位基因。

TRBV23-1 是 DONOR-SPLICE 中发生突变（ngt 被 nat 取代）而形成的可读框。

3. 基因位置

TRBV23-1 位于 7 号染色体 7q34 带上的 TRB 基因座内。

4. 人类 TRBV23-1 的核苷酸和氨基酸序列

```
                                  1   2   3   4   5   6   7   8   9   10  11  12  13  14  15  16  17  18  19  20
                                  H   A   K   V   T   Q   T   P   G   H   L   V   K   G   K   G   Q   K   T   K
(1)L36092,U66061,TRBV23-1*01     CAT GCC AAA GTC ACA CAG ACT CCA GGA CAT TTG GTC AAA GGA AAA GGA CAG AAA ACA AAG
   L48730  ,TRBV23-1*01          --- --- --- --- --- --- --- --- --- --- --- --- --- --- --- --- --- --- --- ---
   L27614  ,TRBV23-1*01          --- --- --- --- --- --- --- --- --- --- --- --- --- --- --- --- --- --- --- ---

                                                          _______________CDR1-IMGT_______________
                                  21  22  23  24  25  26  27  28  29  30  31  32  33  34  35  36  37  38  39  40
                                  M   D   C   T   P   E   K   G   H   T   F                               V   Y
(1)L36092,U66061,TRBV23-1*01     ATG GAT TGT ACC CCC GAA AAA GGA CAT ACT TTT ... ... ... ... ... ... ... GTT TAT
   L48730  ,TRBV23-1*01          --- --- --- --- --- --- --- --- --- --- --- ... ... ... ... ... ... ... --- ---
   L27614  ,TRBV23-1*01          --- --- --- --- --- --- --- --- --- --- --- ... ... ... ... ... ... ... --- ---

                                                                                      ____________CDR2-
                                  41  42  43  44  45  46  47  48  49  50  51  52  53  54  55  56  57  58  59  60
                                  W   Y   Q   Q   N   Q   N   K   E   F   M   L   L   I   S   F   Q   N   E   Q
(1)L36092,U66061,TRBV23-1*01     TGG TAT CAA CAG AAT CAG AAT AAA GAG TTT ATG CTT TTG ATT TCC TTT CAG AAT GAA CAA
   L48730  ,TRBV23-1*01          --- --- --- --- --- --- --- --- --- --- --- --- --- --- --- --- --- --- --- ---
   L27614  ,TRBV23-1*01          --- --- --- --- --- --- --- --- --- --- --- --- --- --- --- --- --- --- --- ---

                                 IMGT_____________
                                  61  62  63  64  65  66  67  68  69  70  71  72  73  74  75  76  77  78  79  80
                                  V                   L   Q   E   T   E   M   H   K   K   R   F   S   S   Q   C
(1)L36092,U66061,TRBV23-1*01     GTT ... ... ... ... CTT CAA GAA ACG GAG ATG CAC AAG AAG CGA TTC TCA TCT CAA TGC
   L48730  ,TRBV23-1*01          --- ... ... ... ... --- --- --- --- --- --- --- --- --- --- --- --- --- --- ---
   L27614  ,TRBV23-1*01          --- ... ... ... ... --- --- --- --- --- --- --- --- --- --- --- --- --- --- ---

                                  81  82  83  84  85  86  87  88  89  90  91  92  93  94  95  96  97  98  99  100
                                  P       K   N   A   P   C   S   L   A   I   L   S   S   E   P   G   D   T   A
(1)L36092,U66061,TRBV23-1*01     CCC ... AAG AAC GCA CCC TGC AGC CTG GCA ATC CTG TCC TCA GAA CCG GGA GAC ACG GCA
   L48730  ,TRBV23-1*01          --- ... --- --- --- --- --- --- --- --- --- --- --- --- --- --- --- --- --- ---
   L27614  ,TRBV23-1*01          --- ... --- --- --- --- --- --- ---

                                                    ____CDR3-IMGT____
                                  101 102 103 104 105 106 107 108 109
                                  L   Y   L   C   A   S   S   Q
(1)L36092,U66061,TRBV23-1*01     CTG TAT CTC TGC GCC AGC AGT CAA TC
   L48730  ,TRBV23-1*01          --- --- --- --- --- --- --- --- --
   L27614  ,TRBV23-1*01                                              。
```

。：基因组 DNA，但是否为胚系或重排未知

5. 构架和互补决定区

FR1-IMGT：26	CDR1-IMGT：5
FR2-IMGT：17	CDR2-IMGT：6
FR3-IMGT：38（-1 aa：82）	CDR3-IMGT：4

6. 人类 TRBV23-1*01 图示

编号：IMGT 136092　　　　EMB1/GenBank/DDBJ：136092

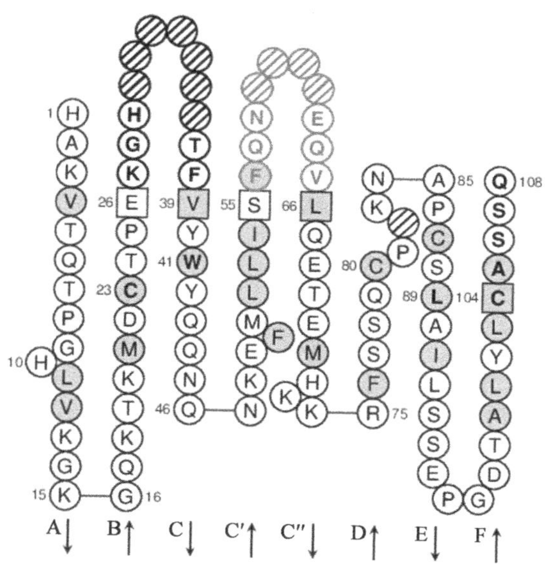

7. 基因组数据库编号

GDB：9954179　　　　LocusLink：28564

四十九、TRBV24-1

1. 命名法

TRBV24-1：T 细胞受体 β 可变区基因 24-1。

2. 定义和功能

TRBV24-1 是 TRBV24-1 亚组中一种独特的功能基因，也是该亚组 TRB 基因座中所含的唯一已定位基因。

3. 基因位置

TRBV24-1 位于 7 号染色体 7q34 带上的 TRB 基因座内。

4. 人类 TRBV24-1 的核苷酸和氨基酸序列

	1	2	3	4	5	6	7	8	9	10	11	12	13	14	15	16	17	18	19	20
	D	A	D	V	T	Q	T	P	R	N	R	I	T	K	T	G	K	R	I	M
M11951 ,TRBV24-1*01	GAT	GCT	GAT	GTT	ACC	CAG	ACC	CCA	AGG	AAT	AGG	ATC	ACA	AAG	ACA	GGA	AAG	AGG	ATT	ATG
L27612 ,TRBV24-1*01	---	---	---	---	---	---	---	---	---	---	---	---	---	---	---	---	---	---	---	---
(1)L36092,U66061,TRBV24-1*01	---	---	---	---	---	---	---	---	---	---	---	---	---	---	---	---	---	---	---	---

							CDR1-IMGT													
	21	22	23	24	25	26	27	28	29	30	31	32	33	34	35	36	37	38	39	40
	L	E	C	S	Q	T	K	G	H	D	R								M	Y
M11951 ,TRBV24-1*01	CTG	GAA	TGT	TCT	CAG	ACT	AAG	GGT	CAT	GAT	AGA	...	...	...	...	...	...	...	ATG	TAC
L27612 ,TRBV24-1*01	---	---	---	---	---	---	---	---	---	---	---	...	...	...	...	...	...	...	---	---
(1)L36092,U66061,TRBV24-1*01	---	---	---	---	---	---	---	---	---	---	---	...	...	...	...	...	...	...	---	---

																CDR2-				
	41	42	43	44	45	46	47	48	49	50	51	52	53	54	55	56	57	58	59	60
	W	Y	R	Q	D	P	G	L	G	L	R	L	I	Y	Y	S	F	D	V	K
M11951 ,TRBV24-1*01	TGG	TAT	CGA	CAA	GAC	CCA	GGA	CTG	GGC	CTA	CGG	TTG	ATC	TAT	TAC	TCC	TTT	GAT	GTC	AAA
L27612 ,TRBV24-1*01	---	---	---	---	---	---	---	---	---	---	---	---	---	---	---	---	---	---	---	---
(1)L36092,U66061,TRBV24-1*01	---	---	---	---	---	---	---	---	---	---	---	---	---	---	---	---	---	---	---	---

	IMGT																			
	61	62	63	64	65	66	67	68	69	70	71	72	73	74	75	76	77	78	79	80
	D					I	N	K	G	E	I	S		D	G	Y	S	V	S	R
M11951 ,TRBV24-1*01	GAT	...	...	...	...	ATA	AAC	AAA	GGA	GAG	ATC	TCT	...	GAT	GGA	TAC	AGT	GTC	TCT	CGA
L27612 ,TRBV24-1*01	---	...	...	...	...	---	---	---	---	---	---	---	...	---	---	---	---	---	---	---
(1)L36092,U66061,TRBV24-1*01	---	...	...	...	...	---	---	---	---	---	---	---	...	---	---	---	---	---	---	---

	81	82	83	84	85	86	87	88	89	90	91	92	93	94	95	96	97	98	99	100
	Q		A	Q	A	K	F	S	L	S	L	E	S	A	I	P	N	Q	T	A
M11951 ,TRBV24-1*01	CAG	...	GCA	CAG	GCT	AAA	TTC	TCC	CTG	TCC	CTA	GAG	TCT	GCC	ATC	CCC	AAC	CAG	ACA	GCT
L27612 ,TRBV24-1*01	---	...	---	---	---	---	---	---	---	---	---	---	---	---	---	---	---	---	---	---
(1)L36092,U66061,TRBV24-1*01	---	...	---	---	---	---	---	---	---	---	---	---	---	---	---	---	---	---	---	---

					CDR3-IMGT				
	101	102	103	104	105	106	107	108	109
	L	Y	F	C	A	T	S	D	L
M11951 ,TRBV24-1*01	CTT	TAC	TTC	TGT	GCC	ACC	AGT	GAT	TTG
L27612 ,TRBV24-1*01	---	---	---	---	---	---	---	---	---
(1)L36092,U66061,TRBV24-1*01	---	---	---	---	---	---	---	---	---

5. 构架和互补决定区

FR1-IMGT：26　　CDR1-IMGT：5

FR2-IMGT：17　　CDR2-IMGT：6

FR3-IMGT：37（-2 aa：73，82）　　CDR3-IMGT：5

6. 人类 TRBV24-1*01 图示

编号：IMGT M11951　　EMBL/GenBank/DDBJ：M11951

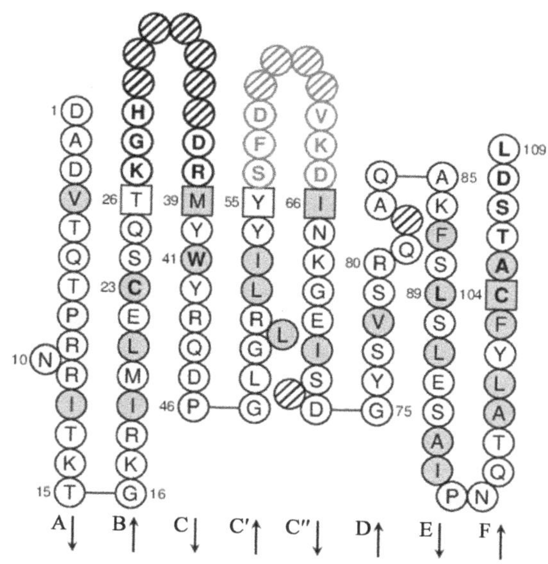

7. 基因组数据库编号

GDB：9954181　　LocusLink：28563

五十、TRBV25-1

1. 命名法

TRBV25-1：T 细胞受体 β 可变区基因 25-1。

2. 定义和功能

TRBV25-1 是 TRBV25-1 亚组中一种独特的功能基因，也是该亚组 TRB 基因座中所含的唯一已定位基因。

3. 基因位置

TRBV25-1 位于 7 号染色体 7q34 带上的 TRB 基因座内。

4. 人类 TRBV25-1 的核苷酸和氨基酸序列

	1	2	3	4	5	6	7	8	9	10	11	12	13	14	15	16	17	18	19	20
	E	A	D	I	Y	Q	T	P	R	Y	L	V	I	G	T	G	K	K	I	T
(1) L36092, U66061, TRBV25-1*01	GAA	GCT	GAC	ATC	TAC	CAG	ACC	CCA	AGA	TAC	CTT	GTT	ATA	GGG	ACA	GGA	AAG	AAG	ATC	ACT
L27610 , TRBV25-1*01	---	---	---	---	---	---	---	---	---	---	---	---	---	---	---	---	---	---	---	---

	21	22	23	24	25	26	27	28	29	30	31	32	33	34	35	36	37	38	39	40
							CDR1-IMGT													
	L	E	C	S	Q	T	M	G	H	D	K								M	Y
(1) L36092, U66061, TRBV25-1*01	CTG	GAA	TGT	TCT	CAA	ACC	ATG	GGC	CAT	GAC	AAA	...	...	...	...	...	...	...	ATG	TAC
L27610 , TRBV25-1*01	---	---	---	---	---	---	---	---	---	---	---	...	...	...	...	...	...	...	---	---

	41	42	43	44	45	46	47	48	49	50	51	52	53	54	55	56	57	58	59	60
																CDR2-				
	W	Y	Q	Q	D	P	G	M	E	L	H	L	I	H	Y	S	Y	G	V	N
(1) L36092, U66061, TRBV25-1*01	TGG	TAT	CAA	CAA	GAT	CCA	GGA	ATG	GAA	CTA	CAC	CTC	ATC	CAC	TAT	TCC	TAT	GGA	GTT	AAT
L27610 , TRBV25-1*01	---	---	---	---	---	---	---	---	---	---	---	---	---	---	---	---	---	---	---	---

	61	62	63	64	65	66	67	68	69	70	71	72	73	74	75	76	77	78	79	80
	IMGT																			
	S					T	E	K	G	D	L	S		S	E	S	T	V	S	R
(1) L36092, U66061, TRBV25-1*01	TCC	...	...	...	...	ACA	GAG	AAG	GGA	GAT	CTT	TCC	...	TCT	GAG	TCA	ACA	GTC	TCC	AGA
L27610 , TRBV25-1*01	---	...	...	...	...	---	---	---	---	---	---	---	...	---	---	---	---	---	---	---

	81	82	83	84	85	86	87	88	89	90	91	92	93	94	95	96	97	98	99	100
	I		R	T	E	H	F	P	L	T	L	E	S	A	R	P	S	H	T	S
(1) L36092, U66061, TRBV25-1*01	ATA	...	AGG	ACG	GAG	CAT	TTT	CCC	CTG	ACC	CTG	GAG	TCT	GCC	AGG	CCC	TCA	CAT	ACC	TCT
L27610 , TRBV25-1*01	---	...	---	---	---	---	---	---	---	---	---	---	---	---	---	---	--			

	101	102	103	104	105	106	107	108	109
					CDR3-IMGT				
	Q	Y	L	C	A	S	S	E	
(1) L36092, U66061, TRBV25-1*01	CAG	TAC	CTC	TGT	GCC	AGC	AGT	GAA	TA
L27610 , TRBV25-1*01									

5. 构架和互补决定区

FR1-IMGT：26　　CDR1-IMGT：5

FR2-IMGT：17　　CDR2-IMGT：6

FR3-IMGT：37（-2 aa：73，82）　　CDR3-IMGT：4

6. 人类 TRBV25-1*01 图示

编号：IMGT 136092　　EMB1/GenBank/DDBJ：136092

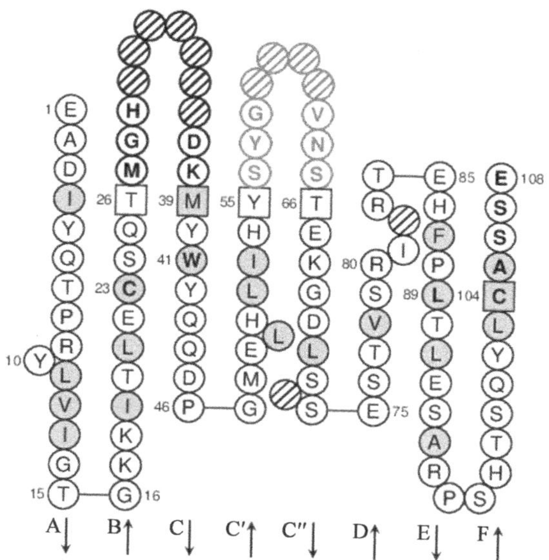

7. 基因组数据库编号

GDB：9954183　　　　LocusLink：28562

五十一、TRBV27

1. 命名法

TRBV27：T细胞受体β可变区基因27。

2. 定义和功能

TRBV27是TRBV27亚组中一种独特的功能基因，也是该亚组TRB基因座中所含的唯一已定位基因。

3. 基因位置

TRBV27位于7号染色体7q34带上的TRB基因座内。

4. 人类TRBV27的核苷酸和氨基酸序列

	1	2	3	4	5	6	7	8	9	10	11	12	13	14	15	16	17	18	19	20
	E	A	Q	V	T	Q	N	P	R	Y	L	I	T	V	T	G	K	K	L	T
(1)L36092, U66061, TRBV27*01	GAA	GCC	CAA	GTG	ACC	CAG	AAC	CCA	AGA	TAC	CTC	ATC	ACA	GTG	ACT	GGA	AAG	AAG	TTA	ACA

						CDR1-IMGT													
21	22	23	24	25	26	27	28	29	30	31	32	33	34	35	36	37	38	39	40
V	T	C	S	Q	N	M	N	H	E	Y								M	S

```
(1)L36092,U66061,TRBV27*01   GTG ACT TGT TCT CAG AAT ATG AAC CAT GAG TAT ... ... ... ... ... ... ... ATG TCC

                                                                                       _____________CDR2-
                             41  42  43  44  45  46  47  48  49  50  51  52  53  54  55  56  57  58  59  60
                             W   Y   R   Q   D   P   G   L   G   L   R   Q   I   Y   Y   S   M   N   V   E
(1)L36092,U66061,TRBV27*01   TGG TAT CGA CAA GAC CCA GGG CTG GGC TTA AGG CAG ATC TAC TAT TCA ATG AAT GTT GAG

                             IMGT_______________
                             61  62  63  64  65  66  67  68  69  70  71  72  73  74  75  76  77  78  79  80
                             V                   T   D   K   G   D   V   P       E   G   Y   K   V   S   R
(1)L36092,U66061,TRBV27*01   GTG ... ... ... ... ACT GAT AAG GGA GAT GTT CCT ... GAA GGG TAC AAA GTC TCT CGA

                             81  82  83  84  85  86  87  88  89  90  91  92  93  94  95  96  97  98  99  100
                             K       E   K   R   N   F   P   L   I   L   E   S   P   S   P   N   Q   T   S
(1)L36092,U66061,TRBV27*01   AAA ... GAG AAG AGG AAT TTC CCC CTG ATC CTG GAG TCG CCC AGC CCC AAC CAG ACC TCT

                                                 _____CDR3-IMGT_____
                             101 102 103 104 105 106 107 108 109
                             L   Y   F   C   A   S   S   L
(1)L36092,U66061,TRBV27*01   CTG TAC TTC TGT GCC AGC AGT TTA TC
```

5. 构架和互补决定区

FR1-IMGT：26　　CDR1-IMGT：5

FR2-IMGT：17　　CDR2-IMGT：6

FR3-IMGT：37（-2 aa：73，82）　　CDR3-IMGT：4

6. 人类 TRBV27*01 图示

编号：IMGT L36092　　EMBL/GenBank/DDBJ：L36092

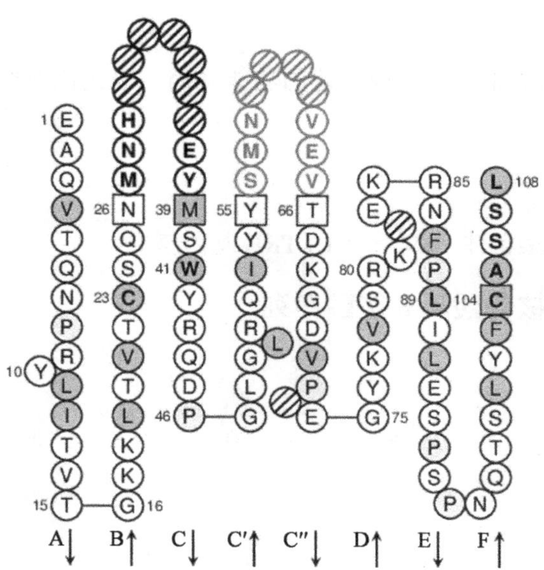

7. 基因组数据库编号

GDB：9954187　　　　LocusLink：28560

五十二、TRBV28

1. 命名法

TRBV28：T细胞受体β可变区基因28。

2. 定义和功能

TRBV28是TRBV28亚组中一种独特的功能基因，也是该亚组TRB基因座中所含的唯一已定位基因。

3. 基因位置

TRBV28位于7号染色体7q34带上的TRB基因座内。

4. 人类TRBV28的核苷酸和氨基酸序列

```
                                       1   2   3   4   5   6   7   8   9  10  11  12  13  14  15  16  17  18  19  20
                                       D   V   K   V   T   Q   S   S   R   Y   L   V   K   R   T   G   E   K   V   F
  U08314   , TRBV28*01                GAT GTG AAA GTA ACC CAG AGC TCG AGA TAT CTA GTC AAA AGG ACG GGA GAG AAA GTT TTT
(1)L36092, U66061, TRBV28*01          --- --- --- --- --- --- --- --- --- --- --- --- --- --- --- --- --- --- --- ---
  M18464   , TRBV28*01                --- --- --- --- --- --- --- ---

                                                               _________________CDR1-IMGT__________________
                                      21  22  23  24  25  26  27  28  29  30  31  32  33  34  35  36  37  38  39  40
                                       L   E   C   V   Q   D   M   D   H   E   N                               M   F
  U08314   , TRBV28*01                CTG GAA TGT GTC CAG GAT ATG GAC CAT GAA AAT ... ... ... ... ... ... ... ATG TTC
(1)L36092, U66061, TRBV28*01          --- --- --- --- --- --- --- --- --- --- --- ... ... ... ... ... ... ... --- ---
  M18464   , TRBV28*01

                                                                                                 _____________CDR2-
                                      41  42  43  44  45  46  47  48  49  50  51  52  53  54  55  56  57  58  59  60
                                       W   Y   R   Q   D   P   G   L   G   L   R   L   I   Y   F   S   Y   D   V   K
  U08314   , TRBV28*01                TGG TAT CGA CAA GAC CCA GGT CTG GGG CTA CGG CTG ATC TAT TTC TCA TAT GAT GTT AAA
(1)L36092, U66061, TRBV28*01          --- --- --- --- --- --- --- --- --- --- --- --- --- --- --- --- --- --- --- ---
  M18464   , TRBV28*01

                                      IMGT______________
                                      61  62  63  64  65  66  67  68  69  70  71  72  73  74  75  76  77  78  79  80
                                       M                   K   E   K   G   D   I   P       E   G   Y   S   V   S   R
  U08314   , TRBV28*01                ATG ... ... ... ... AAA GAA AAA GGA GAT ATT CCT ... GAG GGG TAC AGT GTC TCT AGA
(1)L36092, U66061, TRBV28*01          --- ... ... ... ... --- --- --- --- --- --- --- ... --- --- --- --- --- --- ---
  M18464   , TRBV28*01
```

	81	82	83	84	85	86	87	88	89	90	91	92	93	94	95	96	97	98	99	100
	E		K	K	E	R	F	S	L	I	L	E	S	A	S	T	N	Q	T	S
U08314 ,TRBV28*01	GAG	...	AAG	AAG	GAG	CGC	TTC	TCC	CTG	ATT	CTG	GAG	TCC	GCC	AGC	ACC	AAC	CAG	ACA	TCT
(1)L36092, U66061, TRBV28*01	---	...	---	---	---	---	---	---	---	---	---	---	---	---	---	---	---	---	---	---
M18464 ,TRBV28*01																				

	101	102	103	104	105	106	107	108	109
					CDR3-IMGT				
	M	Y	L	C	A	S	S	L	
U08314 ,TRBV28*01	ATG	TAC	CTC	TGT	GCC	AGC	AGT	TTA	TG
(1)L36092, U66061, TRBV28*01	---	---	---	---	---	---	---	---	--
M18464 ,TRBV28*01									。

。：基因组 DNA，但是否为胚系或重排未知

5. 构架和互补决定区

FR1-IMGT：26　　CDR1-IMGT：5

FR2-IMGT：17　　CDR2-IMGT：6

FR3-IMGT：37（-2 aa：73，82）　　CDR3-IMGT：4

6. 人类 TRBV28*01 图示

编号：IMGT U08314　　EMBL/GenBank/DDBJ：U08314

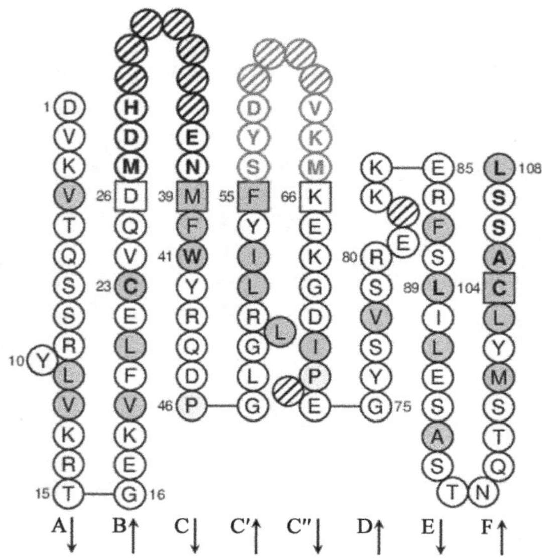

7. 基因组数据库编号

GDB：9954189　　LocusLink：28559

五十三、TRBV29-1

1. 命名法

TRBV29-1：T 细胞受体 β 可变区基因 29-1。

2. 定义和功能

TRBV29-1 是 TRBV29-1 亚组中一种独特的功能基因，也是该亚组 TRB 基因座中所含的唯一已定位基因。

3. 基因位置

TRBV29-1 位于 7 号染色体 7q34 带上的 TRB 基因座内。

4. 人类 TRBV29-1 的核苷酸和氨基酸序列

	1	2	3	4	5	6	7	8	9	10	11	12	13	14	15	16	17	18	19	20
	S	A	V	I	S	Q	K	P	S	R	D	I	C	Q	R	G	T	S	L	T
(1)L36092, U66061, TRBV29-1*01	AGT	GCT	GTC	ATC	TCT	CAA	AAG	CCA	AGC	AGG	GAT	ATC	TGT	CAA	CGT	GGA	ACC	TCC	CTG	ACG
L27623 , TRBV29-1*01	---	---	---	---	---	---	---	---	---	---	---	---	---	---	---	---	---	---	---	---
M13847 , TRBV29-1*02	---	---	---	---	---	---	---	---	---	---	---	---	---	---	---	---	---	---	---	---
X04926 , TRBV29-1*03																				---

CDR1-IMGT (27–38)

	21	22	23	24	25	26	27	28	29	30	31	32	33	34	35	36	37	38	39	40
	I	Q	C	Q	V	D	S	Q	V	T	M								M	F
(1)L36092, U66061, TRBV29-1*01	ATC	CAG	TGT	CAA	GTC	GAT	AGC	CAA	GTC	ACC	ATG	...	...	...	...	...	...	...	ATG	TTC
L27623 , TRBV29-1*01	---	---	---	---	---	---	---	---	---	---	---	...	...	...	...	...	...	...	---	---
M13847 , TRBV29-1*02	---	---	---	---	---	---	---	---	---	---	---	...	...	...	...	...	...	...	---	---
																			I	
X04926 , TRBV29-1*03	---	---	---	---	---	---	---	---	---	---	---	...	...	...	...	...	...	...	--A	---

CDR2-IMGT (56–65)

	41	42	43	44	45	46	47	48	49	50	51	52	53	54	55	56	57	58	59	60
	W	Y	R	Q	Q	P	G	Q	S	L	T	L	I	A	T	A	N	Q	G	S
(1)L36092, U66061, TRBV29-1*01	TGG	TAC	CGT	CAG	CAA	CCT	GGA	CAG	AGC	CTG	ACA	CTG	ATC	GCA	ACT	GCA	AAT	CAG	GGC	TCT
L27623 , TRBV29-1*01	---	---	---	---	---	---	---	---	---	---	---	---	---	---	---	---	---	---	---	---
M13847 , TRBV29-1*02	---	---	---	---	---	---	---	---	---	---	---	---	---	---	---	---	---	---	---	---
X04926 , TRBV29-1*03	---	---	---	---	---	---	---	---	---	---	---	---	---	---	---	---	---	---	---	---

	61	62	63	64	65	66	67	68	69	70	71	72	73	74	75	76	77	78	79	80
	E	A				T	Y	E	S	G	F	V	I	D	K	F	P	I	S	R
(1)L36092, U66061, TRBV29-1*01	GAG	GCC	...	...	...	ACA	TAT	GAG	AGT	GGA	TTT	GTC	ATT	GAC	AAG	TTT	CCC	ATC	AGC	CGC
L27623 , TRBV29-1*01	---	---	...	...	...	---	---	---	---	---	---	---	---	---	---	---	---	---	---	---
M13847 , TRBV29-1*02	---	---	...	...	...	---	---	---	---	---	---	---	---	---	---	---	---	---	---	---
X04926 , TRBV29-1*03	---	---	...	...	...	---	---	---	---	---	---	---	---	---	---	---	---	---	---	---

```
                                   81  82  83  84  85  86  87  88  89  90  91  92  93  94  95  96  97  98  99  100
                                   P       N   L   T   F   S   T   L   T   V   S   N   M   S   P   E   D   S   S
(1)L36092,U66061,TRBV29-1*01      CCA ... AAC CTA ACA TTC TCA ACT CTG ACT GTG AGC AAC ATG AGC CCT GAA GAC AGC AGC
   L27623     ,TRBV29-1*01        --- ... --- --- --- --- --- --- --- --- --- --- --- --- --- --- --- ---
                                                               S
   M13847     ,TRBV29-1*02        --- ... --- --- --- --- --- -G- --- --- --- --- --- --- --- --- --- --- --- ---
   X04926     ,TRBV29-1*03        --- ... --- --- --- --- --- --- --- --- --- --- --- --- --- --- --- --- --- ---

                                                 ___CDR3-IMGT___
                                  101 102 103 104 105 106 107 108
                                   I   Y   L   C   S   V   E
(1)L36092,U66061,TRBV29-1*01      ATA TAT CTC TGC AGC GTT GAA GA
   L27623     ,TRBV29-1*01
   M13847     ,TRBV29-1*02        --- --- --- --- --- --- ---           #c
                                                       A   G
   X04926     ,TRBV29-1*03        --- --- --- --- --- -CG -GC           #c
```

#c：重排 cDNA

5. 构架和互补决定区

FR1-IMGT：26　　CDR1-IMGT：5

FR2-IMGT：17　　CDR2-IMGT：7

FR3-IMGT：38（-1 aa：82）　　CDR3-IMGT：3

6. 人类 TRBV29-1*01 图示

编号：IMGT L36092　　EMB1/GenBank/DDBJ：L36092

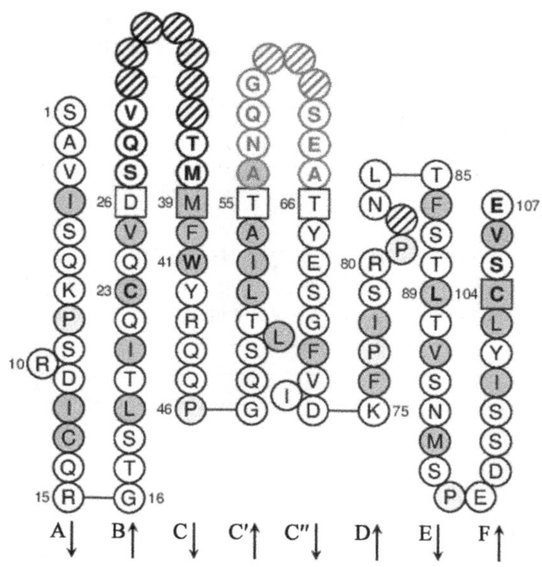

7. 基因组数据库编号

GDB：9954191　　　　LocusLink：28558

五十四、TRBV30

1. 命名法

TRBV30：T 细胞受体 β 可变区基因 30。

2. 定义和功能

TRBV30 为功能基因（等位基因 TRBV30*01、TRBV30*02、TRBV30*04、TRBV30*05）或伪基因（等位基因 TRBV30*03）。TRBV30 属于 TRBV30 亚组，也是该亚组 TRB 基因座中所含的唯一已定位基因。

TRBV30*03 为由于 FR2-IMGT 中第 43 位精氨酸（cga）被终止密码子（tag）取代而形成的伪基因。

3. 基因位置

TRBV30 位于 7 号染色体 7q34 带上的 TRB 基因座内。

4. 人类 TRBV30 的核苷酸和氨基酸序列

```
                                  1   2   3   4   5   6   7   8   9  10  11  12  13  14  15  16  17  18  19  20
                                  S   Q   T   I   H   Q   W   P   A   T   L   V   Q   P   V   G   S   P   L   S
(1)L36092,U66061,TRBV30*01       TCT CAG ACT ATT CAT CAA TGG CCA GCG ACC CTG GTG CAG CCT GTG GGC AGC CCG CTC TCT
   Z13967       ,TRBV30*02       --- --- --- --- --- --- --- --- --- --- --- --- --- --- --- --- --- --- --- ---
   [1]          ,TRBV30*03       --- --- --- --- --- --- --- --- --- --- --- --- --- --- --- --- --- --- --- ---
   M13554       ,TRBV30*04               --- --- --- --- --- --- --- --- --- --- --- --- --- --- --- --- --- ---
   L06893       ,TRBV30*05       --- --- --- --- --- --- --- --- --- --- --- --- --- --- --- --- --- --- --- --C

                                                          _____________CDR1-IMGT_____________
                                 21  22  23  24  25  26  27  28  29  30  31  32  33  34  35  36  37  38  39  40
                                  L   E   C   T   V   E   G   T   S   N   P   N                           L   Y
(1)L36092,U66061,TRBV30*01       CTG GAG TGC ACT GTG GAG GGA ACA TCA AAC CCC AAC ... ... ... ... ... ... CTA TAC
   Z13967       ,TRBV30*02       --- --- --- --- --- --- --- --- --- --- --- --- ... ... ... ... ... ... --- ---
   [1]          ,TRBV30*03       --- --- --- --- --- --- --- --- --- --- --- --- ... ... ... ... ... ... --- ---
   M13554       ,TRBV30*04       --- --- --- --- --- --- --- --- --- --- --- --- ... ... ... ... ... ... --- ---
   L06893       ,TRBV30*05       --- --- --- --- --- --- --- --- --- --- --- --- ... ... ... ... ... ... --- ---

                                                                                     __________CDR2-
                                 41  42  43  44  45  46  47  48  49  50  51  52  53  54  55  56  57  58  59  60
                                  W   Y   R   Q   A   A   G   R   G   L   Q   L   L   F   Y   S   V   G   I   G
(1)L36092,U66061,TRBV30*01       TGG TAC CGA CAG GCT GCA GGC AGG GGC CTC CAG CTG CTC TTC TAC TCC GTT GGT ATT GGC
   Z13967       ,TRBV30*02       --- --- --- --- --- --- --- --- --- --- --- --- --- --- --- --- --- --- --- ---
```

```
                                            *
 [1]       ,TRBV30*03               --- --- T-- --- --- --- --- --- --- --- --- --- --- --- --- --- --- --- --- --- 
                                                                                                  I        D
M13554    ,TRBV30*04                --- --- --- --- --- --- --- --- --- --- --- --- --- --- --- --- A-- --- --- -A-
L06893    ,TRBV30*05                --- --- --- --- --- --- --- --A C-- --- --- --- --- --- --- --- --- --- --- ---

                                    IMGT_______________
                                    61  62  63  64  65  66  67  68  69  70  71  72  73  74  75  76  77  78  79  80
                                                        Q   I   S   S   E   V   P       Q   N   L   S   A   S   R
(1)L36092,U66061,TRBV30*01          ... ... ... ... ... CAG ATC AGC TCT GAG GTG CCC ... CAG AAT CTC TCA GCC TCC AGA
 Z13967   ,TRBV30*02                ... ... ... ... ... --- --- --- --- --- --- --- ... --- --- --- --- --- --- ---
 [1]      ,TRBV30*03                ... ... ... ... ... --- --- --- --- --- --- --- ... --- --- --- --- --- --- ---
 M13554   ,TRBV30*04                ... ... ... ... ... --- --- --- --- --- --- --- ... --- --- --- --- --- --- ---
 L06893   ,TRBV30*05                ... ... ... ... ... --- --- --- --- --- --- --- ... --- --- --- --- --- --- ---

                                    81  82  83  84  85  86  87  88  89  90  91  92  93  94  95  96  97  98  99  100
                                    P       Q   D   R   Q   F   I   L   S   S   K   K   L   L   L   S   D   S   G
(1)L36092,U66061,TRBV30*01          CCC ... CAG GAC CGG CAG TTC ATC CTG AGT TCT AAG AAG CTC CTT CTC AGT GAC TCT GGC
 Z13967   ,TRBV30*02                --- ... --- --- --- --- --- --- --- --- --- --- --- --- --C --- --- --- --- ---
                                    S
 [1]      ,TRBV30*03                T-- ... --- --- --- --- --- --- --- --- --- --- --- --- --- --- --- --- --- ---
 M13554   ,TRBV30*04                --- ... --- --- --- --- --- --T --- --- --- --- --- --- --C --- --- --- --- ---
 L06893   ,TRBV30*05                --- ... --- --- --- --- --- --- --- --- --- --- --- --- --- --- --- --- --- ---

                                                        ___CDR3-IMGT___
                                    101 102 103 104 105 106 107 108
                                    F   Y   L   C   A   W   S
(1)L36092,U66061,TRBV30*01          TTC TAT CTC TGT GCC TGG AGT GT
 Z13967   ,TRBV30*02                --- --- --- --- --- --- --- --
 [1]      ,TRBV30*03                --- --- --- --- --- --- --- --
 M13554   ,TRBV30*04                --- --- --- --- --- --- ---        #c
                                                            G
 L06893   ,TRBV30*05                --- --- --- --- --- --- G-A        #c
```

*：终止密码子突变

#c：重排 cDNA

5. 构架和互补决定区

FR1-IMGT：26　　CDR1-IMGT：6

FR2-IMGT：17　　CDR2-IMGT：5

FR3-IMGT：37（-2 aa：73，82）　　CDR3-IMGT：3

6. 人类 TRBV30*01 图示

编号：IMGT L36092　　EMB1/GenBank/DDBJ：L36092

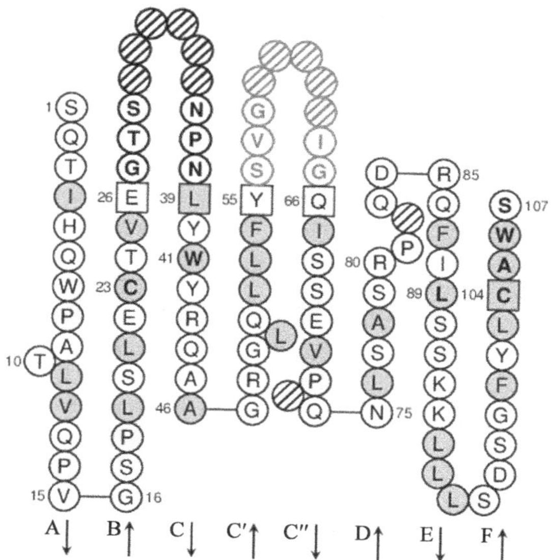

7. 基因组数据库编号

GDB：9954193　　　　LocusLink：28557

人类 TRB V 区蛋白质展示

只显示各功能基因或 ORF V 区的 *01 等位基因。根据在基因座中 5′ 到 3′ 方向上的位置，每个亚组中的 TRBV 基因均被列出。加下划线者为 *N*- 糖基化位点（NXS/T，其中 X 不同于 P）。

TRBV 基因		FR1-IMGT（1 ~ 26）	CDR1-IMGT（27 ~ 38）	FR2-IMGT（39 ~ 55）	CDR2-IMGT（56 ~ 65）	FR3-IMGT（66 ~ 104）	CDR3-IMGT（105 ~ 115）
L36092	,TRBV2	EPEVTQTPSHQVTQMGQEVILRCVPI	SNHLY......	FYWYRQILGQKVEFLVS	FYNNEI....	SEKSEIFDDQFSVERP.DGSNFTLKIRSTKLEDSAMYFC	ASSE.......
U07977	,TRBV3-1	DTAVSQTPKYLVTQMGNDKSIKCEQN	LGHDT......	MYWYKQDSKKFLKIMFS	YNNKEL....	IINETVP.NRFSPKSP.DKAHLNLHINSLELGDSAVYFC	ASSQ.......
U07977	,TRBV4-1	DTEVTQTPKHLVMGMTNKKSLKCEQH	MGHRA......	MYWYKQKAKKPPELMFV	YSYEKL....	SINESVP.SRFSPECP.NSSLLNLHLHALQPEDSALYLC	ASSQ.......
U07975	,TRBV4-2	ETGVTQTPRHLVMGMTNKKSLKCEQH	LGHNA......	MYWYKQSAKKPLELMFV	YNFKEQ....	TENNSVP.SRFSPECP.NSSHLFLHLHTLQPEDSALYLC	ASSQ.......
U07978	,TRBV4-3	ETGVTQTPRHLVMGMTNKKSLKCEQH	LGHNA......	MYWYKQSAKKPLELMFV	YSLEER....	VENNSVP.SRFSPECP.NSSHLFLHLHTLQPEDSALYLC	ASSQ.......
L36092	,TRBV5-1	KAGVTQTPRYLIKTRGQQVTLSCSPI	SGHRS......	VSWYQQTPGQGLQFLFE	YFSETQ....	RNKGNFP.GRFSGRQF.SNSRSEMNVSTLELGDSALYLC	ASSL.......
X61439	,TRBV5-3	EAGVTQSPTHLIKTRGQQVTLRCSPI	SGHSS......	VSWYQQAPGQGPQFIFE	YANELR....	RSEGNFP.NRFSGRQF.HDCCSEMNVSALELGDSALYLC	ARSL.......
L36092	,TRBV5-4	ETGVTQSPTHLIKTRGQQVTLRCSSQ	SGHNT......	VSWYQQALGQGPQFIFQ	YYREEE....	NGRGNFP.PRFSGLQF.PNYSSELNVNALELDDSALYLC	ASSL.......
L36092	,TRBV5-5	DAGVTQSPTHLIKTRGQQVTLRCSPI	SGHKS......	VSWYQQVLGQGPQFIFQ	YYEKEE....	RGRGNFP.DRFSARQF.PNYSSELNVNALLLGDSALYLC	ASSL.......
L36092	,TRBV5-6	DAGVTQSPTHLIKTRGQQVTLRCSPK	SGHDT......	VSWYQQALGQGPQFIFQ	YYEEEE....	RQRGNFP.DRFSGHQF.PNYSSELNVNALLLGDSALYLC	ASSL.......
L36092	,TRBV5-7	DAGVTQSPTHLIKTRGQHVTLRCSPI	SGHTS......	VSSYQQALGQGPQFIFQ	YYEKEE....	RGRGNFP.DQFSGHQF.PNYSSELNVNALLLGDSALYLC	ASSL.......
L36092	,TRBV5-8	EAGVTQSPTHLIKTRGQQATLRCSPI	SGHTS......	VYWYQQALGLGLQFLLW	YDEGEE....	RNRGNFP.PRFSGRQF.PNYSSELNVNALELEDSALYLC	ASSL.......
X61446	,TRBV6-1	NAGVTQTPKFQVLKTGQSMTLQCAQD	MNHNS......	MYWYRQDPGMGLRLIYY	SASEGT....	TDKGEVP.NGYNVSRL.NKREFSLRLESAAPSQTSVYFC	ASSE.......
X61445	,TRBV6-2	NAGVTQTPKFRVLKTGQSMTLLCAQD	MNHEY......	MYWYRQDPGMGLRLIHY	SVGEGT....	TAKGEVP.DGYNVSRL.KKQNFLLGLESAAPSQTSVYFC	ASSY.......
U07978	,TRBV6-3	NAGVTQTPKFRVLKTGQSMTLLCAQD	MNHEY......	MYWYRQDPGMGLRLIHY	SVGEGT....	TAKGEVP.DGYNVSRL.KKQNFLLGLESAAPSQTSVYFC	ASSY.......
X61653	,TRBV6-4	IAGITQAPTSQILAAGRRMTLRCTQD	MRHNA......	MYWYRQDLGLGLRLIHY	SNTAGT....	TGKGEVP.DGYSVSRA.NTDDFPLTLASAVPSQTSVYFC	ASSD.......
L36092	,TRBV6-5	NAGVTQTPKFQVLKTGQSMTLQCAQD	MNHEY......	MSWYRQDPGMGLRLIHY	SVGAGI....	TDQGEVP.NGYNVSRS.TTEDFPLRLLSAAPSQTSVYFC	ASSY.......
L36092	,TRBV6-6	NAGVTQTPKFRILKIGQSMTLQCTQD	MNHNY......	MYWYRQDPGMGLKLIYY	SVGAGI....	TDKGEVP.NGYNVSRS.TTEDFPLRLELAAPSQTSVYFC	ASSY.......
L36092	,TRBV6-7	NAGVTQTPKFHVLKTGQSMTLLCAQD	MNHEY......	MYRYRQDPGKGLRLIYY	SVAAAL....	TDKGEVP.NGYNVSRS.NTEDFPLKLESAAPSQTSVYFC	ASSY.......
L36092	,TRBV6-8	NAGVTQTPKFHILKTGQSMTLQCAQD	MNHGY......	MSWYRQDPGMGLRLIYY	SAAAGT....	TDK.EVP.NGYNVSRL.NTEDFPLRLVSAAPSQTSVYLC	ASSY.......
X61447	,TRBV6-9	NAGVTQTPKFHILKTGQSMTLQCAQD	MNHGY......	LSWYRQDPGMGLRRIHY	SVAAGI....	TDKGEVP.DGYNVSRS.NTEDFPLRLESAAPSQTSVYFC	ASSY.......
X61444	,TRBV7-1	GAGVSQSLRHKVAKKGKDVALRYDPI	SGHNA......	LYWYRQSLGQGLEFPIY	FQGKDA....	ADKSGLPRDRFSAQRS.EGSISTLKFQRTQQGDLAVYLC	ASSS.......
X61442	,TRBV7-2	GAGVSQSPSNKVTEKGKDVELRCDPI	SGHTA......	LYWYRQSLGQGLEFLIY	FQGNSA....	PDKSGLPSDRFSAERT.GGSVSTLTIQRTQQEDSAVYLC	ASSL.......
X61440	,TRBV7-3	GAGVSQTPSNKVTEKGKYVELRCDPI	SGHTA......	LYWYRQSLGQGPEFLIY	FQGTGA....	ADDSGLPNDRFFAVRP.EGSVSTLKIQRTERGDSAVYLC	ASSL.......
L36092	,TRBV7-4	GAGVSQSPRYKVAKRGRDVALRCDSI	SGHVT......	LYWYRQTLGQGSEVLTY	SQSDAQ....	RDKSGRPSGRFSAERP.ERSVSTLKIQRTEQGDSAVYLC	ASSL.......
L36092	,TRBV7-6	GAGVSQSPRYKVTKRGQDVALRCDPI	SGHVS......	LYWYRQALGQGPEFLTY	FNYEAQ....	QDKSGLPNDRFSAERP.EGSISTLTIQRTEQRDSAMYRC	ASSL.......
L36092	,TRBV7-7	GAGVSQSPRYKVTKRGQDVTLRCDPI	SSHAT......	LYWYQQALGQGPEFLTY	FNYEAQ....	PDKSGLPSDRFSAERP.EGSISTLTIQRTEQRDSAMYRC	ASSL.......
M11953	,TRBV7-8	GAGVSQSPRYKVAKRGQDVALRCDPI	SGHVS......	LFWYQQALGQGPEFLTY	FQNEAQ....	LDKSGLPSDRFFAERP.EGSVSTLKIQRTQQEDSAVYLC	ASSL.......
L36092	,TRBV7-9	DTGVSQNPRHKITKRGQNVTFRCDPI	SEHNR......	LYWYRQTLGQGPEFLTY	FQNEAQ....	LEKSRLLSDRFSAERP.KGSFSTLEIQRTEQGDSAMYLC	ASSL.......

续表

TRBV 基因	FR1-IMGT (1 ~ 26)	CDR1-IMGT (27 ~ 38)	FR2-IMGT (39 ~ 55)	CDR2-IMGT (56 ~ 65)	FR3-IMGT (66 ~ 104)	CDR3-IMGT (105 ~ 115)
	1 10 20	30	40 50	60	70 80 90 100	110
L36092 ,TRBV9	DSGVTQTPKHLITATGQRVTLRCSPR	SGDLS.......	VYWYQQSLDQGLQFLIQ	YYNGEE....	RAKGNIL.ERFSAQQF.PDLHSELNLSSLELGDSALYFC	ASSV.......
U17050 ,TRBV10-1	DAEITQSPRHKITETGRQVTLACHQT	WNHNN.......	MFWYRQDLGHGLRLIHY	SYGVQD....	TNKGEVS.DGYSVSRS.NTEDLPLTLESAASSQTSVYFC	ASSE.......
U17049 ,TRBV10-2	DAGITQSPRYKITETGRQVTLMCHQT	WSHSY.......	MFWYRQDLGHGLRLIYY	SAAADI....	TDKGEVP.DGYVVSRS.KTENFPLTLESATRSQTSVYFC	ASSE.......
U03115 ,TRBV10-3	DAGITQSPRHKVTETGTPVTLRCHQT	ENHRY.......	MYWYRQDPGHGLRLIHY	SYGVKD....	TDKGEVS.DGYSVSRS.KTEDFLLTLESATSSQTSVYFC	AISE.......
M33233 ,TRBV11-1	EAEVAQSPRYKITEKSQAVAFWCDPI	SGHAT.......	LYWYRQILGQGPELLVQ	FQDESV....	VDDSQLPKDRFSAERL.KGVDSTLKIQPAELGDSAMYLC	ASSL.......
L36092 ,TRBV11-2	EAGVAQSPRYKIIEKRQSVAFWCNPI	SGHAT.......	LYWYQQILGQGPKLLIQ	FQNNGV....	VDDSQLPKDRFSAERL.KGVDSTLKIQPAKLEDSAVYLC	ASSL.......
M33234 ,TRBV11-3	EAGVVQSPRYKIIEKKQPVAFWCNPI	SGHNT.......	LYWYLQNLGQGPELLIR	YENEEA....	VDDSQLPKDRFSAERL.KGVDSTLKIQPAELGDSAVYLC	ASSL.......
X07192 ,TRBV12-3	DAGVIQSPRHEVTEMGQEVTLRCKPI	SGHNS.......	LFWYRQTMMRGLELLIY	FNNNVP....	IDDSGMPEDRFSAKMP.NASFSTLKIQPSEPRDSAVYFC	ASSL.......
K02546 ,TRBV12-4	DAGVIQSPRHEVTEMGQEVTLRCKPI	SGHDY.......	LFWYRQTMMRGLELLIY	FNNNVP....	IDDSGMPEDRFSAKMP.NASFSTLKIQPSEPRDSAVYFC	ASSL.......
X07223 ,TRBV12-5	DARVTQTPRHKVTEMGQEVTMRCQPI	LGHNT.......	VFWYRQTMMQGLELLAY	FRNRAP....	LDDSGMPKDRFSAEMP.DATLATLKIQPSEPRDSAVYFC	ASGL.......
U03115 ,TRBV13	AAGVIQSPRHLIKEKRETATLKCYPI	PRHDT.......	VYWYQQGPGQDPQFLIS	FYEKMQ....	SDKGSIP.DRFSAQQF.SDYHSELNMSSLELGDSALYFC	ASSL.......
X06154 ,TRBV14	EAGVTQFPSHSVIEKGQTVTLRCDPI	SGHDN.......	LYWYRRVMGKEIKFLLH	FVKESK....	QDESGMPNNRFLAERT.GGTYSTLKVQPAELEDSGVYFC	ASSQ.......
U03115 ,TRBV15	DAMVIQNPRYQVTQFGKPVTLSCSQT	LNHNV.......	MYWYQQKSSQAPKLLFH	YYDKDF....	NNEADTP.DNFQSRRP.NTSFCFLDIRSPGLGDTAMYLC	ATSR.......
L26231 ,TRBV16	GEEVAQTPKHLVRGEGQKAKLYCAPI	KGHSY.......	VFWYQQVLKNEFKFLIS	FQNENV....	FDETGMPKERFSAKCL.PNSPCSLEIQATKLEDSAVYFC	ASSQ.......
U03115 ,TRBV17	EPGVSQTPRHKVTNMGQEVILRCDPS	SGHMF.......	VHWYRQNLRQEMKLLIS	FQYQNI....	AVDSGMPKERFTAERP.NGTSSTLKIHPAEPRDSAVYLY	SSG........
L36092 ,TRBV18	NAGVMQNPRHLVRRRGQEARLRCSPM	KGHSH.......	VYWYRQLPEEGLKFMVY	LQKENI....	IDESGMPKERFSAEFP.KEGPSILRIQQVVRGDSAAYFC	ASSP.......
U48260 ,TRBV19	DGGITQSPKYLFRKEGQNVTLSCEQN	LNHDA.......	MYWYRQDPGQGLRLIYY	SQIVND....	FQKGDIA.EGYSVSRE.KKESFPLTVTSAQKNPTAFYLC	ASSI.......
M11955 ,TRBV20-1	GAVVSQHPSWVICKSGTSVKIECRSL	DFQATT......	MFWYRQFPKQSLMLMAT	SNEGSKA...	TYEQGVEKDKFLINHA.SLTLSTLTVTSAHPEDSSFYIC	SAR........
L36092 ,TRBV23-1	HAKVTQTPGHLVKGKGQKTKMDCTPE	KGHTF.......	VYWYQQNQNKEFMLLIS	FQNEQV....	LQETEMHKKRFSSQCP.KNAPCSLAILSSEPGDTALYLC	ASSQ.......
M11951 ,TRBV24-1	DADVTQTPRNRITKTGKRIMLECSQT	KGHDR.......	MYWYRQDPGLGLRLIYY	SFDVKD....	INKGEIS.DGYSVSRQ.AQAKFSLSLESAIPNQTALYFC	ATSDL......
L36092 ,TRBV25-1	EADIYQTPRYLVIGTGKKITLECSQT	MGHDK.......	MYWYQQDPGMELHLIHY	SYGVNS....	TEKGDLS.SESTVSRI.RTEHFPLTLESARPSHTSQYLC	ASSE.......
L36092 ,TRBV27	EAQVTQNPRYLITVTGKKLTVTCSQN	MNHEY.......	MSWYRQDPGLGLRQIYY	SMNVEV....	TDKGDVP.EGYKVSRK.EKRNFPLILESPSPNQTSLYFC	ASSL.......
U08314 ,TRBV28	DVKVTQSSRYLVKRTGEKVFLECVQD	MDHEN.......	MFWYRQDPGLGLRLIYF	SYDVKM....	KEKGDIP.EGYSVSRE.KKERFSLILESASTNQTSMYLC	ASSL.......
L36092 ,TRBV29-1	SAVISQKPSRDICQRGTSLTIQCQVD	SQVTM.......	MFWYRQQPGQSLTLIAT	ANQGSEA...	TYESGFVIDKFPISRP.NLTFSTLTVSNMSPEDSSIYLC	SVE........
L36092 ,TRBV30	SQTIHQWPATLVQPVGSPLSLECTVE	GTSNPN......	LYWYRQAAGRGLQLLFY	SVGIG.....	QISSEVP.QNLSASRP.QDRQFILSSKKLLLSDSGFYLC	AWS........

8. 重组信号

只显示各功能基因或 ORF TRB V 区的 *01 等位基因重组信号。考虑非保守性核苷酸；可读框功能定义以粗斜体显示。

TRAV 基因名称	V 重组信号（V-RS）		
	V- 七聚物	（bp）	V- 九聚物
TRBV2*01	CACAGCC	23	GCAAAATCC
TRBV3-1*01	CACAGCC	23	GCACAAACC
TRBV4-1*01	CACAGCC	23	GCAGAAACC
TRBV4-2*01	CACAGCC	23	GCAGAAACC
TRBV4-3*01	CACAGCC	23	GCAGAAACC
TRBV5-1*01	CACAGCC	23	GCACAAACC
TRBV5-3*01（ORF）	CACAGCC	23	GCACTAATC
TRBV5-4*01	CACAGCC	23	ACATAAACT
TRBV5-5*01	CACAGCC	23	ATATAAACT
TRBV5-6*01	CACAGCC	23	ATATAAACT
TRBV5-7*01（ORF）	CACAGCC	23	ATATAAACT
TRBV5-8*01	CACAGCC	23	ATATAAACT
TRBV6-1*01	CACAGCG	23	ACATAAAGG
TRBV6-2*01	CACAGTG	23	ACAGAAAGG
TRBV6-3*01	CACAGTG	23	ACAGAAAGG
TRBV6-4*01	CACAGTG	23	ACATAAATG
TRBV6-5*01	CACAGCG	23	ACATAAAGG
TRBV6-6*01	CACAGCG	23	ACATAAAGG
TRBV6-7*01（ORF）	CACAGCG	23	ACATAAAGG
TRBV6-8*01	CACAGCG	23	ACATAAAGG
TRBV6-9*01	CACAGCG	23	ACATAAAGG
TRBV7-1*01（ORF）	CACAGCA	del	del
TRBV7-2*01	CACAGCA	23	TCATAAACC
TRBV7-3*01	CACAGCA	23	TCATAAACC
TRBV7-4*01	CACAGCG	23	TCACAAACC
TRBV7-6*01	CACAGTG	23	TCACAAACC
TRBV7-7*01	CACAGCA	23	TCACAAACC
TRBV7-8*01	CACAGCA	23	TCACAAACC
TRBV7-9*01	CACAGCA	23	TCACAAACC
TRBV9*01	CACAGCC	23	GCAATAACA
TRBV10-1*01	CACAGTG	23	ACATAAAGG

续表

TRAV 基因名称	V 重组信号（V-RS）		
	V- 七聚物	（bp）	V- 九聚物
TRBV10-2*01	CACAGTG	23	ACGGAAATG
TRBV10-3*01	CACAGTG	23	ACGTAAACA
TRBV11-1*01	CACAGCG	23	GCACAAAAC
TRBV11-2*01	CACAGTG	23	GCAGAAAAC
TRBV11-3*01	CACAGTG	23	GCAGAAAAC
TRBV12-3*01	CACAGCG	23	GCAGAAAAC
TRBV12-4*01	CACAGCG	23	GCAGAAACC
TRBV12-5*01	CACAGCG	23	GCAGAAACC
TRBV13*01	CACAGAC	23	ACCCAAACC
TRBV14*01	CACAGTG	23	GCAAAACCA
TRBV15*01	CACAGAG	23	TCATAAACC
TRBV16*01	CACAGTG	23	CACAGACTC
TRBV17*01（ORF）	CACAGCA	23	GTGCAAACC
TRBV18*01	CACATTG	23	CCACAAACA
TRBV19*01	CACAGTG	23	GCATAAATG
TRBV20-1*01	CACAGCG	23	GCAAGAACC
TRBV23-1*01（ORF）	CACAGCA	23	ACACAAACT
TRBV24-1*01	CACAGTG	23	ACAGAAAGA
TRBV25-1*01	CACAGTG	23	ACAGAAAGG
TRBV27*01	CACAGTG	23	ACAAAAACA
TRBV28*01	CACAGCG	23	ACAAAAAGA
TRBV29-1*01	CACAGTG	23	GCAAGAACC
TRBV30*01	CACACTG	23	GCAAAAACC

del：已删除

参 考 文 献

[1] Barron，K.S. et al.，未发表 .

[2] Boitel，B. et al.（1992）J. Exp. Med. 175，765-777.

[3] Charmley，P. et al.（1995）Genomics 25，150-156.

[4] Charmley，P. et al.（1993）J. Exp. Med. 177，135-143.

[5] Concannon，P. et al.（1986）Proc.Natl Acad. Sci. USA 83，6598-6602.

[6] Comelis，F. et al.（1993）Eur.J. Immunol. 23，1277-1283.

[7] Currier，J.R. et al. 未发表 .

[8] Day，C.E. et al.（1992）Hum. Immunol. 34，196-202.

[9] Deulofeut，H. et al.（1995）Hum. Immunol. 43，227-230.

[10] Ferradini, L. et al. (1991) Eur. J. Immunol. 21, 935-942.
[11] Gomolka, M. et al. (1993) Immunogenetics 37, 257-265.
[12] Hall, M.A. et al. (1994) Eur.J. Immunol. 24, 641-645.
[13] Hansen, T. et al. (1992) Scand. J. Immunol. 36, 285-290.
[14] Hansen, T. et al. (1991) Tissue Antigens 38, 99-103.
[15] Hoffman, R.W. et al. (1993) J. Immunol. 151, 6460-6469.
[16] Hurley, C.K. et al. (1993) J. Immunol. 150, 1314-1324.
[17] Ikuta, K. et al. (1986) Nucleic Acids Res. 14, 4899-4909.
[18] Ikuta, K. et al. (1985) Proc. Natl Acad. Sci. USA 82, 7701-7705.
[19] Jores, R. et al. (1993) J. Immunol. 151, 6110-6122.
[20] Kay, R.A. et al. (1994) Eur.J. Immunol. 24, 2863-2867.
[21] Kimura, N. et al. (1987) Eur.J. Immunol. 17, 375-383.
[22] Kimura, N. et al. (1986) J. Exp. Med. 164, 739-750.
[23] Leiden, J.M. et al. (1986) Immunogenetics 24, 17-23.
[24] Leiden, J.N. et al. (1986) Proc. Natl Acad. Sci. USA 83, 4456-4460.
[25] Li, Y.et al. (1996) Hum. Immunol. 49, 85-95.
[26] Li, Y. et al. (1991) J.Exp. Med. 174, 1537-1547.
[27] Luyrink, L. et al. (1993) Proc. Natl Acad.Sci. USA 90, 4369-4373.
[28] Maksymowych, W.P. et al. (1992) Immunogenetics 35, 257-262.
[29] Nickerson, D. A. et al., 未发表 .
[30] Obata, F. et al. (1993) Immunogenetics. 38 67-70.
[31] Plaza, A. et al. (1992) J. Immunol. 147, 4360-4365.
[32] Posnett, D.N. et al. (1994) J.Exp.Med.179, 1707-1711.
[33] Robinson, M.A. et al. (1991) J. Immunol. 146, 4392-4397.
[34] Rowen, L. et al. (1996) Science 272, 1755-1762. (see Note)
[35] Rowen, L. et al., 未发表 .
[36] Santamaria, P. et al. (1993) Immunogenetics 38, 163-163.
[37] Siu, G. et al. (1984) Cell 37, 393-401.
[38] Siu, G. et al. (1986) J. Exp. Med. 164, 1600-1614.
[39] Slightom, J.L. et al. (1994) Genomics 20, 146-168.
[40] Smith, W.J. et al. (1987) Nucleic Acids Res.15, 4991-4991.
[41] Tillinghast, J.P. et al. (1986) Science 233, 879-883.
[42] Triebel, F. et al. (1988) J. Immunol.140, 300-304.
[43] Van Schooten, W.C. et al. (1992) Proc.Natl Acad.Sci.USA89, 11244-11248.
[44] Wei, S. et al. (1994) Immunogenetics. 40, 27-36.
[45] Weiss, S. et al., 未发表 .
[46] Wilson, R.K. et al. (1990) Immunogenetics 32, 406-412.
[47] Zhao, T.M. et al. (1994) J. Exp. Med. 180, 1405-1414.

注意：

原 L36092 序列（684 973bp）已在 EMBL 中分成三段序列：267 156bp（U66059）、215 422bp（U66060）和 232 650bp（U66061）；L36092 已成为 U66059、U66060 和 U66061 的二级编号。在 IMGT 中，除 U66059、U66060 和 U66061 外，完全标注的原始序列 L36092 也已被保持为一级编号。

Ⅲ　人类 T 细胞受体 TRG 基因

第 1 部分

TRGC

一、TRGC1

1. 命名法

TRGC1：T 细胞受体 γ 恒定区 1。

2. 定义和功能

TRGC1 为由两个已定位基因（TRGC1 和 TRGC2）组成的 TRGC 群的两个功能基因之一。TRGC1 和 TRGC2 由邻近重复形成。

3. 基因位置

TRGC1 位于 7 号染色体 7p14 带上的 TRG 基因座内。TRGC1 之前为 3 个功能性连接基因 TRGJP1、TRGJP 和 TRGJ1。

4. 人类 TRGC1 的核苷酸和氨基酸序列

外显子起始处括号内的核苷酸来自 DONOR-SPLICE（n 来自 ngt）。

形成链内二硫键的半胱氨酸以其编号和粗体字母 C 表示。

加下划线者为 *N*- 糖基化位点（NXS/T，其中 X 不同于 P）。

```
                                       1.8 1.7 1.6 1.5 1.4 1.3 1.2 1.1  1   2   3   4   5   6   7   8   9   10  11
                                        D   K   Q   L   D   A   D   V   S   P   K   P   T   I   F   L   P   S   I
M14996    ,TRGC1*01 (EX1)            (G)AT AAA CAA CTT GAT GCA GAT GTT TCC CCC AAG CCC ACT ATT TTT CTT CCT TCA ATT
X02758    ,TRGC1*01                  (-)-- --- --- --- --- --- --- --- --- --- --- --- --- --- --- --- --- --- ---
M17325    ,TRGC1*01, (cDNA)          (-)-- --- --- --- --- --- --- --- --- --- --- --- --- --- --- --- --- --- ---
AF159056  ,TRGC1*01                  (-)-- --- --- --- --- --- --- --- --- --- --- --- --- --- --- --- --- --- ---
M16768    ,TRGC1*01, (cDNA)          (-)-- --- --- --- --- --- --- --- --- --- --- --- --- --- --- --- --- --- ---
BC072387  ,TRGC1*01, (cDNA)          (-)-- --- --- --- --- --- --- --- --- --- --- --- --- --- --- --- --- --- ---
BC105589  ,TRGC1*01, (cDNA) (st)     (-)-- --- --- --- --- --- --- --- --- --- --- --- --- --- --- --- --- --- ---
M14999    ,TRGC1*02                  (-)-- --- --- --- --- --- --- --- --- --- --- --- --- --- --- --- --- --G ---
X02757    ,TRGC1*02                  (-)-- --- --- --- --- --- --- --- --- --- --- --- --- --- --- --- --- --G ---
BC072396  ,TRGC1*03, (cDNA)          (-)-- --- --- --- --- --- --- --- --- --- --- --- --- --- --- --- --- --- ---
BC030554  ,TRGC1*03, (cDNA)          (-)-- --- --- --- --- --- --- --- --- --- --- --- --- --- --- --- --- --- ---
M27334    ,TRGC1*03, (cDNA)          (-)-- --- --- --- --- --- --- --- --- --- --- --- --- --- --- --- --- --- ---
X72500    ,TRGC1*03, (cDNA)          (-)-- --- --- --- --- --- --- --- --- --- --- --- --- --- --- --- --- --- ---
AF151103  ,TRGC1*04, (cDNA)          (-)-- --- --- --- --- --- --- --- --- --- --- --- --- --- --- --- --- --- ---
BC062761  ,TRGC1*05, (cDNA)          (-)-- --- --- --- --- --- --- --- --- --- --- --- --- --- --- --- --- --- ---

                                                  ___AB_______                                              _______
                                                  15.1    15.3
                                     12  13  14  15   15.2       16  17  18  19  20  21  22  23  24  25  26  27  28
                                     A   E   T   K   L           Q   K   A   G   T   Y   L   C   L   L   E   K   F
M14996    ,TRGC1*01 (EX1)            GCT GAA ACA AAG CTC ... ... CAG AAG GCT GGA ACA TAC CTT TGT CTT CTT GAG AAA TTT
X02758    ,TRGC1*01                  --- --- --- --- --- ... ... --- --- --- --- --- --- --- --- --- --- --- --- ---
M17325    ,TRGC1*01, (cDNA)          --- --- --- --- --- ... ... --- --- --- --- --- --- --- --- --- --- --- --- ---
AF159056  ,TRGC1*01                  --- --- --- --- --- ... ... --- --- --- --- --- --- --- --- --- --- --- --- ---
M16768    ,TRGC1*01, (cDNA)          --- --- --- --- --- ... ... --- --- --- --- --- --- --- --- --- --- --- --- ---
```

```
BC072387    ,TRGC1*01,(cDNA)       --- --- --- --- --- ... ... --- --- --- --- --- --- --- --- --- --- --- --- ---
BC105589    ,TRGC1*01,(cDNA)(st)   --- --- --- --- --- ... ... --- --- --- --- --- --- --- --- --- --- --- --- ---
M14999      ,TRGC1*02              --- --- --- --A --- ... ... --- --- --- --- --- --- --- --- --- --- --- --- ---
X02757      ,TRGC1*02              --- --- --- --A --- ... ... --- --- --- --- --- --- --- --- --- --- --- --- ---
BC072396    ,TRGC1*03,(cDNA)       --- --- --- --- --- ... ... --- --- --- --- --- --- --- --- --- --- --- --- ---
BC030554    ,TRGC1*03,(cDNA)       --- --- --- --- --- ... ... --- --- --- --- --- --- --- --- --- --- --- --- ---
M27334      ,TRGC1*03,(cDNA)       --- --- --- --- --- ... ... --- --- --- --- --- --- --- --- --- --- --- --- ---
X72500      ,TRGC1*03,(cDNA)       --- --- --- --- --- ... ... --- --- --- --- --- --- --- --- --- --- --- --- ---
AF151103    ,TRGC1*04,(cDNA)       --- --- --- --- --- ... ... --- --- --- --- --- --- --- --- --- --- --- --- ---
BC062761    ,TRGC1*05,(cDNA)       --- --- --- --- --- ... ... --- --- --- --- --- --- --- --- --- --- --- --- ---

                                   _________BC_____________________                          __________CD______
                                                                                            45.1    45.3    45.5
                                    29  30  31  32  33  34  35  36  39  40  41  42  43  44  45  45.2    45.4
                                    F   P           D   V   I   K   I   H   W   Q   E   K   K   S   N   T   I   L
M14996      ,TRGC1*01 (EX1)        TTC CCT ... ... GAT GTT ATT AAG ATA CAT TGG CAA GAA AAG AAG AGC AAC ACG ATT CTG
X02758      ,TRGC1*01              --- --- ... ... --- --- --- --- --- --- --- --- --- --- --- --- --- -
M17325      ,TRGC1*01,(cDNA)       --- --- ... ... --- --- --- --- --- --- --- --- --- --- --- --- --- --- --- ---
AF159056    ,TRGC1*01              --- --- ... ... --- --- --- --- --- --- --- --- --- --- --- --- --- --- --- ---
M16768      ,TRGC1*01,(cDNA)       --- --- ... ... --- --- --- --- --- --- --- --- --- --- --- --- --- --- --- ---
BC072387    ,TRGC1*01,(cDNA)       --- --- ... ... --- --- --- --- --- --- --- --- --- --- --- --- --- --- --- ---
BC105589    ,TRGC1*01,(cDNA)(st)   --- --- ... ... --- --- --- --- --- --- --- --- --- --- --- --- --- --- --- ---
                                                        I
M14999      ,TRGC1*02              --- --A ... ... --- A-- --- --- --- --- --- --- --- --- --- --- --- --- --- ---
                                                        I
X02757      ,TRGC1*02              --- --A ... ... --- A-- --- --- --- --- --- --- --- --- --- --- --- -
                                                                                E
BC072396    ,TRGC1*03,(cDNA)       --- --- ... ... --- --- --- --- --- --- --- G-- --- --- --- --- --- --- --- ---
                                                                                E
BC030554    ,TRGC1*03,(cDNA)       --- --- ... ... --- --- --- --- --- --- --- G-- --- --- --- --- --- --- --- ---
                                                                                E
M27334      ,TRGC1*03,(cDNA)       --- --- ... ... --- --- --- --- --- --- --- G-- --- --- --- --- --- --- --- ---
                                                                                E
X72500      ,TRGC1*03,(cDNA)       --- --- ... ... --- --- --- --- --- --- --- G-- --- --- --- --- --- --- --- ---
AF151103    ,TRGC1*04,(cDNA)       --- --- ... ... --- --- --- --- --- --- --- --- --- --- --- --- --- --- --- ---
BC062761    ,TRGC1*05,(cDNA)       --- --- ... ... --- --- --- --- --- --- --- --- --- --- --- --- --- --- --- ---

                                   _______                                     ____________________DE____________
                                       45.7                                    84.1    84.3    84.5    84.7    85.6
                                   45.6     77  78  79  80  81  82  83  84  84.2    84.4    84.6    85.7    85.5
                                            G   S   Q   E   G   N   T   M   K   T   N   D
M14996      ,TRGC1*01 (EX1)        ... ... GGA TCC CAG GAG GGG AAC ACC ATG AAG ACT AAC GAC ... ... ... ... ... ...
M17325      ,TRGC1*01,(cDNA)       ... ... --- --- --- --- --- --- --- --- --- --- --- --- ... ... ... ... ... ...
AF159056    ,TRGC1*01              ... ... --- --- --- --- --- --- --- --- --- --- --- --- ... ... ... ... ... ...
M16768      ,TRGC1*01,(cDNA)       ... ... --- --- --- --- --- --- --- --- --- --- --- --- ... ... ... ... ... ...
BC072387    ,TRGC1*01,(cDNA)       ... ... --- --- --- --- --- --- --- --- --- --- --- --- ... ... ... ... ... ...
BC105589    ,TRGC1*01,(cDNA)(st)   ... ... --- --- --- --- --- --- --- --- --- --- --- --- ... ... ... ... ... ...
M14999      ,TRGC1*02              ... ... --- --- --- --- --- --- --- --- --- --- --- --- ... ... ... ... ... ...
BC072396    ,TRGC1*03,(cDNA)       ... ... --- --- --- --- --- --- --- --- --- --- --T --- ... ... ... ... ... ...
BC030554    ,TRGC1*03,(cDNA)       ... ... --- --- --- --- --- --- --- --- --- --- --T --- ... ... ... ... ... ...
M27334      ,TRGC1*03,(cDNA)       ... ... --- --- --- --- --- --- --- --- --- --- --T --- ... ... ... ... ... ...
X72500      ,TRGC1*03,(cDNA)       ... ... --- --- --- --- --- --- --- --- --- --- --T --- ... ... ... ... ... ...
AF151103    ,TRGC1*04,(cDNA)       ... ... --- --- --- --- --- --- --- --- --- --- --- --- ... ... ... ... ... ...
BC062761    ,TRGC1*05,(cDNA)       ... ... --- --- --- --- --- --- --- --- --- --- --- --- ... ... ... ... ... ...
```

```
                                          ____________                                              _EF_____
                                          85.4    85.2                                              96.1
                                              85.3    85.1 85  86  87  88  89  90  91  92  93  94  95  96      96.2 97  98
                                              T   Y   M   K   F   S   W   L   T   V   P   E   K                     S   L
M14996      ,TRGC1*01 (EX1)               ... ACA TAC ATG AAA TTT AGC TGG TTA ACG GTG CCA GAA AAG ... ... ... ... TCA CTG
M17325      ,TRGC1*01,(cDNA)              ... --- --- --- --- --- --- --- --- --- --- --- --- --- ... ... ... ... --- ---
AF159056    ,TRGC1*01                     ... --- --- --- --- --- --- --- --- --- --- --- --- --- ... ... ... ... --- ---
M16768      ,TRGC1*01,(cDNA)              ... --- --- --- --- --- --- --- --- --- --- --- --- --- ... ... ... ... --- ---
BC072387    ,TRGC1*01,(cDNA)              ... --- --- --- --- --- --- --- --- --- --- --- --- --- ... ... ... ... --- ---
BC105589    ,TRGC1*01,(cDNA)(st)          ... --- --- --- --- --- --- --- --- --- --- --- --- --- ... ... ... ... --- ---
                                                                                              E
M14999      ,TRGC1*02                     ... --- --- --- --- --- --- --- --- --- --- --- --- G-- ... ... ... ... --- ---
BC072396    ,TRGC1*03,(cDNA)              ... --- --- --- --- --- --- --- --- --- --- --- --- --- --- --- --- --- --- ---
BC030554    ,TRGC1*03,(cDNA)              ... --- --- --- --- --- --- --- --- --- --- --- --- --- --- --- --- --- --- ---
M27334      ,TRGC1*03,(cDNA)              ... --- --- --- --- --- --- --- --- --- --- --- --- --- --- --- --- --- --- ---
X72500      ,TRGC1*03,(cDNA)              ... --- --- --- --- --- --- --- --- --- --- --- --- --- --- --- --- --- --- ---
AF151103    ,TRGC1*04,(cDNA)              ... --- --- --- --- --- --- --- --- --- --- --- --- --- --- --- --- --- --- ---
BC062761    ,TRGC1*05,(cDNA)              ... --- --- --- --- --- --- --- --- --- --- --- --- --- --- --- --- --- --- ---
                                                              ________________FG______________________

                                          99  100 101 102 103 104 105 106 107 108 109 110 111 112 113 114 115 116 117 118
                                          D   K   E   H   R   C   I   V   R   H   E   N   N   K   N   G   V   D   Q   E
M14996      ,TRGC1*01 (EX1)               GAC AAA GAA CAC AGA TGT ATC GTC AGA CAT GAG AAT AAT AAA AAC GGA GTT GAT CAA GAA
M17325      ,TRGC1*01,(cDNA)              --- --- --- --- --- --- --- --- --- --- --- --- --- --- --- --- --- --- --- ---
AF159056    ,TRGC1*01                     --- --- --- --- --- --- --- --- --- --- --- --- --- --- --- --- --- --- --- ---
M16768      ,TRGC1*01,(cDNA)              --- --- --- --- --- --- --- --- --- --- --- --- --- --- --- --- --- --- --- ---
BC072387    ,TRGC1*01,(cDNA)              --- --- --- --- --- --- --- --- --- --- --- --- --- --- --- --- --- --- --- ---
BC105589    ,TRGC1*01,(cDNA)(st)          --- --- --- --- --- --- --- --- --- --- --- --- --- --- --- --- --- --- --- ---
                                                                                                      I
M14999      ,TRGC1*02                     --- --- --- --- --- --- --- --- --- --- --- --- --- --- --- --- A-- --- -
BC072396    ,TRGC1*03,(cDNA)              --- --- --- --- --- --- --- --- --- --- --- --- --- --- --- --- --- --- --- ---
BC030554    ,TRGC1*03,(cDNA)              --- --- --- --- --- --- --- --- --- --- --- --- --- --- --- --- --- --- --- ---
M27334      ,TRGC1*03,(cDNA)              --- --- --- --- --- --- --- --- --- --- --- --- --- --- --- --- --- --- --- ---
X72500      ,TRGC1*03,(cDNA)              --- --- --- --- --- --- --- --- --- --- --- --- --- --- --- --- --- --- --- ---
AF151103    ,TRGC1*04,(cDNA)              --- --- --- --- --- --- --- --- --- --- --- --- --- --- --- --- --- --- --- ---
BC062761    ,TRGC1*05,(cDNA)              --- --- --- --- --- --- --- --- --- --- --- --- --- --- --- --- --- --- --- ---
                                          119 120 121 122 123 124 125 126
                                          I   I   F   P   P   I   K   T
M14996      ,TRGC1*01 (EX1)               ATT ATC TTT CCT CCA ATA AAG ACA G
M17325      ,TRGC1*01,(cDNA)              --- --- --- --- --- --- --- --- -
AF159056    ,TRGC1*01                     --- --- --- --- --- --- --- --- -
M16768      ,TRGC1*01,(cDNA)              --- --- --- --- --- --- --- --- -
BC072387    ,TRGC1*01,(cDNA)              --- --- --- --- --- --- --- --- -
BC105589    ,TRGC1*01,(cDNA)(st)          --- --- --- --- --- --- --- --- -
BC072396    ,TRGC1*03,(cDNA)              --- --- --- --- --- --- --- --- -
BC030554    ,TRGC1*03,(cDNA)              --- --- --- --- --- --- --- --- -
M27334      ,TRGC1*03,(cDNA)              --- --- --- --- --- --- --- --- -
X72500      ,TRGC1*03,(cDNA)              --- --- --- --- --- --- --- --- -
AF151103    ,TRGC1*04,(cDNA)              --- --- --- --- --- --- --- --G -
BC062761    ,TRGC1*05,(cDNA)              --- --- --- --- --- --- --- --- -
                                          1   2   3   4   5   6   7   8   9   10  11  12  13  14  15  16
                                          D   V   I   T   M   D   P   K   D   N   C   S   K   D   A   N
M14997      ,TRGC1*01 (EX2)               AT GTC ATC ACA ATG GAT CCC AAA GAC AAT TGT TCA AAA GAT GCA AAT G
M17325      ,TRGC1*01,(cDNA)              -- --- --- --- --- --- --- --- --- --- --- --- --- --- --- --- -
AF159056    ,TRGC1*01                     -- --- --- --- --- --- --- --- --- --- --- --- --- --- --- --- -
```

```
M16768     , TRGC1*01, (cDNA)       -- --- --- --- --- --- --- --- --- --- --- --- --- --- --- --- -
BC072387   , TRGC1*01, (cDNA)       -- --- --- --- --- --- --- --- --- --- --- --- --- --- --- --- -
BC105589   , TRGC1*01, (cDNA) (st)  -- --- --- --- --- --- --- --- --- --- --- --- --- --- --- --- -
BC072396   , TRGC1*03, (cDNA)       -- --- --- --- --- --- --- --- --- --- --- --- --- --- --- --- -
BC030554   , TRGC1*03, (cDNA)       -- --- --- --- --- --- --- --- --- --- --- --- --- --- --- --- -
M27334     , TRGC1*03, (cDNA)       -- --- --- --- --- --- --- --- --- --- --- --- --- --- --- --- -
X72500     , TRGC1*03, (cDNA)       -- --- --- --- --- --- --- --- --- --- --- --- --- --- --- --- -
AF151103   , TRGC1*04, (cDNA)       -- --- --- --- --- --- --- --- --- --- --- --- --- --- --- --- -
                                                 V
BC062761   , TRGC1*05, (cDNA)       -- --- --- --- G-- --- --- --- --- --- --- --- --- --- --- --- -

                                     1   2   3   4   5   6   7   8   9  10  11  12  13  14  15  16  17  18  19  20
                                     D   T   L   L   L   Q   L   T   N   T   S   A   Y   Y   M   Y   L   L   L   L
M14998     , TRGC1*01 (EX3)         AT ACA CTA CTG CTG CAG CTC ACA AAC ACC TCT GCA TAT TAC ATG TAC CTC CTC CTG CTC
M17325     , TRGC1*01, (cDNA)       -- --- --- --- --- --- --- --- --- --- --- --- --- --- --- --- --- --- --- ---
AF159056   , TRGC1*01               -- --- --- --- --- --- --- --- --- --- --- --- --- --- --- --- --- --- --- ---
M16768     , TRGC1*01, (cDNA)       -- --- --- --- --- --- --- --- --- --- --- --- --- --- --- --- --- --- --- ---
BC072387   , TRGC1*01, (cDNA)       -- --- --- --- --- --- --- --- --- --- --- --- --- --- --- --- --- --- --- ---
BC105589   , TRGC1*01, (cDNA) (st)  -- --- --- --- --- --- --- --- --- --- --- --- --- --- --- --- --- --- --- ---
                                                                                     T
BC072396   , TRGC1*03, (cDNA)       -- --- --- --- --- --- --- --- --- --- --- --- --- --- -C- --- --- --- --- ---
                                                                                     T
BC030554   , TRGC1*03, (cDNA)       -- --- --- --- --- --- --- --- --- --- --- --- --- --- -C- --- --- --- --- ---
                                                                                     T
M27334     , TRGC1*03, (cDNA)       -- --- --- --- --- --- --- --- --- --- --- --- --- --- -C- --- --- --- --- ---
X72500     , TRGC1*03, (cDNA)       -- --- --- --- --- ---
AF151103   , TRGC1*04, (cDNA)       -- --- --- --- --- --- --- --- --- --- --- --- --- --- --- --- --- --- --- ---
BC062761   , TRGC1*05, (cDNA)       -- --- --- --- --- --- --- --- --- --- --- --- --- --- --- --- --- --- --- ---

                                    21  22  23  24  25  26  27  28  29  30  31  32  33  34  35  36  37  38  39  40
                                     L   K   S   V   V   Y   F   A   I   I   T   C   C   L   L   R   R   T   A   F
M14998     , TRGC1*01 (EX3)        CTC AAG AGT GTG GTC TAT TTT GCC ATC ATC ACC TGC TGT CTG CTT AGA AGA ACG GCT TTC
M17325     , TRGC1*01, (cDNA)      --- --- --- --- --- --- --- --- --- --- --- --- --- --- --- --- --- --- --- ---
AF159056   , TRGC1*01              --- --- --- --- --- --- --- --- --- --- --- --- --- --- --- --- --- --- --- ---
M16768     , TRGC1*01, (cDNA)      --- --- --- --- --- --- --- --- --- --- --- --- --- --- --- --- --- --- --- ---
BC072387   , TRGC1*01, (cDNA)      --- --- --- --- --- --- --- --- --- --- --- --- --- --- --- --- --- --- --- ---
BC105589   , TRGC1*01, (cDNA) (st) --- --- --- --- --- --- --- --- --- --- --- --- --- --- --- --- --- --- --- ---
BC072396   , TRGC1*03, (cDNA)      --- --- --- --- --- --- --- --- --- --- --- --- --- --- --- --- --- --- --- ---
BC030554   , TRGC1*03, (cDNA)      --- --- --- --- --- --- --- --- --- --- --- --- --- --- --- --- --- --- --- ---
M27334     , TRGC1*03, (cDNA)      --- --- --- --- --- --- --- --- --- --- --- --- --- --- --- --- --- --- --- ---
AF151103   , TRGC1*04, (cDNA)      --- --- --- --- --- --- --- --- --- --- --- --- --- --- --- --- --- --- --- ---
BC062761   , TRGC1*05, (cDNA)      --- --- --- --- --- --- --- --- --- --- --- --- --- --- --- --- --- --- --- ---

                                    41  42  43  44  45  46  47
                                     C   C   N   G   E   K   S   *
M14998     , TRGC1*01 (EX3)        TGC TGC AAT GGA GAG AAA TCA
M17325     , TRGC1*01, (cDNA)      --- --- --- --- --- --- ---
AF159056   , TRGC1*01              --- --- --- --- --- --- ---
M16768     , TRGC1*01, (cDNA)      --- --- --- --- --- --- ---
BC072387   , TRGC1*01, (cDNA)      --- --- --- --- --- --- ---
BC105589   , TRGC1*01, (cDNA) (st) --- --- --- --- --- --- ---
BC072396   , TRGC1*03, (cDNA)      --- --- --- --- --- --- ---
BC030554   , TRGC1*01, (cDNA)      --- --- --- --- --- --- ---
M27334     , TRGC1*03, (cDNA)      --- --- --- --- --- --- ---
AF151103   , TRGC1*04, (cDNA)      --- --- --- --- --- --- ---
BC062761   , TRGC1*05, (cDNA)      --- --- --- --- --- --- ---
```

(st): sterile transcipt

5. 基因组数据库编号

GDB：120408　　LocusLink：6966

6. 蛋白质展示

TRGC1 基因的蛋白质展示请见第 399 页。

参考文献

[1] Lefranc，M.-P. and Rabbitts T.H.（1985）Nature 316，464-466.
[2] Lefranc，M.-P. et al.（1986）Proc.Natl Acad.Sci.USA 83，9596-9600.
[3] Pelicci，P.G. et al.（1987）Science 237，1051-1055.
[4] Zhan，M. et al.，未发表 .

二、TRGC2（2×）

1. 命名法

TRGC2（2×）：T 细胞受体 γ 恒定区 2（2×）。

2. 定义和功能

TRGC2 为由两个已定位基因组成的 TRGC 群的两个功能基因之一。TRGC1 和 TRGC2 由邻近重复形成。由于外显子 2 的 2 次重复或 3 次重复，TRGC2 基因具有 4 个或 5 个外显子。这些多态性 TRGC2 基因被分别命名为 TRGC2（2×）和 TRGC2（3×）。

根据与 TRGC2（3×）外显子的序列相似性，以及考虑到由不平等交叉所致的 TRGC2 多态性进化，TRGC2（2×）的重复外显子 2 被命名为 EX2T 或 EX2R。

EX2R 具有 *N*- 糖基化位点；EX2T 没有。

3. 基因位置

TRGC2 位于 7 号染色体 7p14 带上的 TRG 基因座内。TRGC2 之前为两个功能性连接基因 TRGJP2 和 TRGJ2。

4. 人类 TRGC2（2×）的核苷酸和氨基酸序列

外显子起始处括号间的核苷酸来自 DONOR-SPLICE（n 来自 ngt）。
形成链内二硫键的半胱氨酸以其编号和粗体字母 C 表示。
加下划线者为 *N*- 糖基化位点（NXS/T，其中 X 不同于 P）。

	1.8	1.7	1.6	1.5	1.4	1.3	1.2	1.1	1	2	3	4	5	6	7	8	9	10	11
	D	K	Q	L	D	A	D	V	S	P	K	P	T	I	F	L	P	S	I
M15002 , TRGC2*01(2x) (EX1)	(G)AT	AAA	CAA	CTT	GAT	GCA	GAT	GTT	TCC	CCC	AAG	CCC	ACT	ATT	TTT	CTT	CCT	TCA	ATT
M13231 , TRGC2*01(2x), (cDNA)	(-)--	---	---	---	---	---	---	---	---	---	---	---	---	---	---	---	---	---	---
M15001 , TRGC2*02(2x)	(-)--	---	---	---	---	---	---	---	---	---	---	---	---	---	---	---	---	---	---
BC017861, TRGC2*02(2x), (cDNA)	(-)--	---	---	---	---	---	---	---	---	---	---	---	---	---	---	---	---	--G	---
M17324 , TRGC2*03(2x), (cDNA)	(-)--	---	---	---	---	---	---	---	---	---	---	---	---	---	---	---	---	--G	---
AF159056, TRGC2*04(2x)	(-)--	---	---	---	---	---	---	---	---	---	---	---	---	---	---	---	---	--G	---
M17323 , TRGC2*05(3x), (cDNA)	(-)--	---	---	---	---	---	---	---	---	---	---	---	---	---	---	---	---	---	---
M30894 , TRGC2*05(3x), (cDNA)	(-)--	---	---	---	---	---	---	---	---	---	---	---	---	---	---	---	---	--G	---
Y00790 , TRGC2*06(2x), (cDNA)	(-)--	---	---	---	---	---	---	---	---	---	---	---	---	---	---	---	---	--G	---
M27331 , TRGC2*07(2x), (cDNA)	(-)--	---	---	---	---	---	---	---	---	---	---	---	---	---	---	---	---	--G	---
M27332 , TRGC2*08(2x), (cDNA)	(-)--	---	---	---	---	---	---	---	---	---	---	---	---	---	---	---	---	--G	---

AB

	12	13	14	15	15.1	15.2	15.3	16	17	18	19	20	21	22	23	24	25	26	27	28
	A	E	T	K	L			Q	K	A	G	T	Y	L	C	L	L	E	K	F
M15002 , TRGC2*01(2x) (EX1)	GCT	GAA	ACA	AAA	CTC	...	...	CAG	AAG	GCT	GGA	ACA	TAC	CTT	TGT	CTT	CTT	GAG	AAA	TTT
M13231 , TRGC2*01(2x), (cDNA)	---	---	---	---	---	...	...	---	---	---	---	---	---	---	---	---	---	---	---	---
M15001 , TRGC2*02(2x)	---	---	---	---	---	...	...	---	---	---	---	---	---	---	---	---	---	---	---	---
BC017861, TRGC2*02(2x), (cDNA)	---	---	---	---	---	...	...	---	---	---	---	---	---	---	---	---	---	---	---	---
M17324 , TRGC2*03(2x), (cDNA)	---	---	---	---	---	...	...	---	---	---	---	---	---	---	---	---	---	---	---	---
AF159056, TRGC2*04(2x)	---	---	---	---	---	...	...	---	---	---	---	---	---	---	---	---	---	---	---	---
M17323 , TRGC2*05(3x), (cDNA)	---	---	---	---	---	...	...	---	---	---	---	---	--T	---	---	---	---	---	---	---
M30894 , TRGC2*05(3x), (cDNA)	---	---	---	---	---	...	...	---	---	---	---	---	--T	---	---	---	---	---	---	---
Y00790 , TRGC2*06(2x), (cDNA)	---	---	---	---	---	...	...	---	---	---	---	---	---	---	---	---	---	---	---	---
M27331 , TRGC2*07(2x), (cDNA)	---	---	---	---	---	...	...	---	---	---	---	---	---	---	---	---	---	---	---	---
M27332 , TRGC2*08(2x), (cDNA)	---	---	---	---	---	...	...	---	---	---	---	---	---	---	---	---	---	---	---	---

BC

CD

	29	30	31	32	33	34	35	36	39	40	41	42	43	44	45	45.1	45.2	45.3	45.4	45.5
	F	P			D	I	I	K	I	H	W	Q	E	K	K	S	N	T	I	L
M15002 , TRGC2*01(2x) (EX1)	TTC	CCA	...	...	GAT	ATT	ATT	AAG	ATA	CAT	TGG	CAA	GAA	AAG	AAG	AGC	AAC	ACG	ATT	CTG
M13231 , TRGC2*01(2x), (cDNA)	---	---	...	...	---	---	---	---	---	---	---	---	---	---	---	---	---	---	---	---
M15001 , TRGC2*02(2x)	---	---	...	...	---	---	---	---	---	---	---	---	---	---	---	---	---	---	---	---
BC017861, TRGC2*02(2x), (cDNA)	---	---	...	...	---	---	---	---	---	---	---	---	---	---	---	---	---	---	---	---
M17324 , TRGC2*03(2x), (cDNA)	---	---	...	...	---	---	---	---	---	---	---	---	---	---	---	---	---	---	---	---
AF159056, TRGC2*04(2x)	---	---	...	...	---	---	---	---	---	---	---	---	---	---	---	---	---	---	---	---
M17323 , TRGC2*05(3x), (cDNA)	---	---	...	...	---	---	---	---	---	---	---	---	---	---	---	---	---	---	---	---
M30894 , TRGC2*05(3x), (cDNA)	---	---	...	...	---	---	---	---	---	---	---	---	---	---	---	---	---	---	---	---
Y00790 , TRGC2*06(2x), (cDNA)	---	---	...	...	---	---	---	---	---	---	---	---	---	---	---	---	---	---	---	---
M27331 , TRGC2*07(2x), (cDNA)	---	---	...	...	---	---	---	---	---	---	---	---	---	---	---	---	---	---	---	---
M27332 , TRGC2*08(2x), (cDNA)	---	---	...	...	---	---	---	---	---	---	---	---	---	---	---	---	---	---	---	---

DE

	45.6	45.7	77	78	79	80	81	82	83	84	84.1	84.2	84.3	84.4	84.5	84.6	84.7	85.7	85.6	85.5
			G	S	Q	E	G	N	T	M	K	T	N	D						
M15002 , TRGC2*01(2x) (EX1)	...	...	GGA	TCC	CAG	GAG	GGG	AAC	ACC	ATG	AAG	ACT	AAC	GAC	...	...	...	...	...	...
M13231 , TRGC2*01(2x), (cDNA)	...	...	---	---	---	---	---	---	---	---	---	---	---	---	...	...	...	...	...	...
M15001 , TRGC2*02(2x)	...	...	---	---	---	---	---	---	---	---	---	---	---	---	...	...	...	...	...	...
BC017861, TRGC2*02(2x), (cDNA)	...	...	---	---	---	---	---	---	---	---	---	---	---	---	...	...	...	...	...	...
M17324 , TRGC2*03(2x), (cDNA)	...	...	---	---	---	---	---	---	---	---	---	---	---	---	...	...	...	...	...	...
AF159056, TRGC2*04(2x)	...	...	---	---	---	---	---	---	---	---	---	---	---	---	...	...	...	...	...	...
M17323 , TRGC2*05(3x), (cDNA)	...	...	---	---	---	---	---	---	---	---	---	---	---	---	...	...	...	...	...	...

```
M30894   ,TRGC2*05(3x),(cDNA)   ... ... --- --- --- --- --- --- --- --- --- --- --- --- ... ... ... ... ... ...
Y00790   ,TRGC2*06(2x),(cDNA)   ... ... --- --- --- --- --- --- --- --- --- --- --- --- ... ... ... ... ... ...
M27331   ,TRGC2*07(2x),(cDNA)   ... ... --- --- --- --- --- --- --- --- --- --- --- --- ... ... ... ... ... ...
M27332   ,TRGC2*08(2x),(cDNA)   ... ... --- --- --- --- --- --- --- --- --- --- --- --- ... ... ... ... ... ...
                                                                                    _EF_____
                                ________________
                                                                               96.1
                               85.4    85.2
                                  85.3    85.1 85  86  87  88  89  90  91  92  93  94  95  96    96.2 97  98
                                   T   Y   M   K   F   S   W   L   T   V   P   E   E                  S   L
M15002   ,TRGC2*01(2x) (EX1)    ... ACA TAC ATG AAA TTT AGC TGG TTA ACG GTG CCA GAA GAG ... ... ... ... TCA CTG
M13231   ,TRGC2*01(2x),(cDNA)   ... --- --- --- --- --- --- --- --- --- --- --- --- --- ... ... ... ... --- ---
M15001   ,TRGC2*02(2x)          ... --- --- --- --- --- --- --- --- --- --- --- --- --- ... ... ... ... --- ---
BC017861,TRGC2*02(2x),(cDNA)    ... --- --- --- --- --- --- --- --- --- --- --- --- --- ... ... ... ... --- ---
M17324   ,TRGC2*03(2x),(cDNA)   ... --- --- --- --- --- --- --- --- --- --- --- --- --- ... ... ... ... --- ---
AF159056,TRGC2*04(2x)           ... --- --- --- --- --- --- --- --- --- --- --- --- --- ... ... ... ... --- ---
M17323   ,TRGC2*05(3x),(cDNA)   ... --- --- --- --- --- --- --- --- --- --- --- --- --- ... ... ... ... --- ---
M30894   ,TRGC2*05(3x),(cDNA)   ... --- --- --- --- --- --- --- --- --- --- --- --- --- ... ... ... ... --- ---
Y00790   ,TRGC2*06(2x),(cDNA)   ... --- --- --- --- --- --- --- --- --- --- --- --- --- ... ... ... ... --- ---
M27331   ,TRGC2*07(2x),(cDNA)   ... --- --- --- --- --- --- --- --- --- --- --- --- --- ... ... ... ... --- ---
M27332   ,TRGC2*08(2x),(cDNA)   ... --- --- --- --- --- --- --- --- --- --- --- --- --- ... ... ... ... --- ---
                                                   ____________________FG________________________

                                99  100 101 102 103 104 105 106 107 108 109 110 111 112 113 114 115 116 117 118
                                 D   K   E   H   R   C   I   V   R   H   E   N   N   K   N   G   I   D   Q   E
M15002   ,TRGC2*01(2x) (EX1)    GAC AAA GAA CAC AGA TGT ATC GTC AGA CAT GAG AAT AAT AAA AAC GGA ATT GAT CAA GAA
M13231   ,TRGC2*01(2x),(cDNA)   --- --- --- --- --- --- --- --- --- --- --- --- --- --- --- --- --- --- --- ---
M15001   ,TRGC2*02(2x)          --- --- --- --- --- --- --- --- --- --- --- --- --- --- --- --- --- --- --- ---
BC017861,TRGC2*02(2x),(cDNA)    --- --- --- --- --- --- --- --- --- --- --- --- --- --- --- --- --- --- --- ---
M17324   ,TRGC2*03(2x),(cDNA)   --- --- --- --- --- --- --- --- --- --- --- --- --- --- --- --- --- --- --- ---
AF159056,TRGC2*04(2x)           --- --- --- --- --- --- --- --- --- --- --- --- --- --- --- --- --- --- --- ---
M17323   ,TRGC2*05(3x),(cDNA)   --- --- --- --- --- --- --- --- --- --- --- --- --- --- --- --- --- --- --- ---
M30894   ,TRGC2*05(3x),(cDNA)   --- --- --- --- --- --- --- --- --- --- --- --- --- --- --- --- --- --- --- ---
Y00790   ,TRGC2*06(2x),(cDNA)   --- --- --- --- --- --- --- --- --- --- --- --- --- --- --- --- --- --- --- ---
M27331   ,TRGC2*07(2x),(cDNA)   --- --- --- --- --- --- --- --- --- --- --- --- --- --- --- --- --- --- --- ---
M27332   ,TRGC2*08(2x),(cDNA)   --- --- --- --- --- --- --- --- --- --- --- --- --- --- --- --- --- --- --- ---

                                119 120 121 122 123 124 125 126
                                 I   I   F   P   P   I   K   T
M15002   ,TRGC2*01(2x) (EX1)    ATT ATC TTT CCT CCA ATA AAG ACA G
M13231   ,TRGC2*01(2x),(cDNA)   --- --- --- --- --- --- --- --- -
M15001   ,TRGC2*02(2x)          --- --- --- --- --- --- --- --- -
BC017861,TRGC2*02(2x),(cDNA)    --- --- --- --- --- --- --- --- -
M17324   ,TRGC2*03(2x),(cDNA)   --- --- --- --- --- --- --- --- -
AF159056,TRGC2*04(2x)           --- --- --- --- --- --- --- --- -
M17323   ,TRGC2*05(3x),(cDNA)   --- --- --- --- --- --- --- --- -
M30894   ,TRGC2*05(3x),(cDNA)   --- --- --- --- --- --- --- --- -
Y00790   ,TRGC2*06(2x),(cDNA)   --- --- --- --- --- --- --- --- -
M27331   ,TRGC2*07(2x),(cDNA)   --- --- --- --- --- --- --- --- -
M27332   ,TRGC2*08(2x),(cDNA)   --- --- --- --- --- --- --- --- -

                                  1   2   3   4   5   6   7   8   9  10  11  12  13  14  15  16
                                  D   V   T   T   V   D   P   K   D   S   Y   S   K   D   A   N
M13231   ,TRGC2*01(2x) (EX2T)    AT GTC ACC ACA GTG GAT CCC AAA GAC AGT TAT TCA AAA GAT GCA AAT G
                                                                  Y   N
M15004   ,TRGC2*02(2x) (EX2R)    -- --- --- --- --- --- --- --- T-- -A- --- --- --G --- --- --- -
                                                                  Y   N
BC017861,TRGC2*02(2x),(cDNA) (EX2R) -- --- --- --- --- --- --- --- T-- -A- --- --- --G --- --- --- -
```

```
                                                          Y   N
M17324  , TRGC2*03(2x), (cDNA) (EX2R) -- --- --- --- --- --- --- --- T-- -A- --- --- --G --- --- --- -
                                                          Y   N
AF159056, TRGC2*04(2x) (EX2R)         -- --- --- --- --- --- --- --- T-- -A- --- --- --G --- --- --- -
M25318  , TRGC2*05(3x) (EX2T)         -- --- --- --- --- --- --- --- --- --- --- --- --- --- --- --- -
M17323  , TRGC2*05(3x), (cDNA) (EX2T) -- --- --- --- --- --- --- --- --- --- --- --- --- --- --- --- -
M30894  , TRGC2*05(3x), (cDNA) (EX2T) -- --- --- --- --- --- --- --- --- --- --- --- --- --- --- --- -
                                                          Y   N
M17323  , TRGC2*05(3x), (cDNA) (EX2R) -- --- --- --- --- --- --- --- T-- -A- --- --- --G --- --- --- -
                                                          Y   N
M30894  , TRGC2*05(3x), (cDNA) (EX2R) -- --- --- --- --- --- --- --- T-- -A- --- --- --G --- --- --- -
                                                          Y   N
Y00790  , TRGC2*06(2x), (cDNA) (EX2R) -- --- --- --- --- --- --- --- T-- -A- --- --- --G --- --- --- -
                                                          Y   N
M27331  , TRGC2*07(2x), (cDNA) (EX2R) -- --- --- --- --- --- --- --- T-- -A- --- --- --G --- --- --- -
                                                          Y   N
M27332  , TRGC2*08(2x), (cDNA) (EX2R) -- --- --- --- --- --- --- --- T-- -A- --- --- --G --- --- --- -
                                      1   2   3   4   5   6   7   8   9   10  11  12  13  14  15  16
                                      D   V   I   T   M   D   P   K   D   N   W   S   K   D   A   N
M13231  , TRGC2*01(2x) (EX2)          AT GTC ATC ACA ATG GAT CCC AAA GAC AAT TGG TCA AAA GAT GCA AAT G
M15005  , TRGC2*02(2x)                -- --- --- --- --- --- --- --- --- --- --- --- --- --- --- --- -
BC017861, TRGC2*02(2x), (cDNA)        -- --- --- --- --- --- --- --- --- --- --- --- --- --- --- --- -
                                                                                              I
M17324  , TRGC2*03(2x), (cDNA)        -- --- --- --- --- --- --- --- --- --- --- --- --- --- --- -T- -
                                                                                              I
AF159056, TRGC2*04(2x)                -- --- --- --- --- --- --- --- --- --- --- --- --- --- --- -T- -
M17323  , TRGC2*05(3x), (cDNA)        -- --- --- --- --- --- --- --- --- --- --- --- --- --- --- --- -
M30894  , TRGC2*05(3x), (cDNA)        -- --- --- --- --- --- --- --- --- --- --- --- --- --- --- --- -
Y00790  , TRGC2*06(2x), (cDNA)        -- --- --- --- --- --- --- --- --- --- --- --- --- --- --- --- -
M27331  , TRGC2*07(2x), (cDNA)        -- --- --- --- --- --- --- --- --- --- --- --- --- --- --- --- -
M27332  , TRGC2*08(2x), (cDNA)        -- --- --- --- --- --- --- --- --- --- --- --- --- --- --- --- -
                                      1   2   3   4   5   6   7   8   9   10  11  12  13  14  15  16  17  18  19  20
                                      D   T   L   L   L   Q   L   T   N   T   S   A   Y   Y   M   Y   L   L   L   L
M13231  , TRGC2*01(2x) (EX3)          AT ACA CTA CTG CTG CAG CTC ACA AAC ACC TCT GCA TAT TAC ATG TAC CTC CTC CTG CTC
M15007  , TRGC2*02(2x)                -- --- --- --- --- --- --- --- --- --- --- --- --- --- --- --- --- --- --- ---
BC017861, TRGC2*02(2x), (cDNA)        -- --- --- --- --- --- --- --- --- --- --- --- --- --- --- --- --- --- --- ---
M17324  , TRGC2*03(2x), (cDNA)        -- --- --- --- --- --- --- --- --- --- --- --- --- --- --- --- --- --- --- ---
AF159056, TRGC2*04(2x)                -- --- --- --- --- --- --- --- --- --- --- --- --- --- --- --- --- --- --- ---
M17323  , TRGC2*05(3x), (cDNA)        -- --- --- --- --- --- --- --- --- --- --- --- --- --- --- --- --- --- --- ---
                                                                                          T
Y00790  , TRGC2*06(2x), (cDNA)        -- --- --- --- --- --- --- --- --- --- --- --- --- --- -C- --- --- --- --- ---
M27331  , TRGC2*07(2x), (cDNA)        -- --- --- --- --- --- --- --- --- --- --- --- --- --- --- --- --- --- --- ---
M27332  , TRGC2*08(2x), (cDNA)        -- --- --- --- ... --- --- --- --- --- --- --- --- --- --- --- --- --- --- ---
                                      21  22  23  24  25  26  27  28  29  30  31  32  33  34  35  36  37  38  39  40
                                      L   K   S   V   V   Y   F   A   I   I   T   C   C   L   L   G   R   T   A   F
M13231  , TRGC2*01(2x) (EX3)          CTC AAG AGT GTG GTC TAT TTT GCC ATC ATC ACC TGC TGT CTG CTT GGA AGA ACG GCT TTC
M15007  , TRGC2*02(2x)                --- --- --- --- --- --- --- --- --- --- --- --- --- --- --- --- --- --- --- ---
BC017861, TRGC2*02(2x), (cDNA)        --- --- --- --- --- --- --- --- --- --- --- --- --- --- --- --- --- --- --- ---
                                                  G                                               R
M17324  , TRGC2*03(2x), (cDNA)        --- --- --- -GT --- --- --- --- --- --- --- --- --- --- --- A-- --- --- --- ---
AF159056, TRGC2*04(2x)                --- --- --- --- --- --- --- --- --- --- --- --- --- --- --- --- --- --- --- ---
M17323  , TRGC2*05(3x), (cDNA)        --- --- --- --- --- --- --- --- --- --- --- --- --- --- --- --- --- --- --- ---
```

```
                                                                                          R
Y00790   ,TRGC2*06(2x),(cDNA)     --- --- --- --- --- --- --- --- --- --- --- --- --- --- --- A-- --- --- --- ---
M27331   ,TRGC2*07(2x),(cDNA)     --- --- --- --- --- --- --- --- --- --- --- --- --- --- --- --- --- --- --- ---
M27332   ,TRGC2*08(2x),(cDNA)     --- --- --- --- --- --- --- --- --- --- --- --- --- --- --- --- --- --- --- ---
                                   41  42  43  44  45  46  47
                                   C   C   N   G   E   K   S   *
M13231   ,TRGC2*01(2x) (EX3)      TGC TGC AAT GGA GAG AAA TCA
M15007   ,TRGC2*02(2x)            --- --- --- --- --- --- ---
BC017861,TRGC2*02(2x),(cDNA)      --- --- --- --- --- --- ---
M17324   ,TRGC2*03(2x),(cDNA)     --- --- --- --- --- --- ---
AF159056,TRGC2*04(2x)             --- --- --- --- --- --- ---
M17323   ,TRGC2*05(3x),(cDNA)     --- --- --- --- --- --- ---
Y00790   ,TRGC2*06(2x),(cDNA)     --- --- --- --- --- --- ---
M27331   ,TRGC2*07(2x),(cDNA)     --- --- --- --- --- --- ---
M27332   ,TRGC2*08(2x),(cDNA)     --- --- --- --- --- --- ---
```

5. 基因组数据库编号

GDB：120409　　　　　LocusLink：6967

6. 蛋白质展示

TRGC2（2×）基因的蛋白质展示请见第399页。

参考文献

[1] Dialynas, D.P. et al. (1986) Proc.Natl Acad.Sci.USA 83, 2619-2623.

[2] Lefranc, M.-P. et al. (1986) Proc.Natl Acad.Sci.USA 83, 9596-9600.

[3] Pelicci, P.G. et al. (1987) Science 237, 1051-1055.

[4] Buresi, C.et al. (1989) Immunogenetics 29, 161-172.

[5] Zhan, M. et al., 未发表.

三、TRGC2（3×）

1. 命名法

TRGC2（3×）：T细胞受体γ恒定区2（3×）。

2. 定义和功能

TRGC2为由两个已定位基因（TRGC1和TRGC2）组成的TRGC群的两个功能基因之一。TRGC1和TRGC2由邻近重复形成。由于外显子2的2次重复或3次重复，TRGC2基因具有4个或5个外显子。TRGC2（3×）表示具有外显子2的3次重复（从5′端至3′端：EX2T、EX2R、EX2）的多态性TRGC2基因。

3. 基因位置

TRGC2 位于 7 号染色体 7p14 带上的 TRG 基因座内。TRGC2 之前为两个功能性连接基因 TRGJP2 和 TRGJ2。

4. 人类 TRGC2（3×）的核苷酸和氨基酸序列

外显子起始处括号间的核苷酸来自 DONOR-SPLICE（n 来自 ngt）。

形成链内二硫键的半胱氨酸以其编号和粗体字母 C 表示。

加下划线者为 *N*- 糖基化位点（NXS/T，其中 X 不同于 P）。

```
                                                             1   2   3   4   5   6   7   8   9   10  11  12  13  14  15  16  17  18  19  20
                                                             D   K   Q   L   D   A   D   V   S   P   K   P   T   I   F   L   P   S   I   A
M17323,TRGC2(3x)*01,Pgammal        cDNA (EX1)   [2]   (G)   AT AAA CAA CTT GAT GCA GAT GTT TCC CCC AAG CCC ACT ATT TTT CTT CCT TCA ATT GCT

                                                             21  22  23  24  25  26  27  28  29  30  31  32  33  34  35  36  37  38  39  40
                                                             E   T   K   L   Q   K   A   G   T   Y   L   C   L   L   E   K   F   F   P   D
M17323,TRGC2(3x)*01,Pgammal        cDNA (EX1)               GAA ACA AAA CTC CAG AAG GCT GGA ACA TAC CTT TGT CTT CTT GAG AAA TTT TTC CCA GAT

                                                             41  42  43  44  45  46  47  48  49  50  51  52  53  54  55  56  57  58  59  60
                                                             I   I   K   I   H   W   Q   E   K   K   S   N   T   I   L   G   S   Q   E   G
M17323,TRGC2(3x)*01,Pgammal        cDNA (EX1)               ATT ATT AAG ATA CAT TGG CAA GAA AAG AAG AGC AAC ACG ATT CTG GGA TCC CAG GAG GGG

                                                             61  62  63  64  65  66  67  68  69  70  71  72  73  74  75  76  77  78  79  80
                                                             N   T   M   K   T   N   D   T   Y   M   K   F   S   W   L   T   V   P   E   E
M17323,TRGC2(3x)*01,Pgammal        cDNA (EX1)               AAC ACC ATG AAG ACT AAC GAC ACA TAC ATG AAA TTT AGC TGG TTA ACG GTG CCA GAA GAG

                                                             81  82  83  84  85  86  87  88  89  90  91  92  93  94  95  96  97  98  99  100
                                                             S   L   D   K   E   H   R   C   I   V   R   H   E   N   N   K   N   G   I   D
M17323,TRGC2(3x)*01,Pgammal        cDNA (EX1)               TCA CTG GAC AAA GAA CAC AGA TGT ATC GTC AGA CAT GAG AAT AAT AAA AAC GGA ATT GAT

                                                             101 102 103 104 105 106 107 108 109 110
                                                             Q   E   I   I   F   P   P   I   K   T
M17323,TRGC2(3x)*01,Pgammal        cDNA (EX1)               CAA GAA ATT ATC TTT CCT CCA ATA AAG ACA G

                                                             1   2   3   4   5   6   7   8   9   10  11  12  13  14  15  16
                                                             D   V   T   T   V   D   P   L   D   S   Y   S   K   D   A   N
M25318, TRGC2 (3x) *01, lambdaR12  (EX2T)       [2]         AT GTC ACC ACA GTG GAT CCC AAA GAC AGT TAT TCA AAA GAT GCA AAT G
M17323,TRGC2(3x)*01,Pgammal        cDNA                     - - - - - - - - - - - - - - - - - - - - - - - - - - - - - - - - - - - - - - - - -

                                                             1   2   3   4   5   6   7   8   9   10  11  12  13  14  15  16
                                                             D   V   T   T   V   D   P   K   Y   N   Y   S   K   D   A   N
M17323,TRGC2(3x)*01,Pgammal        cDNA(EX2R)               AT GTC ACC ACA GTG GAT CCC AAA TAC AAT TAT TCA AAG GAT GCA AAT G

                                                             1   2   3   4   5   6   7   8   9   10  11  12  13  14  15  16
                                                             D   V   I   T   M   D   P   K   D   N   W   S   K   D   A   N
M17323,TRGC2(3x)*01,Pgammal        cDNA(EX2)                AT GTC ATC ACA ATG GAT CCC AAA GAC AAT TGG TCA AAA GAT GCA AAT G

                                                             1   2   3   4   5   6   7   8   9   10  11  12  13  14  15  16  17  18  19  20
                                                             D   T   L   L   L   Q   L   T   N   T   S   A   Y   Y   M   Y   L   L   L   L
M17323,TRGC2(3x)*01,Pgammal        cDNA(EX3)                AT ACA CTA CTG CTG CAG CTC ACA AAC ACC TCT GCA TAT TAG ATG TAC CTC CTC CTG CTC

                                                             21  22  23  24  25  26  27  28  29  30  31  32  33  34  35  36  37  38  39  40
                                                             L   K   S   V   V   Y   F   A   I   I   T   C   C   L   L   G   R   T   A   F
M17323,TRGC2(3x)*01,Pgammal        cDNA(EX3)                AAG AGT GTG GTC TAT TTT GCC ATC ATC ACC TGC TGT CTG CTT GGA AGA ACG GCT TTC

                                                             41  42  43  44  45  46  47

                                                             C   C   N   G   E   K   S   *
M17323,TRGC2(3x)*01,Pgammal        cDNA(EX3)                TGC TGC AAT GGA GAG AAA TCA
```

5. 基因组数据库编号

GDB：120409　　　　LocusLink：6967

6. 蛋白质展示

TRGC2（3×）基因的蛋白质展示请见第 399 页。

参 考 文 献

[1] Pelicci, P.G. et al.(1987)Science 237, 1051-1055.
[2] Buresi, C. etal.(1989)Immunogenetics 29, 161-172.

第 2 部分

TRGJ

1. 命名法

TRGJ：T 细胞受体 γ 连接基因组。

2. 定义和功能

人类 TRGJ 基因组包含 5 个已定位功能基因：TRGJ1、TRGJ2、TRGJP、TRGJP1 和 TRGJP2。

3. 基因位置

人类 TRGJ 基因位于 7 号染色体 7p14 带上的 TRG 基因座内。TRGJP1、TRGJP 和 TRGJ1 位于 TRGC1 上游。TRGJ2 和 TRGJP2 位于 TRGC2 上游。基因组组织结构由邻近重复形成。然后，在 TRGJP2、TRGJ2、TRGC2 簇中无 TRGJP（到目前为止，人类外周 γδ T 细胞中最常被采用的 J 基因）对应物。

4. 人类功能性 TRGJ 基因的核苷酸和氨基酸序列及命名法

• **TRGJ1和TRGJ2 等位基因**

```
                     1   2   3   4   5   6   7   8   9  10  11  12  13  14  15  16
                     N   Y   Y   K   K   L   F   G   S   G   T   T   L   V   V   T
M12960,TRGJ1*01    G AAT TAT TAT AAG AAA CTC TTT GGC AGT GGA ACA ACA CTG GTT GTC ACA G

[1]   ,TRGJ1*02    - --- --- --- --- --- --- --- --- --- --- --- --- --T --- --- --- -

M12961,TRGJ2*01    - --- --- --- --- --- --- --- --- --- --- --- --- --T --- --- --- -
```

• **TRGJP等位基因**

```
                     1   2   3   4   5   6   7   8   9  10  11  12  13  14  15  16  17  18  19  20
                     G   Q   E   L   G   K   K   I   K   V   F   G   P   G   T   K   L   I   I   T
M12950,TRGJP*01    T GGG CAA GAG TTG GGC AAA AAA ATC AAG GTA TTT GGT CCC GGA ACA AAG CTT ATC ATT ACA G

X58182,TRGJP*01    - --- --- --- --- --- --- --- --- --- --- --- --- --- --- --- --- --- --- --- --- -
```

• **TRGJP1和TRGJP2 等位基因**

```
                      1   2   3   4   5   6   7   8   9  10  11  12  13  14  15  16  17  18  19
                      T   T   G   W   F   K   I   F   A   E   G   T   K   L   I   V   T   S   P
X08084,TRGJP1*01   AT ACC ACT GGT TGG TTC AAG ATA TTT GCT GAA GGG ACT AAG CTC ATA GTA ACT TCA CCT G
                      S   S   D       I       T           K           R
M16016,TRGJP2*01   -- -GT -G- -A- --- A-- --- -CG --- --A A-- --- --- -G- --- --- --- --- --G --- -
```

5. 重组信号

J重组信号（J-RS）			TRGJ基因和等位基因名称
J-九聚物	（bp）	J-七聚物	
AGTTTTTGA	12	CACTGTG	TRGJ1*01
AGTTTTTGA	12	CACTGTG	TRGJ1*02
AGTTTTTGA	12	CACTGTG	TRGJ2*01
GAGATTCTT	12	CAGGTGG	TRGJP*01
GATTTTTCT	12	CGGTGTG	TRGJP1*01
GATTTTTGT	12	CAGTGTG	TRGJP2*01

参考文献

[1] Lefranc，M.-P. and Rabbitts，T. H.（1986）Nature 316，464-466.
[2] Lefranc，M.-P.et al.（1986）Nature 319，420-422.
[3] Lefranc，M.-P. et al.（1986）Cell 45，237-246.
[4] Huck，S. and Lefranc，M. -P.（1987）FEBS Lett.224，291-296.
[5] Quertermous，T. et al.（1987）J. Immunol.138，2687-2690.

第 3 部分

TRGV

一、TRGV1

1. 命名法

TRGV1：T 细胞受体 γ 可变区基因 1。

2. 定义和功能

TRGV1 是 TRGV1 亚组的独特可读框，由 TRG 基因座中 7～9 个（取决于各单倍型）已定位基因组成（其中包括 3～5 个功能基因）。由于 TRGV1 具有特殊的 V-SPACER 长度，因此可形成可读框。缺失 14 个核苷酸。

3. 基因位置

TRGV1 位于 7 号染色体 7p14 带上的 TRG 基因座内。

4. 人类 TRGV1 的核苷酸和氨基酸序列

	1	2	3	4	5	6	7	8	9	10	11	12	13	14	15	16	17	18	19	20
	S	S	N	L	E	G	R	T	K	S	V	T	R	L	T	G	S	S	A	E
M12949 ,TRGV1*01	TCT	TCC	AAC	TTG	GAA	GGG	AGA	ACG	AAG	TCA	GTC	ACC	AGG	CTG	ACT	GGG	TCA	TCT	GCT	GAA
AF159056,TRGV1*01(1)	---	---	---	---	---	---	---	---	---	---	---	---	---	---	---	---	---	---	---	---

							CDR1-IMGT													
	21	22	23	24	25	26	27	28	29	30	31	32	33	34	35	36	37	38	39	40
	I	T	C	D	L	P	G	A	S	T	L	Y							I	H
M12949 ,TRGV1*01	ATC	ACC	TGT	GAT	CTT	CCT	GGA	GCA	AGT	ACC	TTA	TAC	...	...	...	...	...	...	ATC	CAC
AF159056,TRGV1*01(1)	---	---	---	---	---	---	---	---	---	---	---	---	...	...	...	...	...	...	---	---

																CDR2-				
	41	42	43	44	45	46	47	48	49	50	51	52	53	54	55	56	57	58	59	60
	W	Y	L	H	Q	E	G	K	A	P	Q	C	L	L	Y	Y	E	P	Y	Y
M12949 ,TRGV1*01	TGG	TAC	CTG	CAC	CAG	GAG	GGG	AAG	GCC	CCA	CAG	TGT	CTT	CTG	TAC	TAT	GAA	CCC	TAC	TAC
AF159056,TRGV1*01(1)	---	---	---	---	---	---	---	---	---	---	---	---	---	---	---	---	---	---	---	---

	IMGT																			
	61	62	63	64	65	66	67	68	69	70	71	72	73	74	75	76	77	78	79	80
	S	R	V			V	L	E	S	G	I	T	P	G	K	Y	D	T		G
M12949 ,TRGV1*01	TCC	AGG	GTT	...	...	GTG	CTG	GAA	TCA	GGA	ATC	ACT	CCA	GGA	AAG	TAT	GAC	ACT	...	GGA
AF159056,TRGV1*01(1)	---	---	---	...	...	---	---	---	---	---	---	---	---	---	---	---	---	---	...	---

```
                     81  82  83  84  85  86  87  88  89  90  91  92  93  94  95  96  97  98  99 100
                     S       T   R   S   N   W   N   L   R   L   Q   N   L   I   K   N   D   S   G
M12949   , TRGV1*01  AGC ... ACA AGG AGC AAT TGG AAT TTG AGA CTG CAA AAT CTA ATT AAA AAT GAT TCT GGG

AF159056,TRGV1*01(1) --- ... --- --- --- --- --- --- --- --- --- --- --- --- --- --- --- --- --- ---

                                         _____CDR3-IMGT_____
                     101 102 103 104 105 106 107 108 109
                     F   Y   Y   C   A   T   W   D   R
M12949   , TRGV1*01  TTC TAT TAC TGT GCC ACC TGG GAC AGG

AF159056,TRGV1*01(1) --- --- --- --- --- --- --- --- ---
```

注意：

（1）为避免重复，来自 AFOS7177 的等位基因 TRGV1*01 未被记录在序列中，而 AFOS7177 被包括在 AF159056 中。

5. 构架和互补决定区

FR1-IMGT：26	CDR1-IMGT：6
FR2-IMGT：17	CDR2-IMGT：8
FR3-IMGT：37（-2 aa：79，82）	CDR3-IMGT：5

6. 人类 TRGV1*01 图示

编号：IMGT M12949　　EMBL/GenBank/DDBJ：M12949

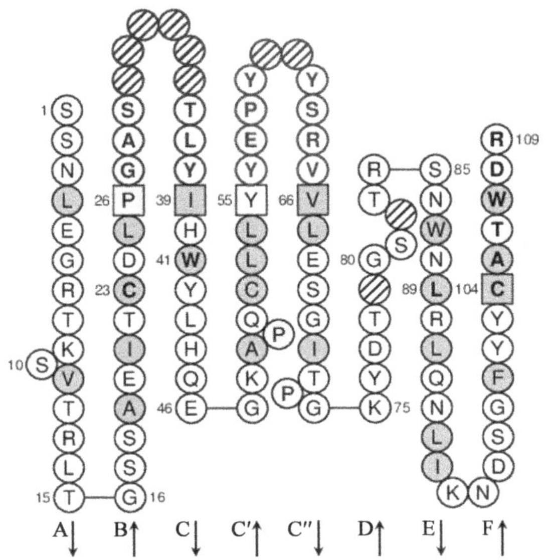

7. 基因组数据库编号

GDB：120415　　　　　　　　　　LocusLink：6973

二、TRGV2

1. 命名法

TRGV2：T 细胞受体 γ 可变区基因 2。

2. 定义和功能

TRGV2 是 TRGV1 亚组的 3 ~ 5 个已定位功能基因之一；TRGV1 亚组由 7 ~ 9 个（取决于各单倍型）已定位基因组成。

3. 基因位置

TRGV2 位于 7 号染色体 7p14 带上的 TRG 基因座内。

4. 人类 TRGV2 的核苷酸和氨基酸序列

	1	2	3	4	5	6	7	8	9	10	11	12	13	14	15	16	17	18	19	20
	S	S	N	L	E	G	R	T	K	S	V	I	R	Q	T	G	S	S	A	E
M13429 ,TRGV2*01	TCT	TCC	AAC	TTG	GAA	GGG	AGA	ACG	AAG	TCA	GTC	ATC	AGG	CAG	ACT	GGG	TCA	TCT	GCT	GAA
AF159056,TRGV2*01(1)	---	---	---	---	---	---	---	---	---	---	---	---	---	---	---	---	---	---	---	---
M27337 ,TRGV2*02	---	---	---	---	---	---	---	---	---	---	---	---	---	---	---	---	---	---	---	---

							CDR1-IMGT													
	21	22	23	24	25	26	27	28	29	30	31	32	33	34	35	36	37	38	39	40
	I	T	C	D	L	A	E	G	S	N	G	Y							I	H
M13429 ,TRGV2*01	ATC	ACT	TGT	GAT	CTT	GCT	GAA	GGA	AGT	AAC	GGC	TAC	...	...	...	...	...	...	ATC	CAC
AF159056,TRGV2*01(1)	---	---	---	---	---	---	---	---	---	---	---	---	...	...	...	...	...	...	---	---
M27337 ,TRGV2*02	---	---	---	---	---	---	---	---	---	---	---	---	...	...	...	...	...	...	---	---

																CDR2-				
	41	42	43	44	45	46	47	48	49	50	51	52	53	54	55	56	57	58	59	60
	W	Y	L	H	Q	E	G	K	A	P	Q	R	L	Q	Y	Y	D	S	Y	N
M13429 ,TRGV2*01	TGG	TAC	CTA	CAC	CAG	GAG	GGG	AAG	GCC	CCA	CAG	CGT	CTT	CAG	TAC	TAT	GAC	TCC	TAC	AAC
AF159056,TRGV2*01(1)	---	---	---	---	---	---	---	---	---	---	---	---	---	---	---	---	---	---	---	---
M27337 ,TRGV2*02	---	---	---	---	---	---	---	---	---	---	---	---	---	---	---	---	---	---	---	---

	IMGT																			
	61	62	63	64	65	66	67	68	69	70	71	72	73	74	75	76	77	78	79	80
	S	K	V			V	L	E	S	G	V	S	P	G	K	Y	Y	T	Y	A
M13429 , TRGV2*01	TCC	AAG	GTT	...	...	GTG	TTG	GAA	TCA	GGA	GTC	AGT	CCA	GGG	AAG	TAT	TAT	ACT	TAC	GCA
AF159056, TRGV2*01(1)	---	---	---	...	...	---	---	---	---	---	---	---	---	---	---	---	---	---	---	---
M27337 , TRGV2*02	---	---	---	...	...	---	---	---	---	---	---	---	---	---	---	---	---	---	---	---

	81	82	83	84	85	86	87	88	89	90	91	92	93	94	95	96	97	98	99	100
	S		T	R	N	N	L	R	L	I	L	R	N	L	I	E	N	D	S	G
M13429 , TRGV2*01	AGC	...	ACA	AGG	AAC	AAC	TTG	AGA	TTG	ATA	CTG	CGA	AAT	CTA	ATT	GAA	AAT	GAC	TCT	GGG
AF159056, TRGV2*01(1)	---	...	---	---	---	---	---	---	---	---	---	---	---	---	---	---	---	---	---	---
												Q								
M27337 , TRGV2*02	---	...	---	---	---	---	---	---	---	---	---	-A-	---	---	---	---	---	---	---	---

					CDR3-IMGT					
	101	102	103	104	105	106	107	108	109	
	V	Y	Y	C	A	T	W	D	G	
M13429 , TRGV2*01	GTC	TAT	TAC	TGT	GCC	ACC	TGG	GAC	GGG	
AF159056, TRGV2*01(1)	---	---	---	---	---	---	---	---	---	
M27337 , TRGV2*02	---	---	---	---	---	---	---	---		#c

#c：重排cDNA。

注意：

（1）为避免重复，来自AF057177的等位基因TRGV2*01未被记录在序列中，而AF057177被包括在AF159056中。

5. 构架和互补决定区

FR1-IMGT：26　　CDR1-IMGT：6

FR2-IMGT：17　　CDR2-IMGT：8

FR3-IMGT：38（-1 aa：82）　　CDR3-IMGT：5

6. 人类 TRGV2*01 图示

编号：IMGT M13429　　EMBL/GenBank/DDBJ：M13429

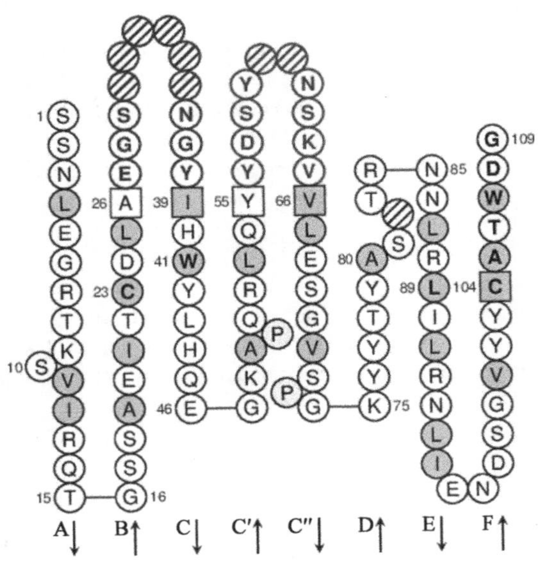

7. 基因组数据库编号

GDB：120418　　　　　　　　　　LocusLink：6974

三、TRGV3

1. 命名法

TRGV3：T 细胞受体 γ 可变区基因 3。

2. 定义和功能

TRGV3 是 TRGV1 亚组的 3 ~ 5 个已定位功能基因之一；TRGV1 亚组由 7 ~ 9 个（取决于各单倍型）已定位基因组成。

3. 基因位置

TRGV3 位于 7 号染色体 7p14 带上的 TRG 基因座内。

4. 人类 TRGV3 的核苷酸和氨基酸序列

	1	2	3	4	5	6	7	8	9	10	11	12	13	14	15	16	17	18	19	20
	S	S	N	L	E	G	R	T	K	S	V	T	R	Q	T	G	S	S	A	E
M13430　,TRGV3*01	TCT	TCC	AAC	TTG	GAA	GGG	AGA	ACG	AAG	TCA	GTC	ACC	AGG	CAG	ACT	GGG	TCA	TCT	GCT	GAA
AF159056,TRGV3*01(1)	---	---	---	---	---	---	---	---	---	---	---	---	---	---	---	---	---	---	---	---
X04038　,TRGV3*02	---	---	---	---	---	---	---	---	---	---	---	---	---	---	---	---	---	---	---	---

	21	22	23	24	25	26	27	28	29	30	31	32	33	34	35	36	37	38	39	40
							CDR1-IMGT													
	I	T	C	D	L	T	V	T	N	T	F	Y							I	H
M13430 ,TRGV3*01	ATC	ACT	TGC	GAT	CTT	ACT	GTA	ACA	AAT	ACC	TTC	TAC	...	...	...	...	...	...	ATC	CAC
AF159056,TRGV3*01(1)	---	---	---	---	---	---	---	---	---	---	---	---	...	...	...	...	...	...	---	---
X04038 ,TRGV3*02	---	---	---	---	---	---	---	---	---	---	---	---	...	...	...	...	...	...	---	---

	41	42	43	44	45	46	47	48	49	50	51	52	53	54	55	56	57	58	59	60
																CDR2-				
	W	Y	L	H	Q	E	G	K	A	P	Q	R	L	L	Y	Y	D	V	S	T
M13430 ,TRGV3*01	TGG	TAC	CTA	CAC	CAG	GAG	GGG	AAG	GCC	CCA	CAG	CGT	CTT	CTG	TAC	TAT	GAC	GTC	TCC	ACC
AF159056,TRGV3*01(1)	---	---	---	---	---	---	---	---	---	---	---	---	---	---	---	---	---	---	---	---
X04038 ,TRGV3*02	---	---	---	---	---	---	---	---	---	---	---	---	---	---	---	---	---	---	---	--T

	61	62	63	64	65	66	67	68	69	70	71	72	73	74	75	76	77	78	79	80
	IMGT																			
	A	R	D			V	L	E	S	G	L	S	P	G	K	Y	Y	T	H	T
M13430 ,TRGV3*01	GCA	AGG	GAT	...	...	GTG	TTG	GAA	TCA	GGA	CTC	AGT	CCA	GGA	AAG	TAT	TAT	ACT	CAT	ACA
AF159056,TRGV3*01(1)	---	---	---	...	...	---	---	---	---	---	---	---	---	---	---	---	---	---	---	---
X04038 ,TRGV3*02	---	---	---	...	...	---	---	---	---	---	---	---	---	---	---	---	---	---	---	---

	81	82	83	84	85	86	87	88	89	90	91	92	93	94	95	96	97	98	99	100
	P		R	R	W	S	W	I	L	R	L	Q	N	L	I	E	N	D	S	G
M13430 ,TRGV3*01	CCC	...	AGG	AGG	TGG	AGC	TGG	ATA	TTG	AGA	CTG	CAA	AAT	CTA	ATT	GAA	AAT	GAT	TCT	GGG
AF159056,TRGV3*01(1)	---	...	---	---	---	---	---	---	---	---	---	---	---	---	---	---	---	---	---	---
X04038 ,TRGV3*02	---	...	---	---	---	---	---	---	---	---	---	---	---	---	---	---	---	---	---	---

	101	102	103	104	105	106	107	108	109
					CDR3-IMGT				
	V	Y	Y	C	A	T	W	D	R
M13430 ,TRGV3*01	GTC	TAT	TAC	TGT	GCC	ACC	TGG	GAC	AGG
AF159056,TRGV3*01(1)	---	---	---	---	---	---	---	---	---
X04038 ,TRGV3*02	---	---	---	---	---	---	---	---	---

注意：

（1）为避免重复，来自 AFOS7177 的等位基因 TRGV3*01 未被记录在序列中，而 AF057177 被包括在 AF159056 中。请注意：Af159056 中 g181（密码子 61）在 AF057177 中未被明确定义（r181，r 为 a 或 g）。

5. 构架和互补决定区

FR1-IMGT：26　　CDR1-IMGT：6
FR2-IMGT：17　　CDR2-IMGT：8
FR3-IMGT：38（-1 aa：82）　　CDR3-IMGT：5

6. 人类 TRGV3*01 图示

编号：IMGT M13430　　EMBL/GenBank/DDBJ：M13430

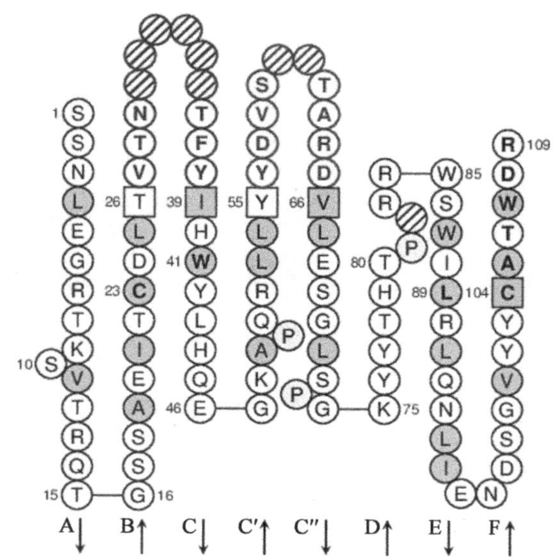

7. 基因组数据库编号

GDB：120419　　LocusLink：6976

四、TRGV4

1. 命名法

TRGV4：T 细胞受体 γ 可变区基因 4。

2. 定义和功能

TRGV4 是一个已定位的功能基因，其呈现或不呈现取决于插入或缺失所致的多态性。TRGV4 属于包括 7～9 个已定位基因（取决于各单倍型，其中 3～5 个为功能基因）的 TRGV1 亚组。

3. 基因位置

TRGV4 位于 7 号染色体 7p14 带上的 TRG 基因座内。

4. 人类 TRGV4 的核苷酸和氨基酸序列

	1	2	3	4	5	6	7	8	9	10	11	12	13	14	15	16	17	18	19	20
	S	S	N	L	E	G	R	T	K	S	V	I	R	Q	T	G	S	S	A	E
X15272 , TRGV4*01	TCT	TCC	AAC	TTG	GAA	GGG	AGA	ACG	AAG	TCA	GTC	ATC	AGG	CAG	ACT	GGG	TCA	TCT	GCT	GAA
AF159056, TRGV4*01(1)	---	---	---	---	---	---	---	---	---	---	---	---	---	---	---	---	---	---	---	---
X13354/M36285, TRGV4*02	---	---	---	---	---	---	---	---	---	---	---	---	---	---	---	---	---	---	---	---

CDR1-IMGT (27–38)

	21	22	23	24	25	26	27	28	29	30	31	32	33	34	35	36	37	38	39	40
	I	T	C	D	L	A	E	G	S	T	G	Y							I	H
X15272 , TRGV4*01	ATC	ACT	TGT	GAT	CTT	GCT	GAA	GGA	AGT	ACC	GGC	TAC	...	...	...	...	...	...	ATC	CAC
AF159056, TRGV4*01(1)	---	---	---	---	---	---	---	---	---	---	---	---	...	...	...	...	...	...	---	---
X13354/M36285, TRGV4*02	---	---	---	---	---	---	---	---	---	---	---	---	...	...	...	...	...	...	---	---

CDR2-IMGT (56–65)

	41	42	43	44	45	46	47	48	49	50	51	52	53	54	55	56	57	58	59	60
	W	Y	L	H	Q	E	G	K	A	P	Q	R	L	L	Y	Y	D	S	Y	T
X15272 , TRGV4*01	TGG	TAC	CTA	CAC	CAG	GAG	GGG	AAG	GCC	CCA	CAG	CGT	CTT	CTG	TAC	TAT	GAC	TCC	TAC	ACC
AF159056, TRGV4*01(1)	---	---	---	---	---	---	---	---	---	---	---	---	---	---	---	---	---	---	---	---
X13354/M36285, TRGV4*02	---	---	---	---	---	---	---	---	---	---	---	---	---	---	---	---	---	---	---	---

	61	62	63	64	65	66	67	68	69	70	71	72	73	74	75	76	77	78	79	80
	S	S	V			V	L	E	S	G	I	S	P	G	K	Y	D	T	Y	G
X15272 , TRGV4*01	TCC	AGC	GTT	...	...	GTG	TTG	GAA	TCA	GGA	ATC	AGC	CCA	GGG	AAG	TAT	GAT	ACT	TAT	GGA
AF159056, TRGV4*01(1)	---	---	---	...	...	---	---	---	---	---	---	---	---	---	---	---	---	---	---	---
X13354/M36285, TRGV4*02	---	---	---	...	...	---	---	---	---	---	---	---	---	---	---	---	---	---	--C	---

	81	82	83	84	85	86	87	88	89	90	91	92	93	94	95	96	97	98	99	100
	S		T	R	K	N	L	R	M	I	L	R	N	L	I	E	N	D	S	G
X15272 , TRGV4*01	AGC	...	ACA	AGG	AAG	AAC	TTG	AGA	ATG	ATA	CTG	CGA	AAT	CTT	ATT	GAA	AAT	GAC	TCT	GGA
AF159056, TRGV4*01(1)	---	...	---	---	---	---	---	---	---	---	---	---	---	---	---	---	---	---	---	---
X13354/M36285, TRGV4*02	---	...	---	---	---	---	---	---	---	---	---	---	---	---	---	---	---	---	---	---

	CDR3-IMGT								
	101	102	103	104	105	106	107	108	109
	V	Y	Y	C	A	T	W	D	G
X15272 , TRGV4*01	GTC	TAT	TAC	TGT	GCC	ACC	TGG	GAT	GGG
AF159056, TRGV4*01 (1)	---	---	---	---	---	---	---	---	---
X13354/M36285, TRGV4*02	---	---	---	---	---	---	---	---	---

注意：

（1）为避免重复，来自 AF057177 的等位基因 TRGV4*01 未被记录在序列中，而 AF057177 被包括在 AF159056 中。

g18 > c（密码子 6）和 t237 > c（密码子 79）在 AF057177 中的原始突变未在 AF159056 中被找到，可能是由测序或分型错误所致。

5. 构架和互补决定区

FR1-IMGT：26　　CDR1-IMGT：6

FR2-IMGT：17　　CDR2-IMGT：8

FR3-IMGT：38（-1 aa：82）　　CDR3-IMGT：5

6. 人类 TRGV4*01 图示

编号：IMGT X15272　　EMBL/GenBank/DDBJ：X15272

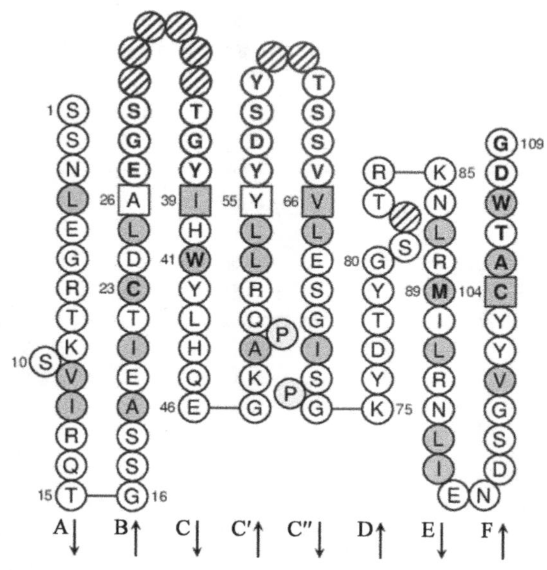

7. 基因组数据库编号

GDB：120420　　LocusLink：6977

五、TRGV5

1. 命名法

TRGV5：T 细胞受体 γ 可变区基因 5。

2. 定义和功能

TRGV5 是一个已定位的功能基因，其呈现或不呈现取决于插入或缺失所致的多态性。TRGV5 属于包括 7～9 个已定位基因（取决于各单倍型，其中 3～5 个为功能基因）的 TRGV1 亚组。

3. 基因位置

TRGV5 位于 7 号染色体 7p14 带上的 TRG 基因座内。

4. 人类 TRGV5 的核苷酸和氨基酸序列

	1	2	3	4	5	6	7	8	9	10	11	12	13	14	15	16	17	18	19	20
	S	S	N	L	E	G	G	T	K	S	V	T	R	P	T	R	S	S	A	E
X13355/M36286, TRGV5*01	TCT	TCC	AAC	TTG	GAA	GGG	GGA	ACG	AAG	TCA	GTC	ACG	AGG	CCG	ACT	AGG	TCA	TCT	GCT	GAA
AF159056, TRGV5*01 (1)	---	---	---	---	---	---	---	---	---	---	---	---	---	---	---	---	---	---	---	---

							CDR1-IMGT													
	21	22	23	24	25	26	27	28	29	30	31	32	33	34	35	36	37	38	39	40
	I	T	C	D	L	T	V	I	N	A	F	Y							I	H
X13355/M36286, TRGV5*01	ATC	ACT	TGT	GAC	CTT	ACT	GTA	ATA	AAT	GCC	TTC	TAC	...	...	...	...	...	...	ATC	CAC
AF159056, TRGV5*01 (1)	---	---	---	---	---	---	---	---	---	---	---	---	...	...	...	...	...	...	---	---

																CDR2-				
	41	42	43	44	45	46	47	48	49	50	51	52	53	54	55	56	57	58	59	60
	W	Y	L	H	Q	E	G	K	A	P	Q	R	L	L	Y	Y	D	V	S	N
X13355/M36286, TRGV5*01	TGG	TAC	CTA	CAC	CAG	GAG	GGG	AAG	GCC	CCA	CAG	CGT	CTT	CTG	TAC	TAT	GAC	GTC	TCC	AAC
AF159056, TRGV5*01 (1)	---	---	---	---	---	---	---	---	---	---	---	---	---	---	---	---	---	---	---	---

	IMGT																			
	61	62	63	64	65	66	67	68	69	70	71	72	73	74	75	76	77	78	79	80
	S	K	D			V	L	E	S	G	L	S	P	G	K	Y	Y	T	H	T
X13355/M36286, TRGV5*01	TCA	AAG	GAT	...	...	GTG	TTG	GAA	TCA	GGA	CTC	AGT	CCA	GGA	AAG	TAT	TAT	ACT	CAT	ACA
AF159056, TRGV5*01 (1)	---	---	---	...	...	---	---	---	---	---	---	---	---	---	---	---	---	---	---	---

	81	82	83	84	85	86	87	88	89	90	91	92	93	94	95	96	97	98	99	100
	P		R	R	W	S	W	I	L	I	L	R	N	L	I	E	N	D	S	G
X13355/M36286, TRGV5*01	CCC	...	AGG	AGG	TGG	AGC	TGG	ATA	TTG	ATA	CTA	CGA	AAT	CTA	ATT	GAA	AAT	GAT	TCT	GGG
AF159056, TRGV5*01(1)	---	...	---	---	---	---	---	---	---	---	---	---	---	---	---	---	---	---	---	---

	101	102	103	104	105	106	107	108	109
					CDR3-IMGT				
	V	Y	Y	C	A	T	W	D	R
X13355/M36286, TRGV5*01	GTC	TAT	TAC	TGT	GCC	ACC	TGG	GAC	AGG
AF159056, TRGV5*01(1)	---	---	---	---	---	---	---	---	---

注意：

（1）为避免重复，来自 AF057177 的等位基因 TRGV5*01 未被记录在序列中，而 AF057177 被包括在 AF159056 中。

5. 构架和互补决定区

FR1-IMGT：26　　CDR1-IMGT：6

FR2-IMGT：17　　CDR2-IMGT：8

FR3-IMGT：38（-1 aa：82）　　CDR3-IMGT：5

6. 人类 TRGV5*01 图示

编号：IMGT X13355　　EMBL/GenBank/DDBJ：X13355

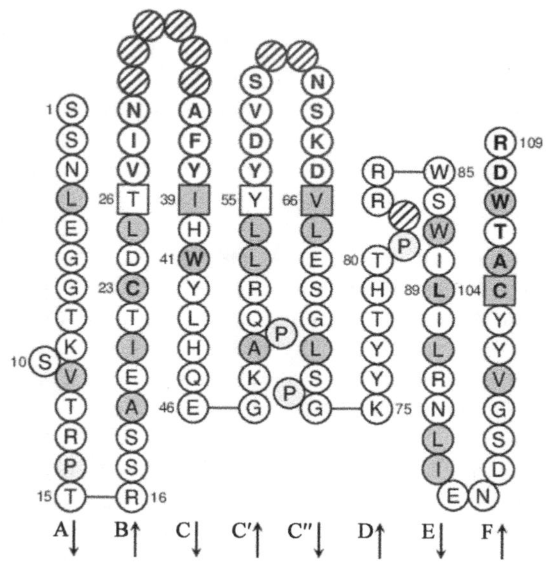

7. 基因组数据库编号

GDB：120421　　　　LocusLink：6978

六、TRGV8

1. 命名法

TRGV8：T 细胞受体 γ 可变区基因 8。

2. 定义和功能

TRGV8 是 TRGV1 亚组的 3～5 个已定位功能基因之一；TRGV1 亚组由 TRG 基因座的 7～9 个已定位基因组成（取决于各单倍型）。

3. 基因位置

TRGV8 位于 7 号染色体 7p14 带上的 TRG 基因座内。

4. 人类 TRGV8 的核苷酸和氨基酸序列

	1	2	3	4	5	6	7	8	9	10	11	12	13	14	15	16	17	18	19	20
	S	S	N	L	E	G	R	T	K	S	V	T	R	P	T	G	S	S	A	V
M13434 , TRGV8*01	TCT	TCC	AAC	TTG	GAA	GGG	AGA	ACA	AAG	TCA	GTC	ACC	AGG	CCA	ACT	GGG	TCA	TCA	GCT	GTA
AF159056, TRGV8*01 (1)	---	---	---	---	---	---	---	---	---	---	---	---	---	---	---	---	---	---	---	---

							CDR1-IMGT													
	21	22	23	24	25	26	27	28	29	30	31	32	33	34	35	36	37	38	39	40
	I	T	C	D	L	P	V	E	N	A	V	Y							T	H
M13434 , TRGV8*01	ATC	ACT	TGT	GAT	CTT	CCT	GTA	GAA	AAT	GCC	GTC	TAC	...	...	...	...	...	...	ACC	CAC
AF159056, TRGV8*01 (1)	---	---	---	---	---	---	---	---	---	---	---	---	...	...	...	...	...	...	---	---

																CDR2-				
	41	42	43	44	45	46	47	48	49	50	51	52	53	54	55	56	57	58	59	60
	W	Y	L	H	Q	E	G	K	A	P	Q	R	L	L	Y	Y	D	S	Y	N
M13434 , TRGV8*01	TGG	TAC	CTA	CAC	CAG	GAG	GGG	AAG	GCC	CCA	CAG	CGT	CTT	CTG	TAC	TAT	GAC	TCC	TAC	AAC
AF159056, TRGV8*01 (1)	---	---	---	---	---	---	---	---	---	---	---	---	---	---	---	---	---	---	---	---

	IMGT																			
	61	62	63	64	65	66	67	68	69	70	71	72	73	74	75	76	77	78	79	80
	S	R	V			V	L	E	S	G	I	S	R	E	K	Y	H	T	Y	A
M13434 , TRGV8*01	TCC	AGG	GTT	...	...	GTG	TTG	GAA	TCA	GGA	ATC	AGT	CGA	GAA	AAG	TAT	CAT	ACT	TAT	GCA
AF159056, TRGV8*01 (1)	---	---	---	...	...	---	---	---	---	---	---	---	---	---	---	---	---	---	---	---

	81	82	83	84	85	86	87	88	89	90	91	92	93	94	95	96	97	98	99	100
	S		T	G	K	S	L	K	F	I	L	E	N	L	I	E	R	D	S	G
M13434 ,TRGV8*01	AGC	...	ACA	GGG	AAG	AGC	CTT	AAA	TTT	ATA	CTG	GAA	AAT	CTA	ATT	GAA	CGT	GAC	TCT	GGG
AF159056, TRGV8*01 (1)	---	...	---	---	---	---	---	---	---	---	---	---	---	---	---	---	---	---	---	---

					_____CDR3-IMGT_____				
	101	102	103	104	105	106	107	108	109
	V	Y	Y	C	A	T	W	D	R
M13434 ,TRGV8*01	GTC	TAT	TAC	TGT	GCC	ACC	TGG	GAT	AGG
AF159056, TRGV8*01 (1)	---	---	---	---	---	---	---	---	---

注意：

（1）为避免重复，来自 AF057177 的等位基因 TRGV5*01 未被记录在序列中，而 AF057177 被包括在 AF159056 中。

5. 构架和互补决定区

FR1-IMGT：26　　CDR1-IMGT：6

FR2-IMGT：17　　CDR2-IMGT：8

FR3-IMGT：38（-1 aa：82）　　CDR3-IMGT：5

6. 人类 TRGV8*01 图示

编号：IMGT M13434　　EMBL/GenBank/DDBJ：M13434

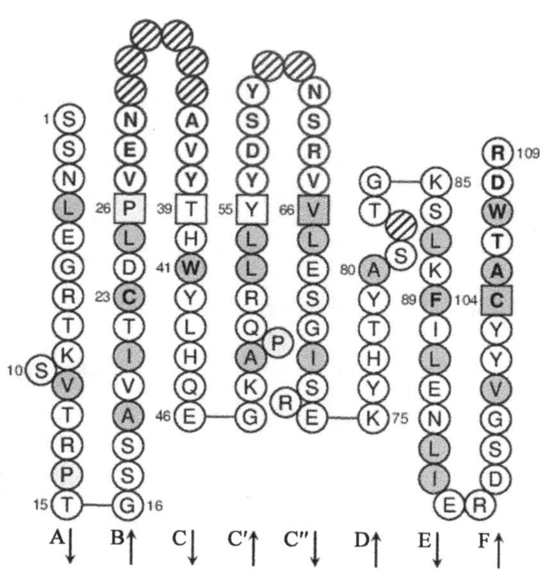

7. 基因组数据库编号

GDB：120425　　　　LocusLink：6982

七、TRGV9

1. 命名法

TRGV9：T 细胞受体 γ 可变区基因 9。

2. 定义和功能

TRGV9 是 TRGV2 亚组中一种独特的已定位功能基因，也是该亚组所含的唯一基因。

3. 基因位置

TRGV9 位于 7 号染色体 7p14 带上的 TRG 基因座内。

4. 人类 TRGV9 的核苷酸和氨基酸序列

	1	2	3	4	5	6	7	8	9	10	11	12	13	14	15	16	17	18	19	20
	A	G	H	L	E	Q	P	Q	I	S	S	T	K	T	L	S	K	T	A	R
X07205 ,TRGV9*01	GCA	GGT	CAC	CTA	GAG	CAA	CCT	CAA	ATT	TCC	AGT	ACT	AAA	ACG	CTG	TCA	AAA	ACA	GCC	CGC
AF159056,TRGV9*01	---	---	---	---	---	---	---	---	---	---	---	---	---	---	---	---	---	---	---	---
X15274 ,TRGV9*02	---	---	---	---	---	---	---	---	---	---	---	---	---	---	---	---	---	---	---	---

	21	22	23	24	25	26	27	28	29	30	31	32	33	34	35	36	37	38	39	40
							CDR1-IMGT													
	L	E	C	V	V	S	G	I	T	I	S	A	T	S					V	Y
X07205 ,TRGV9*01	CTG	GAA	TGT	GTG	GTG	TCT	GGA	ATA	ACA	ATT	TCT	GCA	ACA	TCT	...	...	...	...	GTA	TAT
AF159056,TRGV9*01	---	---	---	---	---	---	---	---	---	---	---	---	---	---	...	...	...	...	---	---
									K											
X15274 ,TRGV9*02	---	---	---	---	---	---	---	---	-A-	---	---	---	---	---	...	...	...	...	---	---

	41	42	43	44	45	46	47	48	49	50	51	52	53	54	55	56	57	58	59	60
																				CDR2-
	W	Y	R	E	R	P	G	E	V	I	Q	F	L	V	S	I	S	Y	D	G
X07205 ,TRGV9*01	TGG	TAT	CGA	GAG	AGA	CCT	GGT	GAA	GTC	ATA	CAG	TTC	CTG	GTG	TCC	ATT	TCA	TAT	GAC	GGC
AF159056,TRGV9*01	---	---	---	---	---	---	---	---	---	---	---	---	---	---	---	---	---	---	---	---
X15274 ,TRGV9*02	---	---	---	---	---	---	---	---	---	---	---	---	---	---	---	---	---	---	---	---

IMGT

	61	62	63	64	65	66	67	68	69	70	71	72	73	74	75	76	77	78	79	80
	T	V				R	K	E	S	G	I	P	S	G	K	F	E	V	D	R
X07205 ,TRGV9*01	ACT	GTC	...	...	...	AGA	AAG	GAA	TCC	GGC	ATT	CCG	TCA	GGC	AAA	TTT	GAG	GTG	GAT	AGG
AF159056,TRGV9*01	---	---	...	...	...	---	---	---	---	---	---	---	---	---	---	---	---	---	---	---
X15274 ,TRGV9*02	---	---	...	...	...	---	---	---	--T	---	---	---	---	---	---	---	---	---	---	---

	81	82	83	84	85	86	87	88	89	90	91	92	93	94	95	96	97	98	99	100
	I	P	E	T	S	T	S	T	L	T	I	H	N	V	E	K	Q	D	I	A
X07205 ,TRGV9*01	ATA	CCT	GAA	ACG	TCT	ACA	TCC	ACT	CTC	ACC	ATT	CAC	AAT	GTA	GAG	AAA	CAG	GAC	ATA	GCT
AF159056,TRGV9*01	---	---	---	---	---	---	---	---	---	---	---	---	---	---	---	---	---	---	---	---
X15274 ,TRGV9*02	---	---	---	---	---	---	---	---	---	---	---	---	---	---	---	---	---	---	---	---

CDR3-IMGT

	101	102	103	104	105	106	107	108	109
	T	Y	Y	C	A	L	W	E	V
X07205 ,TRGV9*01	ACC	TAC	TAC	TGT	GCC	TTG	TGG	GAG	GTG
AF159056,TRGV9*01	---	---	---	---	---	---	---	---	---
X15274 ,TRGV9*02	---	---	---	---	---	---	---	---	---

5. 构架和互补决定区

FR1-IMGT：26　　CDR1-IMGT：8

FR2-IMGT：17　　CDR2-IMGT：7

FR3-IMGT：39　　CDR3-IMGT：5

6. 人类 TRGV9*01 图示

编号：IMGT X07205　　EMBL/GenBank/DDBJ：X70205

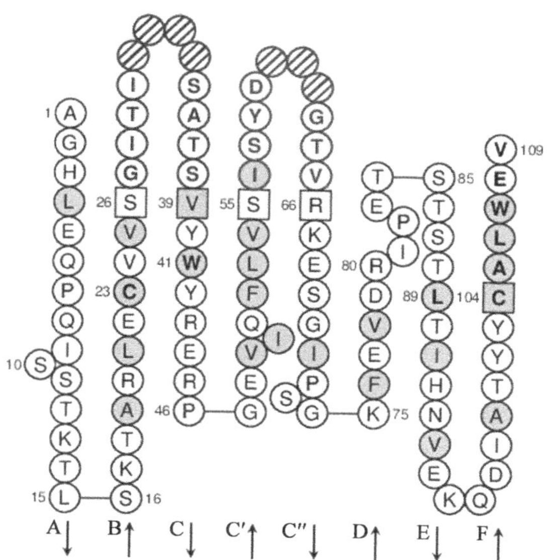

7. 基因组数据库编号

GDB：120426　　　　LocusLink：6983

八、TRGV10

1. 命名法

TRGV10：T 细胞受体 γ 可变区基因 10。

2. 定义和功能

TRGV10 是 TRGV3 亚组中一种独特的已定位 ORF，也是该亚组所含的唯一基因。

TRGV10 是由于缺陷性 DONOR-SPLICE（由 net 代替 ngt）及缺失 V10 前导内含子剪接而形成的可读框。

3. 基因位置

TRGV10 位于 7 号染色体 7p14 带上的 TRG 基因座内。

4. 人类 TRGV10 的核苷酸和氨基酸序列

	1	2	3	4	5	6	7	8	9	10	11	12	13	14	15	16	17	18	19	20
	L	S	K	V	E	Q	F	Q	L	S	I	S	T	E	V	K	K	S	I	D
X07206 , TRGV10*01	TTA	TCA	AAA	GTG	GAG	CAG	TTC	CAG	CTA	TCC	ATT	TCC	ACG	GAA	GTC	AAG	AAA	AGT	ATT	GAC
X74798 , TRGV10*02	---	---	---	---	---	---	---	---	---	---	---	---	---	---	---	---	---	---	---	---
AF159056, TRGV10*02	---	---	---	---	---	---	---	---	---	---	---	---	---	---	---	---	---	---	---	---

	21	22	23	24	25	26	27	28	29	30	31	32	33	34	35	36	37	38	39	40
													CDR1-IMGT							
	I	P	C	K	I	S	S	T	R	F	E	T	D	V					I	H
X07206 , TRGV10*01	ATA	CCT	TGC	AAG	ATA	TCG	AGC	ACA	AGG	TTT	GAA	ACA	GAT	GTC	...	...	...	...	ATT	CAC
X74798 , TRGV10*02	---	---	---	---	---	---	---	---	---	---	---	---	---	---	...	...	...	...	---	---
AF159056, TRGV10*02	---	---	---	---	---	---	---	---	---	---	---	---	---	---	...	...	...	...	---	---

	41	42	43	44	45	46	47	48	49	50	51	52	53	54	55	56	57	58	59	60
																				CDR2-
	W	Y	R	Q	K	P	N	Q	A	L	E	H	L	I	Y	I	V	S	T	K
X07206 , TRGV10*01	TGG	TAC	CGG	CAG	AAA	CCA	AAT	CAG	GCT	TTG	GAG	CAC	CTG	ATC	TAT	ATT	GTC	TCA	ACA	AAA
X74798 , TRGV10*02	---	---	---	---	---	---	---	---	---	---	---	---	---	---	---	---	---	---	---	---
AF159056, TRGV10*02	---	---	---	---	---	---	---	---	---	---	---	---	---	---	---	---	---	---	---	---

	61	62	63	64	65	66	67	68	69	70	71	72	73	74	75	76	77	78	79	80
	IMGT																			
	S	A	A			R	R	S	M	G	K	T	S	N	K	V	E	A	R	K
X07206 , TRGV10*01	TCC	GCA	GCT	...	...	CGA	CGC	AGC	ATG	GGT	AAG	ACA	AGC	AAC	AAA	GTG	GAG	GCA	AGA	AAG
X74798 , TRGV10*02	---	---	---	...	...	---	---	---	---	---	---	---	---	---	---	---	---	---	---	---
AF159056, TRGV10*02	---	---	---	...	...	---	---	---	---	---	---	---	---	---	---	---	---	---	---	---

	81	82	83	84	85	86	87	88	89	90	91	92	93	94	95	96	97	98	99	100
	N	S	Q	T	L	T	S	I	L	T	I	K	S	V	E	K	E	D	M	A
X07206 , TRGV10*01	AAT	TCT	CAA	ACT	CTC	ACT	TCA	ATC	CTT	ACC	ATC	AAG	TCC	GTA	GAG	AAA	GAA	GAC	ATG	GCC
X74798 , TRGV10*02	---	---	---	---	---	---	---	---	---	---	---	---	---	---	---	---	---	---	---	---
AF159056, TRGV10*02	---	---	---	---	---	---	---	---	---	---	---	---	---	---	---	---	---	---	---	---

```
                                    _______CDR3-IMGT______
                         101 102 103 104 105 106 107 108 109
                          V   Y   Y   C   A   A   W   W   V
X07206   ,TRGV10*01      GTT TAC TAC TGT GCT GCG TGG TGG GTG GC
                                                          D
X74798   ,TRGV10*02      --- --- --- --- --- --- --- ... -AT TA
                                                          D
AF159056,TRGV10*02       --- --- --- --- --- --- --- ... -AT TA
```

5. 构架和互补决定区

FR1-IMGT：26　　CDR1-IMGT：8

FR2-IMGT：17　　CDR2-IMGT：8

FR3-IMGT：39　　CDR3-IMGT：5

6. 人类 TRGV10*01 图示

编号：IMGT X07206　　EMBL/GenBank/DDBJ：X07206

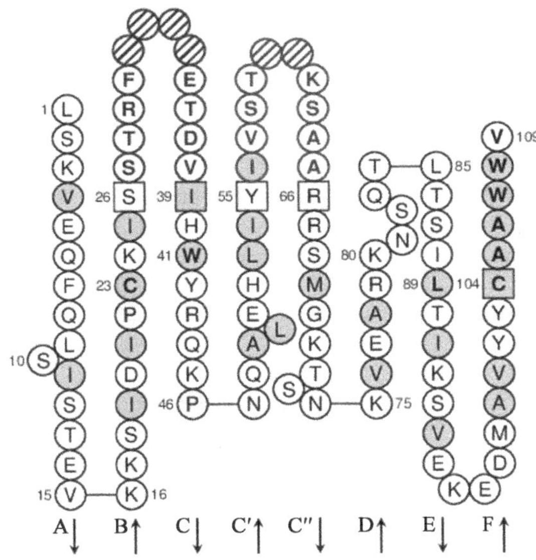

7. 基因组数据库编号

GDB：120416　　LocusLink：6984

九、TRGV11

1. 命名法

TRGV11：T 细胞受体γ可变区基因 11

2. 定义和功能

TGRV11 是 TRGV4 亚组中独特的已定位可读框；该亚组中仅 TRGV11 为由于缺陷性 DONOR-SPLICE（由 net 取代 ngt）、缺失 V11 前导内含子剪接，以及 FRI-IMGT 中第 1 个 CYS 被色氨酸（tgg）替代而形成的可读框。

3. 基因位置

TRGV11 位于 7 号染色体 7p14 带上的 TRG 基因座内。

4. 人类 TRGV11 的核苷酸和氨基酸序列

	1	2	3	4	5	6	7	8	9	10	11	12	13	14	15	16	17	18	19	20
	L	G	Q	L	E	Q	P	E	I	S	I	S	R	P	A	N	K	S	A	H
Y11227 ,TRGV11*01	CTT	GGG	CAG	TTG	GAA	CAA	CCT	GAA	ATA	TCT	ATT	TCC	AGA	CCA	GCA	AAT	AAG	AGT	GCC	CAC
AF159056,TRGV11*02	---	---	---	---	---	---	---	---	---	---	---	---	---	---	---	---	---	---	---	---

	21	22	23	24	25	26	27	28	29	30	31	32	33	34	35	36	37	38	39	40
							CDR1-IMGT													
	I	S	W	K	A	S	I	Q	G	F	S	S	K	I					I	H
Y11227 ,TRGV11*01	ATA	TCT	TGG	AAG	GCA	TCC	ATC	CAA	GGC	TTT	AGC	AGT	AAA	ATC	...	...	...	...	ATA	CAC
AF159056,TRGV11*02	---	---	---	---	---	---	---	---	---	---	---	---	---	---	...	...	...	...	---	---

	41	42	43	44	45	46	47	48	49	50	51	52	53	54	55	56	57	58	59	60
																CDR2-				
	W	Y	W	Q	K	P	N	K	G	L	E	Y	L	L	H	V	F	L	T	I
Y11227 ,TRGV11*01	TGG	TAC	TGG	CAG	AAA	CCA	AAC	AAA	GGC	TTA	GAA	TAT	TTA	TTA	CAT	GTC	TTC	TTG	ACA	ATC
AF159056,TRGV11*02	---	---	---	---	---	---	---	---	---	---	---	---	---	---	---	---	---	---	---	---

	61	62	63	64	65	66	67	68	69	70	71	72	73	74	75	76	77	78	79	80
	IMGT																			
	S	A				Q	D	C	S	G	G	K	T	K	K	L	E	V	S	K
Y11227 ,TRGV11*01	TCT	GCT	...	...	...	CAA	GAT	TGC	TCA	GGT	GGG	AAG	ACT	AAG	AAA	CTT	GAG	GTA	AGT	AAA
AF159056,TRGV11*02	---	---	...	...	...	---	---	---	---	---	---	---	---	---	---	---	---	A--	---	---

	81	82	83	84	85	86	87	88	89	90	91	92	93	94	95	96	97	98	99	100
	N	A	H	T	S	T	S	T	L	K	I	K	F	L	E	K	E	D	E	V
Y11227 ,TRGV11*01	AAT	GCT	CAC	ACT	TCC	ACT	TCC	ACT	TTG	AAA	ATA	AAG	TTC	TTA	GAG	AAA	GAA	GAT	GAG	GTG
AF159056,TRGV11*02	---	---	---	---	---	---	---	---	---	---	---	---	---	---	---	---	---	---	---	---

	CDR3-IMGT									
	101	102	103	104	105	106	107	108	109	110
	V	Y	H	C	A	C	W	I	R	H
Y11227 ,TRGV11*01	GTG	TAC	CAC	TGT	GCC	TGC	TGG	ATT	AGG	CAC
AF159056,TRGV11*02	---	---	---	---	---	---	---	---	---	---

5. 构架和互补决定区

FR1-IMGT：26　　CDR1-IMGT：8

FR2-IMGT：17　　CDR2-IMGT：7

FR3-IMGT：39　　CDR3-IMGT：6

6. 人类 TRGV11*01 图示

编号：IMGT Y11227　　EMBL/GenBank/DDBJ：Y11227

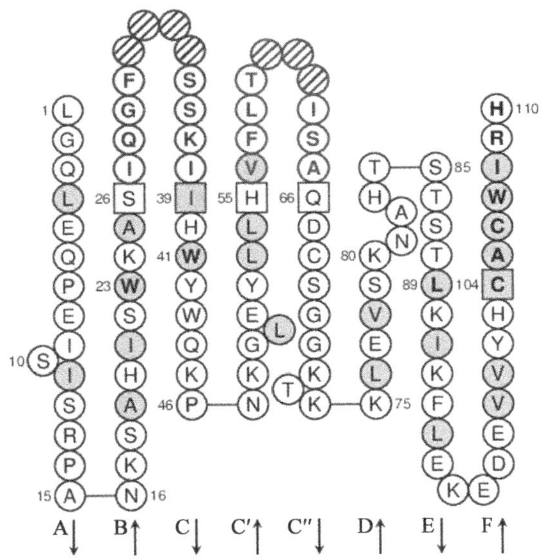

7. 基因组数据库编号

GDB：120417　　LocusLink：6985

人类 TRG V 区蛋白质展示

只显示各功能基因或 ORF V 区的 *01 等位基因。根据在基因座中 5′ 到 3′ 方向上的位置，每个亚组中的 TRGV 基因均被列出。加下划线者为 *N*- 糖基化位点（NXS/T，其中 X 不同于 P）。

TRGV 基因	FR1-IMGT（1 ~ 26）	CDR1-IMGT（27 ~ 38）	FR2-IMGT（39 ~ 55）	CDR2-IMGT（56 ~ 65）	FR3-IMGT（66 ~ 104）	CDR3-IMGT（105 ~ 115）
	1 10 20	30	40 50	60	70 80 90 100	110
M12949 ,TRGV1	SSNLEGRTKSVTRLTGSSAEITCDLP	GASTLY......	IHWYLHQEGKAPQCLLY	YEPYYSRV..	VLESGITPGKYDT.GS.TRSNWNLRLQNLIKNDSGFYYC	ATWDR......
M13429 ,TRGV2	SSNLEGRTKSVIRQTGSSAEITCDLA	EGSNGY......	IHWYLHQEGKAPQRLQY	YDSYNSKV..	VLESGVSPGKYYTYAS.TRNNLRLILRNLIENDSGVYYC	ATWDG......
M13430 ,TRGV3	SSNLEGRTKSVTRQTGSSAEITCDLT	VTNTFY......	IHWYLHQEGKAPQRLLY	YDVSTARD..	VLESGLSPGKYYTHTP.RRWSWILRLQNLIENDSGVYYC	ATWDR......
X15272 ,TRGV4	SSNLEGRTKSVIRQTGSSAEITCDLA	EGSTGY......	IHWYLHQEGKAPQRLLY	YDSYTSSV..	VLESGISPGKYDTYGS.TRKNLRMILRNLIENDSGVYYC	ATWDG......
X13355/M36286,TRGV5	SSNLEGGTKSVTRPTRSSAEITCDLT	VINAFY......	IHWYLHQEGKAPQRLLY	YDVSNSKD..	VLESGLSPGKYYTHTP.RRWSWILILRNLIENDSGVYYC	ATWDR......
M13434 ,TRGV8	SSNLEGRTKSVTRPTGSSAVITCDLP	VENAVY......	THWYLHQEGKAPQRLLY	YDSYNSRV..	VLESGISREKYHTYAS.TGKSLKFILENLIERDSGVYYC	ATWDR......
X07205 ,TRGV9	AGHLEQPQISSTKTLSKTARLECVVS	GITISATS....	VYWYRERPGEVIQFLVS	ISYDGTV...	RKESGIPSGKFEVDRIPETSTSTLTIHNVEKQDIATYYC	ALWEV......
X07206 ,TRGV10	LSKVEQFQLSISTEVKKSIDIPCKIS	STRFETDV....	IHWYRQKPNQALEHLIY	IVSTKSAA..	RRSMGKTSNKVEARKNSQTLTSILTIKSVEKEDMAVYYC	AAWWV......
Y11227 ,TRGV11	LGQLEQPEISISRPANKSAHISWKAS	IQGFSSKI....	IHWYWQKPNKGLEYLLH	VFLTISA...	QDCSGGKTKKLEVSKNAHTSTSTLKIKFLEKEDEVVYHC	ACWIRH.....

8. 重组信号

只显示各功能基因或 ORF V 区的 *01 等位基因重组信号。

TRGV 基因名称		V 重组信号（V-RS）		
		V- 七聚体	（bp）	V- 九聚物
TRGV1*01	（ORF）	CACAGTG	9	CTGAAAATC
TRGV2*01		CACAGTG	23	CTGAAAATC
TRGV3*01		CACAGTG	23	CTGAAAATC
TRGV4*01		CACAGTG	23	CTGAAAATC
TRGV5*01		CACAGTG	23	CTGAAAATC
TRGV8*01		CACAGTG	23	CTGAAAATC
TRGV9*01		CACAGCA	23	TCAATAAAT
TRGV10*01	（ORF）	CACATAC	23	CAAAATCCC
TRGV11*01	（ORF）	CACAGTG	23	ACAGAAACT

参 考 文 献

[1] Chen, Z. et al.（1988）Blood 72, 776-783.
[2] Dariavach, P. and Lefranc, M.-P.（1989）FEBS Lett.256, 185-191.
[3] Font, M.P. et al.（1988）J. Exp. Med. 168, 1383-1394.
[4] Ghanem, N. et al.（1991）Hum. Genet. 86, 450-456.
[5] Ghanem, N. et al.（1989）Immunogenetics 30, 350-360.
[6] Huck, S. et al.（1988）EMBO J. 7, 719-726.
[7] Lefranc, M.-P. et al.（1985）Nature 316, 464-466.
[8] Lefranc, M.-P. et al.（1986）Cell 45, 237-246.
[9] Lefranc, M.-P. et al.（1989）Eur. J. Immunol. 19, 989-994.
[10] Quertermous, T. et al.（1986）Nature 322, 184-187.
[11] Yoshikai, Y. et al.（1987）Eur. J. Immunol. 17, 119-126.
[12] Zhan, M. et al., 未发表 .
[13] Zhang, X. M. et al.（1994）Eur.J.Immunol. 24, 571-578.
[14] Zhang, X. M. et al.（1996）Immunogenetics 43, 196-203.

Ⅳ　人类 T 细胞受体 TRD 基因

第 1 部分

TRDC

1. 命名法

TRDC：T 细胞受体 δ 恒定区。

2. 定义和功能

TRDC 是 TRD 基因座中的功能性及唯一的恒定区基因。

3. 基因位置

TRDC 位于 14 号染色体 14q11.2 带上的 TRD 基因座内。

TRD 基因座嵌入 TRA 基因座内的 TRAV 与 TRAJ 基因之间。

4. 人类 TRDC 的核苷酸和氨基酸序列

外显子起始处括号间的核苷酸来自 DONOR-SPLICE（n 来自 ngt）。

形成链内二硫键的半胱氨酸以其编号和粗体字母 C 表示。

加下划线者为 *N*- 糖基化位点（NXS/T，其中 X 不同于 P）。多聚腺苷酸信号以粗体加下划线显示。

正好位于终止密码子之后的 DONOR-SPLICE 使用下游 ACCEPTOR-SPLICE 将部分 3′ 端非编码序列置于单独的未翻译外显子（EX4）上。由于 EX4 未被翻译，根据 IMGT 等位基因命名法和序列多态性对等位基因进行描述时，在 EX4 中观察到的核苷酸差异未予考虑。

请注意 AE000661 包含 M94081。

	1.2	1.1	1	2	3	4	5	6	7	8	9	10	11
	R	S	Q	P	H	T	K	P	S	V	F	V	M
M22148 ,TRDC*01 (EX1)	(C)GA	AGT	CAG	CCT	CAT	ACC	AAA	CCA	TCC	GTT	TTT	GTC	ATG
X07019 ,TRDC*01	(-)--	---	---	---	---	---	---	---	---	---	---	---	---
M94081 ,TRDC*01	(-)--	---	---	---	---	---	---	---	---	---	---	---	---
AE000661,TRDC*01	(-)--	---	---	---	---	---	---	---	---	---	---	---	---
M20288 ,TRDC*01	(-)--	---	---	---	---	---	---	---	---	---	---	---	---

	12	13	14	15	15.1	15.2	15.3	16	17	18	19	20	21	22	23	24	25	26	27	28
					AB															
	K	N	G								T	N	V	A	C	L	V	K	E	F
M22148 ,TRDC*01 (EX1)	AAA	AAT	GGA	...	...	...	...	...	...	...	ACA	AAT	GTC	GCT	TGT	CTG	GTG	AAG	GAA	TTC
X07019 ,TRDC*01	---	---	---	...	...	...	...	...	...	...	---	---	---	---	---	---	---	---	---	---
M94081 ,TRDC*01	---	---	---	...	...	...	...	...	...	...	---	---	---	---	---	---	---	---	---	---
AE000661,TRDC*01	---	---	---	...	...	...	...	...	...	...	---	---	---	---	---	---	---	---	---	---
M20288 ,TRDC*01	---	---	---	...	...	...	...	...	...	...	---	---	---	---	---	---	---	---	---	---

	29	30	31	32	33	34	35	36	39	40	41	42	43	44	45	45.1	45.2	45.3	45.4	45.5
	BC														CD					
	Y	P			K	D	I	R	I	N	L	V	S	S	K	K	I	T	E	F
M22148 ,TRDC*01 (EX1)	TAC	CCC	...	...	AAG	GAT	ATA	AGA	ATA	AAT	CTC	GTG	TCA	TCC	AAG	AAG	ATA	ACA	GAG	TTT
X07019 ,TRDC*01	---	---	...	...	---	---	---	---	---	---	---	---	---	---	---	---	---	---	---	---
M94081 ,TRDC*01	---	---	...	...	---	---	---	---	---	---	---	---	---	---	---	---	---	---	---	---
AE000661,TRDC*01	---	---	...	...	---	---	---	---	---	---	---	---	---	---	---	---	---	---	---	---

```
                              ________                      __________________________DE____________
                                 45.7                          84.1   84.3   84.5   84.7   85.6
                              45.6    77  78  79  80  81  82  83  84    84.2   84.4   84.6   85.7   85.5
                                      D   P   A   I   V   I   S   P   S   G
M22148   ,TRDC*01 (EX1)       ... ... GAT CCT GCT ATT GTC ATC TCT CCC AGT GGG ... ... ... ... ... ... ... ...
X07019   ,TRDC*01             ... ... --- --- --- --- --- --- --- --- --- --- ... ... ... ... ... ... ... ...
M94081   ,TRDC*01             ... ... --- --- --- --- --- --- --- --- --- --- ... ... ... ... ... ... ... ...
AE000661,TRDC*01              ... ... --- --- --- --- --- --- --- --- --- --- ... ... ... ... ... ... ... ...

                              ____________                                         _EF_____
                              85.4  85.2                                            96.1
                                 85.3  85.1 85  86  87  88  89  90  91  92  93  94  95  96  96.2 97  98
                                      K   Y   N   A   V   K   L   G   K   Y   E   D
M22148   ,TRDC*01 (EX1)       ... ... AAG TAC AAT GCT GTC AAG CTT GGT AAA TAT GAA GAT ... ... ... ... ... ...
X07019   ,TRDC*01             ... ... --- --- --- --- --- --- --- --- --- --- --- --- ... ... ... ... ... ...
M94081   ,TRDC*01             ... ... --- --- --- --- --- --- --- --- --- --- --- --- ... ... ... ... ... ...
AE000661,TRDC*01              ... ... --- --- --- --- --- --- --- --- --- --- --- --- ... ... ... ... ... ...
                                                  _______________FG____________________

                              99  100 101 102 103 104 105 106 107 108 109 110 111 112 113 114 115 116 117 118
                              S   N   S   V   T   C   S   V   Q   H   D   N       K   T   V   H   S   T   D
M22148   ,TRDC*01 (EX1)       TCA AAT TCA GTG ACA TGT TCA GTT CAA CAC GAC AAT ... AAA ACT GTG CAC TCC ACT GAC
X07019   ,TRDC*01             --- --- --- --- --- --- --- --- --- --- --- --- ... --- --- --- --- --- --- ---
M94081   ,TRDC*01             --- --- --- --- --- --- --- --- --- --- --- --- ... --- --- --- --- --- --- ---
AE000661,TRDC*01              --- --- --- --- --- --- --- --- --- --- --- --- ... --- --- --- --- --- --- ---

                              119 120 121 122 123 124 125 126
                              F   E   V   K   T   D   S   T
M22148   ,TRDC*01 (EX1)       TTT GAA GTG AAG ACA GAT TCT ACA G
X07019   ,TRDC*01             --- --- --- --- --- --- --- --- -
M94081   ,TRDC*01             --- --- --- --- --- --- --- --- -
AE000661,TRDC*01              --- --- --- --- --- --- --- --- -

                               1   2   3   4   5   6   7   8   9   10  11  12  13  14  15  16  17  18  19  20
                               D   H   V   K   P   K   E   T   E   N   T   K   Q   P   S   K   S   C   H   K
M22149   ,TRDC*01 (EX2)        AT CAC GTA AAA CCA AAG GAA ACT GAA AAC ACA AAG CAA CCT TCA AAG AGC TGC CAT AAA
M94081   ,TRDC*01              -- --- --- --- --- --- --- --- --- --- --- --- --- --- --- --- --- --- --- ---
AE000661,TRDC*01               -- --- --- --- --- --- --- --- --- --- --- --- --- --- --- --- --- --- --- ---

                              21  22
                              P   K
M22149   ,TRDC*01 (EX2)       CCC AAA G
M94081   ,TRDC*01             --- --- -
AE000661,TRDC*01              --- --- -

                               1   2   3   4   5   6   7   8   9   10  11  12  13  14  15  16  17  18  19  20
                               S   I   V   H   T   E   K   V   N   M   M   S   L   T   V   L   G   L   R   M
M22150   ,TRDC*01 (EX3)        CC ATA GTT CAT ACC GAG AAG GTG AAC ATG ATG TCC CTC ACA GTG CTT GGG CTA CGA ATG
M94081   ,TRDC*01              -- --- --- --- --- --- --- --- --- --- --- --- --- --- --- --- --- --- --- ---
AE000661,TRDC*01               -- --- --- --- --- --- --- --- --- --- --- --- --- --- --- --- --- --- --- ---

                              21  22  23  24  25  26  27  28  29  30  31  32  33  34  35  36  37  38  39  40
                              L   F   A   K   T   V   A   V   N   F   L   L   T   A   K   L   F   F   L   *
M22150   ,TRDC*01 (EX3)       CTG TTT GCA AAG ACT GTT GCC GTC AAT TTT CTC TTG ACT GCC AAG TTA TTT TTC TTG TAA G
M94081   ,TRDC*01             --- --- --- --- --- --- --- --- --- --- --- --- --- --- --- --- --- --- --- --- -
AE000661,TRDC*01              --- --- --- --- --- --- --- --- --- --- --- --- --- --- --- --- --- --- --- --- -
M22151   ,TRDC*01 (Untranslated EX4   GCTGACTGGCATGAGGAAGCTACACTCCTGAAGAAACCAAAGGCTTACAAAAATGCATCTCCTTGGCTCTGACTTCTTT
                   and 3'UTR)
M94081   ,TRDC*01             --------------------------------------------------------------------------------
AE000661,TRDC*01              --------------------------------------------------------------------------------
M22151   ,TRDC*01             GTGATTCAAGTTGACCTGTCATAGCCTTGTTAAAATGGCTGCTAGCCAACCAATTTTTCTTCAAAGACAACAAACCCAGC 160
M94081   ,TRDC*01             ----------------------------------------------------C---------------------------
```

```
AE000661, TRDC*01    ----------------------------------------------------C---------------------------
M22151   , TRDC*01   TCATCCTCCAGCTTGATGGGAAGACAAAGTCCTGGGGAAGGGGGGTTTATGTCCTAACTGCTTTGTATGCTGTTTTATAA
M94081   , TRDC*01   --------------------------------------------------------------------------------
AE000661, TRDC*01    --------------------------------------------------------------------------------
M22151   , TRDC*01   AGGGATAGAAGGATATAAAAAGATATAGGACTCTTTTTTTACTCCTACAAGTGATACACTTTGAAAATGATGTTTTGTTC   320
M94081   , TRDC*01   --------------------------------------------------------------------------------
AE000661, TRDC*01    --------------------------------------------------------------------------------
M22151   , TRDC*01   CTTTTGACTTTCTTTACCTTTTGAAGTAGAAAGTGGGAACCAACAGGTTCACAGCTTCATTCCTCATGAGGAAAATAGGC
M94081   , TRDC*01   -----------------------------------------------------------------------C--------
AE000661, TRDC*01    -----------------------------------------------------------------------C--------
M22151   , TRDC*01   CTTGGGAGAAGAAGAGCGGGTGCCCTTTTATCTAAACATGGAAGGCTCTGCTCAACTGAGCACTAGATTTGCTACAAACC   480
M94081   , TRDC*01   --------------------------------------------------------------------------------
AE000661, TRDC*01    --------------------------------------------------------------------------------
M22151   , TRDC*01   AGCATCATCTTCTTCCTCCTGTCCTCACGGCTTGTCCCACCCTCTATGTTCACTTCAGGAGCCACACTAGAGATTCTGCA
M94081   , TRDC*01   --------------------------------------------------------------------------------
AE000661, TRDC*01    --------------------------------------------------------------------------------
M22151   , TRDC*01   TGGCGTGGAGGAC---AAAGTTTCAGCACTTTCTGCCTCTCCTAATACTTTACAAATGAGATTACATTTGAATTTGCTAA   640
M94081   , TRDC*01   -------------GGA----------------------------------------------------------------
AE000661, TRDC*01    -------------GGA----------------------------------------------------------------
M22151   , TRDC*01   TACTTTATGAGCAGGCAATGAGGTTTCCAAAATCTCATCTAAATACTCTCCAATCTATTAGCAAAAATCAGAGTAAAATA
M94081   , TRDC*01   --------------------------------------------------------------------------------
AE000661, TRDC*01    --------------------------------------------------------------------------------
M22151   , TRDC*01   CAGAGGAAAGGCACTGCTTTCTGTTAATTGATTTAACATGCATGAATTAGCTCCCTCTGAGTTCCAGGCACTATGCTGAG   800
M94081   , TRDC*01   --------------------------------------------------------------------------------
AE000661, TRDC*01    --------------------------------------------------------------------------------
M22151   , TRDC*01   AGTACAAAGAAGACACAAGTCTGCTTTCAAGCAACTCACTGTGAAAGTGTTTTTGAAGGGAGGAACAGAAATGAGACCCC
M94081   , TRDC*01   --------------------------------------------------------------------------------
AE000661, TRDC*01    --------------------------------------------------------------------------------
M22151   , TRDC*01   TATCTTTCCCTATAAAAACAACATTTTTACTGTGTTTTGCCTGCCAATCTGTATTTGAAACCATTGGACACTGATTCTCT   960
M94081   , TRDC*01   ---------------------------------C----------------------------------------------
AE000661, TRDC*01    ---------------------------------C----------------------------------------------
M22151   , TRDC*01   GGCCTGGGACTTTGGCATTGATGGTTTTCTGCCTTTCTTCTCAGCCTCTGCCTCTATTGCATTTATTAAACTGCATTGTG
M94081   , TRDC*01   --------------------------------------------------------------------------------
AE000661, TRDC*01    --------------------------------------------------------------------------------
M22151   , TRDC*01   TGC
M94081   , TRDC*01   ---
AE000661, TRDC*01    ---
```

5. 基因组数据库编号

GDB：9954211　　　　　　LocusLink：28526

6. 蛋白质展示

TRDC 基因的蛋白质展示请见第 399 页。

参 考 文 献

[1] Takihara, Y. et al.(1988) Proc. Natl Acad.Sci.USA 85, 6097-6101.

[2] Boehm, T. et al.(1988) EMBO J. 7, 385-394.

[3] Isobe, M. et al.(1988) Proc. Natl Acad. Sci. USA 85, 3933-3937.

[4] Koop, B.F. et al.(1994) Genomics 19, 478-493.

[5] Boysen, C. et al., 未发表 .

第 2 部分

TRDD

1. 命名法

TRDD：T 细胞受体 δ 多样性基因组。

2. 定义和功能

人类 TRDD 基因组包含 3 个已定位的功能基因：TRDD1、TRDD2 和 TRDD3。TRDD 基因在顺反两个方向上均具有 2 个或 3 个可读框。

3. 基因位置

人类 TRDD 基因位于 14 号染色体 14q11.2 带上 TRA/TRD 基因座内 TRDJ 基因的上游。

4. 人类 TRDD 基因的核苷酸和氨基酸序列及命名法

		顺5′→ 3′方向	反向
TRDD1	M23325, TRDD1*01	E I K * N S GAAATAGT	T I L F Y F ACTATTTC
TRDD2	M22153, TRDD2*01	P S Y L P F L CCTTCCTAC	V G R * E R K GTAGGAAGG
TRDD3	M22152, TRDD3*01	T G G Y L G D T W G I ACTGGGGGATACG	R I P Q V S P S Y P P CGTATCCCCCAGT

5. 重组信号

5′ D 重组信号（5′D-RS）			TRDD 基因和等位基因名称	3′D 重组信号（3′D-RS）		
5′D- 九聚物	（bp）	5′D- 七聚物		3′D- 七聚物	（bp）	3′D- 九聚物
ATTTTTTCA	12	CAAAGTG	TRDD1 *01	CACTCAA	23	ATTAACCAA
GGTTTTTAT	12	CATTGTG	TRDD2*01	CACACAG	23	CCAAAAACA
AGTTTTTGT	12	CACTGTG	TRDD3*01	CACAGTG	23	ACAAAAACT

参考文献

[1] Takihara, Y. et al.（1988）Proc. Natl Acad. Sci. USA 85，6097-6101.

[2] Loh, M. et al.（1988）Proc. Natl Acad. Sci. USA 85，9714-9718.

第 3 部分

TRDJ

1. 命名法

TRDJ：T 细胞受体 δ 连接基因组。

2. 定义和功能

人类 TRDJ 基因组包含 4 个已定位功能基因：TRDJ1、TRDJ2、TRDJ3 和 TRDJ4。

3. 基因位置

人类 TRDJ 基因位于 14 号染色体 14q11.2 带上 TRA/TRD 基因座内 TRDC 基因的上游。

4. 人类功能性 TRDJ 基因的核苷酸和氨基酸序列及命名法

```
                                               T   D   K   L   I   F   G   K   G   T   R   V   T   V   E   P
M20289   ,TRDJ1*01                          AC ACC GAT AAA CTC ATC TTT GGA AAA GGA ACC CGT GTG ACT GTG GAA CCA A

                                       L   T   A   Q   L   F   F   G   K   G   T   Q   L   I   V   E   P
L36386   ,TRDJ2*01                  CT TTG ACA GCA CAA CTC TTC TTT GGA AAG GGA ACA CAA CTC ATC GTG GAA CCA G

                      S   W   D   T   R   Q   M   F   F   G   T   G   I   K   L   F   V   E   P
M21508   ,TRDJ3*01  C TCC TGG GAC ACC CGA CAG ATG TTT TTC GGA ACT GGC ATC AAA CTC TTC GTG GAG CCC C

                                                         R   P   L   I   F   G   K   G   T   Y   L   E   V   Q   Q
AJ249814,TRDJ4*01                                     CC AGA CCC CTG ATC TTT GGC AAA GGA ACC TAT CTG GAG GTA CAA CAA C
```

5. 重组信号

J 重组信号（J-RS）			TRDJ 基因和等位基因名称
J- 九聚物	（bp）	J- 七聚物	
GGTTTTTGG	12	TGCTGTG	TRDJ1*01
GGTTTTTCG	13	GGTAGTG	TRDJ2*01
GTTACCTGT	12	TAATGTG	TRDJ3*01
GGTTTTTCG	13	GGTAGTG	TRDJ4*01

参考文献

[1] Davodeau, F. et al.（1994）J. Immunol. 153, 137-142.
[2] Isobe, M. et al.（1988）Proc. Natl Acad. Sci. USA 85, 3933-3937.
[3] Loh, E.Y. et al.（1988）Proc. Natl Acad. Sci. USA 85, 9714-9718.
[4] Satyanarayana, K. et al.（1988）Proc. Natl Acad. Sci. USA 85, 8166-8170.

第 4 部分

TRDV

一、TRDV1

1. 命名法

TRDV1：T 细胞受体 δ 可变区基因 1。

2. 定义和功能

TRDV1 是 TRDV1 亚组中一种独特的已定位功能基因，也是该亚组所含的唯一基因。

3. 基因位置

TRDV1 位于 14 号染色体 14q11.2 带上的 TRA/TRD 基因座内。TRDV1 基因位于 TRAV 基因中的 TRDC 基因上游 360kb 处。

4. 人类 TRDV1 的核苷酸和氨基酸序列

	1	2	3	4	5	6	7	8	9	10	11	12	13	14	15	16	17	18	19	20
	A	Q	K	V	T	Q	A	Q	S	S	V	S	M	P	V	R	K	A	V	T
M22198 , TRDV1*01	GCC	CAG	AAG	GTT	ACT	CAA	GCC	CAG	TCA	TCA	GTA	TCC	ATG	CCA	GTG	AGG	AAA	GCA	GTC	ACC
U32547 , TRDV1*01	---	---	---	---	---	---	---	---	---	---	---	---	---	---	---	---	---	---	---	---
AE000660, TRDV1*01	---	---	---	---	---	---	---	---	---	---	---	---	---	---	---	---	---	---	---	---

							CDR1-IMGT (27–38)													
	21	22	23	24	25	26	27	28	29	30	31	32	33	34	35	36	37	38	39	40
	L	N	C	L	Y	E	T	S	W	W	S	Y	Y						I	F
M22198 , TRDV1*01	CTG	AAC	TGC	CTG	TAT	GAA	ACA	AGT	TGG	TGG	TCA	TAT	TAT	...	...	...	...	...	ATT	TTT
U32547 , TRDV1*01	---	---	---	---	---	---	---	---	---	---	---	---	---	...	...	...	...	...	---	---
AE000660, TRDV1*01	---	---	---	---	---	---	---	---	---	---	---	---	---	...	...	...	...	...	---	---

																CDR2-IMGT (56–65)				
	41	42	43	44	45	46	47	48	49	50	51	52	53	54	55	56	57	58	59	60
	W	Y	K	Q	L	P	S	K	E	M	I	F	L	I	R	Q	G	S		
M22198 , TRDV1*01	TGG	TAC	AAG	CAA	CTT	CCC	AGC	AAA	GAG	ATG	ATT	TTC	CTT	ATT	CGC	CAG	GGT	TCT	...	...
U32547 , TRDV1*01	---	---	---	---	---	---	---	---	---	---	---	---	---	---	---	---	---	---	...	...
AE000660, TRDV1*01	---	---	---	---	---	---	---	---	---	---	---	---	---	---	---	---	---	---	...	...

	61	62	63	64	65	66	67	68	69	70	71	72	73	74	75	76	77	78	79	80
						D	E	Q	N	A	K	S		G	R	Y	S	V	N	F
M22198 , TRDV1*01	...	...	...	...	...	GAT	GAA	CAG	AAT	GCA	AAA	AGT	...	GGT	CGC	TAT	TCT	GTC	AAC	TTC

U32547 , TRDV1*01 ... ... --- --- --- --- --- --- --- ... --- --- --- --- --- --- ---

AE000660, TRDV1*01 ... ... --- --- --- --- --- --- --- ... --- --- --- --- --- --- ---

81 82 83 84 85 86 87 88 89 90 91 92 93 94 95 96 97 98 99 100

K K A A K S V A L T I S A L Q L E D S A

M22198 , TRDV1*01 AAG AAA GCA GCG AAA TCC GTC GCC TTA ACC ATT TCA GCC TTA CAG CTA GAA GAT TCA GCA

U32547 , TRDV1*01 ---

AE000660, TRDV1*01 ---

____CDR3-IMGT____

101 102 103 104 105 106 107 108

K Y F C A L G E

M22198 , TRDV1*01 AAG TAC TTT TGT GCT CTT GGG GAA CT

U32547 , TRDV1*01

AE000660, TRDV1*01 --- --- --- --- --- --- --- --- --

5. 构架和互补决定区

FR1-IMGT：26

FR2-IMGT：17

FR3-IMGT：38（-1 aa：73）

CDR1-IMGT：7

CDR2-IMGT：3

CDR3-IMGT：4

6. 人类 TRDV1*01 图示

编号：IMGT M22198

EMBL/GenBank/DDBJ：M22198

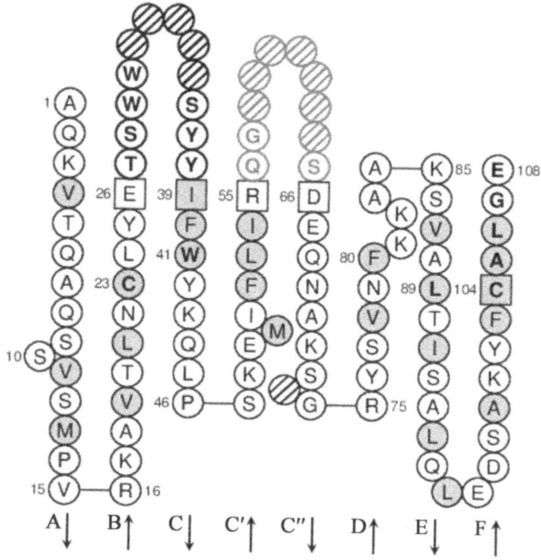

7. 基因组数据库编号

GDB：9953671 LocusLink：28518

二、TRDV2

1. 命名法

TRDV2：T 细胞受体 δ 可变区基因 2。

2. 定义和功能

TRDV2 是 TRDV2 亚组中一种独特的已定位功能基因，也是该亚组所含的唯一基因。

3. 基因位置

TRDV2 位于 14 号染色体 14q11.2 带上的 TRA/TRD 基因座内。TRDV2 位于 TRD D-J-C-簇上游。

4. 人类 TRDV2 的核苷酸和氨基酸序列

```
                     1   2   3   4   5   6   7   8   9  10  11  12  13  14  15  16  17  18  19  20
                     A   I   E   L   V   P   E   H   Q   T   V   P   V   S   I   G   V   P   A   T
X15207   ,TRDV2*01  GCC ATT GAG TTG GTG CCT GAA CAC CAA ACA GTG CCT GTG TCA ATA GGG GTC CCT GCC ACC
U32548   ,TRDV2*01                              --- --- --- --- --- --- --- --- --- --- --- --- ---
                                                                                     I
Y13426   ,TRDV2*02      --- --- --- --- --- --- --- --- --- --- --- --- --- --- --- A-- --- --- ---
AE000661,TRDV2*03   --- --- --- --- --- --- --- --- --- --- --- --- --- --- --- --- --- --- --- ---
X53849   ,TRDV2*03  --- --- --- --- --- --- --- --- --- --- --- --- --- --- --- --- --- --- --- ---

                                            ___________________CDR1-IMGT___________________
                    21  22  23  24  25  26  27  28  29  30  31  32  33  34  35  36  37  38  39  40
                     L   R   C   S   M   K   G   E   A   I   G   N   Y   Y                   I   N
X15207   ,TRDV2*01  CTC AGG TGC TCC ATG AAA GGA GAA GCG ATC GGT AAC TAC TAT ... ... ... ... ATC AAC
U32548   ,TRDV2*01  --- --- --- --- --- --- --- --- --- --- --- --- --- --- ... ... ... ... --- ---
Y13426   ,TRDV2*02  --- --- --- --- --- --- --- --- --- --- --- --- --- --- ... ... ... ... --- ---
AE000661,TRDV2*03   --- --- --- --- --- --- --- --- --- --- --- --- --- --- ... ... ... ... --- ---
X53849   ,TRDV2*03  --- --- --- --- --- --- --- --- --- --- --- --- --- --- ... ... ... ... --- ---

                                                                                _______________CDR2-
                    41  42  43  44  45  46  47  48  49  50  51  52  53  54  55  56  57  58  59  60
                     W   Y   R   K   T   Q   G   N   T   I   T   F   I   Y   R   E   K   D
X15207   ,TRDV2*01  TGG TAC AGG AAG ACC CAA GGT AAC ACA ATC ACT TTC ATA TAC CGA GAA AAG GAC ... ...
U32548   ,TRDV2*01  --- --- --- --- --- --- --- --- --- --- --- --- --- --- --- --- --- --- ... ...
Y13426   ,TRDV2*02  --- --- --- --- --- --- --- --- --- --- --- --- --- --- --- --- --- --- ... ...
                                                         M
AE000661,TRDV2*03   --- --- --- --- --- --- --- --- --- --G --- --- --- --- --- --- --- --- ... ...
                                                         M
X53849   ,TRDV2*03  --- --- --- --- --- --- --- --- --- --G --- --- --- --- --- --- --- --- ... ...
```

IMGT______

	61	62	63	64	65	66	67	68	69	70	71	72	73	74	75	76	77	78	79	80
						I	Y	G	P	G	F	K		D	N	F	Q	G	D	I
X15207 ,TRDV2*01	...	...	...	...	...	ATC	TAT	GGC	CCT	GGT	TTC	AAA	...	GAC	AAT	TTC	CAA	GGT	GAC	ATT
U32548 ,TRDV2*01	...	...	...	...	...	---	---	---	---	---	---	---	...	---	---	---	---	---	---	---
Y13426 ,TRDV2*02	...	...	...	...	...	---	---	---	---	---	---	---	...	---	---	---	---	---	---	---
AE000661,TRDV2*03	...	...	...	...	...	---	---	---	---	---	---	---	...	---	---	---	---	---	---	---
X53849 ,TRDV2*03	...	...	...	...	...	---	---	---	---	---	---	---	...	---	---	---	---	---	---	---

	81	82	83	84	85	86	87	88	89	90	91	92	93	94	95	96	97	98	99	100
	D	I	A	K	N	L	A	V	L	K	I	L	A	P	S	E	R	D	E	G
X15207 ,TRDV2*01	GAT	ATT	GCA	AAG	AAC	CTG	GCT	GTA	CTT	AAG	ATA	CTT	GCA	CCA	TCA	GAG	AGA	GAT	GAA	GGG
U32548 ,TRDV2*01	---	---	---	---	---	---	---	---	---	---	---									
Y13426 ,TRDV2*02	---	---	---	---	---	---	---	---	---	---	---	---	---	---	---	---	---	---	---	---
AE000661,TRDV2*03	---	---	---	---	---	---	---	---	---	---	---	---	---	---	---	---	---	---	---	---
X53849 ,TRDV2*03	---	---	---	---	---	---	---	---	---	---	---	---	---	---	---	---	---	---	---	---

___CDR3-IMGT___ (105–108)

	101	102	103	104	105	106	107	108	
	S	Y	Y	C	A	C	D	T	
X15207 ,TRDV2*01	TCT	TAC	TAC	TGT	GCC	TGT	GAC	ACC	
U32548 ,TRDV2*01									
Y13426 ,TRDV2*02	---	---	---	---	---	---	---	--	
AE000661,TRDV2*03	---	---	---	---	---	---	---	---	
X53849 ,TRDV2*03	---	---	---	---	---	---	---	--	#c

#c：重排 cDNA

5. 构架和互补决定区

FR1-IMGT：26

FR2-IMGT：17

FR3-IMGT：38(-1 aa：73)

CDR1-IMGT：8

CDR2-IMGT：3

CDR3-IMGT：4

6. 人类 TRDV2*01 图示

编号：IMGT X15207

EMBL/GenBank/DDBJ：X15207

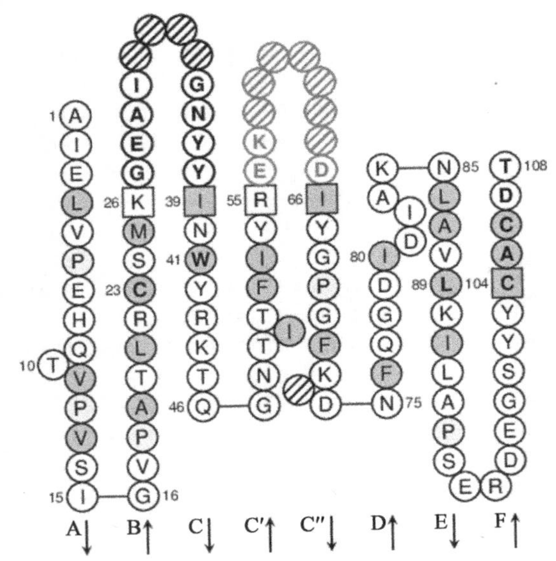

7. 基因组数据库编号

GDB：995328 7　　　　LocusLink：28517

三、TRDV3

1. 命名法

TRDV3：T 细胞受体 δ 可变区基因 3。

2. 定义和功能

TRDV3 是 TRDV3 亚组中一种独特的已定位功能基因，也是该亚组所含的唯一基因。

3. 基因位置

TRDV3 位于 14 号染色体 14q11.2 带上的 TRA/TRD 基因座内。按照反向机制，TRDV3 位于与转录方向相反的 TRDC 基因的下游。

4. 人类 TRDV3 的核苷酸和氨基酸序列

	1	2	3	4	5	6	7	8	9	10	11	12	13	14	15	16	17	18	19	20
	C	D	K	V	T	Q	S	S	P	D	Q	T	V	A	S	G	S	E	V	V
M23326 , TRDV3*01	TGT	GAC	AAA	GTA	ACC	CAG	AGT	TCC	CCG	GAC	CAG	ACG	GTG	GCG	AGT	GGC	AGT	GAG	GTG	GTA
X13954 , TRDV3*01	---	---	---	---	---	---	---	---	---	---	---	---	---	---	---	---	---	---	---	---
U32549 , TRDV3*01	---	---	---	---	---	---	---	---	---	---	---	---	---	---	---	---	---	---	---	---
M94081 , TRDV3*01	---	---	---	---	---	---	---	---	---	---	---	---	---	---	---	---	---	---	---	---
AE000661, TRDV3*01	---	---	---	---	---	---	---	---	---	---	---	---	---	---	---	---	---	---	---	---
X15261 , TRDV3*02	---	---	---	---	---	---	---	---	---	---	---	---	---	---	---	---	---	---	---	---

	21	22	23	24	25	26	27	28	29	30	31	32	33	34	35	36	37	38	39	40
							CDR1-IMGT													
	L	L	C	T	Y	D	T	V	Y	S	N	P	D						L	F
M23326 , TRDV3*01	CTG	CTC	TGC	ACT	TAC	GAC	ACT	GTA	TAT	TCA	AAT	CCA	GAT	...	...	...	...	...	TTA	TTC
X13954 , TRDV3*01	---	---	---	---	---	---	---	---	---	---	---	---	---	...	...	...	...	...	---	---
U32549 , TRDV3*01	---	---	---	---	---	---	---	---	---	---	---	---	---	...	...	...	...	...	---	---
M94081 , TRDV3*01	---	---	---	---	---	---	---	---	---	---	---	---	---	...	...	...	...	...	---	---
AE000661, TRDV3*01	---	---	---	---	---	---	---	---	---	---	---	---	---	...	...	...	...	...	---	---
X15261 , TRDV3*02	---	---	---	---	---	---	---	---	---	---	---	---	---	...	...	...	...	...	---	---

	41	42	43	44	45	46	47	48	49	50	51	52	53	54	55	56	57	58	59	60
																CDR2-				
	W	Y	R	I	R	P	D	Y	S	F	Q	F	V	F	Y	G	D	N	S	R
M23326 , TRDV3*01	TGG	TAC	CGG	ATA	AGG	CCA	GAT	TAT	TCC	TTT	CAG	TTT	GTC	TTT	TAT	GGG	GAT	AAC	AGC	AGA
X13954 , TRDV3*01	---	---	---	---	---	---	---	---	---	---	---	---	---	---	---	---	---	---	---	---
U32549 , TRDV3*01	---	---	---	---	---	---	---	---	---	---	---	---	---	---	---	---	---	---	---	---
M94081 , TRDV3*01	---	---	---	---	---	---	---	---	---	---	---	---	---	---	---	---	---	---	---	---
AE000661, TRDV3*01	---	---	---	---	---	---	---	---	---	---	---	---	---	---	---	---	---	---	---	---
									W											
X15261 , TRDV3*02	---	---	T--	---	---	---	---	---	---	---	---	---	---	---	---	---	---	---	---	---

	61	62	63	64	65	66	67	68	69	70	71	72	73	74	75	76	77	78	79	80
	IMGT																			
						S	E	G	A	D	F	T	Q	G	R	F	S	V	K	H
M23326 , TRDV3*01	...	...	...	...	...	TCA	GAA	GGT	GCA	GAT	TTT	ACT	CAA	GGA	CGG	TTT	TCT	GTG	AAA	CAC
X13954 , TRDV3*01	...	...	...	...	...	---	---	---	---	---	---	---	---	---	---	---	---	---	---	---
U32549 , TRDV3*01	...	...	...	...	...	---	---	---	---	---	---	---	---	---	---	---	---	---	---	---
M94081 , TRDV3*01	...	...	...	...	...	---	---	---	---	---	---	---	---	---	---	---	---	---	---	---
AE000661, TRDV3*01	...	...	...	...	...	---	---	---	---	---	---	---	---	---	---	---	---	---	---	---
X15261 , TRDV3*02	...	...	...	...	...	---	---	---	---	---	---	---	---	---	---	---	---	---	---	---

	81	82	83	84	85	86	87	88	89	90	91	92	93	94	95	96	97	98	99	100
	I	L	T	Q	K	A	F	H	L	V	I	S	P	V	R	T	E	D	S	A
M23326 , TRDV3*01	ATT	CTG	ACC	CAG	AAA	GCC	TTT	CAC	TTG	GTG	ATC	TCT	CCA	GTA	AGG	ACT	GAA	GAC	AGT	GCC
X13954 , TRDV3*01	---	---	---	---	---	---	---	---	---	---	---	---	---	---	---	---	---	---	---	---
U32549 , TRDV3*01	---	---	---	---	---	---	---	---	---	---	---	---	---	---	---	---	---	---	---	---
M94081 , TRDV3*01	---	---	---	---	---	---	---	---	---	---	---	---	---	---	---	---	---	---	---	---
AE000661, TRDV3*01	---	---	---	---	---	---	---	---	---	---	---	---	---	---	---	---	---	---	---	---
X15261 , TRDV3*02	---	---	---	---	---	---	---	---	---	---	---	---	---	---	---	---	---	---	---	---

	101	102	103	104	105	106	107
					CDR3-IMGT		
	T	Y	Y	C	A	F	
M23326 , TRDV3*01	ACT	TAC	TAC	TGT	GCC	TTT	AG
X13954 , TRDV3*01	---	---	---	---	---	---	--
U32549 , TRDV3*01	---	---	---	---	---	---	--
M94081 , TRDV3*01	---	---	---	---	---	---	--
AE000661, TRDV3*01	---	---	---	---	---	---	--
X15261 , TRDV3*02	---	---	---	---	---	---	--

5. 构架和互补决定区

FR1-IMGT：26　　CDR1-IMGT：7

FR2-IMGT：17　　CDR2-IMGT：5

FR3-IMGT：39　　CDR3-IMGT：2

6. 人类 TRDV3*01 图示

编号：IMGT M23326　　EMBL/GenBank/DDBJ：M23326

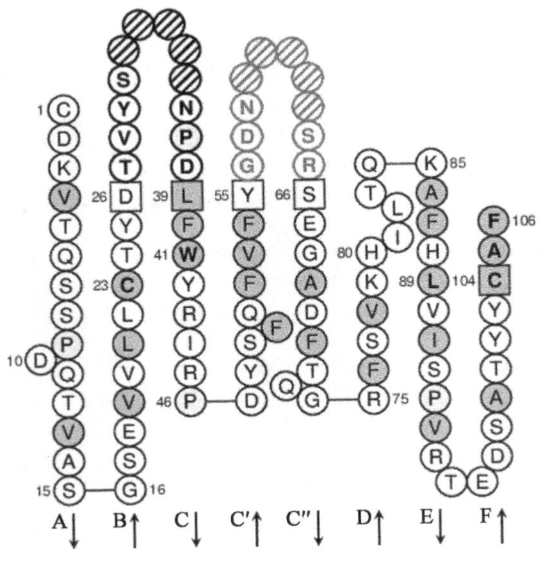

7. 基因组数据库编号

GDB：9953273　　LocusLink：28516

人类 TRD V 区蛋白质展示

只显示各功能性 V 区的 *01 等位基因。根据在基因座中 5′ 到 3′ 方向上的位置，每个亚组中的 TRDV 基因均被列出。

TRDV 基因		FR1-IMGT (1 ~ 26)	CDR1-IMGT (27 ~ 38)	FR2-IMGT (39 ~ 55)	CDR2-IMGT (56 ~ 65)	FR3-IMGT (66 ~ 104)	CDR3-IMGT (105 ~ 115)
		1 10 20	30	40 50	60	70 80 90 100	110
M22198	,TRDV1	AQKVTQAQSSVSMPVRKAVTLNCLYE	TSWWSYY.....	IFWYKQLPSKEMIFLIR	QGS.......	DEQNAKS.GRYSVNFKKAAKSVALTISALQLEDSAKYFC	ALGE.......
X15207	,TRDV2	AIELVPEHQTVPVSIGVPATLRCSMK	GEAIGNYY....	INWYRKTQGNTITFIYR	EKD.......	IYGPGFK.DNFQGDIDIAKNLAVLKILAPSERDEGSYYC	ACDT.......
M23326	,TRDV3	CDKVTQSSPDQTVASGSEVVLLCTYD	TVYSNPD.....	LFWYRIRPDYSFQFVFY	GDNSR.....	SEGADFTQGRFSVKHILTQKAFHLVISPVRTEDSATYYC	AF.........

8. 重组信号

只显示各功能性 V 区的 *01 等位基因重组信号。

TRDV 基因名称	V 重组信号（V-RS）		
	V- 七聚物	（bp）	V- 九聚物
TRDV1*01	CACAGTG	23	ACAAAAACC
TRDV2*01	CACCCTG	23	TCAAAAACC
TRDV3*01	CACTATG	22	AACACAAAC

参 考 文 献

[1] Boysen，C. et al.（1996）Immunogenetics 44，121-127.

[2] Boysen，C. et al.，未发表 .

[3] Dariavach，P. and Lefranc，M.-P.（1989）Nucleic Acids Res.17，4880.

[4] Hata，S. et al.（1989）J. Exp. Med. 169，41-57.

[5] Koop，B.F. et al.，未发表 .

[6] Loh，E.Y. et al.（1988）Proc. Natl Acad. Sci. USA 85，9714-9718.

[7] Satyanarayana，K. et al.（1988）Proc. Natl Acad. Sci. USA 85，8166-8170.

[8] Takihara，Y. et al.（1989）Eur. J. Immunol. 19，571-574.

[9] Triebel，F. et al.（1988）Eur. J. Immunol. 18，2021-2027.

[10] Zhang，X. M. and Lefranc，M.-P.（1993）Hum. Genet. 92，100.

TRAC、TRBC、TRGC 和 TRDC 蛋白质展示

```
EX1
TRAC              (N)IQNPDPAVYQLRDSK....SSDKSVCLFTDFD.SQTNVSQSKDDVYIT.DKTVLDMRSMDF.....KSNSAVAWSNKS.........DFACANAFNN..SIIPEDTFFPSP
TRBC1         (E)DLNKVFPPEVAVFEPSEAEISHTQKATLVCLATGFFPDHVELSWWVNGKEVHSGVSTDPQPLKEQPALNDSRYCLSSRLRVSATFWQNPRNHFRCQVQFYG..LSENDEWTQDRAKPVTQIVSAEAWGRA
TRBC2         (E)DLKNVFPPEVAVFEPSEAEISHTQKATLVCLATGFYPDHVELSWWVNGKEVHSGVSTDPQPLKEQPALNDSRYCLSSRLRVSATFWQNPRNHFRCQVQFYG..LSENDEWTQDRAKPVTQIVSAEAWGRA
TRDC               (R)SQPHTKPSVFVM.....KNGTNVACLVKEFYPKDIRINLVSSKKITEFDPAIVISPS.......GKYNAVKLGKYED.....SNSVTCSVQHDN..KTVHSTDFEVKTDST
TRGC1        (D)KQLDADVSPKPTIFLPSIAETKLQKAGTYLCLLEKFFPDVIKIHWQEKKSNTILGSQEGNTMKTN......DTYMKFSWLTVPESL....DKEHRCIVRHEN..NKNGVDQEIIFPPIKT
TRGC2(2x)    (D)KQLDADVSPKPTIFLPSIAETKLQKAGTYLCLLEKFFPDIIKIHWQEKKSNTILGSQEGNTMKTN......DTYMKFSWLTVPEESL...DKEHRCIVRHEN..NKNGIDQEIIFPPIKT
TRGC2(3x)    (D)KQLDADVSPKPTIFLPSIAETKLQKAGTYLCLLEKFFPDIIKIHWQEKKSNTILGSQEGNTMKTN......DTYMKFSWLTVPEESL...DKEHRCIVRHEN..NKNGIDQEIIFPPIKT

TRAC                                                                EX2            (E)SSCDVKLVEKSFET
TRBC1                                                               EX2               (D)CGFTS
TRBC2                                                               EX2               (D)CGFTS
TRDC                                                                EX2  (D)HVKPKETENTKQPSKSCHKPK
TRGC1                                                               EX2          (D)VITMDPKDNCSKDAN
TRGC2(2x)*01  EX2T  DVTTVDPKDSYSKDAN                                EX2          (D)VITMDPKDNWSKDAN
TRGC2(2x)*02                              EX2R  DVTTVDPKYNYSKDAN    EX2          (D)VITMDPKDNWSKDAN
TRGC2(3x)     EX2T  DVTTVDPKDSYSKDAN      EX2R  DVTTVDPKYNYSKDAN    EX2          (D)VITMDPKDNWSKDAN

EX3
TRAC        (D)TNLNFQNLSVIGFRILLLKVAGFNLLMTLRL.........WSS
TRBC1       (V)SYQQGVLSATILYEILLGKATLYAVLVSALVLMAM    VKRKDF    EX4
TRBC2       (E)SYQQGVLSATILYEILLGKATLYAVLVSALVLMAM    VKRKDSRG  EX4
TRDC         (S)IVHTEKVNMMSLTVLGLRMLFAKTVAVNFLLTAKLFFL
TRGC1       (D)TLLLQLTNMYLLLLTSAYYLKSVVYFAIITCCLLRRTAFCCNGEKS
TRGC2(2x)   (D)TLLLQLTNTSAYYMYLLLLLKSVVYFAIITCCLLGRTAFCCNGEKS
TRGC2(3x)   (D)TLLLQLTNTSAYYMYLLLLLKSVVYFAIITCCLLGRTAFCCNGEKS
              胞外区      |        跨膜区          |   胞内区
```

由剪切而产生的氨基酸标注在括号内。

N-糖基化位点（NXS/T，X 代表除 P 以外的所有氨基酸）用方框标注。

氨基酸序列由等位基因 *01 翻译而成。